生物膜与医学
（第3版）

主　编：程　时

编　者：（按姓氏笔画排序）
　　　　刘树森（中国科学院动物研究所）
　　　　郑静宜（北京大学医学部基础医学院生物物理学系）
　　　　洪元凯（北京大学医学部基础医学院生物物理学系）
　　　　程　时（北京大学医学部基础医学院生物物理学系）

北京大学医学出版社

SHENGWUMO YU YIXUE

图书在版编目（CIP）数据

生物膜与医学/程时主编．—3版．—北京：北京大学医学出版社，2013.12
ISBN 978-7-5659-0714-2

Ⅰ．①生… Ⅱ．①程… Ⅲ．①生物膜-生物工程-医学工程-研究生--教材 Ⅳ．①R318.021

中国版本图书馆CIP数据核字（2013）第276145号

生物膜与医学（第3版）

主　　编： 程　时
出版发行： 北京大学医学出版社（电话：010-82802230）
地　　址：（100191）北京市海淀区学院路38号　北京大学医学部院内
网　　址： http://www.pumpress.com.cn
E - mail： booksale@bjmu.edu.cn
印　　刷： 北京佳信达欣艺术印刷有限公司
经　　销： 新华书店
责任编辑： 董采萱　张立峰　　**责任校对：** 金彤文　　**责任印制：** 张京生
开　　本： 787mm×1092mm　1/16　**印张：** 17.25　**彩插：** 2　**字数：** 436千字
版　　次： 2013年12月第3版　2013年12月第1次印刷
书　　号： ISBN 978-7-5659-0714-2
定　　价： 75.00元

版权所有，违者必究
（凡属质量问题请与本社发行部联系退换）

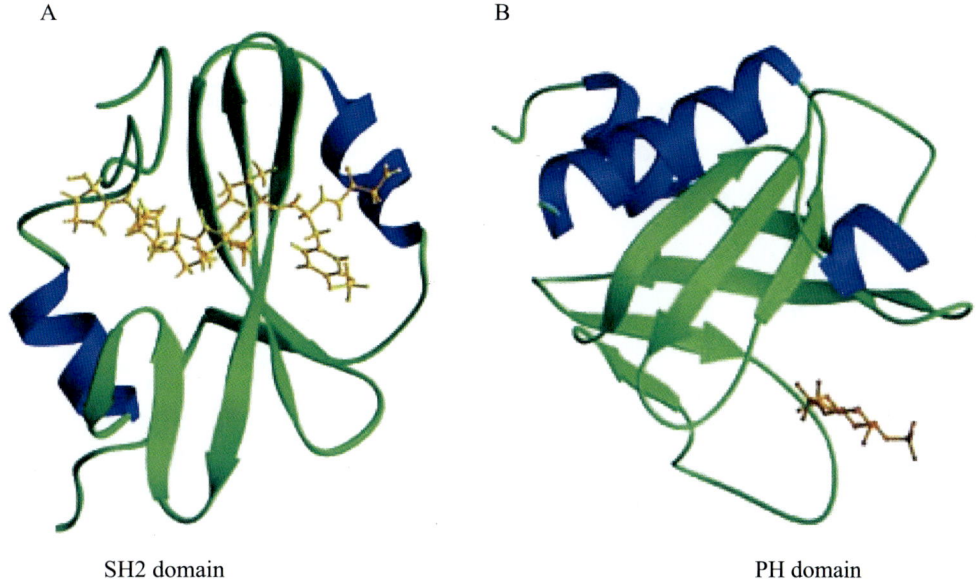

彩图 1-16 蛋白质的 SH2 与 PH 结构微区（红色为结合的底物）

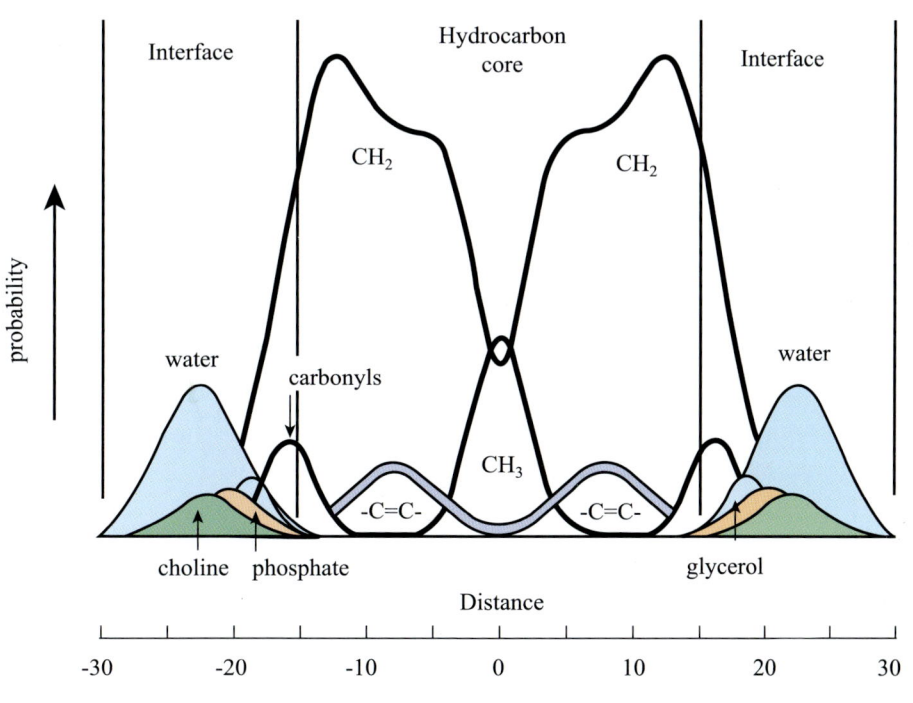

彩图 1-17 DOPC 脂双层各成分的 Gaussian 分布（引自 Lee AG，2003）

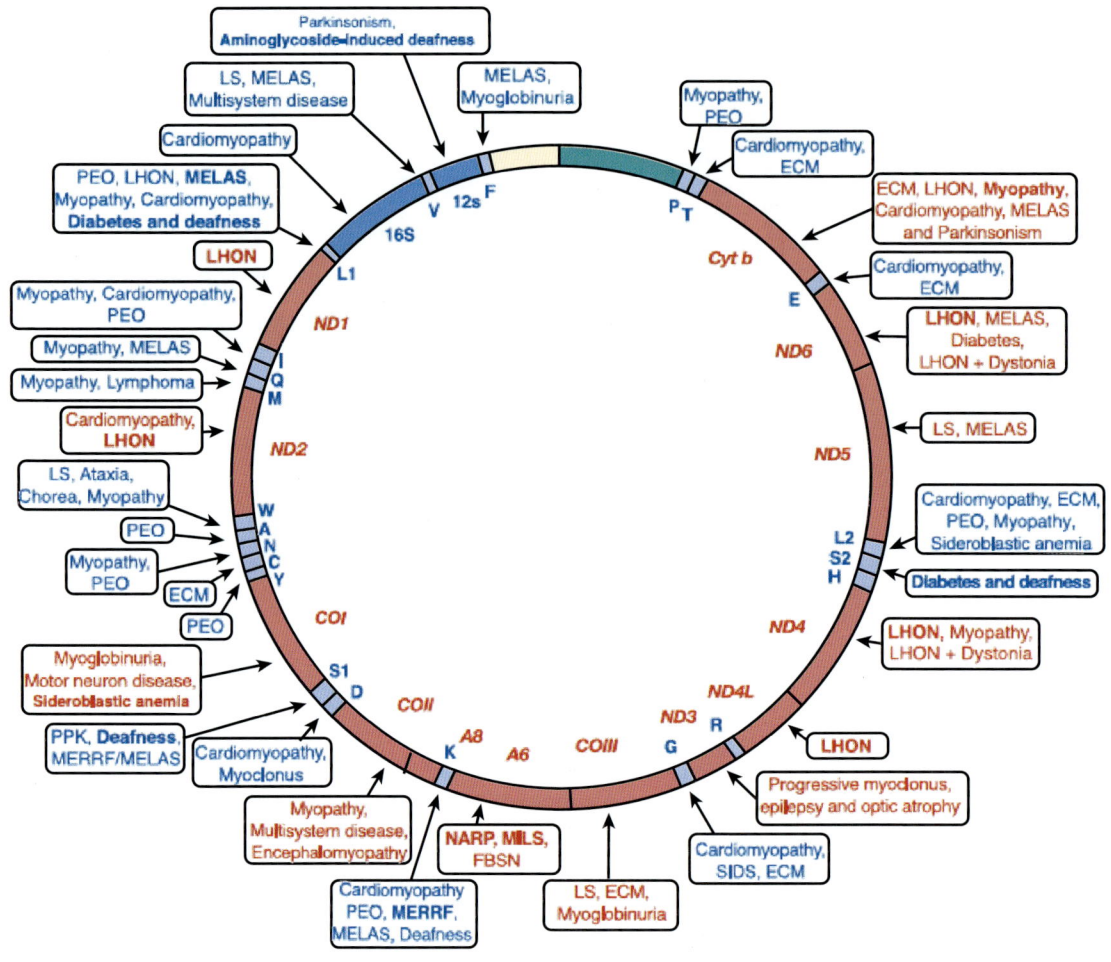

彩图 2-1 与线粒体疾病相关的人线粒体基因组突变部位（引自 Di Miauro S. 2004）。

图中 16 569 kb 的 mtDNA 被染成不同颜色。其中包括编码复合体 I（ND）7 个亚单位蛋白的基因，以及编码细胞色素氧化酶（COX）3 个亚单位、细胞色素 b（Cyt b）、ATP 合成酶 2 个亚单位（A8/6）、12 S 和 16S 核糖体 RNAs（12 S，16S）与 22 个转移 RNAs（tRNA）的基因。tRNA 所转运的氨基酸用一个英文字母表示（如 F：苯丙氨酸；V：缬氨酸；T：苏氨酸；G：甘氨酸；D：天冬氨酸；K：赖氨酸；S：丝氨酸；R：精氨酸；Y：酪氨酸；I：异亮氨酸；Q：谷氨酰胺；M：蛋氨酸；W：色氨酸；P：脯氨酸；A：丙氨酸；L：亮氨酸；F：苯丙氨酸；N：天冬氨酸；C：半胱氨酸等）。疾病名称用红色与蓝色表示的意义见正文。FBSN：家族性双侧纹状体坏死；MILS：母系遗传 Leigh's 综合征；其他如 KSS、LHON、MELAS、MERRF、NARP、PEO 等缩写字，请参阅表 2-1。

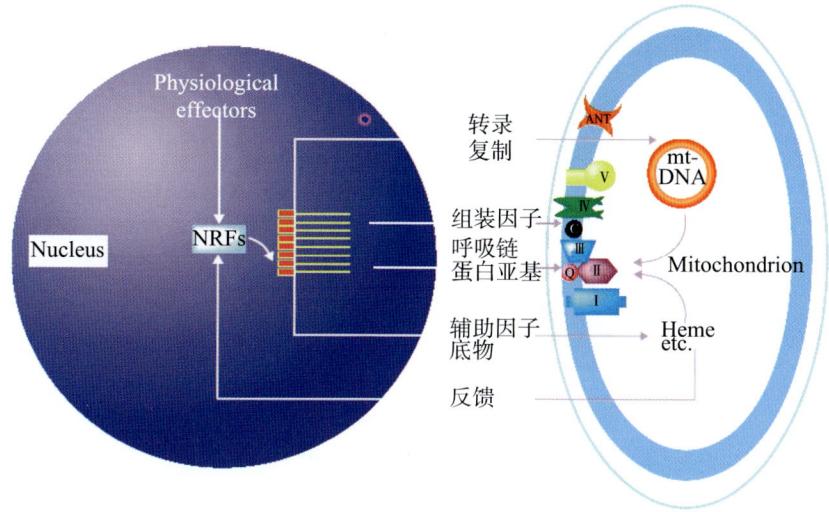

彩图 2-2 调节核-线粒体相互作用的基因示意图（引自 Zeviani M，2003）

罗马数字Ⅰ～Ⅴ表示呼吸链复合体。NRFs：核呼吸因子；C：细胞色素 C；Q：辅酶 Q；ANT：腺苷酸转移因子；Heme：血红素基；Feedback：反馈（指线粒体反馈给细胞核的信号，如 H_2O_2）。

黄色杆状物代表一些特异的核基因，其表达受 NRFs 调节。左侧的红色粗杆状物代表已转录的核基因，其在细胞质内表达的产物将被运送到线粒体内相应蛋白的氨基末端。

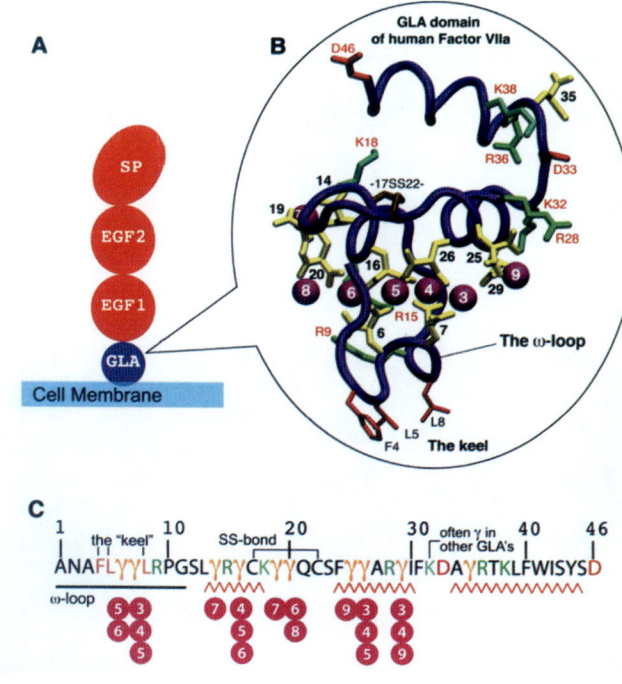

A. 大多数维生素 K 依赖的凝集因子，如Ⅶ因子、Ⅸ因子与Ⅹ因子都含有丝氨酸蛋白酶原（SP）微区，两个 EGF 样微区（EGF1，EGF2）和 GLA 微区（GLA）。

B. 人活化的Ⅶ因子 GLA 微区的结构。主链用深蓝色管状物表示。Ca^{2+} 为紫色球状物。脊部（keel）疏水残基的侧链为暗红色；带电荷的碱性残基为绿色；酸性残基为红色。

C. 人活化的Ⅶ因子 GLA 微区（残基1～46）的一级与二级结构。γ代表 Gla 残基，ω-环残基用下划线表示；3 个螺旋区域用波折线表示。Cys 17 和 Cys 22 之间的二硫键用支架表示。结合的 Ca^{2+} 用紫色球中的数字表示。某些 Ca^{2+} 不只与一个 γ 共价结合。除 Ca^{2+} 外，GLA 微区有 19 个荷电残基（2 Asp、3 Lys、4 Arg 和 10 个 Glu 残基），净电荷为 −15e。

图中的氨基酸序列编号和 Ca^{2+} 编号都是根据 PDB 1DAN（Banner DW, et al, 1996）

彩图 8-7 活化的Ⅶ因子 GLA 微区与负电荷磷脂的相互作用
（引自 Ohkubo YZ, Tajkhorshid E, 2008）

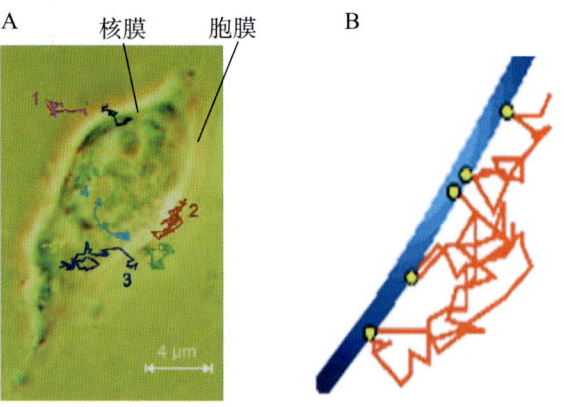

彩图 9-4 腺相关病毒感染活 HeLa 细胞的途径
（引自 Seisenberger G 等，2001）

A. 一个感染了腺相关病毒的 HeLa 细胞横切片的相差显微图像。激发光 633nm（红光），细胞的自荧光足够低，得以观察到每个荧光团。各种颜色的曲线，代表每个病毒颗粒运动的轨迹。如在溶液中（1），接触到细胞（2），穿透细胞膜（3），在胞质中扩散（3 和 4），以及穿透核膜与在核质中扩散（4）。

B. A 图表面的局部放大。示单个病毒撞击细胞表面。病毒 5 次撞击宿主细胞，红线代表病毒运动的轨迹，撞击部位用黄色圆点表示。

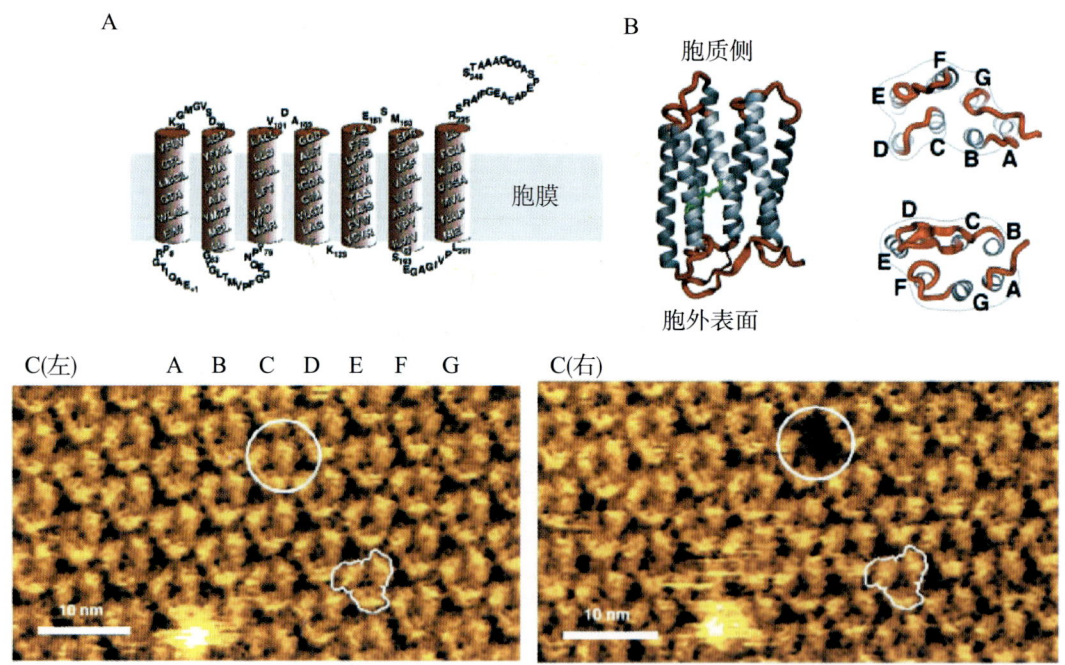

彩图 9-5 原子力显微镜拉出紫膜中的嗜盐菌光驱动的质子泵蛋白 BR（引自 Oesterhelt F 等，2000）

A. 质子泵蛋白 BR 为七跨膜段膜内在蛋白。

B. BR 的三维结构模式，以及 BR 的 α-螺旋在胞质侧与胞外侧的空间排布。

C（左）. 野生型紫膜胞质侧的典型的 AFM 高分辨拓扑图。BR 装配成三聚体（曲折的白线围成的范围内，显示一个三聚体），众多三聚体排成六角形的网格。

C（右）. 在一次剧烈的拉动后，样品表面出现了一个明显的变化。与 C（左）对比，在白色圆圈内的中心出现一个空洞。这是由于一个蛋白 BR 单体被拉出离开了脂双层。

本书由
北京大学医学科学出版基金
　　　　　资助出版

前　言

　　生物膜是细胞的基本结构形式，主要由脂质、蛋白质和糖类（碳水化合物）组成。生物膜完成细胞的基本功能，因此生物膜研究在生命学科中占有重要地位。自1972年，生物膜的液态镶嵌模型问世后，人们开始探讨生物膜与医学的关系。20世纪70年代至80年代，人们注重膜脂组成及流动性的变化对细胞功能的影响。由于分子细胞生物学技术的发展和人类基因组计划的开始实施，促进了对膜蛋白的研究。因此，在20世纪90年代，发现一些先天性疾患或难治的病症与某种膜蛋白的基因突变直接有关，以及在感染、毒物作用、化学或机械性损伤后，生物膜结构与功能都有改变。

　　自21世纪以来，在基因组计划实施之后，蛋白质组学、脂组学、转录组学的开展，物理学、化学和工程学等理论及技术对生命学科的渗透，以及多学科学者进行跨学科研究，大大推进了生命学科的发展。在20世纪末至21世纪初，提出了生物膜结构的脂筏模式。与脂筏脂组成相似、但标志蛋白不同且形态迥异的膜窖，具有与脂筏相似的功能。人们对脂筏/膜窖感兴趣，不仅因其与多种细胞功能，如物质运输、细胞识别、细胞极性的建立与趋化、细胞运动及迁移、炎症反应、细胞分化与凋亡、细胞信号转导成分的装配与协调等有关，而且许多疾病（如糖尿病，阿尔茨海默病等）与脂筏/膜窖组分与功能的异常密切相关。脂组学的研究推动着人们对膜脂代谢与功能的深入了解。"生物活性脂"概念的提出，并揭示其在各种细胞生物学过程中，以信号分子或调节分子所起的重要作用，说明它在生命学科中占有重要地位。长链多不饱和脂肪酸（包括鱼油的有效成分）具有保护心血管、抗炎症和抗肿瘤等良好作用，主要是该脂肪酸的高生物学活性的代谢产物（一组生物活性脂）所为，该脂肪酸分子并入膜后与膜蛋白相互作用也产生重要效应。蛋白质组学提示，由基因过渡到蛋白质不是简单的DNA编码及翻译为多肽序列，蛋白质翻译后有着复杂的修饰。各种脂肪酸基团的疏水修饰赋予蛋白质与膜结合的性能。蛋白质分子中的各种结构微区（结构域），促进蛋白质-蛋白质、蛋白质-膜脂相互作用，从而完成细胞的各种复杂功能。如在免疫细胞活化过程，有十余个蛋白质参与，须与膜脂相互作用才能完成。蛋白质三维结构的高分辨解析揭示了蛋白质与膜脂相互作用的细节。在数十个蛋白质分子相继参与的血液凝集过程中，其关键的一步是凝集酶原分子插入脂双层疏水区，借助于7~8个钙离子，与带负电荷磷脂的磷酸根相互作用。即凝集酶原只有采取这种构象，才能与带负电荷磷脂相互作用，尔后方被活化。肺表面活性剂含有特殊的磷脂与蛋白质。后二者的正常相互作用是肺进行气体交换的保证。如果肺表面活性剂组分含量减少或代谢异常，抑或二者兼有，则为呼吸窘迫综合征（早产儿或成年人）的直接原因。乙醇对机体多个器官具有多种机制的毒性作用，其中涉及对生物膜的损伤。自由基（或氧化剂）参与机体多种生理生化反应。当氧化/还原反应失衡时，生物膜亦为其重要的损伤标靶。

　　可预言，在21世纪，生物膜研究将进一步发展。这不仅促使人们重新认识某些疾病及改进治疗手段，也将推动药学、农学、食品工业甚至环境科学等学科的发展。因此，本书不仅适用于医学院校的研究生、高年医学生，从事基础医学、临床医学及药学研究的人员，以及从事相关生命科学其他领域研究的人员，而且也会对有意跨入生命学科领域工作的理工科人员有一定帮助。

编　者
二〇一三年九月

目 录

第一章 生物膜总论 (1)
第一节 生物膜成分与结构 (1)
一、生物膜脂质及生物活性脂 (1)
二、膜蛋白 (32)
第二节 生物膜结构与功能 (34)
一、生物膜的结构模式与脂筏概念的提出 (34)
二、脂筏、膜窖的结构与功能,以及与疾病的关系 (41)
三、膜蛋白分子与膜脂的相互作用 (53)

第二章 线粒体医学 (63)
第一节 线粒体疾病及其主要征候 (63)
第二节 线粒体DNA编码的线粒体疾病及其分子遗传学基础 (64)
一、线粒体DNA (64)
二、线粒体DNA遗传学特点 (65)
三、线粒体DNA重要突变点与线粒体疾病表型 (66)
第三节 核基因编码的线粒体疾病的分子遗传学基础 (70)
一、核DNA和线粒体DNA对线粒体生物合成的双重控制 (70)
二、核基因编码的线粒体疾病 (71)
第四节 线粒体与神经退行性疾病 (74)
一、帕金森病 (74)
二、阿尔茨海默病(老年性痴呆症) (75)
三、亨廷顿病(神经性舞蹈病) (76)

第三章 自由基与医学 (79)
第一节 自由基概念 (79)
一、自由基、氧自由基与活性氧 (79)
二、过渡金属、Fenton反应与·OH (81)
三、活性氮 (82)
第二节 活性氧与活性氮的体内来源 (83)
一、活性氧的产生 (83)
二、一氧化氮的体内来源 (91)
第三节 自由基与生命 (92)
一、微生物杀伤与自由基 (92)
二、信号转导与自由基 (94)
三、受精与自由基 (100)
第四节 机体抗自由基防御系统 (101)
一、超氧化物歧化酶 (101)
二、过氧化氢酶 (102)

  三、谷胱甘肽过氧化物酶 (102)
  四、谷胱甘肽还原酶 (103)
  五、硫氧还蛋白 (103)
  六、过氧氧还蛋白 (104)
  七、血红素加氧酶 (105)
  八、低分子抗氧化物质 (106)
 第五节　氧化应激 (109)
  一、疾病、损伤或中毒时自由基的来源 (109)
  二、氧化应激对生物大分子的损伤 (113)

第四章　脂质、生物膜与健康 (117)
 第一节　n-3族多不饱和脂肪酸 (117)
  一、n-3族多不饱和脂肪酸对生物膜结构与物理性质的影响 (119)
  二、n-3族多不饱和脂肪酸的心肌保护作用 (121)
  三、n-3族多不饱和脂肪酸的抗炎症作用 (126)
  四、n-3族多不饱和脂肪酸的抗动脉粥样硬化症作用 (132)
  五、n-3族多不饱和脂肪酸抑制氧化应激 (134)
  六、n-3族多不饱和脂肪酸的抗肿瘤作用 (135)
 第二节　反式不饱和脂肪酸的危害 (137)
  一、反式不饱和脂肪酸及其危害 (137)
  二、反式不饱和脂肪酸损伤心血管功能的机制 (138)
 第三节　氧化型胆固醇 (140)
  一、氧化型胆固醇及其在机体内的来源 (140)
  二、氧化型胆固醇的毒性和病理效应 (142)
  三、氧化型胆固醇的生理功能 (143)

第五章　乙醇的毒性 (145)
 第一节　乙醇的代谢 (145)
 第二节　乙醇对机体的损伤 (147)
  一、醇性肝病 (147)
  二、醇性肌病 (148)
  三、乙醇对神经系统的损伤 (148)
  四、乙醇导致机体免疫力低下 (149)
 第三节　乙醇损伤机体的机制 (149)
  一、乙醇对膜脂流动性的影响 (149)
  二、乙醇诱导自由基生成及机体氧化性损伤 (150)
  三、乙醇对线粒体的损伤 (153)
  四、乙醇抑制蛋白质合成及干扰蛋白质降解 (155)
  五、乙醇对免疫系统的损伤 (159)
  六、乙醇诱导炎症 (160)
  七、乙醇影响离子通道的功能 (161)

第六章　肺表面活性剂与呼吸窘迫综合征 (167)
 第一节　正常人的肺泡表面活性物质 (167)

一、表面活性剂的成分……………………………………………………………(168)
　　二、肺泡发育与SAM的细胞动力学…………………………………………(169)
　　三、肺表面活性剂结合蛋白……………………………………………………(170)
　第二节　肺表面活性物质降低肺表面张力的功能……………………………………(174)
　　一、表面张力的检测……………………………………………………………(175)
　　二、表面活性剂磷脂在降低肺泡气-液表面张力中的作用……………………(175)
　　三、表面活性剂蛋白与脂质相互作用…………………………………………(179)
　第三节　肺表面活性剂的固有免疫功能………………………………………………(180)
　　一、SP-A、SP-D基因删除动物模型的启示…………………………………(181)
　　二、SP-A与SP-D介导宿主肺泡表面防御功能………………………………(182)
　　三、SP-B、SP-C以及表面活性剂脂质的免疫调节功能……………………(190)

第七章　衰老与生物膜……………………………………………………………………(192)
　第一节　生物膜成分、结构、性质、代谢及功能的年龄依赖性变化………………(192)
　　一、生物膜磷脂的年龄依赖性变化……………………………………………(192)
　　二、胆固醇的年龄依赖性变化…………………………………………………(195)
　　三、膜蛋白的年龄依赖性改变…………………………………………………(198)
　　四、膜物理性质的年龄依赖性变化……………………………………………(200)
　　五、线粒体的年龄依赖性变化…………………………………………………(200)
　第二节　骨骼肌年龄依赖性的改变……………………………………………………(206)
　　一、肌弱症的概念………………………………………………………………(206)
　　二、肌弱症的机制………………………………………………………………(206)
　第三节　神经系统年龄依赖性的改变…………………………………………………(210)
　第四节　衰老的自由基假说及延缓衰老………………………………………………(212)

第八章　血液凝集与生物膜………………………………………………………………(218)
　第一节　血液凝集要素…………………………………………………………………(218)
　　一、维生素K依赖的丝氨酸蛋白酶原…………………………………………(219)
　　二、凝集辅助因子………………………………………………………………(221)
　第二节　血液凝集反应…………………………………………………………………(227)
　第三节　血液凝集与生物膜……………………………………………………………(229)
　第四节　凝集复合物中蛋白质-蛋白质、蛋白质-磷脂之间相互作用………………(231)
　　一、凝集复合物中蛋白质-蛋白质相互作用……………………………………(231)
　　二、EGF微区与蛋白质-蛋白质、蛋白质内部微区间相互作用………………(232)
　　三、凝集蛋白酶原-磷脂间的相互作用…………………………………………(233)
　第五节　血液凝集异常与疾病…………………………………………………………(235)
　　一、血栓性疾患…………………………………………………………………(235)
　　二、出血性疾患…………………………………………………………………(237)
　第六节　血液凝集与炎症………………………………………………………………(237)
　　一、生理状态下的抗凝集与抗炎症……………………………………………(237)
　　二、凝集反应与炎症……………………………………………………………(240)

第九章　生物膜研究单分子技术…………………………………………………………(245)
　第一节　单分子技术概述………………………………………………………………(245)

一、单分子扫描探针技术 …………………………………………………………………(246)
　二、单分子光学技术简介 …………………………………………………………………(246)
第二节　单分子常用技术原理概述 ……………………………………………………………(247)
　一、荧光共振能量转移 ……………………………………………………………………(247)
　二、原子力显微术 …………………………………………………………………………(251)
第三节　单分子在生物膜研究中应用的举例 …………………………………………………(255)
　一、受体激活、二聚化及跨膜信号转导 …………………………………………………(255)
　二、示踪病毒颗粒跨膜感染过程 …………………………………………………………(255)
　三、跨膜片段解析——外力剥离膜蛋白跨膜片段过程的力谱分析 …………………(256)

附录 ………………………………………………………………………………………………(258)
　英中对照词汇 ………………………………………………………………………………(258)
　中英对照词汇 ………………………………………………………………………………(263)

第一章 生物膜总论

第一节 生物膜成分与结构

生物膜（biological membrane，biomembrane）是构成真核细胞的基本结构。真核细胞生物有复杂的生物膜系，有包裹细胞的质膜（plasma membrane）和细胞内构成细胞器的膜系。生物膜的作用除分隔与屏障外，参与全部生命活动。合成、分解、产生能量、信号转导与信息传递、细胞存活与死亡、细胞内吞、外排、物质（及囊泡）运输、细胞识别、细胞极性建立与趋化、细胞迁移、微生物入侵及细胞免疫等都与生物膜密切有关。因此生物膜是生命活动的基础。上述的生物膜功能，曾认为几乎全部由膜蛋白实现。自21世纪以来，特别是脂组学（lipidomics）的发展，使人们开始认识膜脂的重要作用，推进学者们对膜脂代谢与功能的研究，以及对生物膜的深入探讨。

生物膜由多种脂质、蛋白质、糖类（碳水化合物）和金属离子组成。

膜脂在机体中代谢活跃，参与各种细胞过程。在生物膜中除起结构作用、通过其流动性及一端的极性调节蛋白质功能外，膜脂分子积极参与调控细胞生长、分化、凋亡、信号转导及免疫功能等各种生命过程。

膜蛋白是膜结构的一部分，具有重要生物学功能。许多膜蛋白是酶、受体、载体或通道等。

糖与脂或蛋白结合形成糖脂或糖蛋白。在质膜，糖脂及糖蛋白不仅作为细胞表面的标志或特种抗原，对于细胞识别及细胞黏附也有重要作用，也是膜受体、酶、凝集素及运输蛋白等的组成部分。不仅质膜外表面有糖，细胞内膜系如内质网和高尔基体的腔面及线粒体的胞质面都有糖分布。

以下以膜结构为中心，对于膜脂成分、功能及膜蛋白予以介绍。

一、生物膜脂质及生物活性脂

（一）生物膜脂成分

真核细胞基因的5%编码上千种脂质，这些脂质构成生物膜和脂蛋白。

生物膜脂主要由磷脂（phospholipid）、糖脂（glycolipid）和类固醇（steroid）组成。磷脂在生物膜中，尤其是在动物膜系中含量较高。

磷脂可分为甘油磷脂（phosphoglyceride）和鞘磷脂（sphingomyelin，sph或SM）。最简单的甘油磷脂是磷脂酸（phosphatidic acid，PA）。生物膜中只有少量磷脂酸，但它是合成磷脂酰胆碱（phosphatidylcholine，PC）、磷脂酰乙醇胺（phosphatidylethanolamine，PE）、磷脂酰丝氨酸（phosphatidylserine，PS）、磷脂酰甘油（phosphatidylglycerol，PG）和磷脂酰肌醇（phosphatidylinositol，PI）等磷脂的重要中间产物。心磷脂（cardiolipin，CL）见于线粒体内膜，它由共用一个甘油的两个PG组成（图1-1）。有关CL在线粒体呼吸链中的重要功能，请参阅第七章。

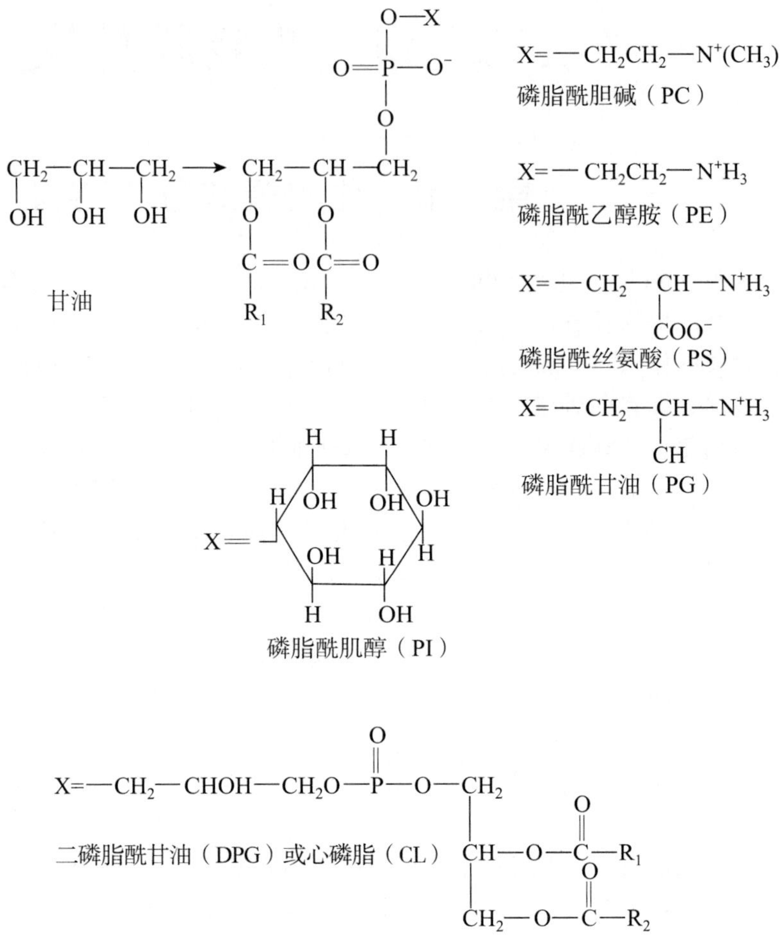

图 1-1 甘油磷脂的结构

上述诸磷脂"头部"的体积和电荷性质各不相同。如 PA、PS、PI 与 PG 被称为阴性磷脂，因其"头部"带负电荷；PC、PE 及 SM 带两性电荷，是中性磷脂。PC 与 SM 的"头部"均为磷酸胆碱，故称它们为胆碱磷脂；由于 PS 及 PE 的"头部"都有氨基，又称其为氨基磷脂。

SM 于 1884 年由脑中分离。1927 年分析其结构，成分为 N-乙酰-鞘氨醇-1-磷酸胆碱，占动物器官总磷脂的 2%～15%。在红细胞、周围神经组织和脑组织中含量较高。SM 是脂筏的重要成分。其代谢产物神经酰胺（ceramide）、鞘氨醇（sphingosine）、1-磷酸鞘氨醇（sphingosine-1-phosphate）等，均为重要的生物活性脂。

虽然 PC 与 SM 头部均为磷酸胆碱，在结构上颇为相似（图 1-2），但这两个磷脂差别很大，主要在界面和疏水区碳氢链两部分。在疏水区，SM 分子有一固有的乙酰链，长 16 个碳；另一通过与酰氨基（-CONH$_2$）相连的乙酰链很长，超过 18 个碳（22：0、24：0、24：1 等），且饱和程度高。PC 两条乙酰链等长，一般含 16～18 个碳，Sn-1 饱和，Sn-2 有 1～2 个双键。双键数量与位置影响 PC 或 SM 与膜中其他成分相互作用。PC 分子平均有 1.1～1.5 个双键，均为顺式。SM 分子与酰氨基相连的乙酰链平均仅含 0.1～0.35 个顺式双键，双键位置一般远离界面。在界面，SM 分子以鞘氨醇为骨架，C_2 部位有氨基（与脂肪酸形成酰胺键-CONH），C_3 有一自由羟基，C_4～C_5 间有反式双键。酰氨基、羟基可作为氢键的供体和受体；而 PC 分子上的两个酯羧基仅有氢键接受者功能。上述 SM 分子结构特点赋予该分子易形成分子内和分子间的氢键。虽然 NMR 检测揭示，SM 分子内的鞘氨醇羟基与磷酸酯氧之间有个很强的氢键，但反式双键似乎使分子内作用减弱，而分子间氢键作用增强，这是 SM 在膜中侧向排布密度（lateral packing density）较大的原因。胆固醇-SM 膜的分子结合与胆固醇-PC 膜的分子结合明显不同，胆固醇-SM 膜的可压缩性、对水的通透性都小于胆固醇-PC 膜，说明胆固醇-SM 膜结合紧密。认为这是胆固醇难以由富有 SM 的膜向外转移的原因。胆固醇-SM 的分子结合与胆固醇-PC 的分子结合的差别，部分在于 SM 的饱和乙酰链与胆固醇分子的"刚性环"之间的范德瓦尔（van der Walls）力，然而红外研究表明，SM 的氨基与胆固醇分子 3-羟基之间的氢键对于稳定该二分子的结合很重要。SM 的相变温度（见后）高于 PC，SM 饱和的乙酰链中碳原子数为 16～24 个，其主相变温度在 37～48℃。Bruzik 发现，含有 D-赤构型-N-硬脂酸-SM（即 N-硬脂酸-鞘氨醇-1-磷酸胆碱）的人工膜有四个不同的凝胶相，说明 SM 有复杂的相行为；认为是由于双层中 SM 乙酰链与其他磷脂乙酰链发生交错互插，以及互插⇌非互插的链排列组装（chain packing）的结果。

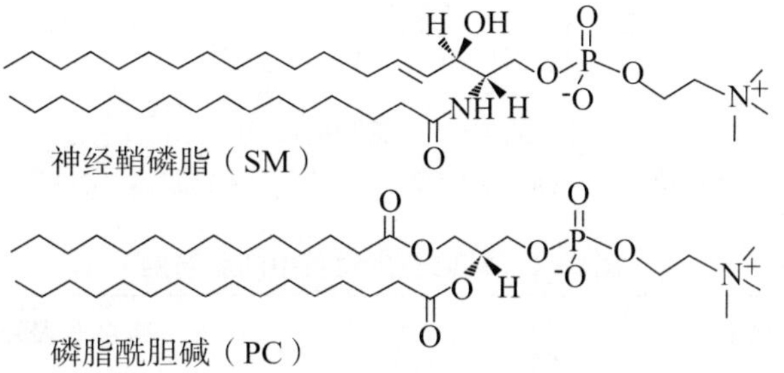

神经鞘磷脂（SM）

磷脂酰胆碱（PC）

图 1-2 鞘磷脂和与磷脂酰胆碱结构的比较

糖脂普遍存在于动物细胞质膜外叶，种类多，涉及细胞识别和免疫等重要功能。动物膜中的多数糖脂是以鞘氨醇为骨架的鞘糖脂（glycosylsphingolipid），且多数是中性脂。其骨架通过酰胺键与脂肪酸链相连，极性头部是单糖或多糖。有些比较简单，如脑苷脂（cerebroside），其极性头部是一个分子半乳糖；有些比较复杂，如神经节苷脂（ganglioside，GM），极性头部是一有分支的唾液酸糖（图 1-3）。少量的甘油糖脂也存在于某些哺乳动物脑细胞中，其生物学意义及其基因的进化过程还不十分清楚。

动物膜系中主要的类固醇是胆固醇（cholesterol）。类固醇分子几乎都是中性的。胆固醇的结构是含有碳环的平面类固醇加一个羟基。

常见于生物膜中的脂肪酸碳氢链一般为 16～24 碳长，且常为偶数（表 1-1）。关于磷脂脂肪酸详见第四章。

磷脂中不饱和脂肪酸常在甘油骨架的 C2（n2 或 R2）位置。一般来说，n2 位置的脂肪酸易受膳食脂肪酸影响，且多为不饱和脂肪酸。

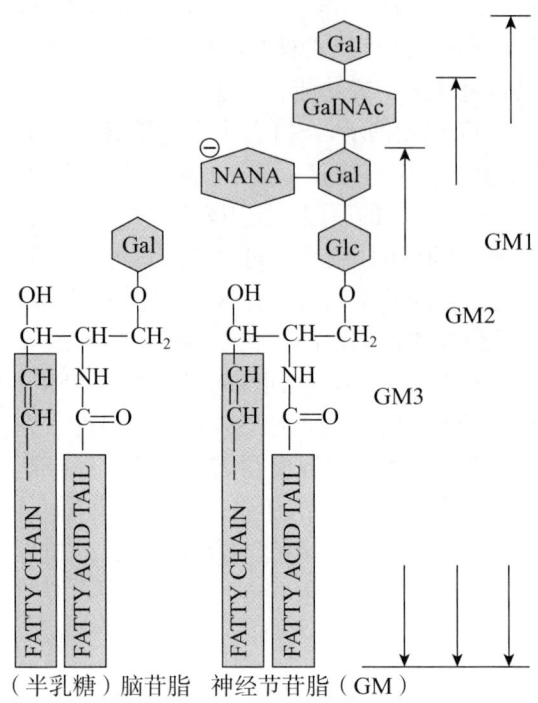

图 1-3 糖脂的结构

(Gal 半乳糖，Glc 葡萄糖，GalNAc N 乙酰半乳糖胺，NANA 涎酸)

表 1-1 常见于生物膜中的脂肪酸

通俗名	碳链长及不饱和程度
月桂酸　lauric	12∶0
肉豆蔻酸　myristic	14∶0
棕榈酸　palmitic	16∶0
棕榈油酸　palmitoleic	16∶1
硬脂酸　stearic	18∶0
油酸　oleic	18∶1
亚油酸　linoleic	18∶2
花生四烯酸　arachidonic	20∶4

后三种脂肪酸（油酸，亚油酸及花生四烯酸）占机体内不饱和脂肪酸的90%以上

PC主要含16～18个C的脂肪酸，其中不饱和脂肪酸主要为C18∶1和C18∶2。SM含有惊人的长链（24 C）、不含或仅含一个双键的脂肪酸。其他磷脂所含饱和与不饱和脂肪酸几乎各半，PE、PS与PI含有较多的多不饱和脂肪酸（PUFA），如C20∶4。习惯名称如DPPC（二棕榈酸磷脂酰胆碱），SOPG（一硬脂酸、二油酸磷脂酰甘油）等概括了磷脂的全部成分。因此，由磷脂整体结构来看，每个磷脂都有一个亲水的"头"与疏水的"尾"（图1-4）。

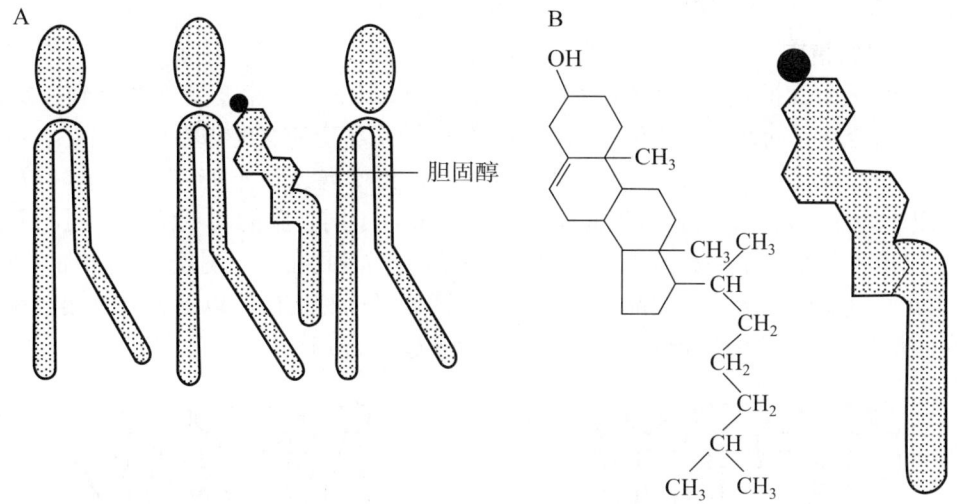

图1-4 膜中磷脂与胆固醇

(二) 生物膜脂质的多型性

生物膜中脂质的种类多种多样。这是因为脂的极性头部有许多种，脂肪酸链也有许多种。脂分子的极性头部和碳氢链共同决定了脂分子的整体结构及理化性质。脂分子的结构不算复杂，但脂分子与水的混合物却可以形成多种不同的结构形式。脂分子的这种性质被称作脂的多形性 (lipid polymorphism)。当把一滴溶有脂的有机溶剂轻轻滴在水面上，有机溶剂迅速挥发，脂分子在水与空气的界面上形成单层膜，其亲水的"头部"插入水，疏水的脂肪酸"尾部"伸向空气。哺乳动物呼吸道终末的表面便衬有单层脂膜，对于降低呼气末肺泡的表面张力，以及维持肺的固有免疫功能至关重要（见第六章）。

当少数有极性集团的脂处于水中，这些脂分子能以单体的形式"溶"于水。有证据表明，细胞中有极少量的脂质分子以单体存在。然而细胞中的大量脂以聚集体形式存在。脂分子在水中可形成一种头向外、尾向内的微团，或微囊 (micelle)，形成微团的脂分子在一定的浓度和条件下还可形成其他结构。多数生物膜脂与水混合体系的结构是多层的，习惯称之为脂质体 (liposomes)。哺乳动物血浆中的脂蛋白结构就是嵌有脂蛋白的脂质体。脂质体在横切面上呈片层结构 (lamella)，或多层同心的片层结构。这些片层结构是由数个脂双层 (lipid bilayer) 组成的。脂质在水中形成脂双层时，极性"头部"排列在一平面上，各朝双层上、下两侧，而疏水的"尾"收敛在双层中间。生物膜中的脂质就是采取这种双层结构形式（图1-5）。

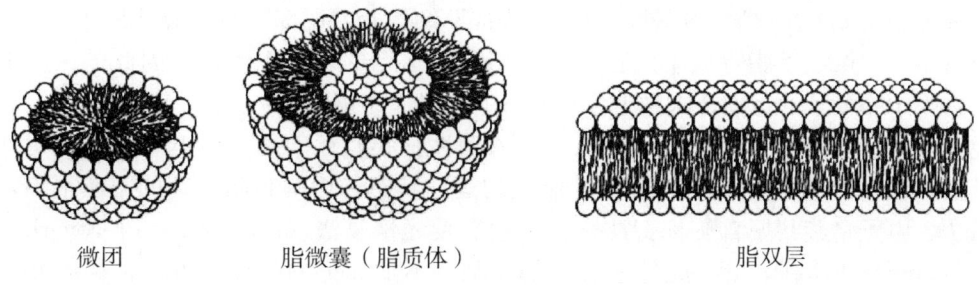

微团　　脂微囊（脂质体）　　脂双层

图1-5 膜脂的多型性

(三) 生物膜脂双层的物理性质

1. 脂双层的相变

脂双层的一个重要物理学性质是相变（phase transition）。相变是指加热到一定温度时脂双层突然起变化，而双层结构依然保留的现象。产生相变的温度称为相变温度。相变温度以上脂双层处于液晶相（liquid crystalline state），相变温度以下脂双层处于凝胶相（gel state）（图1-6）。由于生物膜由不同磷脂混合组成，不同磷脂的相变温度不同，因此生物膜的相变温度不是某个单一数值，而往往是一个范围。因此在某一温度（例如在37℃），大部分磷脂在相变温度以上处于液晶态，少部分脂质则处于相变温度以下的凝胶相。在脂双层中，这种两相共存的现象称为分相或相分离（phase separation）。

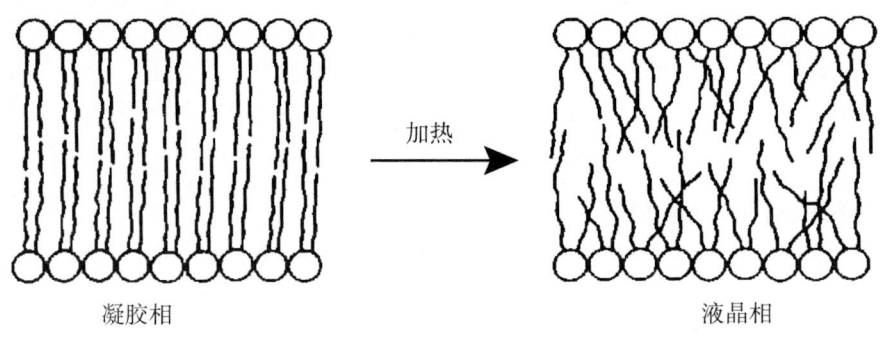

图1-6 脂双层的相

2. 脂双层分子的运动

脂双层中的分子在二维平面上不停地运动。在人工脂双层中，脂质分子运动有侧向扩散、转动、摆动以及脂肪酸链的全反和歪扭构相之间的异构化运动。脂质分子侧向扩散（与其邻近的分子交换位置）速度相当快，其扩散系数约为 10^{-8} cm/s，即磷脂分子在1秒侧向运动 $2\mu m$ 的长度；每秒钟与其邻近磷脂分子交换约 10^7 次。用人工膜测得磷脂分子由双层中的一叶翻转到另一叶的跨膜运动（flip-flop），由于耗能较大，运动速度很慢。然而在细胞中磷脂跨膜运动速度较快。例如在红细胞中，PS跨膜翻转速率约为4min；PE为30～40min；PC与SM为2～10h。虽然胆固醇分子仅有一个羟基，在双层中呈反式构象，跨膜运动似乎容易，但在生物膜中胆固醇与SM形成的氢键约束该分子的翻转。脂质分子运动影响脂双层的结构。如DPPC由凝胶相转变为液晶相时，脂双层厚度由4.6nm减至4.1nm。同时每个脂分子所占面积由 $0.48nm^2$ 增至 $0.6nm^2$。

由多种脂组成的生物膜，每种脂分子"头部"结构及"尾部"脂肪酸链长度、双键数目及其位置不同，镶嵌于脂双层中的蛋白质对脂分子运动的影响也不同，因此，在一定温度下，生物膜中脂分子的运动方式及速度不尽相同。学者们常用膜（脂）流动性（membrane fluidity）一词来描述生物膜脂的运动状态。流动性是膜脂运动的整体概念，是表明生物膜（如细胞质膜、线粒体膜、内质网膜等）脂质的运动状态。检测膜脂运动的方法很多，如荧光偏振法、电子自旋共振自旋标记法、光漂白后荧光恢复法（fluorescence recovering after photobleaching，FRAP）等。此外还有不加探剂、不加标记物的检测方法，如激光拉光谱法、红外光谱法等，有兴趣读者可参阅有关书刊，在此不予赘述。

（四）人工膜

1. 血影

最简单、最容易制备的人工膜是血影（ghost）。血影膜是去除血红蛋白的红细胞膜。红细胞无任何细胞器，将红细胞分离，在低张溶液中裂解，血红蛋白排出，膜裂口自然封合，再离心沉降后，便得到保持红细胞膜全部脂质及大部分蛋白质的血影。在显微镜下这种红细胞的膜空壳仍呈双凹园盘形，只是失去了血红蛋白的红色，故称之为"ghost"。根据红细胞压积与裂解液的容量比例，可制备完整血影膜与内翻外（inside out）囊泡（即血影膜碎裂，脂双层内叶翻到外面）。

2. 脂质体

脂质体（亦称脂微囊）是最常用的人工膜，可以是单层（即一个脂双层），也可以为多层（直径不同的多个脂双层同心排布）；直径可小至 20～30nm，也可大至数百、上千纳米（nm）。脂质体要求脂质纯度高，可以是单一种脂（如 DPPC），也可以将两种或两种以上脂按比例混合。脂质体的制备方法是将选定的脂质溶于有机溶剂，在流动的氮气环境中使溶剂挥发。加入缓冲液，经声波或超声波处理，即可得到脂质体。如果用超声波较长时间处理，则能得到直径较小的脂质体。脂质体的用途广泛。

3. 平板膜

在水槽中央放一亲脂的塑料板，板中央有小孔。将一小片 teflon 薄膜用灼热的针烧出一直径约为 0.2mm 的圆孔。将该薄膜放置塑料板中央孔部位，使薄膜上的圆孔落在小孔的中心。槽中放入缓冲液，将约 $5\ \mu l$ 的磷脂有机溶液滴在圆孔处，有机溶剂扩散后，磷脂便附着在圆孔周边。在圆孔中央便形成一双层脂膜。

（五）生物膜脂双层中的不对称分布及生理意义

早在 20 世纪 70 年代便已了解哺乳动物质膜脂双层呈内、外叶不对称分布。几乎全部资料来源于各种动物以及人的红细胞膜。结论如下，SM 主要在膜外，如果内叶有少量，其脂肪酸成分也不同于外叶 SM 的脂肪酸。学者们认为，胆固醇可能主要分布于外叶。虽然胆固醇不带电荷，它跨膜翻转只受一个羟基限制，由于它与 SM 结合，装配成侧向微区，因此分布在外叶的胆固醇跨膜翻转受限。其他中性脂（如糖脂）分布在外叶。PS 全部分布在内叶。PE 以 4∶1 的比例分布于质膜的内、外两叶。PC 以 3∶1 的优势分布于膜外叶与内叶，外叶有足够的 SM（包括糖脂），PC 入内叶以平衡 PE 及 PS 含量，使两叶有相近似的膜面积。其他少量的磷脂，如磷脂酸、PI 分布在内叶。尔后认识到其他细胞，如一切血细胞、精子、成纤维细胞和来源于上皮细胞的培养细胞的质膜，脂质在其两叶间的分布都是不对称的。因此，脂双层跨膜的不对称分布是质膜的基本特征。每种脂质的分布取向与其生理功能密切相连。例如 SM 主要分布在质膜脂双层外叶，它与胆固醇、鞘糖脂等构成脂筏。PI 主要在内叶，其代谢产物介导信号转导。全部分布在内叶的 PS 的跨膜分布改变，与各种生理功能和病理过程密切相关（见后）。

一切有核细胞的胞内区室（各种细胞器）的膜脂均呈不对称分布；氨基磷脂（即 PS 与 PE）主要分布在面对胞质的一侧，而胆碱磷脂（PC 和 SM）和糖脂分布在细胞器腔面的一侧。

1. 研究脂质在质膜两叶分布的方法

20 世纪 70 年代，用矢量探剂研究磷脂在红细胞质膜内、外两叶的分布。矢量探剂是一些仅与某叶中的某一种磷脂结合的物质，用其作用于完整的细胞或质膜，然后分析结合探剂的磷脂数量。假定探剂不穿透脂双层，它只能标记（或修饰）直接接触那一叶中的磷脂，而且磷脂被标记后质膜的完整性不被破坏。还假定被标记的磷脂跨膜运动速度很慢，标记后，该磷脂一直处于它被标记时的位置。当时常用的标记物是三硝基苯磺酸（TNBS）。在23℃、pH8.6的条件下，TNBS与红细胞温育10小时而不穿透红细胞膜。由于TNBS与氨基反应，因此氨基磷脂（PS，PE）能被修饰。在完整细胞，PS和PE与TNBS起反应的部位仅在质膜的外叶，被其修饰的磷脂占其总量10%～20%，因此结论是PS和PE主要分布于内叶。也曾用磷脂酶的特异消化作用来分析磷脂的分布。然而，Op den Kamp（1979）指出上述两种方法的缺点，他认为磷脂酶的水解对膜结构有破坏，水解产物存在于膜中，对双层结构的稳定性有影响。TNBS也扰动膜脂结构。当其与膜作用后，产生大量负电荷基团，从而妨碍其与膜上有关基团充分作用，使标记不完全。于是人们开始从另外角度开拓检测方法。Schroit AJ等发展了一种不干扰与不破坏细胞质膜结构的方法。由于生物膜助以凝血酶原水解为凝血酶，PS在此过程中起关键作用，他们便利用凝血酶原活化为凝血酶的反应测定膜表面PS含量。尔后，人们又用一种当Ca^{2+}存在时能与PS特异结合的膜联蛋白（Annexin）V测定膜中PS含量。膜联蛋白V是有抗凝作用的多功能蛋白，它与活化的血小板结合，抑制凝血因子V_a与X_a活性，与凝血因子V_a-X_a复合物竞争结合暴露在血小板表面的PS。用上述两种方法探测的结果证明膜脂两叶呈不对称分布。PS几乎全部分布在脂双层内叶。自20世纪90年代起，便一直用膜联蛋白V探测暴露于细胞表面的氨基磷脂（主要是PS），作为细胞凋亡的一个间接证据。

由于膜脂在内、外两叶分布不对称，因而两叶的物理性质也不同。因此探测膜脂是否维持不对称分布的另一种方法是检测两叶的物理性质。如果膜两叶物理性质相同，则膜脂跨膜分布的不对称性丧失。20世纪80年代，Schachter D等用矢状探剂结合荧光偏振法，分别测定膜内、外叶脂流动性。所用探剂为芘的衍生物（使芘与寡糖或与谷胱甘肽连接）。将这些探剂分别与完整红细胞温育，由于寡糖或谷胱甘肽的存在，芘只能进入膜脂外叶；与有漏孔的血影温育，芘进入膜脂内、外两叶。由于与芘连接的寡糖或谷胱甘肽不能入膜内，芘环在膜内也不能任意转动，因此芘环荧光的各向异性便反映了它所在部位的脂分子运动状态。实验结果表明，人红细胞膜脂外叶流动性大于内叶。其他学者证明人及哺乳动物的其他细胞质膜也是同样。

Merocyanine 540（MC 540）是一种发荧光的、不能穿透膜的亲脂性探剂。它对于膜的结合力随磷脂极性头部之间间隙的增大而增加，即MC540对于膜脂的排布密度敏感。例如将其分别与直径为100nm与30nm的DPPC脂质体温育，当在37℃测定悬液中脂质体浓度与MC 540荧光强度的关系时，发现MC 540掺入30nm的DPPC脂质体明显多于掺入100nm的脂质体。30nm的DPPC脂质体直径小、曲率大，磷脂极性头部之间分开着的间隙大。将MC 540与完整红细胞温育，MC 540与红细胞质膜外叶脂质结合很弱，如同与100nm的DPPC脂质体作用；但若与脂质不对称分布取消的血影温育，则MC 540掺入较多，用连四硫酸盐破坏红细胞膜骨架蛋白后（膜脂不对称分布消失），MC 540也能牢固地结合在脂分子间。说明红细胞质膜脂排布密度外叶高于内叶。

2. 维持质膜磷脂不对称分布的机制

到目前为止，对维持质膜磷脂不对称分布机制的研究尚未完成。就红细胞而论，磷脂合成后，PS与PE的优势分布是双层内叶。若没有维持其不对称分布机制，由于PS与

PE 的随机跨膜运动，将于红细胞寿命终止前达到内、外叶平均分布。维持这种不对称分布的机制是什么？20 世纪 70 年代，人们认为氨基磷脂与膜骨架蛋白的结合束缚了 PS 与 PE 的跨膜运动。80 年代以来，逐渐认识到磷脂跨膜不对称分布是由脂质缓慢地跨膜运动和选择性的脂质转运蛋白联合实现的。磷脂跨膜运动必须克服热力学障碍，因此需要转运蛋白（酶）的帮助。要移动一个具有大的极性基团、并有两条疏水长链附于其上的大分子穿越膜不是件容易事，相应的转运蛋白必须提供一个大小适宜的亲水途径，以运输亲水的"头部"穿过膜，但又必须适应膜的疏水性质。Mark Bretscher（1974）首次将在生物源性的（biogenic）膜（如内质网）新合成的脂跨膜运输到另一叶，以达到两叶脂质平均的酶，称作 flippase。虽然最初"flippase"是指一切跨膜运输蛋白，但后来根据转移底物磷脂不同、能量需求不同和转运方向不同，将磷脂转运蛋白分为三种：将脂质运输到膜的胞质一侧（即质膜的内叶）的称为 flippase，将脂质由胞质一侧运输到对侧（质膜的外叶）的为 floppase，向两侧随机运输脂质的跨膜运输蛋白称为磷脂爬行酶（phospholipid scramblases，PLSs 或 PLSCRs）。

Bretscher 提出的 flippase 是不需能量的、与脂生物合成有关的、包括原核细胞的内质网和高尔基复合体（糖脂）中的运输蛋白与真核细胞的运输蛋白。因此这种 flippase 有别于 ATP-依赖的 flippase，或 PS flippase。后二者实际是指氨基磷脂移位酶。

Flippase，亦称氨基磷脂移位酶（aminophopholipid translocase，APTL），是一种磷脂选择性的催化氨基磷脂向脂双层内叶运动（flip）的 P-型 ATPase。磷脂爬行酶是 Ca^{2+}-依赖的、ATP 不依赖的催化磷脂向两叶运动的酶。Floppases 是 ATP-依赖的、催化磷脂由内叶跨膜向外叶运动（flop）的酶。flippases 和 floppases 都是逆浓度梯度运输脂质，因此是 ATP-依赖的；爬行酶不消耗能量，因磷脂"爬行"是在已建立好的脂浓度梯度驱动下实现的。在健康的细胞中，由于这三种酶的协调运作，维持膜脂不对称分布。目前对于与膜磷脂运动相关的酶比较重视。酶的亚型很多，除驱动磷脂跨膜运动外，这些酶尚有许多与生命现象密切相关的其他功能。以下对这三种酶做简单介绍。

（1）flippase/氨基磷脂移位酶

1984 年，Seigneuret M 和 Devaux PF 首次发现红细胞中有一种酶能特异地将外叶的 PS 与 PE 转移到内叶，且对转移 PS 更有效。该酶不转移胆碱磷脂。转移氨基磷脂要消耗 ATP。他们认为由于该酶的活性和 ATP 的存在，才能维持红细胞的双凹圆盘形。此后几个研究组（Williamson P 等、Schroit AJ 等、Daleke DL 等、Graham TR 等）都介入了对磷脂跨膜运动的探讨。对有关酶的生化性质的研究表明，向红细胞膜脂内叶转移 PS 的 APTL 活性，与该磷脂的乙酰链长度及饱和程度无关，且对具有长链的氨基磷脂转运速度快些，而溶血磷脂不被转运，酶活性对钒及氟化物敏感，可被巯基反应试剂抑制，当胞质中 Ca^{2+} 浓度达 μM 时，酶活性丧失。当时有学者认为，红细胞膜上的 APTL 可能是 Mg^{2+}-ATPase（Mg^{2+} 与 ATP 存在时才能发挥其最高活性）。后来又发现 APTL 活性存在于多种健康的细胞中。在牛肾上腺嗜铬颗粒及突触囊泡上也发现有 APTL 活性，它将暴露于外叶的 PS 转移到内叶，也对钒及氟化物敏感。经分离纯化后，发现牛嗜铬颗粒膜和突触囊泡含有 115kDa 的 Mg^{2+}-ATPase。当时以为颗粒膜上的 ATP 酶粘有存在于该膜中的对钒敏感的质子泵 V-ATPase Ⅰ 成分，便将这 115kDa ATPase 称为 ATPase Ⅱ。尔后在膜中未发现其他对钒敏感的 ATP 酶，该酶又能被 PS 活化，对钒、巯基试剂及 Ca^{2+} 敏感，因此认为 ATPase Ⅱ 便是嗜铬颗粒膜的 APTL，现在称之为 ATP8A1，与酵母的一个

ATP酶"Drs2p"同源（Drs2p的功能涉及核糖体的装配）。当将与分离牛颗粒膜同样的分离纯化程序应用于红细胞膜时，得到了115kDa的Mg^{2+}-ATPase。将由红细胞分离及部分纯化的Mg^{2+}-ATPase重组于脂双层，表现出转运PS的功能，因此认为这红细胞的115 kDa Mg^{2+}-ATPase就是APTL。

将编码牛嗜铬颗粒膜上ATPaseⅡ基因克隆、测序，推测该蛋白属P型ATP酶。所推测的酶蛋白序列与酵母Drs2基因产物同源。基因组数据库资料揭示，此为P型-ATP酶家族的新成员，属第Ⅳ个亚家族（P_4-ATP酶）。P_4-ATP酶家族包括5个酵母成员（Drs2p、Dnf1p、Dnf2p、Dnf3p和Neo1p）和14个人类成员（ATP8A1-ATP11C）。ATP8A1（即前述的ATPaseⅡ）与Drs2p是P_4-ATP酶家族的基本成员。该P_4-ATP酶家族功能主要涉及亲脂又亲水分子的运输；P_4-ATP酶分子突变关联到维持膜结构、囊泡运输和双亲性分子运输的许多功能异常。

根据序列的同源性，P型-ATP酶家族有5个分支，$P_1 \sim P_5$；除P_4-ATP酶外，尚有转运软过渡金属的ATP酶（P_{1B}）、Ca^{2+}-ATP酶（$P_{2A/B}$）、Na^+/K^+ATP酶和H^+/K^+-ATP酶（P_{2C}），H^+-ATP酶（P_{3B}）以及一个底物暂不明确的ATP酶（P_5）。P型-ATP酶为70～150 kDa，是分布广泛的、一般含10个跨膜段的膜蛋白。其共同催化机制是将ATP水解的能量用于跨膜转运底物（一般为阳离子）。"P型"一词来自酶在转运底物的循环过程中，形成酸性稳定的、磷酸化的Asp残基。

根据序列的特点，曾将P_4-ATP酶家族分为6个亚型。P_4-ATP酶第Ⅰ和第Ⅲ亚型包括牛嗜铬颗粒膜ATPaseⅡ与酵母蛋白Drs2p、Dnf1p、Dnf2p和Dnf3p以及人类的ATP8A和ATP8B。Drs2p富集于高尔基体外侧膜，质膜中含量不多。Drs2p（以及有关同源蛋白Dnf3p）突变研究表明，在分离的高尔基体外侧膜囊泡，该蛋白维持NBD-PS（荧光标记物与PS相连接）与NBD-PE的跨膜运输，并与覆盖网格蛋白的囊泡形成有关。Drs2p与Dnf3p除维持氨基磷脂跨膜不对称分布外，还可能参与高尔基体外侧膜、质膜和内吞小体之间的膜运输功能。Dnf1p和Dnf2p介导质膜上NBD-PC、-PS和-PE的摄入。删除上述4个蛋白中的任何一个都不会致命，说明它们之间的功能有重叠，然而若使四个蛋白全部突变则是致命性的。牛嗜铬颗粒膜ATPaseⅡ的ATP酶活性选择性地被PS活化，这取决于ATP8A1异构体上的15个氨基酸序列；牛脑ATP8A1的4个异构体都能被PS与PE活化，但在胞质区缺乏15个氨基酸序列的两个短链异构体对PS的敏感性较差。

此外，牛ATPaseⅡ在鼠体内的同源物ATP8a1也选择性地对PS、而不对PE或PC敏感，以及表现出对sn-1，2-甘油-PS异构体立体化学的选择。这也就是人红细胞的flippase和PS-激活的ATP酶所展现的特点。

P_4-ATP酶第Ⅱ亚型包括酵母蛋白Neo1p和人ATP9基因产物。虽然Drs2p涉及晚期分泌途径功能，Dnf1p/Dnf2p对质膜运输甘油磷脂和内吞小体形成的早期起一定作用，Neo1p也与内吞小体形成和由高尔基体到内质网逆向囊泡运输有关，且为生物机体存活所必需。

第Ⅴ亚型P_4-ATP酶与很多人类疾病病理学相关。Angelman综合征（精神发育迟缓，共济失调和癫痫）和行为异常（如孤独僻）与ATP10C有关；鼠ATP10C的同源物（pfatp）与鼠肥胖症以及还可能与2型糖尿病的一个新模型有关。然而P_4-ATP酶在膜结构与功能中的可能作用如何影响这些疾病尚不明确。

根据基因组学及蛋白质组学提供的资料，对于P_4-ATP酶及其同源分子已有所了解。然而P_4-ATP酶、APTL和磷脂不对称分布之间的关系是核心问题。该问题已初步解决，酵母Drs2p活性与APTL相当；哺乳动物ATPaseⅡ（ATP8A1）的生物学活性与转移PS的APTL基本一致；若进一步再问P_4-ATP酶催化磷脂跨膜转运的机制是什么，目前尚不能回答。Williamson P 等（2007）提出设想：Ca^{2+}- ATP 酶（P_{2A}- ATP 酶）的高分辨结构和工作模式已被确认。虽然目前尚缺乏 P_4- ATP 酶的高分辨结构信息，但 Ca^{2+}- ATP 酶与 P_4- ATP 酶在序列上有一定的相似性。推测二者的工作模式也应有相似性。P_{2A}ATP 酶是转运金属离子，在其跨膜微区有两个带负电荷氨基酸（Glu 与 Asp）以中和 Ca^{2+} 的正电荷。虽然 P_4- ATP 酶跨膜微区相应部位代以疏水残基和非电性的极性残基，但仍难以想象 P_4- ATP 酶如何提供能装下一个磷脂分子亲水的极性头部，而又能包容两条疏水长链的转运途径。

P_4- ATP 酶能根据磷脂"头部"和骨架选择磷脂，该功能由酶的哪一部分完成？Paterson J 与 Daleke D 将能选择 PS 的立体结构、并能被其活化的酶蛋白由生物膜纯化，并重组于脂质体时，该酶不表达活性。诸多实验表明，P_4- ATP 酶要适当地表达其活性，需要一个辅基。实验证明，ATP8B1 必须与 CDC50 协同才能表达活性。如 Paulusma CC 等（2008）提出，在肝细胞，仅有 ATP8B1 表达于中国仓鼠卵细胞时，该蛋白居于内质网，当 ATP8B1 与 CDC50 共表达时，ATP8B1 便移入质膜，且转运 NBD - PS。与 ATP8B1 单独表达比较，ATP8B1 与 CDC50 共表达时，质膜外叶上 PS 减少 17%～25%。这说明 CDC50 可能是 P_4- ATP 酶的辅基，它有助于 P_4- ATP 酶定位于质膜，也起着选择被运输的磷脂类型的作用。

如此简单地叙述了对 flippases 长达 30 余年的研究历程，但对 flippases 的认识非但未完结，似乎刚开始。flippases 的高分辨三维结构、工作模式、调节因素及其机制等都悬而未解。

（2）磷脂爬行酶

磷脂爬行酶（PLSCRs 或 PLSs）催化质膜脂质向两叶运动，即内叶磷脂向膜外叶"爬行"，外叶磷脂"爬行"到内叶，没有磷脂头部的特异性。在某些生理情况下（如细胞活化、凝集反应、细胞融合、信号转导、细胞凋亡以及调节蛋白-蛋白相互作用时），或给予非生理性的刺激，使胞内 Ca^{2+} 浓度增高时，APTL 被抑制。虽然膜脂不对称分布最初未发生改变，当胞内 Ca^{2+} 浓度持续增高时，爬行酶使膜脂向内、外两叶双向"爬行"，质膜不对称分布被破坏。若移除钙，则阻断爬行，再由于 APTL 活性恢复，将恢复膜脂不对称性分布。

1997 年，Zhou Q 等将人类 PLSCRs 基因克隆，相应蛋白分子量约 37kD。其 mRNA 可见于各种血细胞和非血细胞，也见于细胞中的内质网和高尔基复合体。人类 PLSCRs 有 4 个同源蛋白（hPLSCR1～hPLSCR4）。其推测的开放阅读框架揭示，hPLSCR1 与其他三者有约 50% 的同源性。目前对 PLSCR1 和 PLSCR3 了解得多些。根据可利用的基因组序列分析揭示，hPLSCR1 的定向进化同源基因存在于由酵母到人类。Sims PJ 等（2002 - 2007）将 hPLSCRs 进行序列对比，并分析其功能微区。他们提出，该酶 N-末端具有能和含 SH3 和 WW 微区的蛋白相互作用的多重 PXXP 和 PPXY 微区（有证据表明 PLSCRl 通过 SH3 微区结合 c - Abl，并且是活化的 c - Abl 酪氨酸激酶的底物）；一个保守的、富含半胱氨酸的微区 [^{184}CCCPCC^{189}]，可通过该微区中 Cys-的巯基以硫酯键与棕榈酸相连，调节该蛋白与质膜或与胞核相互作用；一个保守的、结合 Ca^{2+} 的 EF - 手样微区 [^{273}DADNFGIQF-PLD^{284}]；一个单跨膜段及一个伸向胞外的短 C-末端。

hPLSCR1 结构有两个特点：①酶蛋白具有非典型核定位信号（NLS），可将该酶输入核内。但该酶的 NLS 不同于富含 Arg/Lys 碱性氨基酸片段的典型 NLS（如病毒 SV40 所含的 [PKKKRLV]），而是具有富含疏水氨基酸的序列 [^{257}GKISKHWTGI^{266}]。②该酶含有 DNA -结合微区 [M^{86}- E^{118}]，能使该酶与 IP_3 受体 1 启动子相互作用。

Zwaal RF 等（1995）提出爬行酶对于修饰蛋白巯基的试剂敏感，提示该酶的活化受酶蛋白-SH 修饰的调节。尔后 Kamp D 等（2002）研究人红细胞及血小板膜脂爬行活性时提出，蛋白巯基还原剂抑制磷脂爬行。用巯基还原剂处理红细胞后再加 Ca^{2+} 也明显减弱爬行运动。然而使 PLSCR1 分子中的自由巯基氧化、硝基化则增强磷脂爬行活性，并伴有 PS 外翻。说明爬行酶分子内或分子内亚单位之间形成二硫键为保持该酶活性之所需。虽然磷脂爬行机制暂不明，推测 PLSCR1 分子中几个还原态的-SH 的变构联系是酶蛋白形成的脂质易位部位。Duine JA 等（1994）发现、尔后被其他学者证实，细胞 pH 降低（<6.0），即使不增加 Ca^{2+} 浓度，也使爬行酶激活，说明该蛋白中钙结合微区上的一个或多个残基（如 His、Asp 和 Glu）质子化与爬行酶活性有关。

各种细胞 PLSCR1mRNA 水平与其膜脂的爬行活性一致。例如该酶蛋白在血小板的含量（10^4 分子/细胞）比在红细胞（10^3 分子/细胞）高 10 倍，PS 暴露在血小板表面的速率常数为 $78 \times 10^{-3}/s$，而 PS 在红细胞膜的爬行速率为 $0.45 \times 10^{-3}/s$。将 PLSCR1 稳定转染给该酶低表达的 Raji 细胞，导致该细胞 Ca^{2+} 诱导的爬行活性增加。

论及 PLSCRs 生物学功能，以 PLSCR1 和 PLSCR3 的资料最多，对 PLSCR2、4 的功能了解得不多。

PLSCR3 主要位于线粒体。心磷脂在线粒体内膜的腔面（即面对线粒体基质的一叶）合成。PLSCR3 将新合成的心磷脂运输到外膜，并对维持线粒体正常组成、结构形态、质量和功能起重要作用。Liu J 等（2008）证实，PLSCR3 高表达时心磷脂转移到线粒体外膜增多；PLSCR3 下调时转移减少。动物实验表明，PLSCR3 调节小鼠的脂肪蓄积，PLSCR1 的作用差些。PLSCR3 主要表达于脂肪代谢活跃的脂肪细胞和肌细胞。敲除 PLSCR3 的小鼠出现腹部脂肪蓄积、葡萄糖不耐受性胰岛素抵抗和血脂异常，其原代培养的脂肪细胞对外源胰岛素应答异常。被敲除的动物血浆中，非高密度脂蛋白、胆固醇、三酰甘油（甘油三脂）、非酯化的脂肪酸及瘦素（leptin）增高，脂柄蛋白（adiponectin）降低。上述种种是为 2 型糖尿病的危险因素。但 PLSCR 基因突变与人类相关疾病的关系尚有待揭示。

Zhou Q、Sims PJ、Wiedmer T 等（2002-2008）提出，PLSCR1 是个多重棕榈酸化的、结合钙的膜蛋白，居于脂筏。无论在结构上还是在机能上，它都与活化的表皮生长因子受体（EGFR）以及脂筏中的其他蛋白相互作用。在表达 EGFR 的细胞，接受 EGF 刺激后，PLSCR1 分子内串连的重复序列[69]VYNQPVYNQP[77]上的酪氨酸 69 与 74 磷酸化，并与 Shc 及 EGFR 结合。PLSCR1 和 EGFR 一同内化。随后 EGFR 被泛半醌化和被降解，PLSCR1 则由内吞小体再循环到质膜。只有磷酸化的 PLSCR1 才能与衔接蛋白 Shc 结合，而 PLSCR1 酪氨酸磷酸化需要活化的 Src 激酶。说明 PLSCR1 是胞内激酶的底物。

PLSCR1[-/-] 小鼠的血液和止血功能正常，其血细胞接受刺激后出现正常的 PS 外翻。然而在接受干细胞因子和粒细胞克隆刺激因子后，粒细胞分化和克隆形成异常。PLSCR1[-/-] 小鼠粒细胞数量比其相应野生型动物减少 50%。这说明 PLSCR1 在机能上资助细胞因子调节的细胞增殖和分化，可能参与粒细胞增殖和分化的信号途径。

如前所述，PLSCR1 可棕榈酰酰化。PLSCR1 未棕榈酰化时不在质膜，而在胞核。PLSCR1 以其富含疏水残基的序列与输入蛋白（importin）α 亚单位结合，进入胞核。PLSCR1 入核后与基因组 DNA 牢固结合。PLSCR1 直接与 IP3 受体 I 基因的 5'启动部位直接结合，并增进其表达。但目前不知 PLSCR1 是直接作为转录因子，还是作为活化 IP3 受体 I 基因转录的、与 IP3 受体 I 基因启动子结合的其他转录因子的辅助因子起作用。IP3 受体 I 表达于各种组织，特别是浦肯野（Purkinje）纤维、中枢神经系统、心肌、平滑肌、上皮等。IP3 受体 I 调节肌质网释放 Ca^{2+}。由于 PLSCR1 对 IP3 受体 I 的可能作用，提示前者可能在调节细胞应答各种外界刺激，如分泌、神经原的兴奋、肌细胞收缩，以及细胞生长、分化和成熟等过程会有一定作用。

Yokoyama T 等（2004）揭示，人 PLSCR1 基因可被 IFN-α、-β 及 -γ 诱导激活，其活性可增高数倍。人肿瘤细胞株和人脐静脉细胞接受 IFN-α2a 刺激后，PLSCR1 表达可提高 10 倍。PLSCR1$^{(-/-)}$ 小鼠抗病毒活性降低。IFN-α 与位于 PLSCR1 基因非翻译区外显子 1 上的干扰素刺激应答元件结合，并诱导其表达。因此学者们认为，PLSCR1 是 IFN 激活的基因编码蛋白，是 IFN 激活的基因家族成员中的一员，是细胞因子信号转导途径中的一个重要成分。Yang J 等（2012）进一步提出 PLSCR1 是 IFN 活化的基因表达蛋白，并介导抗病毒活性。在感染乙型肝炎病毒的 HepG2 细胞，PLSCR1 抑制乙型肝炎病毒复制。PLSCR1 的抗乙型肝炎病毒作用可能是通过激活 Jak/Stat 途径。Kusano S 等（2012）发现，PLSCR1 能与人 T 细胞白血病病毒 1 型（HTLV-1）直接并特异性地相互作用，改变该病毒在细胞内的分布，抑制其同二聚化，并下调其转活化。

还有报道，PLSCR1 与淀粉样前体蛋白 β 部位减切酶共位于内体，并相互作用，提示 PLSCR1 可能涉及该酶的机能等。

Francis VG 等（2012）提出，人 PLSCR4 是个二价阳离子（Ca^{2+}、Mg^{2+}、Zn^{2+}）结合蛋白。与上述阳离子结合后，该酶活化，诱导其磷脂头部不依赖的磷脂爬行活性。Ca^{2+} 对 PLSCR4 比 Mg^{2+} 和 Zn^{2+} 有更高的亲和力。与 Ca^{2+} 或 Mg^{2+} 结合后，PLSCR4 构象改变，暴露出该蛋白分子的疏水微区。PLSCR4 分子点突变（Asp290→Ala），致使该酶对 Ca^{2+} 与 Mg^{2+} 的亲和力分别降低 50% 和 40%。Francis 等肯定人 PLSCR4 是 Ca^{2+} 结合蛋白。

PLSCRs 与细胞凋亡的关系最受关注。凋亡有细胞外部途径（激活与膜结合的死亡受体，caspase 8 活化）与内部途径（DNA 损伤或某些药物等诱导，导致线粒体去极化，caspase 9 活化）。推测 PLSCRs 在这两个凋亡途径中都起重要作用，并通过 caspase 8 的活化将这两个途径结合归一。活化的 caspase 8 使胞质蛋白 Bid 氨基末端裂解，生成 t-Bid，后者进入线粒体。在凋亡时 PKCδ 移位入线粒体。PLSCR1 和线粒体中的 PLSCR3 都被 PKCδ 分别在 Thr-161 和 Thr-21 磷酸化。PLSCR1 磷酸化后的结果不详。磷酸化的 PLSCR3 促进 t-Bid 进入线粒体。t-Bid N-豆蔻酰化后，通过与心磷脂相互作用而居于线粒体。在培养的 HeLa 细胞，敲除 PLSCR3 基因取消心磷脂由腔面运转到外膜，同时也降低细胞对紫外线辐照和 t-Bid 诱导凋亡的敏感性。活化的 t-Bid 激活 "Bax" 和 "Bak" 蛋白，从而形成细胞色素 C 通道，促使细胞色素 C 释出。Ndebele K 等（2008）揭示，外源性表达的 PLSCR3 增强 TNF 诱导细胞凋亡。

凋亡细胞的早期变化是 PS 暴露在质膜外叶，曾认为是爬行酶活化、氨基磷脂移位酶被抑制的结果。然而 Sims 等发现，敲除 PLSCR1 基因的小鼠，其细胞凋亡时仍出现 PS 暴露。如上所述，IFN-α2a 诱导人肿瘤细胞株和人脐静脉上皮细胞 PLSCR1 表达增高至基础值的 10 倍，但未见细胞表面 PS 暴露。Schroit AJ 等（2007）提出，细胞色素 C 释放、caspases 活化与 DNA 断裂等细胞凋亡标志与 PS 外翻没有直接关系。Nguyen DB 等（2011）将溶血磷脂酶 A（LPA）、钙离子导体 A_{23187} 以及醋酸肉豆蔻佛波醇（PMA）分别作用于人红细胞和缺乏爬行酶活性的羊红细胞，LPA 与 A_{23187} 使人红细胞 Ca^{2+} 浓度升高，但未见 PS 暴露；PMA 诱导人红细胞 Ca^{2+} 浓度升高的程度不及 LPA 与 A_{23187}，但导致 PS 暴露。Nguyen 等认为是由于 PMA 增高细胞 Ca^{2+} 浓度的机制不同于 LPA 与 A_{23187}。然而 A_{23187} 或 PMA 增高羊红细胞 Ca^{2+} 浓度，但未见 PS 暴露；LPA 使羊红细胞少量 PS 暴露。总之，该实验说明 Ca^{2+} 浓度增高与 PS 暴露是通过多种途径被诱导。根据该实验 Nguyen 等提出至少有三种不同的机制诱导 PS 暴露：①经 LPA、A_{23187} 或 PMA 作用后，通过不同途径使细胞 Ca^{2+} 摄入增加，导致 Ca^{2+} 激活的爬行酶活化；②PMA 直接活化 PKCα，LPA 活化 PKCα（Ca^{2+} 依赖的）和 PKC（（Ca^{2+} 不依赖的），导致人红细胞质膜 PS 暴露；③在羊红细胞情况下，LPA 插入红细胞膜，引起红细胞溶血。由于 LPA 扰乱红细胞膜结构，导致少量 PS 外翻。

除已知的爬行酶外，可能尚有其他质膜蛋白参与磷脂运转。Suzuki J 等（2010）揭示，在低 Ca^{2+} 浓度环境下，给鼠 B 细胞株 Ba/F3 以钙离子导体 A_{23187}，出现 PS 可逆性地暴露。作者认为分子机制是由于 TMEM16F（跨膜蛋白 16F）活化，该蛋白介导 Ca^{2+} 依赖的 PS 暴露。

Lee SH 等（2013）用多种细胞株研究证明，凋亡细胞 PS 暴露分两步进行，第一步是凋亡细胞皱缩导致质膜内化，形成胞质囊泡；第二步是囊泡以 Ca^{2+}-依赖的途径返回质膜并与之融合。囊泡与质膜融合时出现 PS 外翻。至于有些人类癌细胞株，在其凋亡时未能检测到 PS 外翻，Lee 等认为是由于 PS 暴露的第二步进行得不完整。Lee 等人的工作表明，凋亡细胞 PS 暴露与磷脂爬行酶无关。

尽管有不少关于 PLSCR1 与磷脂爬行活性相关的证据，但大量研究表明，PLSCR1 不为 PS 暴露之绝对所需。PLSCRs 不是人们期待的、专司磷脂双向爬行的酶蛋白。长期大量的实验结果表明，PLSCR1 虽然参与磷脂跨膜运输，但其主要功能似乎是个信号分子，是信号转导途径中的重要成分。

同样，对于磷脂爬行机制的探讨任重而道远。

（3）Floppases

Floppases 属 ABC（ATP-binding cassette）转运蛋白超家族。人类约有 50 个 ABC 蛋白发挥重要的生理学作用，分为 7 个亚家族：ABCA～ABCG。ABC 转运蛋白位于质膜，某些 ABC 蛋白也表达于细胞内膜，如高尔基复合体、线粒体和内质网。ABC 转运蛋白介导 ATP-驱动的、结构极不相似、亲脂或双亲性、分子量为 300～2000 的各种化合物的逆浓度梯度跨膜转运至膜外叶，参与处置废物，细胞解毒，脂质运输，胆汁形成，高密度脂蛋白（HDL）形成，调节胆固醇稳态及膜稳态，调节细胞氧化/还原稳态，参与细胞信号转导及抗炎症，药物抵抗和干细胞发育等许多生命过程。ABC 超家族成员具有大片段的序列同源性和保守的微区成分。它们都具备两个跨膜微区和两个 ATP-结合微区。大部分 ABC 蛋白是全转运蛋白，但 ABCG 家族有几个成员仅有一个跨膜微区和一个核苷酸结合部位，故称为半转运蛋白。这些半转运蛋白形成同/异寡聚物后发挥其转运功能。

对 ABC 转运蛋白的认识起源于对异物的转运。1986 年，揭示人抗多药蛋白 1（multidrug resistance protein1，MDR1，由人类基因组命名委员会统一称为 ABCB1）基因存在于抗多种药物的癌细胞株中。因 MDR1 基因的表达，所在细胞表现出对多种药物的抵抗。尔后，证明 ABCB1 是 P-糖蛋白。MDR1 对于临床医学很重要，不仅因其在癌细胞中的抗多药性质，而且对于各种药物的药代动力学都有影响。从此，把曾一直认为亲脂物质在胞内和机体内沿着浓度梯度的方向转运的看法，改变为这些物质也能以 ATP-依赖方式主动跨膜运输。1993 年，提出鼠 ABCB4（即 MDR2）与 MDR1 高度同源，其功能涉及磷脂 PC 运输，为胆汁形成所必需。由此推进了对 ABC 蛋白的研究。

ABC 蛋白的底物识别及运输机制尚未阐明，Nagao K 等（2010）提出，ABC 蛋白向胞外跨膜运输脂类物质可能有以下四类过程：①底物由内叶进入运输蛋白并由此转运到外叶；②底物由内叶进入运输蛋白，由此直接转运到外环境；此种运输可能需要底物受体，否则底物将回至外叶；③双亲性底物直接由胞质进入运输蛋白，并直接转运到外环境（与离子和溶质的转运机制类似）；④底物由外叶进入运输蛋白，由此转运到外环境。外环境需要有底物受体存在。此种底物转运模式被称做"溅射"到外环境。

转运胆固醇主要由 ABCA 和 G 家族实现。ABCA 表达于各种组织，其遗传缺陷与动脉粥样硬化症、糖尿病、阿尔茨海默病有关。肝 ABCA1 是血浆高密度脂蛋白（HDL）的主要调节者，巨噬细胞 ABCA1 是限制该细胞胆固醇蓄积、抑制动脉粥样硬化症发生的关键蛋白。ABCA2 对于神经原脂代谢起重要作用。ABCA3 主要表达于肺，在肺泡细胞株向外转运胆固醇，可能与肺成熟过程表面活性剂的生成有关。ABCG 家族（除 ABCG2/BCRP 外）都是胆固醇转运蛋白。ABCB1/MDR1 转运类固醇。人大肠癌细胞 MDR1 超表达时，其胞内糖皮质激素、盐皮质激素，甚至雄激素、雌二醇、黄体酮水平降低。还有证据表明，AB-CC1/MRP1（抗多药有关蛋白 multidrug resistance associated protein）和 ABCG2/BCRP（乳癌抵抗蛋白）都参与类固醇转运。一些 ABC 转运蛋白识别和向外转运磷脂。MDR1 与 MDR3 调节 PC、PE 和 PS 的分布。ABCA1 与 ABCG1 也调节细胞磷脂水平。ABCA1 转运 PC、PE 和 PS；ABCG2 转运 PC；ABCG1 转运 SM。二十碳酸家族的脂介质也是 ABC 的底物，如白三烯 C_4 由 ABCC1-3/MRP1-3 转运；MRP4 转运前列腺素 E_1 和 E_2，还可能转运 PGA_2、$PGF_2\alpha$ 和血栓烷 A_2。

Morgan B 等（2013）提出，一切细胞胞质谷胱甘肽（GSH）稳态严格被调控，并不依赖全细胞氧化型 GSH（GSSG）的变化。他们以酵母细胞为模式，探讨 GSH 稳态维持机制时发现，ABCC 将 GSSG 快速地转运到液泡。因此不断清除胞质中 GSSG、维持 GSH 高水平的稳态，主要依赖于 ABCC 的活性。

鞘脂质不仅位于质膜，也见于高尔基复合体和内质网。鞘脂质由细胞向外排出，以及在细胞器之间的运输，主要由 MDR1 完成。MDR1 介导鞘磷脂、葡糖神经酰胺跨质膜易位，调节这两个鞘脂质在质膜和高尔基复合体之间的运输，以及葡糖神经酰胺由高尔基复合体的胞质面运输到腔面。ABCC1/MRP1 也参与转运短链胆固醇和鞘脂质。然而其转运活性表达于极性细胞的基底部位，与位于顶部的 MDR1 相对。MRP1 另一个重要功能是转运 1-磷酸鞘氨醇（S1P）。S1P 被 MRP1 转运到胞外后，便与相应受体结合行使其功能。此外，AB-CA 家族的许多成员（ABCA 2、ABCA 3、ABCA7、ABCA12）以及 ABCG1 都参与转运鞘脂质。

目前对于 ABC 蛋白和维持机体胆固醇稳态的关系有较多的研究。机体胆固醇稳态与胆汁形成和 HDL 形成有密切关系，下面分别叙述。

胆汁形成依赖于几种表达于肝细胞毛细胆管（几个相邻肝细胞顶端围成的小管，直径约 $1\mu m$，小管壁即肝细胞质膜）管缘的 ABC 蛋白，它们起着排泌胆盐（牛磺胆酸钠）、磷脂和胆固醇的作用，从而形成了胆小管中的胆汁。ABCB11 排泌胆盐；ABCB4（人类 MDR3，小鼠为 MDR2）排泌磷脂（主要为 PC）；ABCG5-ABCG8 是胆汁中胆固醇的主要转运蛋白。由于 ABCB11 向胆汁中不断排泌胆盐，ABCB4 必须排泌 PC，以便和胆盐形成微囊，这种微囊可以接纳 ABCG5-ABCG8 排出的胆固醇。（ABCB4 排泌 PC 以及 ABCG5-ABCG8 排泌胆固醇都相当于 Nagao 等提出的 ABC 第二种运输过程）。此时氨基磷脂移位酶将氨基磷脂由外叶移至内叶，而外叶有足够的 SM 和胆固醇，足以抵抗胆盐对毛细胆管缘的损伤。ABCB4 对于胆汁形成十分重要。人 ABCB4 基因突变导致一系列的肝功能异常表型，如家族性、进行性的 3 型肝内胆汁淤积症，成年人胆汁淤积性肝病等。虽然 ABCB4 与 MDR1 的氨基酸序列有 76% 相同和 86% 相似，但前者不涉及药物抵抗。ABCB4 基因敲除的小鼠，尽管在其肝毛细胆管缘 MDR1 高表达，但没有磷脂向胆汁排泌。ABCG5 与 ABCG8 均为半转运蛋白，二者形成异二聚体后执行向外转运胆固醇功能。ABCG5-ABCG8 也存在于小肠刷毛缘隐窝细胞的顶部质膜，功能为将胆固醇排泌到肠腔。ABCG5 或 ABCG8 基因突变导致人类谷固醇血症。早期的研究揭示，患者对食物中植物固醇吸收增加，血中植物固醇水平明显增高，并有高胆固醇血症，黄瘤生成，早年出现冠心病。然而这种病人脂蛋白胆固醇水平无明显改变。这种因植物固醇水平增高、发展为动脉粥样硬化症的机制暂不明确。

ABCA1 与 HDL 形成密切相关。胆固醇不能在机体周围组织中代谢。HDL 形成是由周围组织移除细胞内过剩胆固醇的唯一途径。ABCA1 位于肝细胞临近血窦部位的质膜，它将胆固醇直接排向血中的去脂脂蛋白 A-1（apoA-1）并形成 HDL。实验证明，ABCA1 与 apoA-1 可直接结合，且 apoA-1 结合到 ABCA1 上是 HDL 形成的关键步骤。已发现 ABCA1 至少有 50 种突变（包括 23 种错义突变和 21 种插入或删除突变）导致家族性 α-脂蛋白缺乏症（Tangier 病）等。患者血中 HDL 减少或几乎缺如，大量固醇酯沉积在组织巨噬细胞，早年出现动脉粥样硬化性血管疾病。发现至少有 15 种 ABCA1 突变，在磷脂（主要是 PC）和胆固醇的排出之间有高度相关性，说明 ABCA1 介导自由胆固醇和 PC 二者排出。ABCA1 的活性在转录及翻译水平都受到调节。由于 ABCA1 是 HDL 生成的限速因子，而 HDL 水平与心血管病呈负相关，因此推测 ABCA1 的多型性与心血管病密切相关。但是近年来的统计学分析结果和基因组资料表明，ABCA1 多型性只与 HDL 水平相关，与心血管病无明显相关性。

在此值得提出的是，近来多位学者揭示 ABCG1 和 ABCA1 有抗炎症作用。如缺乏 ABCA1 或缺乏 ABCG1 与 ABCA1 的小鼠或巨噬细胞，炎症细胞因子高表达，对细菌脂多糖敏感性增强等。论其机制，一方面可能因 ABCA1 和 ABCG1 调节胆固醇水平及修饰细胞表面脂微区，间接影响炎症信号途径；另一方面可能在与 apo A-1 结合时直接作为抗炎症受体，通过 JAK2/STAT3 途径诱导信号转导。

3. 质膜磷脂跨膜不对称分布的生理意义

如前所述，脂双层不对称分布是哺乳动物和人类生物膜的基本特征。继之而来的问题是它的生理功能和意义何在？可能有两种回答：一种是细胞功能在于不对称分布本身，另一种是细胞功能在于脂质分布的动力学过程。实际上，近年来的研究成果兼顾这两种回答。

脂双层不对称分布消失的主要指征是 PS 外翻。如前所述，PS 几乎全部分布在质膜内叶。PS 的跨膜分布改变与各种生理功能和病理过程密切有关。对于哺乳动物细胞而言，PS 占全部磷脂的 5%～15%，广泛分布于一切细胞器，在质膜含量最高。一般认为 PS 作为一个辅助因子与多种蛋白相互作用；如蛋白激酶 C 通过与 PS 的特异结合而被活化；血液凝集因子的蛋白酶解活性被 PS 加速；Na^+/K^+ ATPase、Raf-1 激酶、突触结合蛋白（synaptotagmin）、NO 合成酶、发动蛋白（dynamin）-1、二酰基甘油激酶和中性神经鞘磷脂酶等都需要与 PS 相互作用后才能有活性。

当细胞被某种刺激活化时，PS 迅速翻至外叶，继而出现各种生理反应。一般认为 PS 暴露是凋亡细胞的特征性变化。近来越来越多的事实证明，除 PS 出现在活化的血小板表面，促进血液凝集和血小板聚集外，许多细胞活化时伴有质膜局部的 PS 外翻。如 PS 一过性的暴露在成肌细胞（myoblast）表面，对骨骼肌发育起关键作用；当中性粒细胞接受趋化因子刺激时，PS 局限地暴露在白细胞的尾足；细胞融合时也出现 PS 局限性地暴露。下面介绍几个例子，说明 PS 外翻或膜脂质不对称分布消失的生理学意义。

（1）膜脂质不对称分布消失与信号识别

如前所述，质膜内、外两叶磷脂成分的不同决定了两叶的物理性质不同。质膜外叶的成分及物理性质可能会影响细胞识别。下面举两个例子说明什么是信号识别。

细胞毒 T 淋巴细胞杀伤靶细胞机制之一是分泌穿孔素（perforin）。它不需要膜受体，而是几个分子聚集后直接插入脂双层，在膜中形成孔。穿孔素首先选择磷脂头部结合得不够紧密的部位，进入靶细胞。细胞毒 T 淋巴细胞相对于靶细胞而言，其磷脂"头部"结合紧密，因而不受本身分泌的蛋白的攻击。用 PC 与胆固醇以 2∶1 比例制成脂质体并注射给小鼠，0.5h 后脂质体全部被脾扣押。将神经节苷脂加入脂质体中，可使脂质体循环时间延长 3～10 倍；若用 SM 替换 PC，则大大增加脂质体循环时间。原因是 SM 形成分子内与分子间（如与胆固醇）氢键，从而增强磷脂"头部"间的结合。因此可推测，保持细胞外表面磷脂"头部"紧密结合的红细胞，可能是它们不被识别，在血液中循环不已的原因之一。

1986 年，Mc Evoy 制备膜脂呈对称分布与不对称分布的两种人红细胞血影膜，分别将这两种血影和正常人红细胞与人（单核细胞衍生的）巨噬细胞温育，发现膜脂分布对称的血影，被巨噬细胞吞噬的数量，是膜脂分布不对称的血影及正常红细胞被吞噬数量的 4 倍。因此该实验表明，膜脂分布不对称性丧失的细胞可被巨噬细胞识别。

在膜脂对称分布的细胞表面出现了什么特异信号被巨噬细胞识别？曾认为有三种可能：第一种是当磷脂随机分布时，外叶物理性质改变，即磷脂头部之间的距离增加，调理素进入膜。但在无血清情况下，磷脂分布对称的血影被巨噬细胞吞噬的数量仍多于膜脂分布不对称的血影及正常红细胞。因此这种可能性不大。第二种可能被识别的机制是，由于膜脂对称分布的细胞表面疏水性较强（磷脂头部之间距离较大，膜的疏水髓心暴露），巨噬细胞选中的是疏水表面。这种机制不能排除，但不易证实。第三种可能是膜脂不对称分布消失，PS 暴露，巨噬细胞识别 PS。

巨噬细胞识别暴露在细胞外表面的 PS，首先由 Schroit AJ 等于 20 世纪 80 年代提出。他们将荧光物质（T-nitro-2-1-benzoxa diazol-4-yl，NBD，系一种用来标记磷脂的荧光探剂）标记 PS（NBD-PS），并将其插入红细胞外叶，发现插入 NBD-PS 的红细胞被吞噬的数量比正常红细胞被吞噬高 5 倍。而插有 NBD-PC 的红细胞被吞噬的数量未增加。他们将巨噬细胞预先与 PS 囊泡温育，发现对插入 NBD-PS 的红细胞的吞噬部分被抑制。因此 Schroit 等人提出，巨噬细胞能识别细胞表面的 PS。由于考虑 APTL 的作用，APTL 可能将 NBD-PS 由外叶移至内叶，Pradhan D 等（1994）用 NBD-PS 及 NBD-PC 以不同比例（纯 NBD-PS，NBD-PS∶NBD-PC 为 7∶3，1∶1，3∶7 及纯 NBD-PC）制成脂囊泡，分别与 J 774 小鼠巨噬细胞温育，发现巨噬细胞对囊泡的吞噬随 PS 比例的增大而增加。对纯 NBD-PS 脂囊泡的吞噬远远大于对含纯 NBD-PC 脂囊泡的吞噬。由于 NBD 是脂溶性，为了排除脂间交换的可能，他们又用水溶性荧光标记物 HPTS 重复以上实验，最后得到了同样结果。脂囊泡中含有 PS 与 PC，为了排除 PS 与 PC 对巨噬细胞吞噬能力影响（即吞噬了 PS 是否抑制吞噬 PC，吞噬了 PC 是否促进吞噬 PS），Pradhan 等又进行了一系列对照实验。他们的最后结论是，巨噬细胞对 PS 脂囊泡的吞噬是对 PC 脂囊泡吞噬的 5 倍。再制取脂质呈对称分布的红细胞与脂质呈不对称分布的红细胞，巨噬细胞对这两种红细胞吞噬的比例为 4∶1。如果预先使巨噬细胞与 PS 脂囊泡温育，则巨噬细胞对脂质呈对称分布与不对称分布的两种红细胞的吞噬无区别（即抑制 100%），而若预使巨噬细胞与 PC 囊泡温育，抑制作用仅 42%。经多家实验室、多位作者 20 余年来的不懈努力与艰苦工作，最后证明，PS 是红细胞表面的信号，巨噬细胞识别该信号。然而，巨噬细胞是否表达 PS 受体？

（2）膜脂质不对称分布消失与细胞凋亡

凋亡是有控制的死亡过程。在质膜失去完整性前，细胞凝聚，核 DNA 降解和细胞被吞噬。免疫系统用凋亡作为反击病毒感染和新生细胞的一套措施。被细胞毒 T 淋巴细胞和自然杀伤细胞（NK 细胞）攻击后，靶细胞凋亡。在造血系统中，凋亡是淋巴细胞和中性粒细胞发育的特征。在年轻小鼠胸腺中，每天有＞10^7个淋巴细胞消失，年轻的成年人每天有$5×10^{10}$个中性粒细胞消失。如此多量细胞消失，不伴有炎症与组织损伤，是由于质膜丧失完整性之前被巨噬细胞吞噬。

20世纪90年代以来，对淋巴细胞、中性粒细胞凋亡时的质膜变化进行了较系统的研究。多年来发现凋亡淋巴细胞被吞噬，提示巨噬细胞识别在凋亡过程中发展起来的细胞表面的特异改变。Fadok VA等将来源于小鼠白介素2（IL-2）依赖的CTIL-2细胞培养液中撤除IL-2引起细胞凋亡；将由小鼠胸腺分离的细胞进行γ射线照射或给予地塞米松诱导其凋亡。凋亡细胞拒斥锥虫蓝（台盼蓝），电镜下质膜完整并显示典型的凋亡细胞特征。他们分离由上述多种方法诱导的凋亡细胞，将其与相应对照一同与小鼠腹腔巨噬细胞温育时，发现巨噬细胞只吞噬凋亡细胞。说明巨噬细胞识别凋亡细胞。

然而，凋亡细胞表面有什么标志能够被巨噬细胞识别？Fadok等将不同负电荷磷脂（PS、PI、PG等）囊泡加到温育液中，发现只有PS囊泡对巨噬细胞吞噬凋亡细胞有抑制作用，其抑制效果呈PS囊泡浓度依赖性。然而，PS抑制凋亡细胞被吞噬的机制可能是PS囊泡的替代作用，也可能是PS囊泡影响巨噬细胞识别负电荷或识别疏水的能力。Fadok等为了证明巨噬细胞识别凋亡细胞表面PS的特异性，他们又制备了PS_D囊泡与PS_L囊泡，将这两种PS囊泡再分别加入到温育液中，发现PS_D囊泡无抑制作用，只有PS_L囊泡能抑制巨噬细胞对凋亡细胞的吞噬。该结果说明，这种空间结构的特异识别，似乎排除了巨噬细胞识别凋亡细胞表面的非特异因素（负电荷、疏水表面）。是否巨噬细胞仅识别PS磷脂的头部呢？Fadok等又将甘油磷酸丝氨酸（L）、磷酸丝氨酸（L）分别与巨噬细胞温育，该二者对凋亡细胞被吞噬均有抑制作用。而甘油磷酸乙醇胺、磷酸丝氨酸（D）、磷酸酪氨酸、磷酸苏氨酸等无抑制作用。因此，Fadok等人的结论是，巨噬细胞可能特异地识别磷脂PS头部。然而，凋亡细胞表面有PS暴露吗？1995年，Marlin等根据膜联蛋白V结合实验证明，凋亡细胞表面有PS暴露；20世纪90年代，Verhoren等和Boatton等分别发现，凋亡细胞质膜非特异的双相的膜脂"爬行"运动被激活，同时伴有APTL活性抑制，PS暴露于膜外叶。还有学者提出凋亡细胞表面PE暴露也增多。

如果再问，巨噬细胞表面是否有PS特异受体表达？1994年，Ottnad等与Sambrano等发现小鼠巨噬细胞膜上的94～97KD蛋白识别氧化的低密度脂蛋白与PS暴露的细胞，Pradhan等（1997）与Deviff等（1998）发现膜锚蛋白CD_{14}似能识别与清除凋亡细胞，他们称CD_{14}为PS受体。Schroit AJ等（1997-2008）一直认为，$β_2$-糖蛋白对于含PS的脂囊泡、膜脂呈对称分布及PS暴露的血影，以及凋亡的胸腺细胞的清除起重要作用。而$β_2$-糖蛋白是与抗磷脂抗体结合的部位。尔后发现，清道夫受体（scavenger receptor）家族A/B/D/E类的许多受体蛋白、补体受体蛋白等都能识别凋亡细胞上的信号，Greenberg ME等（2006）发现，巨噬细胞表面的B类清道夫受体CD36识别PSox等。表面PS暴露的凋亡细胞，需要专一的膜蛋白识别吗？看来并非如此，在程序性死亡的不同阶段，细胞表面也装配着不同信号，PS-敏感信号先于整合素敏感信号的出现等。此外，凋亡细胞不仅被巨噬细胞吞噬，例如平滑肌细胞凋亡时，也被临近的正常平滑肌细胞吞噬，如此才能保证血管正常功能的维持。Fadok VA等（2005，2008）揭示，小鼠母鼠停止哺乳后72 h内，残余乳汁及出现凋亡征象的、分泌乳汁的上皮细胞，被存留的上皮细胞吞噬。

若由细胞凋亡与细胞质膜变化的关系，再来看红细胞由成熟到衰老，是对红细胞发育、成熟、衰老到死亡过程的深入认识。网织细胞形成时的核消除与整个凋亡细胞的消除十分相似。红血母细胞核移向一侧，然后贴边再被排除。实验证明，有核的红血母细胞，胞核周围质膜MC540着色深，这部分可被巨噬细胞吞噬。丧失胞核及部分胞质的红细胞进入循环，即为成熟的红细胞。待有较多的PS与PE暴露于膜外叶时，整个红细胞被巨噬细胞识别，清除于血液循环之外，完成了红细胞的生命周期。在红细胞生命过程中，红血母细胞的分化，可能是凋亡的特化，核的贴边使大部分胞质逃逸吞噬，红细胞从此成熟。120天后，完成凋亡的全过程。

（3）血液凝集与膜脂外叶PS暴露

生理情况下的血液凝集反应需要十余种酶原及数种辅助因子参与。这些凝集要素需在含有PS的磷脂膜表面装配成几个复合物，才有凝集活性（参见第八章）。

（4）膜融合与膜脂质不对称分布

细胞的胞饮及出胞过程、细胞生长、激素和神经介质分泌、受精过程等都需要快速、目标准确和经受调节的膜融合。以激素分泌为例，膜融合需要包裹激素的囊泡膜脂双层与质膜双层融合。实际上是双方膜脂和膜蛋白都被包纳、混合且不出现溶解，然后重排，形成一个脂双层。分泌途径的膜融合涉及Rab GTP酶；该酶结合的效应蛋白有SNARE（可溶性的N-乙酰马来酰亚胺敏感因子黏附蛋白受体）和与SNARE相连的一些蛋白，如SM蛋白、NSF或Sec18p、SNAP（可溶性的N-乙酰马来酰亚胺敏感因子黏附蛋白）或Sec17p等。这些蛋白与脂质协同催化融合。在此只讨论膜融合过程中膜脂质的作用。

20世纪学者们提出膜脂双层不对称分布有利于膜融合。如肾上腺嗜铬细胞中分布着含有儿茶酚胺的嗜铬颗粒。儿茶酚胺分泌时，嗜铬颗粒被膜先与质膜融合。Kitagawa等发现嗜铬细胞质膜与颗粒被膜双层呈不对称分布。质膜双层内叶流动性大于外叶；而颗粒被膜外叶流动性大于内叶。分泌时颗粒膜外叶首先和细胞质膜内叶接触。嗜铬细胞质膜与颗粒被膜脂双层的不对称分布，有利于膜融合和激素分泌。尔后发现几乎一切胞饮囊泡与出胞囊泡被膜的外叶（即胞质面）都富含氨基磷脂。而氨基磷脂也主要分布在细胞质膜内叶。

21世纪以来，学者们提出膜融合须经过一个半融合阶段，即囊泡膜的外叶与质膜内叶先融合，然后其他两叶再融合。半融合状态的特点是在物理学上膜脂受窘迫，因为要保持膜的完整及连续，囊泡膜双层外叶和质膜内叶要折屈凹进（负曲率），然后囊泡膜内叶和质膜外叶再向前突出（正曲率）。因此融合开始时，囊泡膜外叶和质膜内叶必须有多量"头"小"尾"大、在双层中形成负曲率的磷脂，在完全融合时，富含"头"大"尾"小、易形成正曲率的磷脂需存在于囊泡膜和质膜的其他两叶（图1-7）。

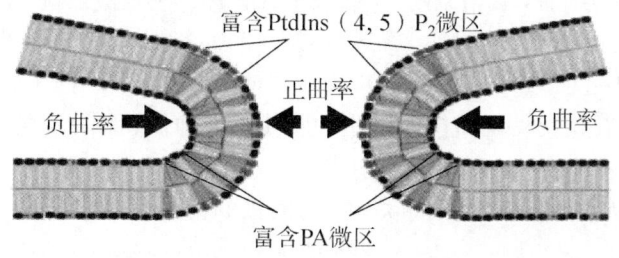

图1-7 膜融合过程中膜脂双层的曲率变化

Huang P等（2005）、Zeniou-Meyer M等（2007）分别研究分泌颗粒外排过程。共同结论是，在颗粒与质膜融合过程中磷脂酶D1活化，磷脂酸（PA）生成增多。PA被认为是融合脂，不但因其"头"小"尾"大，在脂双层中有负曲率倾向，当产生和扩大融合孔时，通过降低活化能使膜易于弯曲，而且该分子是 SNARE 复合物的膜锚蛋白。由于 PA 活化磷脂酰肌醇 4 磷酸 5 激酶（PI 4P5K），因此产生 4,5-二磷酸磷脂酰肌醇 [$PtdIns(4,5)P_2$]，后者为"头"大"尾"小的磷脂分子，促进膜脂出现正曲率。

（5）骨骼肌发育与质膜外叶 PS 暴露

在胚胎，成肌细胞分化的指征是细胞融合成为多核细胞，形成圆筒状的肌管，并装配为肌节。Van den Eijnde SM 等（2001）提出，PS 暴露于成肌细胞质膜外叶，是正常肌细胞发育和介导肌管形成的生理学过程的一个环节。他们揭示，小鼠胚胎肌管形成时，PS 暂时地暴露在质膜外叶。观察培养的、分化中的 C2C12 和 H9C2 成肌细胞，他们发现，在成肌细胞融合为多核的肌管之前，肌节中的肌联蛋白（titin）结构重组时，在细胞-细胞接触部位，PS 翻至质膜外叶。若用与 PS 结合的膜联蛋白 V 处理细胞，肌管形成被抑制。由此 Van den Eijnde 等提出，PS 翻至质膜外叶对肌管形成起关键作用。

（6）白细胞趋化与 PS 暴露

Bratton DL 等（2004）揭示，当中性粒细胞接受趋化肽（甲基化的 Met-Leu-Phe，fMLP）刺激、伸伪足并朝向刺激方向运动时，在尾足部位 PS 翻转至外叶。他们还发现当白细胞接受刺激、PS 翻转至外叶的同时，几个 PC 探剂向内叶运动，并伴有亲脂性探剂 FM1-43（与 MC540 相似）染色增强，说明磷脂排布密度改变，但此时未见 DNA 碎裂。若在白细胞质膜外叶"插入"加有荧光标记的 PS（*PS），当用 fMLP 刺激时 *PS 向内叶运动。这种磷脂运动在细胞接受刺激几分钟内出现，与胞饮/内吞现象无关，无凋亡征象，属磷脂双向跨膜运动。Bratton 等探讨白细胞接受刺激时磷脂跨膜运动的机制。他们将 PLS1 的 C-末端抗体给予细胞，用流式细胞计测定证实，活化的完整的白细胞质膜有 PLS1 存在。亚细胞技术揭示 PLS1 也存在于分泌囊泡、三级和二级分泌颗粒。当白细胞接受刺激后，PLS1 出现在其尾足的脂筏中，同时 PS 暴露在尾足部位，外叶磷脂内翻及 FM1-43 染色增强，说明 PLS1 及磷脂双向爬行被激活，构成极性化的白细胞的特异微区。

de Vries KJ 等（2003）发现，人精子高度活化时，在其顶部质膜出现 PS 与 PE 外翻。这种局部的质膜变化不伴有 caspases 活化、线粒体损伤或 NDA 降解。是 PLS 参与了氨基磷脂局限性的暴露。作者还提出这种磷脂爬行运动对于精子获能过程是个重要的步骤。

4. 质膜磷脂不对称分布消失的机制

PS 外翻及其机制是个一直在探讨的问题。

凋亡程序进行中的细胞，其下游反应导致 PS 暴露，使之被巨噬细胞识别。即使是无线粒体的红细胞的凋亡也遵循该途径。Basu J 等（2005）揭示，成熟的人红细胞含有 Fas、Fas L、Fas-连接的死亡微区（FADD），caspase-8 和-3；且 Fas、Fas L、FADD 和 caspase-8 共位于衰老和受氧化损伤的细胞的脂筏中。他们还揭示，在衰老和受损伤的红细胞，在 Fas L-Fas-FADD 复合物形成的同时，caspase-3 与 caspase-8 活性增高，APTL 活性降低。因此是 Fas/caspase-8/caspase-3 依赖的信号途径，导致衰老及受损伤的人红细胞质膜 PS 外翻。

但是，除衰老的人红细胞外，导致 PS 外翻的信号途径是什么？上述与凋亡无关的、各种细胞活化时的 PS 外翻机制又是什么？例如，用 Fas 抗体作用于 Jurkat 细胞（人 T 细胞白血病细胞株），出现 PS 外翻，但可被 caspase 抑制剂 zVAD-fmk 阻断。用修饰巯基的试剂诱导 Jurkat 细胞 PS 外翻就不被 zVAD-fmk 阻断。说明有关蛋白巯基含量降低时的 PS 外翻与细胞凋亡时的 PS 外翻途径不同。

Schroit AJ 研究组（1988—2009）根据他们 20 年来的工作提出，细胞中持续性 Ca^{2+} 浓度增高、APTL 失活与 PLS 活化是非凋亡细胞 PS 外翻的共同机制。将他们的工作简要介绍如下：

静止细胞中的大部分 Ca^{2+} 存储于内质网。胞质 Ca^{2+} 浓度甚低。对一般细胞而言，诱导凋亡的早期反应是内质网释放 Ca^{2+} 到胞质。这是细胞死亡的关键信号。Schroit 等利用无细胞器的人红细胞、Jurkat 细胞和 K562 细胞（人慢性髓性白血病细胞株）为模式，探讨 PS 外翻机制。用 N-乙基马来酰亚胺（NEM，与巯基特异结合，抑制巯基功能）或吡啶二硫乙胺（PDA，降低巯基与二硫化物交换，使蛋白中巯基含量减少）预处理细胞。他们发现红细胞不应答这两个巯基试剂，质膜 PS 不外翻。Schroit 等不认为是红细胞 PS 向外转运活性丧失，而是因红细胞无内质网，无内质网蛋白被修饰，不能提高胞质 Ca^{2+} 浓度。若在细胞介质中加入 Ca^{2+} 及钙离子导体 A23187 后，则红细胞膜 PS 外翻。然而 Jurkat 细胞和 K562 细胞与红细胞不同，由于 Ca^{2+}-ATP 酶存在使内质网储有丰富的 Ca^{2+}，这些细胞与 NEM 和 PDA 作用后，其内质网保留 Ca^{2+} 能力下降，导致 Ca^{2+} 排向胞质，质膜外叶 PS 增多。若将这两种细胞用内质网特异的 Ca^{2+}-ATP 酶抑制剂毒胡萝卜素（TG）处理，胞质中 Ca^{2+} 浓度增高，但质膜不出现 PS 外化。说明胞质 Ca^{2+} 浓度增高不是 PS 外翻的唯一因素。用 NEM 和 TG 分别处理 Jurkat 细胞，检测线粒体跨膜电位 ψ_{mt} 与胞质 Ca^{2+} 浓度时发现，NEM 导致 ψ_{mt} 明显下降和胞质 Ca^{2+} 浓度持续增高。TG 不改变 ψ_{mt} 却使胞质 Ca^{2+} 浓度快速增高，但增高的 Ca^{2+} 浓度在 8 min 内恢复到基线，提示快速地恢复到基线是由于增高的 Ca^{2+} 被扣押在线粒体，而防止 PS 外翻。说明胞质 Ca^{2+} 浓度瞬间增高而不是持续增高不能诱导 PS 外翻。内质网和线粒体都参与存储 Ca^{2+} 并涉及凋亡，Ca^{2+} 究竟来自哪里？与 PS 外翻的关系是什么？Schroit 等用几种细胞器特异的荧光探剂和 Ca^{2+} 敏感的探剂，探测直接导致 PS 外翻、浓度增高的 Ca^{2+} 的来源。他们发现引起 PS 外翻的 Ca^{2+} 主要来自溶酶体。给予磷脂酶 A2 抑制剂，不影响 caspase 活性，但明显减少溶酶体释放 Ca^{2+} 以及 PS 外翻；耗竭细胞溶酶体中 Ca^{2+}，再接受凋亡刺激时，也不出现 PS 外翻。Schroit 等还发现当红细胞中 K^+ 浓度由 0 增加到生理浓度时，PS 外翻速率降低 50%。用再封血影膜进一步证实 K^+ 直接抑制增高的 Ca^{2+} 浓度诱导的爬行酶活化。因此 Schroit 等认为，胞内 Ca^{2+} 浓度增高，引起 Ca^{2+} 敏感的 K^+ 通道开放，胞内 K^+ 丢失，促进爬行酶活化（顺及提起，2009 年 Mankouri J 等发现，丙肝病毒之所以能长期定居于人肝细胞、损伤其结构及功能及导致慢性肝病，其原因是由于丙肝病毒释放 NS5A 蛋白，该蛋白"堵塞"了 K^+ 通道，不使胞内 K^+ 浓度下降，因此肝不能用凋亡手段清除受损细胞之故）。

（六）膜脂合成与分解

1. 膜脂合成

几乎全部膜脂在内质网合成。首先以生物膜中最主要的磷脂 PC 为例，PC 由胆碱、脂肪酸与甘油合成。每一步反应都被朝向胞质面的内质网膜上的酶催化，因此新合成的磷脂都在内质网的胞质面。脂肪酸不溶于水，它们被合成后，由胞质中的脂肪酸结合蛋白携带，"护送"到内质网。在此，再相继被酰基-CoA 转移酶将两条脂肪酸链加到磷酸甘油上，形成磷脂酸。磷脂酸有足够的脂溶性，可留在脂双层中，不致被脂肪酸结合蛋白由双层中抽提出。然后磷脂酸再被磷酸酶移除磷酸根，成为二酰甘油。二酰甘油是各种磷脂真正的前身。添加磷酸胆碱，则成为 PC。其他磷脂如 PE、PS、PI 的合成步骤也大致相同。如果是 PS，则需在酶的作用下，将 L-丝氨酸以 Ca^{2+} 依赖的、和能量不依赖的方式,与已存在的磷脂（PC 或 PE）做碱基交换。哺乳动物有两种酶，PS 合成酶 1（PSS1）与 PS 合成酶 2（PSS2），均为 9-10 跨膜段的疏水蛋白，存在内质网和线粒体膜中。这两个酶的活性表达于各种组织，但在不同组织中表达的活性不尽相同。如在睾丸中 PSS2 活性特别高，在骨骼肌中这两种酶的活性都很低。这两种酶各有所好，PSS1 几乎毫无例外地将 PC 的碱基（胆碱）作为交换底物（即把 PC "变成" PS），而 PSS2 则倾向于 PE。因为磷脂合成部位发生在内质网胞质面，但内质网膜胞质面与腔面两叶的面积在几分钟内便达到平衡，几乎比自发的磷脂跨膜运动快 10 万倍。目前已知这种快速的、将新合成的磷脂分子运至内质网腔面的跨膜运动是由 PLS 介导的。与质膜的 PLS 相比，内质网膜上的 PLS 活性要高得多，且总是处于活化状态。

内质网也合成胆固醇和神经酰胺。由结构看来，神经酰胺是丝氨酸和一个脂肪酸缩合而成为一个氨基醇（即鞘氨醇），然后第二个脂肪酸链通过酰氨键加在丝氨酸的氨基上，便形成神经酰胺。神经酰胺被运至高尔基复合体，在此处继续合成鞘磷脂和鞘糖脂。如果将 PC 的"头部"磷酸-胆碱转移到神经酰胺，则成为 SM；如果将糖分子一个个地被相应的糖基转移酶转移到神经酰胺，则成为鞘糖脂。10 余种神经节苷脂都在高尔基复合体装配。由于转移酶都位于高尔基复合体的腔面，因此这两种膜脂合成后都位于该细胞器膜的非胞质叶。

前面提到脂肪酸在甘油磷脂 Sn-1 与-2 呈不对称分布。不饱和脂肪酸往往占据 Sn-2，且代谢运转较快。ShimizuT 等（2008，2009）提出，三个基因家族编码的酰基转移酶超家族成员，催化酰基-CoA 转移到溶血磷脂（LPLs，是指一条脂肪酸链被水解后的磷脂分子。由于含有一定数量溶血磷脂的红细胞出现溶血，因此将缺失一条乙酰链的一类磷脂统称为 LPLs），产生不同类型的磷脂。这三种酶各有其特异的底物，并存在于特异的组织中。例如，溶血磷脂酰胆碱酰基转移酶-3 倾向将花生四烯酸-CoA 并入 PC，其他两个酶将油酸-CoA 并入 lysoPE 与 lyso PS。Shimizu 等还提出，因为有识别甘油磷脂极性"头部"及各种酰基-CoA 的多种酶，以及这些酶催化的多种反应，构成了膜的驳杂多样性。

2. 磷脂分解及磷脂酶

磷脂分解由磷脂酶（phospholipases，PLs）实现。PLs 是遍存于生物界、涉及细胞多方面功能、受多方面因素调控的一套酶。在细胞增殖、分化及凋亡、细胞扩散及迁移等情况下，出现调节转录因子、神经介质、炎症细胞因子，以及磷脂酶水解生成活性脂的诸多基因的协同表达。因此，磷脂酶的研究进展是当前备受关注的一个热点。

PLs 包括磷脂酶 A（PLA）、磷脂酶 B（PLB）、磷脂酶 C（PLC）、磷脂酶 D（PLD）及鞘磷脂酶（sphingomyelinase，SMase）。这些 PLs 倾向于水解聚集状态的磷脂，如生物膜和脂蛋白中的磷脂，其水解部位见图 1-8。

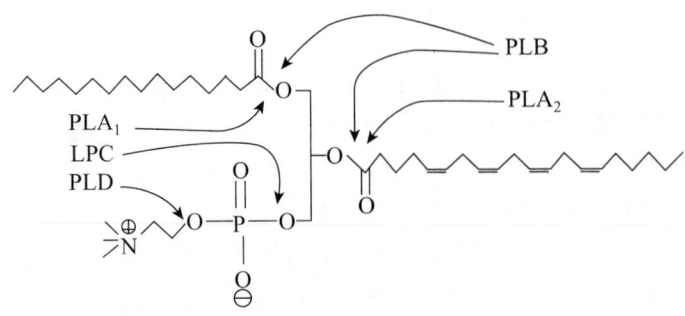

图 1-8　磷脂酶的水解部位

（1）PLA

PLA水解磷脂（主要为PC）的n1-酰基酯键（PLA1）或n2-酰基酯键（PLA2）。PLA2又构成一个脂酶大家族，见于哺乳动物各种组织，有20余种。根据其水解活性是否需要Ca^{2+}可分为钙依赖的胞质磷脂酶A2（cPLA2）、分泌型磷脂酶A2（sPLA2）与钙不依赖的磷脂酶A2（iPLA2）。根据PLA2的核苷酸及氨基酸序列，近来又有其他分类法，在此不赘述。PLA2之所以受重视，不仅是因它其水解n2酯键所释放的溶血磷脂及自由脂肪酸（主要是花生四烯酸，AA）都是脂信号分子，而且由于所释放的AA是炎症介质前身。

（2）PLB

PLB多由致病微生物产生。如Nigam S等（2006）、George AM等（2007）分别提出真菌类和致病的真菌——隐球菌（Cryptococcus）分泌PLB。Nigam等指出，很多真菌产生PLB，该酶水解乙酰基，生成溶血磷脂，PLB再移除溶血磷脂上的另一酰链，因此真菌的PLB又具有溶血磷脂酶活性。此外，真菌的PLB还有转酰酶活性，能将自由脂肪酸与溶血磷脂变为磷脂。

（3）PLC

目前人们关注磷酸肌醇-特异的磷脂酶C，后者水解4,5-二磷酸磷脂酰肌醇（PIP_2），生成两个第二信使，二酰甘油（DAG）和1,4,5-三磷酸肌醇（IP_3）。DAG和IP_3通过活化PKC与胞内钙释放，启动下一步信号转导途径。哺乳动物PLC异构体有13个，分为6类；PLC-β、-γ、-δ、-ε、-ζ和-η。它们分布于不同组织。哺乳动物PLC-β又有四个亚型；PLC-γ有两个亚型；PLC-δ有四个亚型。PLC具有组织和器官的特异性，如PLC-β3见于脑、肝和腮腺；PLC-β4在小脑和视网膜含量最高；PLC-γ1mRNA在各种组织都可检出，而PLC-γ2 mRNA仅表达于腺垂体的某个部位和小脑浦肯野细胞与颗粒细胞。

（4）PLD

PLD水解磷脂（主要是PC）的磷酸二酯键，释出碱基，产生磷脂酸和胆碱。广泛表达于哺乳动物细胞的PLD1和（或）PLD2，能被各种有丝分裂原激动剂活化，参与细胞增殖，并与受体信号转导，分泌颗粒外排与内吞时的膜运输等生命活动密切相关。线粒体的PLD见于线粒体外膜，其底物为心磷脂，产物为PA。

PLD除发挥其脂酶活性外，还能和某些蛋白结合，起调节蛋白功能的作用。如Ryu SF等（2006）发现，PLD2能以GTP-依赖方式与发动蛋白结合。PLD2通过该分子上的Phox微区直接结合并活化GTP，起活化GTP酶的功能，加速生长因子受体内化。

（5）SMase

SMase水解SM，有中性鞘磷脂酶（nSMase）和酸性鞘磷脂酶（aSMase）两类。nSMase含有两个疏水微区和多重棕榈酸化部位，位于质膜内叶和高尔基区。有nSMaseⅠ和Ⅱ两个亚型。aSMase是个可溶性的水解酶，位于溶酶体。aSMase和nSMase的功能都是由SM移出磷酸胆碱，释出神经酰胺或二羟神经酰胺。

SMase以及鞘磷脂家族中的其他关键性的酶见后述。

磷脂酶不但参与生理生化反应，而且涉及疾病。人类缺失aSMase可导致鞘磷脂沉积病（尼曼-匹克病，Niemann-Pick disease，NPD），一种溶酶体贮存紊乱性疾患，大量SM病理性的存留于细胞和组织。缺血性脑卒中因脑供血梗阻、致使能量缺乏最后导致神经原死亡。Adibhatla M等（2006）提出，缺血性脑卒中时一个关键的代谢反应是PLA_2被激活，促进神经原损伤。Kougias P等（2006）指出，$sPLA_2$是个新的冠心病危险因素。Melendez AJ等（2008）

证实 PLD1 参与 TNF-α 启动的炎症反应。TNF-α 以浓度依赖方式活化 PLD1，后者直接活化鞘氨醇激酶和胞质钙信号。说明 PLD1 在 TNF-α 的信号转导中起关键作用。分泌型溶血 PLD（又称 autotaxin，ATX）与癌症、肥胖及糖尿病等都密切相关。Inoue M 等（2008）提出，由于 ATX 活性表达生成的溶血磷脂酸，能导致动物神经损伤及神经病性的疼痛（neuropathic pain）。因此在某类疾病中干预某个磷脂酶的活性，已成为药物设计标靶。

（七）生物活性脂

近 20 年来，诸多实验发现脂水平的改变产生许多功能效应，因而提出生物活性脂（bioactive lipids）概念，并预言在 21 世纪对生物活性脂的研究将处于细胞生物学的中心位置。可以说没有任何一个细胞生物学的领域，脂质不是在其中作为一个信号分子或调节分子起作用。最先提出的活性脂是类花生酸及其代谢产物。早期发现它们起着细胞内和细胞间的信号分子作用，参与炎症反应，近来发现它们又有自动缓解炎症和调节血管张力等功能。PI 衍生的多种少量代谢产物，如 3, 4, 5-三磷酸磷脂酰肌醇，是个信号转导的重要介质。甘油磷脂衍生的其他分子，如磷脂酸、一酰基甘油、溶血磷脂酸和血小板活化因子等也归于生物活性脂。另一类生物活性脂属鞘脂质，这是一类当前备受关注的生物活性脂。下面对几种重要的生物活性脂扼要叙述。

1. 花生四烯酸及其代谢产物

PLA_2 水解 sn2 部位的脂键，释放 AA。后者经环加氧酶（cyclooxygenase，COX）、脂加氧酶（lipoxygenase，LOX）及细胞色素 P450-依赖的环氧加氧酶（epoxygenase，EOX）途径进一步酶解为结构不同、功能各异的许多代谢产物。

AA 经 COX-1 和 COX-2 途径生成前列腺素 H_2（PGH_2），后者再经细胞特异的异构化和还原，产生许多生物活性物质。如在血小板中形成血栓素 A_2（thromboxane A_2，TXA_2）；在内皮细胞中形成前列腺素 PGI2。AA 经 LOX（中心酶为 5-LOX，12/15-LOX）途径，并随后分别经白三烯 A4 水解酶和白三烯 C4 合成酶作用，最后生成几种白三烯（leucotrienes，LTs）和脂素（lipoxins，见第四章）（图 1-9）。LTs 包括双羟酸白三烯 LTB4 和半胱氨酰-白三烯（cys-LT）即 LTC4、LTD4 和 LTE4。TXA_2 促进血小板聚集，引起肾血管收缩和系膜细胞收缩。LTB_4 是趋化因子，引起白细胞黏附，并诱导白细胞释放 TNF-α 及 IL-1，引起炎症。三个 cys-LT 引起过敏反应。AA 衍生的白三烯还能刺激培养的系膜细胞生长，促进巨噬细胞黏附到培养的肾小球上。内皮细胞形成的 PGI2 抑制白细胞和血小板黏附于血管壁，舒张血管，有防治动脉粥样硬化症的作用。

此外，AA 是多烯脂肪酸，易受自由基攻击，产生脂质过氧化。

大量证据表明，类花生酸是炎症、发热和多种疾病（如血栓形成、癌症、动脉粥样硬化症、哮喘和关节炎）介质的前身；LTs（特别是 LTB4）与动脉粥样硬化症、心肌梗死和脑卒中有关，例如 Funk CD（2006）与 Qiu H 等（2006）认

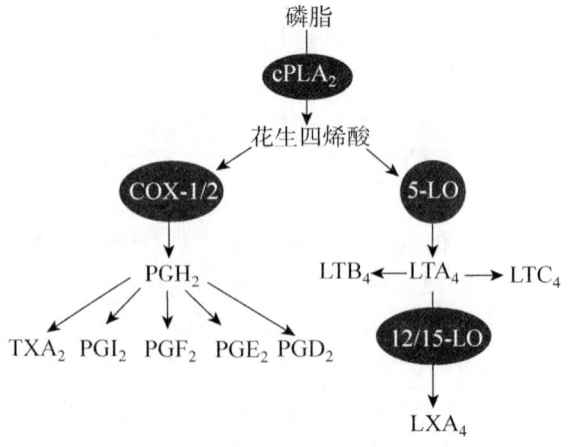

图 1-9 花生四烯酸环加氧酶与脂加氧酶的代谢途径

为，AA 经 LOX 途径的代谢产物是动脉粥样硬化症早期炎症反应的介质，也是斑块形成后不稳定的重要因素；Adibhatla RM 等（2008）提出，PLA_2 在中枢神经系统各种疾病，包括脑卒中、脑及脊髓缺血、脊髓损伤、阿尔茨海默病、帕金森病、实验性多发性硬化症及神经变性性疾病时都被活化，导致膜磷脂水解及 AA 释放。神经原线粒体中的心磷脂被 $sPLA_2$ 水解后呼吸链被破坏，活性氧（ROS）生成增多。因此在损伤的脑组织中，PLA_2 活化，其主要产物 AA 又导致次生性损伤，加重病势。

AA 经细胞色素 P450-依赖的 EOX 途径代谢为环氧二十碳三烯酸（EETs）。与 LOX 类似，环氧化可发生在 AA 四个双键的不同位置，因此产物有四个异构体；5，6-、8，9-、11，12-和 14，15-EET。已证实，在内皮细胞合成的 EETs 活化大电导 Ca^{2+} 激活的 K^+ 通道，引起血管平滑肌细胞超极化和血管舒张。因此 EETs 相当于广泛的血管床（包括冠状血管和肾血管）内的、内皮细胞衍生的超极化因子，有降压功能。后又揭示 EETs 通过抑制 NF-kB 活化、调节多重细胞信号转导途径、降低 COX-2 介导的炎症应答反应。EETs 还有抑制白细胞黏附和内皮活化，保护缺氧/复氧损伤，促进内皮细胞生长、存活、迁移和血管生成等多种效应。因此 EETs 对于心血管系统有良好的保护作用。EETs 被可溶性的环氧化物水解酶（sEHs）代谢为二羟二十碳三烯酸，从而大大减弱 EETs 的效应。目前认为细胞色素 P450-依赖的 EOX 途径的基因改变，是心脏冠状动脉疾病的危险因素。

21 世纪 Serhan CN 等用串连色谱-质谱-计算机自动分析系统分析脂质，提出脂调节因子信息学-脂组学（lipid mediators informatics - lipidomics）的概念。他们提出，在信号转导途径中的一类具有生物活性的脂调节因子的质组中，共有三类具有抗炎症作用的脂肪酸衍生物，其中之一是 AA 衍生的脂素 A_4（lipoxin A_4，LXA_4），属内源性脂质调节因子，在炎症过程中自动启动炎症的缓解相。说明 AA 衍生物既促进炎症，在炎症后期又缓解炎症。

鉴于花生酸类是炎症及多种疾病介质的前身，倍受医药学家的重视，因而发展了和正在不断发展着许多干扰花生酸类合成及作用的药物，有些已被临床应用。以下分别介绍。

（1）PLA_2 抑制剂

PLA_2 是个关键酶。cPLA2 对于 AA 释放，以及导致前列腺素和 LTs 生成起重要作用。cPLA2 结构已被解析，发展了选择性的抑制剂（参见 Marusic S，Thakker P，Pelker JW 等，2008）。

（2）COX 抑制剂

导致降低前列腺素生成的阿司匹林及几种非固醇类抗炎症药物都是通过抑制 COX 起作用的。20 世纪 90 年代发现 COX-2 后，不久便发展了 COX-2 特异的抑制剂 coxibs。coxibs 有效地缓解炎症性疼痛（如类风湿关节炎和骨关节炎性疼痛），以及抑制 COX-2 途径和随后的 PGE_2 合成（预防结肠癌）。由于其可能阻断 PGI 合成，服用者有患心血管疾患风险。后来发现非固醇类抗炎药物都与患心血管病危险性有关。另一种 COX-2 抑制剂塞来昔布（Celebrex，celecoxib）至今仍在使用。目前认为应发展一类阻断 PGE_2 合成、而不抑制 COX-2 途径的药物。

（3）5-脂加氧酶抑制剂

5-LOX 是个非血红素铁双加氧酶，在 LTs 生成中起重要作用，因此发展了 5-LOX 的抑制剂齐留通（Zileuton）。在细胞中 5-LOX 与核膜上的 5-加氧酶活化蛋白（FLAP）相互作用，FLAP 将 AA 呈递给 5-LOX。$cPLA_2$、5-LOX 与 FLAP 在核膜上装配成一生物合成复合物。近来发展了几种 FLAP 抑制剂，以应对呼吸系统疾病和动脉粥样硬化症。5-LOX 途径的中心产物 LTA_4 也能通过 12-或 15-LOX 转变为脂素。该过程常在中性粒细胞和血小板中进行。当阿司匹林存在时，COX-2 被乙酰化，并将 AA 转变为 15-epi-LTA_4，亦称阿司匹林诱导的脂素（ATL）。脂素和 ATL 具有抗炎症和缓解炎症性质，是为发展新一类抗炎症药物的起引导作用的结构基础。

(4) 抗白三烯药物

抗白三烯药物可能成为预防和治疗多种疾病的药物。LTs 作用于两类 G-蛋白偶联受体（GPCR）：即 $BLT_{1/2}$ 和 $Cys\ LT_{1/2}$。干预 cys-LT 合成及其作用的药物，可治疗哮喘。5-加氧酶抑制剂齐留通（Zileuton），以及以孟鲁司特（montelukast）为代表的几种选择性的 $cys-LT_1$ 拮抗剂在国外已投放市场。

LTB_4 和 cys-LT 生物合成的关键步骤是要分别经过 LTA_4 水解酶（LTA_4H）和 LTC_4 合成酶（LTC_4S）催化。LTA4H 表达于中性多形核白细胞、单核细胞和巨噬细胞。其三维结构已被解析，催化的分子机制也已被阐明，因此近年来发展了几种 LTA_4H 抑制剂。LTA_4H 抑制剂是有效的抗炎症药物，可用于治疗和预防动脉粥样硬化症与哮喘。LTC_4S 主要表达于嗜酸性细胞、肥大细胞、单核细胞和血小板，被 PKC 依赖的磷酸化调节。人 LTC_4S 的晶体结构已于 2007 年得到高分辨解析。对于 cys-LTs 受体的研究近年来也有很大进展。这两项成果不但为设计 LTC_4S 抑制剂奠定基础，而且也是发展 cys-LT 信号转导抑制剂的先决条件。

(5) 白三烯受体及其受体拮抗剂

LTB_4 有两类受体：BLT_1 和 BLT_2，均属 GPCR。二者间的区别只在于与 LTB_4 亲和力以及表达部位不同。BLT1 表达于骨髓衍生的各种炎症细胞，与 LTB_4 亲和力甚高；BLT_2 与 LTB_4 亲和力较低，分布于各种细胞和组织。BLT_2 与血栓素合成途径中的副产物 12-HHT 有很高的亲和力，表明 LO 途径与 COX 途径有内在的联系。

cys-LTs 至少被两类 GPCR 识别，分别为 $cys-LT_1$ 和 $cys-LT_2$。$cys-LT_1$ 存在于脾、外周血白细胞、肺组织、平滑肌细胞和组织巨噬细胞。其最宜配体是 LTD_4，其次是 LTC_4 和 LTE_4。$cys-LT_2$ 表达于心脏、脑、外周血白细胞、脾、胎盘和淋巴结。$cys-LT_2$ 结合 LTC_4 与 LTD_4，而与 LTE_4 亲和力较差。$cys-LT_2$ 的功能暂不详。由于它高表达于血管内皮细胞，在血管结构中的作用与 $cys-LT_1$ 类似，推测该受体可能与调节心血管功能有关。转基因小鼠实验表明，$cys-LT_2$ 受体涉及缺血/再灌注损伤。该受体组织细胞的广泛分布提示，可能有目前尚不明确的内源性配体存在，并可能涉及对脑和（或）心脏功能的调节。由于 cys-LTs 与配体作用的交互性，以及不断有学者提出还有第三个 cys-LT 受体，和两个另外的 LTE_4 受体等，可以理解为什么选择性的 $cys-LT_1$ 受体拮抗剂孟鲁司特对许多病人无效。因此需要发展一些具有选择性广泛的新的受体拮抗剂。另外，通过阻断 LTC4S 抑制 cys-LT 合成也是可行的措施。因此，不但要进一步扩展对白三烯生物学的研究，进一步认识白三烯与疾病的关系，而且由此可发展更多的药物。

2. 磷脂酸

磷脂酸（PA）是 LPD 对 PC 的水解产物。Roth MG（2008）总结 PA 有四项功能：

(1) PA 形状呈锥形，"头"小，"尾"大，在脂双层中有负曲率倾向，在膜融合过程中降低能障。因此在细胞内吞、外排等细胞内膜运输功能中，起着非常重要的作用。

(2) 脂双层平面中的 PA（尤其是挨在一起的数个 PA 分子）造成双层排布缺陷，有利于疏水氨基酸插入双层，促进蛋白-膜脂相互作用。

(3) PA 带负电荷，能与蛋白的碱性残基相互作用，形成某些蛋白的脂结合部位。如 Ryu SH 等（2008）提出，在信号转导过程中起关键作用的小 GTP 酶与膜相互作用及活化需要 PA。他们发现 PA 起着 GTP-Rac1 膜锚的作用。Rac1 的 C-末端富含碱性的残基，可直接与 PA 结合。

(4) PA 被水解酶作用后，移除带负电荷的磷酸，形成二酰基甘油（DAG）。DAG 疏水性增强，同样有负曲率倾向。因此来源于 PA 的 DAG 亦为膜融合之所需。

3. 溶血磷脂

溶血磷脂（lysophospholipids，LPLs，lysoPLs）系缺少一条脂肪酸链的甘油磷脂或鞘磷脂的衍生物，结构简单（图1-10）。生物活性lysoPLs包括溶血磷脂酸（lysophosphatidic acid，LPA或lysoPA）、1-磷酸鞘氨醇（S1P）、环-磷脂酸（CPA）和烷基甘油磷酸（AGP）等。动物实验表明，小鼠心血管、免疫、呼吸与生殖系统的正常发育和功能活动，都需要某种（些）特异的lysoPL参与。这是一个进展迅速的领域，是生物活性脂信号的一个热点。

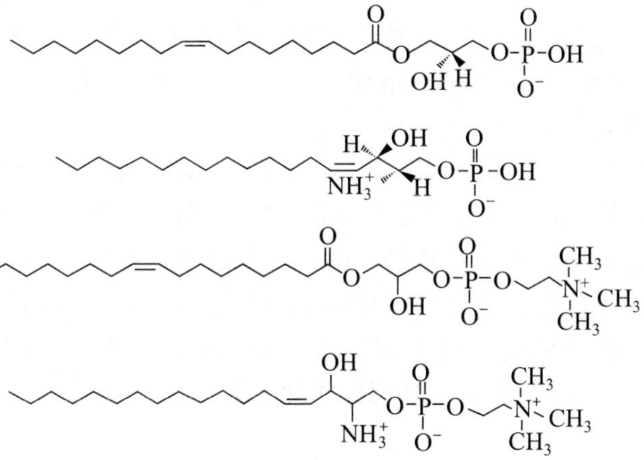

图1-10 几种溶血磷脂

　　S1P和lysoPA是当前两个备受关注的生物活性lysoPLs，都作为胞外的信号分子诱发各种机能活动。在血循环中S1P和lysoPA与血浆蛋白（如白蛋白）结合，但也见于脂蛋白中。S1P和lysoPA的生物活性非常广泛，其中许多效应由其受体介导。已确认lysoPLs受体属GPCRs超家族成员。开始发现5个受体应答lysoPA和S1P，将这些受体归类为内皮分化基因（EDG）家族，后改定为lysoPA受体和S1P受体以示其配体的特异性。目前已证实有5个G-蛋白偶连的lysoPA受体（lyso PA1~5）和5个S1P受体（S1P1~5）。这两个受体家族都通过$G_{i/o}$、Gq或$G_{12/13}$活化下游信号分子。lysoPLs受体表达于各种组织。其细胞应答包括细胞存活、细胞增殖和生长、细胞黏附、细胞运动和迁移、细胞骨架改建、伤口愈合和血管生成等。虽然lysoPLs含量甚低（如S1P仅有nM），但与其受体亲和力很高。此外，lyso PA还与可溶性的核受体，即过氧小体增殖因子活化的受体γ（PPARγ）相互作用。与lyso PA密切相关的酶是分泌型溶血磷脂酶D（lyso PLD），即autotaxin（ATX）（见后）。

　　血管细胞维持血循环中lysoPA和S1P的稳态。血清lysoPA水平受PLA_1和PLA_2及ATX调节。PLA_1或A_2水解PC乙酰链后，生成lyso PC，再经ATX裂解产生lysoPA。删除ATX基因的小鼠在胚胎期死于血管形成缺陷。因此lysoPA的生物学活性表达与ATX密切相关。ATX也表达于成熟的脂肪细胞，在遗传性肥胖糖尿病小鼠ATX上调。lysoPA和ATX都促进前脂细胞增殖与分化。活化的血小板通过PLAs也生成lysoPA，但不是其主要来源。成熟的神经元、施万（Schwann）细胞、脂肪细胞和成纤维细胞也能生成lysoPA。S1P由鞘氨醇激酶（Sphingosine kinase，SK）-1和-2介导鞘氨醇磷酸化生成，被磷脂磷酸酶和S1P裂解酶分解失活。同样，同时删除鞘氨醇激酶-1和-2基因的动物，在胚胎早期阶段死亡。目前认为血管内皮细胞是循环血中S1P的主要来源，红细胞可储存及释放S1P。

在哺乳动物细胞，S1P 涉及多种生物学过程，目前受关注的是 lysoPA 与 S1P 的血管细胞调节功能。在血管生成的离体模式，内皮细胞中的 S1P1 受体上调。用遗传学方法使 S1P1 失活的小鼠，因平滑肌细胞难以形成血管而死于胚胎期。生理浓度的 S1P（$0.5\sim1\mu M$），通过 S1P1 介导的 Rho GTP 酶 Rac 活化，以及细胞骨架重排和稳定细胞连接，促进培养的内皮细胞的屏障功能。甚至被凝血酶引起水肿、破坏内皮功能后，S1P 也能恢复其屏障功能。S1P 的内皮保护效应，预示在炎症（如脓毒症、急性肺损伤）时该脂能降低血管通透性和起治疗作用。在心脏缺血/再灌注损伤模型 S1P 已显示其心肌保护功能。然而高浓度的 S1P（约 5 mM）经 S1P3 受体介导的 Rho 活化，破坏屏障功能。目前 lysoPA 对于影响内皮细胞功能的研究不如 S1P 深入。

S1P 促进生理学范围的免疫功能，并下调免疫/炎症。一种有药物前景的化合物 FTY720，在体内被磷酸化后成为 S1P 激动剂，能使 S1P1、S1P2 与 S1P5 脱敏，阻止淋巴细胞离开淋巴结和淋巴器官。有充足资料表明，S1P 信号、特别是 S1P1 受体有调节 T 与 B 细胞在淋巴系统和血循之间运行的作用。Hughes JE 等（2008）及 Bolick DT 等（2005）分别报道，S1P 有阻止巨噬细胞活化及单核细胞-内皮相互作用的功能；Keul P 等（2007）揭示，FTY720 可减轻 ApoE$^{-/-}$ 小鼠动脉粥样硬化。目前尚缺关于 lysoPA 对于调节免疫/炎症反应的资料。

实验表明，血清中的 lysoPA 是促进平滑肌细胞（SMCs）分化、增殖与迁移的关键因素。然而，与调节 SMCs 表型相对应的 lysoPA 受体不太确定，可能与 lysoPA1 和 lysoPA2 有关。此外，lysoPA 还有调节血管张力作用，如给动物静脉注入 lysoPA，可使大鼠及小鼠动脉压增高；而局部施与则引起猪脑血管收缩。S1P 也有调节血管张力作用。动物动脉损伤后，血管中 S1P1 与 S1P3 增高，并伴有 S1P2 一时性的降低，然后升高。实验揭示，S1P1 与 S1P3 可能通过促进 SMCs 去分化行使其效应；而 S1P2 似乎防止内膜增生过度。

lysoPA 与 S1P 是两个对血管细胞结构与功能有影响的溶血磷脂。鉴于上述，可知 S1P 可能有抗动脉粥样硬化作用。而许多实验表明 lysoPA 信号转导可能促进动脉粥样硬化症及其合并症的发展。在血管出现炎症、并有血小板附着和血栓形成的局部，lysoPA 浓度增高。Siess W 等发现，在人动脉粥样斑块的富含脂质的髓心，lysoPA 含量甚高。后者可能来自氧化型的低密度脂蛋白。Morris AJ 等也发现，在实验动物的动脉粥样斑块内，含多不饱和脂肪酸的 lysoPA 增多。提示 lysoPA 存在于动脉粥样病变部位，或在此形成，进而影响动脉粥样硬化症及其合并症的发展。在内皮细胞，lysoPA 通过 lysoPA 1 和 lysoPA3 受体介导白细胞趋化因子和黏附因子受体表达、以诱导炎症反应，促使单核细胞结合于血管内皮。lysoPA 也是人血小板的弱活化剂。因此，lysoPA 除其促炎症作用外，还有能促进动脉粥样硬化症的主要合并症，即促动脉血栓形成的作用。

lysoPLs 对于癌症的发展和转移的影响也是当前另一热点。近年来有关 lysoPA 和 S1P 促进癌瘤细胞浸润、血管生成和转移的报道不断出现。

4. 鞘脂质家族中的活性脂

鞘脂质家族中有许多生物活性脂，重要的是神经酰胺（及 1-磷酸神经酰胺、葡糖神经酰胺、双氢神经酰胺等）、鞘氨醇、S1P 和神经节苷脂（GM1、GM2、GM3 等）。它们不但调节膜的动力学过程，而且影响蛋白质功能，对受体、蛋白激酶和信号转导其他成分有多重作用。

膜中的鞘脂质是脂筏的主要成分，与胆固醇一同参与脂筏的功能（见后）。鞘磷脂和

GMs都是膜受体、通道及其下游信号途径的重要调节者。就GMs而言，由于GM1将PDGF驱逐于脂筏外，因此微区中聚集的GM1抑制PDGF活性。GM3抑制VEGFR磷酸化及其下游信号转导。GM3是人类内皮细胞中含量最多的神经节苷脂，认为它是内源性的血管生成抑制因子。GM3与胰岛素受体中的赖氨酸相互作用，破坏该受体与膜窖蛋白结合，导致胰岛素抵抗（见后）。GM3糖链与EGFR膜外微区N-连接聚糖末端的GlcNAc相互作用，在不影响EGF结合的情况下，抑制EGFR信号转导。因此Lopez PHH等（2009）提出碳水化合物-碳水化合物直接相互作用是神经节苷脂影响膜蛋白功能的一种机制。

鞘磷脂代谢的特点决定了鞘磷脂家族活性脂作用的多效性。近年来由于RNA干扰和高分辨质谱技术的运用，已对鞘磷脂的代谢途径及其产物了解得很清楚，概括于图1-11。SM可

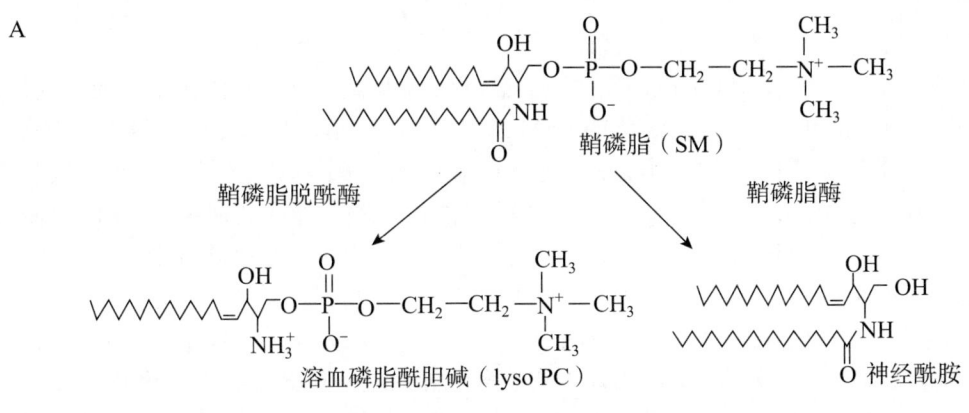

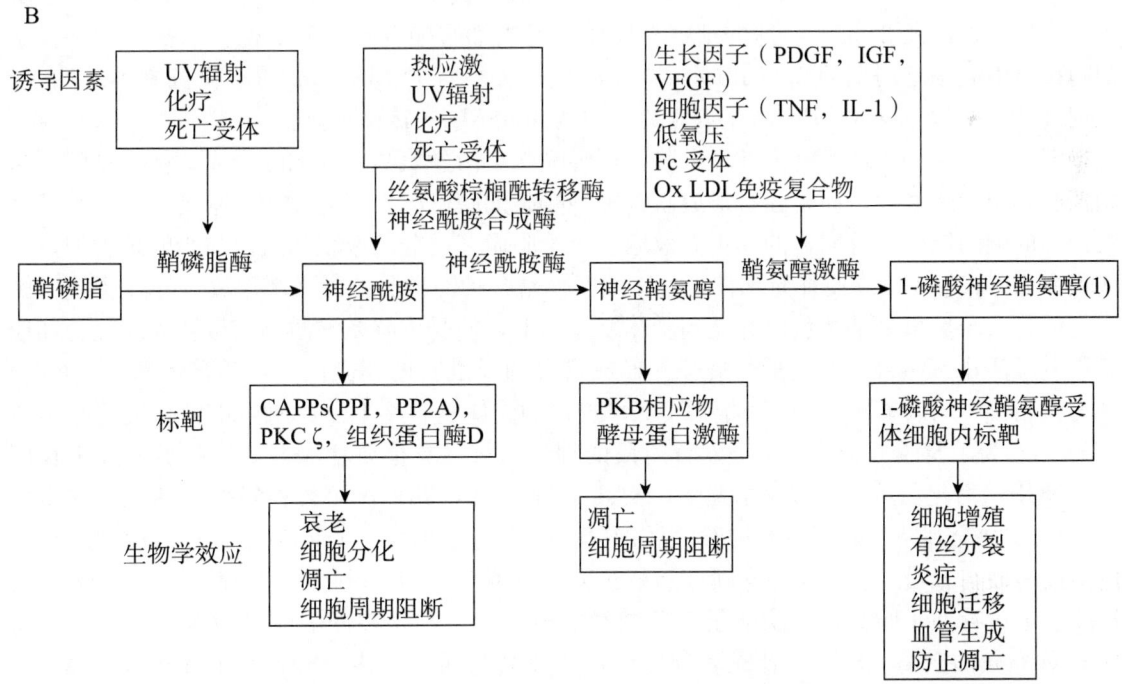

图1-11　鞘磷脂代谢途径及其生物学作用

A. 鞘磷脂代谢途径
B. 鞘磷脂及其代谢产物的生物学作用（仿Hannun YA等，2008）

被SMase水解为神经酰胺，后者被神经酰胺酶水解为鞘氨醇，再经鞘氨醇激酶催化为S1P，或重新合成鞘磷脂。由此可见，神经酰胺占据鞘脂质合成代谢与分解代谢中心位置。与神经酰胺代谢有关的酶至少有26个（其中神经酰胺合成酶就有6个），它们位于胞内不同区室，共同调节胞内神经酰胺浓度，但又各受不同因素调节。如前所述，生成神经酰胺的aSMase位于溶酶体，可被诱导移至质膜外叶，而nSMase在质膜内叶。由此可见，某活性鞘磷脂的作用不仅在于该脂本身，由于鞘磷脂代谢的网络性，接受刺激后，多重活性脂的信号平行启动，而不是像胞内第二信使c-AMP那样按规则的线形信号转导途径发挥作用：受体→环化酶→c-AMP→c-AMP-依赖的蛋白激酶。再之，由于有关酶的区室化，某活性脂发挥作用的部位一般就是它的生成部位。下面就两个最受关注的生物活性鞘磷脂——神经酰胺和鞘氨醇做简单介绍。

(1) 神经酰胺

aSMase或nSMase水解SM生成神经酰胺。紫外线或电离辐射、配体作用于死亡受体、某些化疗药物等均可活化aSMase。活化的aSMase移位到质膜，分解SM生成神经酰胺，介导细胞凋亡。aSMase活化生成的神经酰胺也可在溶酶体。溶酶体中的神经酰胺直接与组织蛋白酶D作用并使之活化，然后促凋亡蛋白Bid可能被裂解活化。aSMase活化的机制暂不明。有些研究指出，aSMase活化与氧化应激或硝基化应激有关；紫外线辐射活化aSMase的实验证明，aSMase磷酸化是因应答PKCδ的活化。

nSMase活化与几种炎症细胞因子和应激刺激有关。对nSMase2信号途径的研究发现，该酶被IL-1或TNF-α活化后，介导IL-1的信号转导效应（JNK磷酸化）和影响TNF-α的基因诱导效应（涉及内皮一氧化氮合成酶）。还报道nSMase2介导TNF-α诱导的细胞黏附与迁移；涉及β-淀粉样肽的细胞毒性作用。当细胞融合时该酶活性长期被诱导，提示细胞接触引起细胞周期阻断与nSMSase 2活化有关。对nSMSase 2的活化机制不甚明了。发现TNF-α以p38 MAPK活化依赖的机制诱导nSMase转移到质膜。

SMase水解膜中的SM为神经酰胺。神经酰胺也由丝氨酸及棕榈酸合成。神经酰胺不与鞘糖脂和胆固醇共存，而是独自形成富含神经酰胺的膜微区，因此改变了脂筏成分。神经酰胺诱导的侧向脂分离有明显的膜蛋白效应。由于脂微区成分的改变和蛋白与脂的亲和力，有些蛋白如Fas和CD40便补充到神经酰胺微区。富含神经酰胺的膜微区形成，导致脂筏微区改变的另一个后果是某些蛋白补充到受体复合物上，使受体酪氨酸激酶信号转导改变。如应激性刺激活化SMase，生成神经酰胺并形成富含神经酰胺的膜微区后，膜窖蛋白1（见后）补充到脂筏中与磷酸肌醇3-激酶（PI3K）连接的受体复合物上。原肌球蛋白相关的激酶A（Trk A）为单跨膜分子，表达于发育阶段的神经系统，有重要功能。Trk A被神经生长因子（NGF）活化。然而在应激情况下，NGF虽不存在，Trk A可被神经酰胺活化。这是由于Trk A补充到缺乏胆固醇的神经酰胺微区，并自行二聚化，Trk A在质膜中达到足够高的浓度时便自活化。此外，神经酰胺诱导Kv1.3通道活性抑制。中枢神经系统轴索上的Kv1.3通道存在于脂筏，其功能是调节神经的电活性。富含神经酰胺的微区形成后，便将Srk-样酪氨酸激酶（SFK）补充入该微区，并使其与通道连接。SFK引起Kv1.3磷酸化，因此通道活性被抑制。神经酰胺有诱导膜成孔、使膜通透性增加的效应。Colombini M（2010）报道，在凋亡早期，线粒体神经酰胺水平增高。不需任何其他蛋白，神经酰胺在线粒体外膜自我装配成大而稳定的桶形通道，为蛋白释放及启动凋亡准备了条件。如果神经酰胺在质膜形成跨膜通道，使Ca^{2+}和其他离子进出细胞改变，将会影响酶的活性。由于神经酰胺聚集，膜曲率的改变致使膜中酶的三维结构改变，也将影响酶活性。

细胞水平与离体实验表明，神经酰胺能与某些蛋白直接作用，如神经酰胺活化 Ser-Thr-磷酸酶（CAPPs，如 PP1 和 PP2A）。神经酰胺活化 PKCδ，Ras 激酶抑制蛋白和组织蛋白酶 D。活化的 PKCδ 与膜电位的调节、蛋白激酶 B（AKT）的抑制和促凋亡功能有关。组织蛋白酶 D 是溶酶体中的神经酰胺的特异标靶，因此可将溶酶体 aSMase 的作用与凋亡的线粒体途径偶联。

（2）鞘氨醇

许多文献涉及"鞘氨醇激酶 1—1-磷酸鞘氨醇—1-磷酸鞘氨醇受体（SK1-S1P-S1PR）轴"参与的多重信号转导。

神经酰胺酶（ceramidase，CDase）移出神经酰胺的脂酰基，形成（神经）鞘氨醇，根据酶反应的最宜 pH 环境，CDase 有酸性（aCDase）、中性（nCDase）及碱性（alkCDase）三类。在水解 SM 时 aSMase 与 aCDase 是连续作用的，二者的表达与活性也是相互调节的。应激性刺激如 TNF-α、紫外线照射和电离辐射都能激活 aCDase。aCDase 需要荷负电的溶酶体脂质与鞘脂质活化蛋白（saposin）作为辅助因子，才能有效地水解神经酰胺。aCDase 超表达与肿瘤浸润和细胞免于死亡有关；缺失 aCDase 则导致神经酰胺蓄积（Farber 病）。nCDase 是个糖基化蛋白，高表达于肾、肝、心和小肠。nCDase 可被分泌到肠腔，以助鞘脂质的分解消化。nCDase 与 aCDase 都附着在质膜上，催化部位暴露在肠腔。在生理学上，IL-1β 以及其他细胞因子增加该酶活性甚至促进其合成，其效果是防止细胞因子诱导的细胞死亡。人类 alkCDase 包括由三个不同的基因表达的蛋白（ACER1、2 和 3），分布在内质网、高尔基复合体、胎盘及其他组织。ACER1 介导人角质细胞的分化，ACER2 在肿瘤细胞中上调，并促进其增殖与存活。

鞘氨醇激酶 1（SK1）催化鞘氨醇为 1-磷酸鞘氨醇（S1P）。SK1 位于胞质、胞内囊泡、内质网/高尔基复合体，也进出胞核（SK1 具有两个核定阈信号，NLS）与中心体。因此在胞内多个区室 SK1 调节 S1P 生成。SK2 也分布在胞内各个区域，胞核（SK2 有一个 NLS），中心体和胞质/胞内囊泡。在胞内各区室 SK1 和 SK2 在临近效应分子部位促进 S1P 产生，使得通过 S1P 诱发的信号转导区室化。生长因子和细胞因子都能活化 SK1，导致 S1P 水平一过性地增高数倍。例如，基因敲除实验揭示，SK1 参与 TNF-α 诱导的 COX-2 活化、黏附因子生成和内皮细胞一氧化氮合成酶活化。敲除 S1P 磷酸酶或 S1P 裂解酶则前列腺素合成增加，并伴有 S1P 水平增高，说明 S1P 是 SK1 唯一的效应介导因子。活化过程需要 PKC、磷脂酶 D 和（或）胞外信号调节激酶（ERK）MAPKs，这些都作用在 SK1 上游。经此途径生成的 S1P，借助于 ABC 转移蛋白 ABCC1，由细胞内叶转移至胞外。S1P 一旦在胞外，便与 S1P 受体以高亲和力结合，启动典型的 GPCR 信号转导。

关于 S1P 的生物学效应及其受体前面已有叙述。

（3）鞘磷脂与肿瘤

综上所述，许多鞘磷脂衍生的生物活性脂，在各种细胞学过程中（如细胞增殖、分化、衰老、凋亡等）表现出多方面功能。其中的神经酰胺诱导细胞凋亡；而 S1P 诱导细胞增殖。因此，以鞘磷脂代谢为标靶，发展新的肿瘤化疗药物，以及增进肿瘤治疗效果的辅助性药物，是当前药物治疗肿瘤的一个方向。例如，发展合成神经酰胺类似物、鞘氨醇激酶、催化神经酰胺代谢或转变为其他小分子的酸性神经酰胺酶，以及 S1P 受体拮抗剂等，达到上调促凋亡功能、下调促增殖作用的目的。若将传统的细胞毒性药物治疗，与防止神经酰胺转变为 S1P、增加前者浓度方法并用，可能是最有效的。

二、膜蛋白

膜蛋白以各种形式与膜脂结合并具有重要功能。以下对于膜蛋白的大致分类和目前对于膜蛋白的研究概况分别叙述。

（一）膜蛋白种类

膜蛋白极其多种多样。根据传统习惯，按蛋白质在膜上的位置及其与膜的结合可分为外周蛋白（peripheral protein）和内在蛋白（integral protein 或 intrinsic protein）。外周蛋白是指膜表面上的蛋白质；内在蛋白是镶嵌在脂双层中的蛋白质。实际上这两种蛋白的区分只是由于蛋白质的分离手段不同。外周蛋白是指那些容易从膜表面洗脱的蛋白，如线粒体内膜上的细胞色素 C 与红细胞膜中的血影蛋白（spectrin）等骨架蛋白。内在蛋白是指那些必须用表面活性剂或有机溶剂解除膜脂与膜蛋白的相互作用才能得到的蛋白，如各种 ATP 酶、通道蛋白、膜受体等。许多内在蛋白肽链的胞外部分都与糖连接，成为糖蛋白（如红细胞的血型糖蛋白）。糖蛋白与糖脂上的糖链（尤其是唾液酸）是细胞表面负电荷的主要来源。细胞内膜系也有糖蛋白。

20世纪80年代发现一种由一个分子的 PI 与一个聚糖成分和一个乙醇胺连接的蛋白，也就是蛋白质分子通过乙醇胺-糖链连接到 PI 上，形成"蛋白质-糖-磷脂"复合物，称为糖基磷脂酰肌醇连接蛋白［glycosyl phosphatidyl inositol（GPI）- linked protein］。这类膜蛋白包括细胞黏附因子、免疫球蛋白超家族、受体、补体调节蛋白、酶等。GPI 连接蛋白分布极广，由原核生物到哺乳动物的血液、各脏器的膜结构中均有。该蛋白的翻译后修饰见后述。由于蛋白通过糖链"锚"于 PI，使其运动性增大，使有限的蛋白质分子可接触大量配体，发挥生物学效应。然而，GPI "锚"的存在似乎也施予蛋白质构象上的局限性，蛋白被释放可能改变 GPI 连接蛋白的构象及催化活性，因而提示经特异磷脂酶水解后，GPI 连接蛋白由膜表面释放可能对其在表面的表达和功能的调节起关键作用。GPI 连接蛋白具有重要的生理功能。该蛋白为脂筏的标志（见后）。

还有一种既不属内在蛋白与外周蛋白，亦非胞质蛋白，它们在脂双层内表面可逆地与膜脂相互作用，称为双向性蛋白（amphitropic protein）。这类蛋白包括血液凝集要素、NOX 家族成员、癌基因产物及细胞骨架蛋白等。根据所在细胞活性，它们以可溶性形式存在于胞质，又可与脂双层疏水部分接触。这类蛋白可逆性地与膜作用与脂修饰有关。上述几种蛋白，将在本书各章节中出现。

（二）膜内在蛋白质的三维结构研究

膜内在蛋白质在膜蛋白中含量最高。基因组学揭示，原核细胞和真核细胞 1/4～1/3 的基因编码为内在蛋白。解析膜内在蛋白质的三维结构是阐明其功能的基础。目前对蛋白质的三维结构测定已取得较大进展。据布鲁克海文蛋白质数据库（protein data bank，PDB 库）收录的生物大分子三维结构高分辨解析的数量，到 2013 年 2 月 12 日，生物大分子三维结构解析总数 88170 个蛋白质，其中膜蛋白有 5765 个。若与 10 年前 2003 年 2 月 17 日（其相应数分别为 24358 个与 132 个）比较，总蛋白、特别是膜蛋白三维结构解析速度都在快速增长，但膜蛋白解析数量相对少得多，说明解析膜蛋白结构的难度较大，但解析膜蛋白的技术进展更大。例如，GPCRs 是最大的受体超家族，约占人类基因 4%。据 Katritch V 等

(2012) 报道，人类有 800 余个不同的 GPCRs 蛋白。继 1984 年解析了第一个膜蛋白之后的 15 年，才得到 GPCRs 中的一个即视紫红质受体的高分辨解析。然后有 β1-肾上腺素能、β2-肾上腺素能、A2A 腺嘌呤、趋化因子 CXCR4、多巴胺 D3 和组胺 H1 受体相继得到高分辨解析。

研究蛋白质三维结构所用的主要手段是 X-射线晶体学、核磁共振（NMR）和电子晶体学。X-射线晶体学是获得膜内在蛋白三维结构的主要手段，该技术可高分辨（<0.35nm）解析任何分子质量蛋白质的三维结构，但事前必须做很多繁复的准备工作，从蛋白质表达、蛋白质工程、提纯、重组，直到获得高质量的蛋白质单晶，而且每个步骤决不能沾染任何其他成分。由于膜蛋白表面的疏水性及在膜上取向的不均一性，使其三维结晶十分困难，因此目前也用膜蛋白二维晶体的电子晶体学方法。由于膜内在蛋白疏水-疏水相互作用，较易形成小面积的很薄的二维晶体，因此可在电子显微镜下做电子衍射，以确定蛋白质三维结构，但其分辨率较差（>0.8nm）。NMR 检测要求蛋白是水溶性的，且分子量需<30 000，因此几乎全部膜内在蛋白难以用 NMR 解析。总之，解析膜内在蛋白三维结构艰巨而困难重重。其原因可归纳如下：①生物膜中蛋白含量甚低；②膜内在蛋白由膜分离、纯化后不稳定，将蛋白周围脂质去除后膜蛋白往往变性，丧失功能；③膜内在蛋白生长为有序的二维及三维晶体困难。

鉴于膜内在蛋白生长为三维晶体困难，便寻找其他方法解决蛋白质三维结构。例如使膜蛋白在人工脂环境中成长为晶体；Lee AT 等（1998）用与同系蛋白比较来解析机械敏感离子通道三维构象等。然而，只根据基因组学和蛋白质组学资料，根据已知序列及三维结构的蛋白质，推断与之序列相似、但未知三维结构的蛋白质构象是不可取的。因为虽然蛋白质的氨基酸序列不同，可能会折叠为相似的三维结构。如拟南芥属质膜 H^+-ATP 酶 AHA2 和兔 Ca^{2+}-ATP 酶 SERCA1a 序列相似程度甚低（20%），但这两个蛋白质的折叠（包括跨膜微区）确很相似；酵母和人的 mRNA 输出因子分别为 Mtr2 与 p15，它们几乎没有序列上的相似性，但有类似的构象。因此解析膜内在蛋白任重而道远。

(三) 目前膜蛋白研究概况

人类基因组、蛋白质组计划的实施，促进了膜蛋白在分子、亚细胞、细胞水平及机体内的研究。近年来膜蛋白分离技术的改进，胰蛋白酶分解形成肽段的制备，高分辨质谱的应用，使可检测到的蛋白质数量明显增高。例如 Thomas AW 等（2009）用四极杆飞行时间质谱仪［quadrupole time-of-flight（Q-TOF）mass spectrometry］和线性离子阱四极杆傅立叶变换式质谱仪［linear ion trap quadrupole-Fourier transform（LTQ-FT）mass spectrometry］检测到正常人红细胞膜中存在 340 个与膜结合的蛋白质和 252 个可溶性的蛋白质。此外，近 10 余年来，技术方法上的发展，特别是多种技术的结合，如传统的生物学技术与生物化学、生物物理学、分子技术、免疫学及特异染色技术的结合，非常有利于膜蛋白的研究。红细胞膜中的区带Ⅲ蛋白（band 3）是红细胞循环到肺中排出 CO_2 的功能蛋白，是糖蛋白，每个红细胞有 10^6 个拷贝。用冰蚀技术（亦称分子电子显微术）并结合其他方法揭示，该蛋白以 8nm 的颗粒状外观均匀地分布在红细胞膜内部。红细胞有个复杂的细胞骨架系统，它是当红细胞穿过直径小于该细胞的血管时需要变形、然后到较大血管中再恢复其双凹圆盘形的结构基础。特异的染色技术与免疫电镜术、电镜负染技术等结合，显示了红细胞复杂的骨架结构，并使构成蛋白精确定位。已知构成骨架的蛋白成分有十余种之多，然而红细胞膜蛋白质组学揭示，骨架蛋白中仍有少量的其他蛋白质存在，如肌凝蛋白、膜突蛋白（moesin）、埃兹蛋白（ezrin）和 radixin 蛋白。已知骨架蛋白通过膜蛋白与红细胞膜连接，但如何与膜脂结合却不知。这都说明对红细胞骨架系统需要再深入研究。

如上所述，对膜蛋白的深入研究步履艰难。因为在溶液中研究蛋白质功能、活性和蛋白质-蛋白质相互作用比较容易，而膜蛋白需要在膜表面装配，需要与磷脂，甚至需要与磷脂及金属离子相互作用才能表达其功能。因此，即使膜蛋白结构已得到高分辨解析，也需要在膜脂和其他有关蛋白存在的环境中解析其功能。这在以下各章中将有较详尽的阐述。

第二节　生物膜结构与功能

一、生物膜的结构模式与脂筏概念的提出

（一）生物膜大分子结构的几种假说及脂筏概念的提出

20 世纪 30 年代，Danielli 和 Davson 提出膜的片层假说，即两层脂分子构成膜的中间部分，蛋白质覆盖在双层脂的外表面，形成蛋白质－脂质－蛋白质三片层。1957 年，Robertson 根据用电子显微镜及 X-射线衍射技术对神经髓鞘的研究提出"单位膜"，即一切生物膜都具有三层结构，在电子显微镜下呈现为两条暗线中间夹一条明线、即"两暗夹一明"的图象。约 2nm 的暗线代表蛋白质，3.5nm 的明线是脂质。Robertson 还提出，被覆于磷脂表面的蛋白质（即暗线）为 β 构象，与磷脂的极性端呈非共价结合。20 世纪 60 年代初，Sjöstrand 为代表的一部分学者提出膜的球状分子团学说。他们认为膜是以磷脂分子为核心的、排列成球状的集合体，即一个个磷脂球按一定方式排列，集聚在一起形成膜。蛋白质充填在磷脂球之间。Sjöstrand 等人提出的这种生物膜结构模式解释了膜的通透性。

1972 年，Singer SJ 和 Nicolson GL 提出了生物膜的液态镶嵌模型（fluid mosaic model），即构成生物膜的脂质排列为双层，大部分蛋白质分子镶嵌在脂双层中间。生物膜的主体是脂双层，脂随机地、均质地排布，成为细胞屏障，而镶嵌于其中的蛋白质执行生物膜功能。若由高处俯瞰膜平面，把膜认做脂的海洋，其中一片片漂浮着的冰山为膜蛋白。该模型提出蛋白质镶嵌于连续的脂双层中，蛋白质与脂分子既有亲水作用，也有疏水相互作用。生物膜结构的液态镶嵌模型提出后，数十年来一直得到多数学者的支持，但也不断被质疑。通过多种技术研究发现，膜脂在双层中的分布是不随机的，膜脂不是海洋，不是均质的。膜脂也主动参加代谢。根据生物膜各种脂的性质，一些学者提出有些脂在膜中形成侧向微区（domains），这些脂微区主要由紧密结合着的鞘脂质、胆固醇和少量甘油磷脂组成。由于鞘脂分子彼此之间，以及与胆固醇之间的亲水及疏水相互作用，便把这些脂分子紧密结合在一起。鞘脂与胆固醇的相互作用是形成微区的基础。这些微区如同处于甘油磷脂海洋中的"筏"。因此在 20 世纪 90 年代末提出了生物膜结构的"脂筏（lipid rafts）"假说。

（二）脂筏的分离与提取

提取脂筏的经典方法是用非离子去垢剂处理生物膜。常用的非离子去垢剂首先是 Triton X-100（TX-100，文献中将用 TX-100 提取的脂筏称为 Triton 筏，TX-100 筏），还有 NP-40、CHAPS、Lubrol WX、Brij 98、吐温 20（Tween 20）等。脂筏中有大量胆固醇，用非离子去垢剂提取时，脂筏不溶解于去垢剂，因此脂筏又称为"抵抗去垢剂的膜，

DRMs"、"Triton-不溶解的膜"、"Triton-不溶解的漂浮层分"、"脂Lo相"、"脂微区"等。

用TX-100分离脂筏的过程，首先将细胞置于含有1% TX-100的4℃缓冲液中，匀浆裂解后，蔗糖密度梯度离心，脂筏悬浮于上部。用不同去垢剂分离得到的脂筏成分各不相同。还有不用去垢剂分离的方法，如将全细胞置于pH 11的碳酸钠缓冲液中以除去膜周缘蛋白，超声裂解细胞后，再经不连续的蔗糖梯度离心，脂筏主要位于5%和35%的蔗糖界面。细胞内膜系也有脂筏，用上述方法制备的脂筏来自质膜与细胞内膜两部分，因此学者们改进了分离质膜脂筏的方法，即先弃胞核，再通过改变Percoll梯度的pH和离子成分，将质膜与高尔基复合体、内质网、线粒体等分开。对所得到的质膜用声波裂解，质膜脂筏便漂浮在Opti-Prep连续梯度的上部。用该方法能得到较纯的质膜脂筏。

Triton筏富含胆固醇与鞘脂质，缺乏甘油磷脂。如在MDCK细胞，在其TX-100不溶解的低密度膜层分的囊泡中，有32 M%的胆固醇与14 M%的SM，而全细胞中仅有12 M%的胆固醇与约1 M%的SM。去垢剂抵抗的膜层分也含有较多的糖脂，如神经节苷脂和硫酸脑苷脂。非去垢剂分离的脂筏含有乙醇胺缩醛磷脂及花生四烯酸，而Triton筏中多不饱和脂肪酸甚少，PE与带负电荷磷脂也少，因此推测Triton筏中脂质多属于质膜外叶的脂成分。两种分离方法产生的脂筏脂成分差别，提示脂筏脂质也呈不对称分布，Triton筏是选择性地保留了脂筏的外叶脂。用高分辨质谱分析RBL-2H3肥大细胞的Triton筏磷脂脂肪酸成分，其中60%的脂肪酸无双键或仅有一个双键，而该细胞质膜的磷脂脂肪酸中，饱和脂肪酸与一烯酸占50%，也说明Triton筏的膜组分中，较多的饱和脂质来自膜外叶。因为外叶每分子SM的双键平均数为0.1～0.35，每分子PC为1.1～1.5，而膜内叶每分子磷脂脂肪酸的双键平均数≥2。

脂筏中的蛋白质包括受体、偶联蛋白、酶及其相关底物等，即脂筏蛋白大都与信号转导功能有关。有些蛋白并不固定位于脂筏，而是当细胞活化或接受刺激时，它们由膜的其他部位或由胞质来到脂筏。脂筏有细胞的特异性，同一种细胞中存在多种脂筏。不同细胞脂筏中的蛋白质不同。

脂筏中的成分与分离方法有关，不同去垢剂分离的脂筏脂质和蛋白质成分不相同。例如，GPI-连接蛋白总是在Triton筏中。当用Lubrol WX分离脂筏时，在MDCK细胞顶部微绒毛上的脂筏中有一种蛋白prominin，该蛋白溶于TX-100，因此它不存在于Triton筏。用Tween 20和Brij-98提取分离时，抵抗去垢剂的膜中主要含有富含甘露糖的蛋白质，这些蛋白质位于细胞顶部。而TX-100或Lubrol特异的DRMs主要含有经高尔基复合体处理过的或成熟的蛋白。Tween 20-DRMs和Lubrol-DRMs主要含有PC和PE，而缺乏TX-100-DRM所富含的胆固醇和鞘脂质。Tween 20-DRMs中的脂成分与内质网的脂质一致，即脂含量高，缺乏鞘脂质，胆固醇也少。

用TX-100与Lubrol分离脂筏都不是在生理情况下进行的，容易出现原来分开着的脂筏融合在一起的假象。用Brij-98分离脂筏可在37℃时进行。用Brij-98分离小鼠胸腺细胞得到的70nm囊泡中，主要蛋白成分是T细胞受体（TCR）信号转导启动机构，即TCR-CD_3复合物、Lck、ZAP-70激酶等共居于脂筏，分离的囊泡仍有启动信号转导的功能。

（三）生物膜结构的脂筏假说

对于脂筏的结构、性质和行为的认识，有Simons K等（1997，in Nature）提出的、以及Anderson RG等（2002，in Sincece）提出的两种模式。

1997年，Simons等第一次正式提出生物膜表面存在脂筏。Simons等认为，脂筏是富含胆固醇和鞘脂质并连接着相关蛋白的很小的结构。鞘脂质的主要成分是 SM。胆固醇的固醇环与 SM 分子中的神经酰胺相互作用促进了这两种分子间的侧向结合，因而形成脂双层中的微区。其中体积小的胆固醇分子"填充"在鞘脂质间的空隙，起到稳定微区的作用。当膜执行运输功能和信号转导活动时，脂筏作为蛋白质附着的平台。以 Simons 为代表的学者们对脂筏的认识来自对人工膜的研究。由于组成人工膜的多种磷脂的相变温度不同，在一定温度下，便有凝胶相与液晶相的相分离。若加入适量胆固醇，便出现液-序（Lo）相。Lo 相特点是磷脂乙酰链有序。其周围甘油磷脂为液-无序（Ld）相。用荧光染料标记脂，用荧光显微镜观察人工膜表面，可见彼此分开着的 Ld 相与 Lo 相的直径都在 200nm 以上。Lo-Ld 相分离侧向分隔了 GPI-连接蛋白。例如曾发现 30% GPI-PLAP（胎盘碱性磷酸酶）掺入脂囊泡的 Lo 相。

当细胞接受刺激时，导致一些膜微区成分的共价或非共价交连，形成上百微米的脂微区。Gomez-Mouton C 等发现，当吞噬细胞活化时，细胞出现两极，在细胞前沿与后端形成两个大脂筏。Gulbins E 等提出多种刺激因素（如 CD95、CD40、感染、X 射线）都能激活 aSMase，并使其迅速出现在质膜外叶，催化脂筏中的鞘磷脂水解，释放神经酰胺。神经酰胺自发聚集而驱动脂筏连接，因此神经酰胺起着使"关闭状态"的小脂筏融合为大的信号转导平台的作用。上述所见似乎支持 Simons 等人的脂筏假说。然而在上述情况下，细胞都伴有应答反应。

2002 年，Anderson 等提出脂筏的壳假说（Sell hypothesis）。他们认为脂筏只是某些能与脂相互作用的蛋白质（如 GPI-连接蛋白）周围包围着脂，在膜表面形成的"脂壳"。例如，Thy-1，属 GPI-连接蛋白，分子量 25kD，密度为 1.37g/ml，用 TX-100 提取，应分布在 38%～5% 的蔗糖梯度的底部，然而该蛋白质却悬浮在上面。Anderson 等人的解释是，因约有 80 个胆固醇-鞘脂质分子环绕在一个 Thy-1 分子周围，足以降低该蛋白质的密度。因此用 TX-100 提取时，在蔗糖梯度的悬浮部分是结合在脂壳上的蛋白质。80 个胆固醇-鞘脂质分子构成的壳的直径约 7nm。如此般大小的包围着蛋白质的脂壳，能在膜平面以很高的速度侧向扩散，无需与周围的脂形成相分离。总之，脂壳假说的核心为：脂筏实际上是脂壳构成的、极小的、存在时间极短的膜结构，其形成是蛋白质倾向与某种脂结合的结果。

Simons 等提出的"脂筏"概念只是根据有些膜组分在去垢剂中不溶解，以及甲基-β-环化糊精对胆固醇的提取。Anderson 等人提出脂筏的壳假说也是对生物膜以去垢剂分离、提取为基础。当时的学者用免疫荧光显微术和免疫电镜术未能直接看到活细胞表面的脂筏；用荧光共振能量转移（fluorescence resonance energy transfer, FRET）技术也未能精确测出活细胞表面脂筏大小。因此在未接受刺激的活细胞中脂筏是否真实存在，如果脂筏存在，其大小、稳定性及其与蛋白质的关系等，曾一直存在疑惑。要证实活细胞表面存在脂筏，需要发展研究生物膜的物理学新技术。因此在当时，脂筏处于技术上的瓶颈。

10 余年来，由于新技术方法的涌现，使人们能触到动态的膜，真切地看到膜微区。如 Sharma P 等（2004）用 FRET 和荧光偏振各向异性方法，第一次揭示 GPI-连接蛋白，以及其他种类的脂修饰蛋白构成的胆固醇-依赖的纳米微区的存在。单粒子追踪技术也证实动态的纳米微区真实存在，但静止的脂筏仅包含几个脂筏蛋白分子。Pinaud F 等（2009）将双色全内反射荧光显微术（dual-colour total internal reflection fluorescence microscopy, TIRFM）与单量子点追踪（single quantum dot tracking）技术结合，以荧光标记的人 CD14 受体（CD14 受体为脂筏-结合的 GPI-连接蛋白）为探针，探测该蛋白胆固醇-依赖的扩散行为。他们观察到荧光标记的 CD14 受体不停地进入与离开细胞表面富含神经节苷脂 GM1 的微区（GM1 是构成脂筏的鞘糖脂）。荧光相关光谱技术（fluorescence correlation spectroscopy，FCS）可探测活细胞表面的膜蛋白行为。利用 FCS 技术，Lenne P 等（2006）发现，蛋白质和脂进入并参与装配成稳定性只有 10~100 ms 的胆固醇-鞘脂质微区，或是离开该微区。百闻不如一见。超脱光衍射限制分辨率的一系列超分辨光学显微术，如近场扫描光学显微术（NSOM），受激辐射光淬灭（stimulated emission depletion，STED）显微术，光活化的定位显微术（photoactivated localization microscopy，PALM），随机光学重建显微术（stochastic optical reconstruction microscopy，STORM），特别是原子力显微术（atomic force microscopy，AFM），为观察及研究生物膜脂筏提供了极好的条件。Eggeling C 等（2009）用 STED 方法观察生理情况下的活细胞表面，看到不断扩散着的、荧光标记的单个鞘脂质和 GPI-连接蛋白。他们发现被标记的脂和蛋白分子在极短时间（10~20 ms）内被阻滞于直径≤20nm 的胆固醇-依赖的分子复合物范围内。Zhong L 等（2009）将 NSOM 与量子点（quantum dots）技术结合，直接看到 T-细胞活化时，CD3-诱导、以及 CD28-促进 T-细胞受体形成纳米簇。Orsini F 等（2012）用 AFM 观察人乳腺癌细胞株（MDA-MB-231）的脂筏。他们用 TX-100 分离脂筏，制备脂筏结合蛋白 flotillin 抗体。AFM（敲击模式）成像揭示，面积为 1~3μm^2、高度（比周围脂）约 4nm 的微小区域可被 flotillin 抗体识别。Orsini F 等提出这些微米微区便是脂筏，并以此证明在 MDA-MB-231 细胞表面存在脂筏。

总之，学者们用多种技术方法探测，发现在活细胞表面脂筏仅约 10nm。按其大小，也只能容下 3~4 个蛋白质分子。例如，Hancock JF 研究组（2005）将免疫电镜术与计算机模拟结合，发现在活细胞质膜上约 30% 的 Ras 聚集成簇地存在于胆固醇依赖的脂微区，70% 以单体存在于微区外。对免疫金颗粒的成像认真校准后，得出脂筏直径与 Ras 簇大小分别为 11nm 与 6nm。因此 Hancock 等提出，质膜上的 Lo 微区约 10nm，存在时间约 0.1 ms，极不稳定。Hancock 等在多篇文章中强调，在生物膜表面脂筏就是这种不稳定的小 Lo 微区。在活细胞中不可能、事实上也未检测到大的 Lo 微区存在。许多小而不稳定的 Lo 微区扩散时碰撞，可能融合为较大的 Lo 微区，如果蛋白-蛋白相互作用或交联，也可能形成相对稳定的较大微区，如同 T-淋巴细胞信号转导微区。

若把诸多学者的见解综合并概括起来，认为生物膜的二维平面不是均质的，存在无数脂微区。脂微区的性质为：①直径约 10nm，存留时间约 0.1ms，是动态结构。这些不稳定的微区可因蛋白的参入被稳定住。②蛋白质对于膜微区的形成起主动作用。参入膜微区的只是一部分聚集成簇的蛋白，后者主动地进入或离开微区。

总之，在生物膜结构发展史中的"脂筏"一词，与"膜微区"已成同义语。它是个在质膜上快速扩散着的实体，其大小与成分随细胞机能活动而变化着。

（四）膜窖及膜窖蛋白

1953 年，著名形态学家 Palade GE 用透射电镜观察胆囊上皮，看到细胞表面有一些直径 50~100nm 的瓶颈样凹陷，称其为"caveolae"（图 1-12）。尔后，在多种细胞和组织都证实有这种结构存在。Caveolae 表面占据质膜的很大一部分面积，如占平滑肌细胞总质膜面积的 18%。内皮细胞 caveolae 特别丰富，平均每平方微米约有 73 个 caveolae。目前有学者将 caveolae 翻译为"膜窖"。20 世纪 90 年代，证实这种结构的标志蛋白为膜窖蛋白（caveolin），同时也认识到其主要功能是信号转导的枢纽，是整合胞外信号与胞内信号转导途径的信号小体（signalsome）。多数学者认为膜窖是脂筏的一种，膜窖是含膜窖蛋白以及在电子显微镜下具有特异结构的脂筏。也有些学者认为脂筏与膜窖是两种不同的结构实体，是两类不同的富含胆固醇/鞘脂质的微区，在结构、稳定性和组成蛋白方面都有差别。一切细胞都有脂筏，但不一定有膜窖。肌细胞、血管内皮细胞、脂肪细胞和成纤维细胞富含膜窖。在淋巴细胞和肝细胞未见膜窖。在大多数神经细胞中，膜窖含量甚少，或未见膜窖，但脑星状细胞、寡突胶质、雪旺细胞、背根神经节和海马神经元中存在膜窖。在功能上，脂筏与膜窖可能都资助细胞信号转导，但是膜窖的功能更复杂。相对于脂筏，膜窖的结构似乎稳定些。

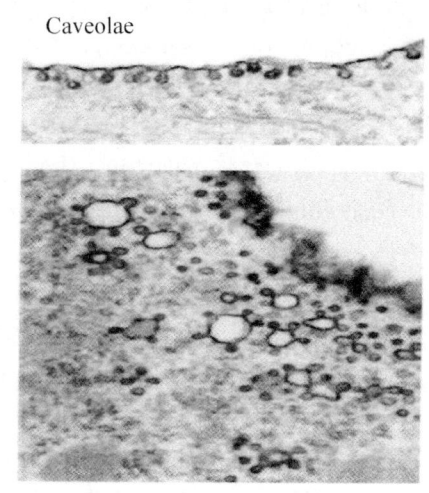

图 1-12　电镜下的膜窖（引自 Parton RG，Simons K 2007）

分化的 3T3-L1 脂肪细胞表面的膜窖，有些膜窖围绕在与表面连接的大泡周围。质膜用电子致密物质标记

膜窖蛋白（caveolins，Cavs）（图 1-13）是个高度结构性的多功能蛋白，是个能与胆固醇结合的膜内在蛋白，对 Cavs 功能的认识远未完成。Cavs 对于维持膜窖特有的形态起重要作用，对于整合和调节信号蛋白分子入膜窖起支架作用。在膜窖中，Cav 1 以 12～18 个单体装配成同寡聚体。Cav 3 也同样。

Cavs 家族有三个成员：Cav 1（两个异构体，α 和 β）、Cav 2（三个异构体，α、β 和 γ）与 Cav 3。Cav 单体分子量 22～24 kD；Cav 3 最小，Cav 1 最大。基因敲除实验表明，Cav 1 与 3 对膜窖形成重要。每个膜窖含有 100～200 个 Cav 分子。Cav 1 和 2 共表达于哺乳动物的各种组织及细胞，在脂肪细胞最多，也表达于肺、心和横膈膜，并存在于胞内各种富含胆固醇的膜中（脂滴、内吞小体和高尔基复合体等）。无 Cav 1 时，Cav 2 保存于高尔基复合体，当 Cav 1 表达时，它再分布于膜窖，说明 Cav 2 本身不形成膜窖。但 Cav 2 并非多余，尽管 Cav 2 基因敲除的小鼠 Cav 1 表达正常及有膜窖形成，但动物出现肺高压症状。Cav 3 仅存在于骨胳肌、心肌和平滑肌细胞。平滑肌细胞还表达 Cav 1 和 2，因此平滑肌是表达三种 Cavs 的细胞。Cavs 在种之间高度保守。Cav 1 和 Cav 3 有 65% 的基因同源，以及 85% 的氨基酸序列相同。Cav 1 的转录调节通过固醇应答元件；而 Cav 3 通过肌细胞生成素与转录-2 抑制因子相互作用。Cavs 结构复杂，提示其功能繁多而重要，其结构见下述。在此仅介绍 Cav 的支架微区（caveolin-scaffolding domain，CSD）。Cav 1 和 Cav 3 分子都具有一个起支架作用（将蛋白与膜窖连接）的微区 CSD，CSD 能与各种蛋白及信号分子相互作用，如 Cav 1 结合 G 蛋白 α 亚单位（Gα）、Ras、一氧化氮合成酶（NOS）、PKC 和 PKA；在 C2C12 细胞 Cav 3 结合 Gi2α、Gβγ、c-Src、Src-

样激酶（Lyn）。在骨骼肌，Cav 3 还与神经原 NOS 相互作用。这说明膜窖具有介导各种信号分子的信号转导功能，与生命过程密切相关。举例如下：

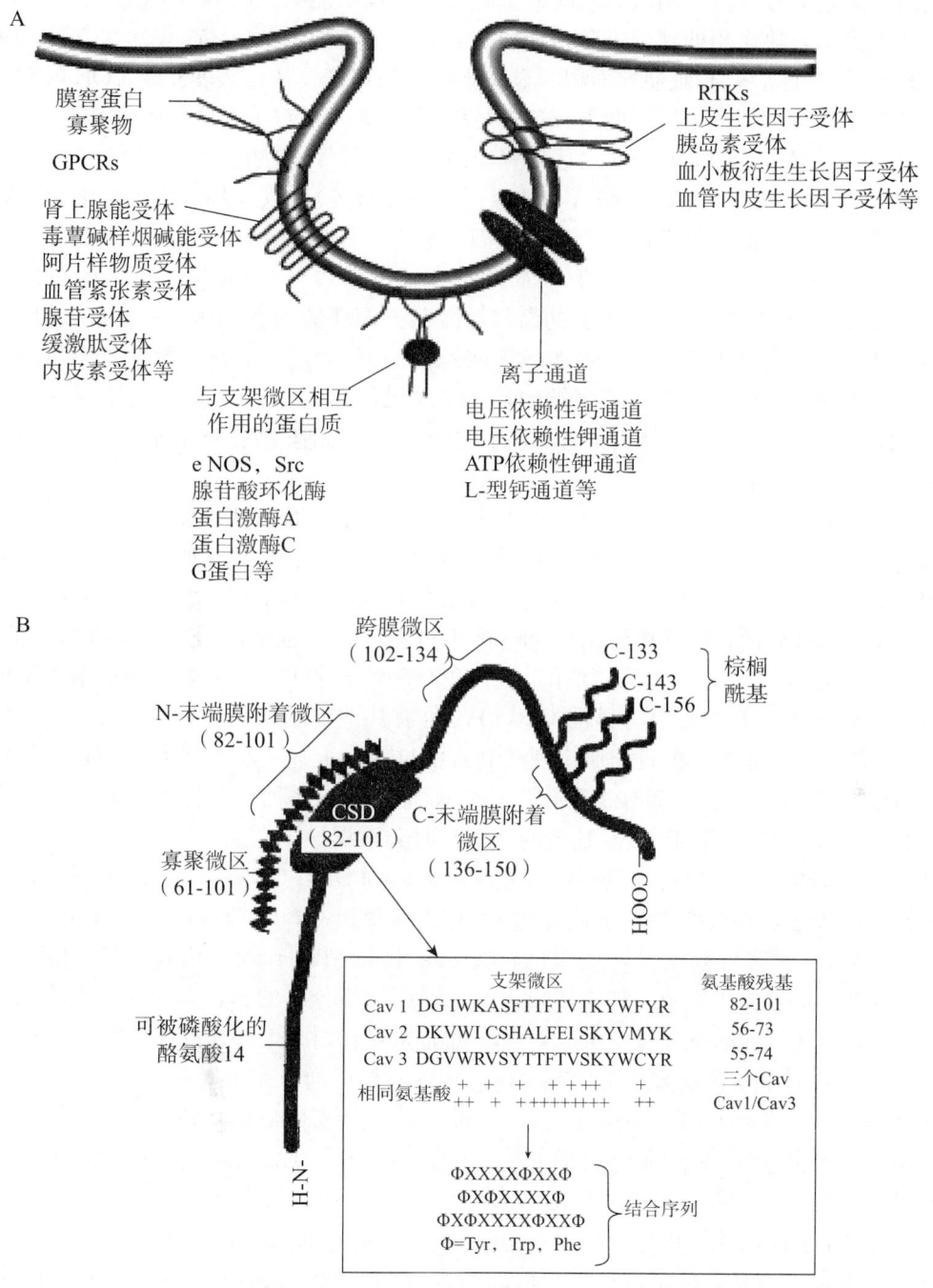

图 1-13 膜窖蛋白的结构（引自 Patel HH，Insel PA，2009）
A. 图示膜窖和结合在膜窖上的蛋白
B. 图示膜窖蛋白-1（cav-1）的结构微区

在骨骼肌细胞，Cav 3 靠近 T 管，该蛋白对 T 管发育和形成以及钙稳态的调节起重要作用。曾发现罹患各种肌病的患者都存在 Cav 3 的基因突变。Insel PA 等（2007，2008）揭示心肌细胞阿片样受体与 Cav 3 共沉淀。他们将 δ 阿片样受体激动剂给予缺血（氧）的心肌细胞，在膜窖完整的情况下，细胞得到保护。他们认为膜窖资助对缺血心肌的保护作用，可能由于它结合大量信号蛋白。用短时间缺血做缺血预处理，能减轻缺血/再灌注损伤。Insel 等用电镜图象揭示，缺血预处理促进膜窖形成。心肌细胞特异的 Cav 3 超表达（Cav 3 OE）的鼠经受缺血/再灌注后，心肌梗死面积明显减小，且损伤恢复快。表明 Cav 3 OE 鼠类似于经过缺血预处理的野生型动物。因此 Insel 等认为，Cav 3 表达对于心肌保护是必要而充分的。他们进一步研究揭示，增加 Cav 3 表达依赖于磷脂酰肌醇 3-激酶。

Cavs 也存在于缺乏膜窖的细胞（如神经元和白细胞等），以及具有膜窖的细胞（如心肌细胞和成纤维细胞）的非膜窖区，但其功能尚未确定。例如，Scriven Dr 等（2005）发现在心肌组织中，Cav 3 位于质膜和 T 管-肌质网结合部位，并与 ryanodine 受体共沉淀；Pelkmans L 等（2004）发现，Cav 在细胞的高尔基区和再循环的内吞小体中；神经元没有膜窖，但表达三种 Cavs。学者们认为，在神经元 Cavs 充任神经介质信号复合物的支架与调节神经元柔韧性的作用。白细胞也缺乏膜窖结构，在牛淋巴细胞，Cavs 表达于内质网-高尔基区。在 T-细胞，Cav 通过调节细胞表面诸多分子之间、以及细胞-细胞间相互作用，积极参与免疫应答与 T-细胞活化。

Mc Murry CT 等（2006）用 siRNA 干扰技术破坏小鼠脑胶质细胞的 Cav 1，因此破坏了许多与运动控制有关的神经介质信号转导，动物脑重量变轻，出现肌无力及步态异常，说明脑胶质细胞的 Cav 1 对于维持小鼠脑功能有重要作用。Sessa WC 等（2007）报道，敲除 Cav 1 基因小鼠可存活，但其血管结构 NO 产生过多，肺动脉平滑肌收缩力降低，低血压，肺动脉高压，心肌肥厚及心肌病。给予重组内皮细胞特异的 Cav 1 后，除肺泡增生不能完全恢复外（因缺乏气管上皮细胞特异的 Cav 1），动物其他症状消失。Oshikawa J 等（2004）发现，Cav 3 基因敲除的小鼠骨骼肌出现胰岛素抵抗等。上述一切说明 Cavs 对于信号转导、生长调节以及各种生命过程都有重要作用。然而需指出，这种整体性的（非某个器官的）、生命全程的 Cavs 消失，对于 Cavs 功能的认识有时会被误导。

值得注意的是 Cav 1 也有促进癌瘤发展作用。Liu PS 等（2008）发现，在转移的前列腺癌中 Cav 1 超表达，并被癌细胞分泌到胞外。作者用重组 Cav 1（rcav 1）给予 Cav 1$^{-/-}$ 内皮细胞，通过脂筏/膜窖依赖途径，或以网格蛋白依赖机制将 rcav 1 内化，经 PI3K - Akt - eNOS 信号途径促进血管生成。作者提出，前列腺癌细胞分泌的、具有促血管生成因子作用的 Cav 1，引起病理性的血管过度生成，会促进前列腺癌细胞生长、浸润及转移。

综上所述，对于膜窖及膜窖蛋白在生命过程中的作用尚未完全揭示。

虽然基因敲除及转基因实验都证实 Cavs 对于膜窖形成是必须和必要的，但最近 Vinten J 等、Liu L、Hill MM 等、Hansen CG 等提出在膜窖还存在另一类重要的蛋白 Cavins。这类蛋白基因家族只限于脊椎动物。目前认为 Cavins 有四种，其中每种都在各种细胞对 Cavs 和膜窖具有不同的调节作用。四种 Cavins 的一级结构高度相关；在保守的 N-末端含有能形成卷曲螺旋的 7 个重复的疏水残基，邻近区域含有几个碱性氨基酸。这四种 Cavins 蛋白都具有提供蛋白-蛋白相互作用的亮氨酸拉链样微区，以及便于蛋白周转和磷酸化作用的 PEST 微区（富含脯氨酸、谷氨酸、丝氨酸和苏氨酸的微区）。这四种 Cavins 接受胰岛素作用后都能结合 PS 和在多个部位被磷酸化。以下简述。

Cavin-1（PTRF）分子量为 60 kDa，系转录释放因子。Vinten J 等（2001）首先发现 Cavin-1 与 Cav-1 同在脂肪组织的膜窖，含量如 Cavs 一样丰富。FRET 实验表明，在质膜

Cavin-1 与 Cav-1 十分接近，但似乎不直接相互作用。Cavin-1 不与非膜窖区的 Cav-1 相互作用。曾计算，在膜窖内 Cavin-1 与 Cav-1 大约以 1∶1 的数量存在。Cavin-1 与 Cav-1 是以胆固醇依赖的方式连接，其二者都结合到 PS 上。离体实验表明 Cavin-1 调节 Cav-1 的生物学活性，Cavin-1 超表达引起 Cav-1 增多，降低 Cavin-1 表达则降低 Cav-1 水平。这种效应类似于 Cav-1 对 Cav-2 的稳定作用。敲除 Cavin-1 的小鼠，在各种细胞中未见膜窖，认为是由于全部 Cav 蛋白不再起作用。这种动物能以正常体重存活，但出现血中三酰甘油（甘油三酯）水平增高、葡萄糖不耐受、肌肉中度萎缩等类似于 Cav-1$^{(-/-)}$/Cav-3$^{(-/-)}$ 动物表型。在丧失 Cavin-1 的细胞，质膜上 Cav-1 的寡聚物减少，其侧向运动增加并被溶酶体加速降解。说明 Cavin-1 将移动的 Cav-1 扣留于不动的膜窖，起着稳定膜窖的支架作用。

Cavin-2 的基因是血清剥夺应答蛋白（SDPR），实质为 PKCα 结合蛋白，位于膜窖。Hansen CG 等（2009）揭示，Cavin-2 直接与 Cavin-1 结合，并将其补充到质膜上。降低 Cavin-2 表达，导致 Cav-1 与 Cavin-1 的表达同时降低。Cavin-2 为 Cavin-1 和 Cav-1 蛋白稳定表达之所需，Cavin-1 与 Cavin-2 结合方能形成含有助以形成稳定膜窖结构的 Cav-1 的复合物。若培养细胞 Cavin-2 超表达，虽不增加膜窖数量，但导致膜窖形状改变，变成由质膜向下延伸的长管。说明 Cavin-2 对于诱导膜的曲率改变及膜窖形成十分必要。Cavin-2 超表达并不增加膜窖数量，Cavin-1 超表达则使膜窖数量增多。因此，虽然 Cavin-1 与 Cavin-2 相互作用，它们对于膜窖的作用似乎不同。在信号转导功能方面，Cavin-2 是 PKC 的底物，并将 PKC "拘禁"于膜窖。

Cavin-3 曾被分别视为 PKCδ 结合蛋白和 BRCA1 相互作用的蛋白。McMahon KA 等（2009）首次提出 Cavin-3 位于膜窖。Cavin-3 与 Cav-1 共沉淀。Cavin-3 在膜窖中的分布与 Cav-1 类似，Cavin-3 定位于质膜必须有 Cav-1 或 Cav-3 的存在。Cavin-3 司膜窖凹入，参与膜窖囊泡形成与调节膜窖内化。

Bastiani M 等（2009）提出 Cavin-4 是个表达于肌肉的蛋白，与 Cav-3 结合并联接到肌膜的膜窖上。由于膜窖蛋白病（caveolinopathies）患者 Cavin-4 分布起变化，Bastiani 等提出 Cavin-4 异常可能涉及膜窖蛋白相关的肌肉疾患。

脂筏/膜窖与膜骨架蛋白密切连接，例如骨骼肌细胞与神经元的脂筏/膜窖与 flotillin 相连；T-细胞表面和心肌细胞肌膜上的脂筏/膜窖与微丝、微管相连。这些骨架蛋白不但维持膜窖形态，也参与调节信号转导功能。

二、脂筏、膜窖的结构与功能，以及与疾病的关系

脂筏/膜窖参与调节细胞各种功能，包括调节胆固醇稳态、建立细胞极性、各种囊泡运输（transcytosis, endocytosis, potocytosis），以及细胞信号转导成分的装配与协调等。如果说对脂筏/膜窖结构动力学的研究没有完结，目前对其功能的认识才刚开始不久。随着研究方法的改进，对于脂筏/膜窖功能的认识越来越明确。目前受关注的是脂筏/膜窖的信号转导调节功能。

（一）脂筏/膜窖的信号转导调节功能

在介绍脂筏/膜窖对信号转导的调节作用之前，扼要地介绍一下脂筏/膜窖信号转导调节功能研究方法。

1. 脂筏/膜窖信号转导调节功能研究方法

20世纪90年代，研究脂筏/膜窖参与信号转导调节功能的方法是间接的，现在仍被沿用。将配体作用于细胞，再将细胞取下，用TX-100或用其他方法分离脂筏/膜窖。测定脂筏/膜窖与非筏质膜层分中的信号转导成分。如在生长因子作用后，发现Triton筏层分出现PDGF受体自磷酸化及其底物的酪氨酸磷酸化，而质膜层分这些变化很弱。再如用神经生长因子刺激PC12细胞，发现Triton筏层分SM水解，而质膜层分未见等，说明生长因子受体及其下游信号转导成分在Triton筏。

如前所述，胆固醇是脂筏/膜窖的主要成分，胆固醇与鞘脂质相互作用，是脂筏/膜窖的结构基础。因此移除胆固醇便破坏脂筏/膜窖的结构，其中的蛋白质便被释放到质膜。在密度梯度离心时，蛋白质由低密度层分转移到高密度层分。在胆固醇降低的细胞，膜窖蛋白移出，通过比较受体酪氨酸激酶在脂筏/膜窖中与在非筏质膜中的活性，便可推断脂筏/膜窖对信号转导的作用。降低细胞胆固醇的基本方法是用甲基-β-环化糊精（5-methyl-β-cyclodextrin，Mβ-CD）或菲律宾毒素（filipin）处理细胞。Mβ-CD能从细胞表面拆离胆固醇，将胆固醇拘禁在其疏水的空穴中。用Mβ-CD处理细胞30min，便能移除细胞中50%以上的胆固醇。菲律宾毒素是一种多烯抗生素，能与胆固醇形成复合物，破坏脂筏/膜窖结构。此外尚有用黄体酮破坏胆固醇在细胞中的运输、用胆固醇合成酶HMG-CoA还原酶抑制剂等慢性方法降低细胞胆固醇含量。如果用上述方法处理细胞，再给予胰岛素后受体磷酸化降低，胰岛素底物蛋白IRS-1和ATP枸橼酸盐水解酶活性降低，胰岛素激活的葡萄糖摄入和氧化降低等，则说明脂筏/膜窖的完整性对于胰岛素诱导的信号转导的重要性。

富含鞘脂质与胆固醇的微区在膜表面是离散的。只根据膜蛋白对去垢剂抵抗或降低胆固醇后蛋白质含量的变化，来判断哪些蛋白质居于筏、从而推测信号转导是否发生于脂筏/膜窖是不准确的。去垢剂抵抗层分中的蛋白质并不总是与脂筏/膜窖同在。用去垢剂提取不能将脂筏与膜窖分开，去垢剂抵抗层分中含有脂筏与膜窖两种结构。用去垢剂破坏细胞的方法制取脂筏/膜窖，使其物理学与细胞学性质改变等，因此单靠生化方法来研究脂筏/膜窖功能，特别是信号转导功能，就会得出许多错误的和矛盾的结论。例如，血管紧张素Ⅰ受体虽然与Cav 1共沉淀，但用免疫电镜技术证明它位于脂筏，不在膜窖。因为该受体在内质网合成后，与Cav 1相互作用，经外排途径进入质膜。Cav 1不仅存在于质膜和构成膜窖，也存在于胞内区室，起分子伴侣作用，因此会出现血管紧张素Ⅰ受体与Cav 1共沉淀现象。

如前所述，大量新技术的引用，推进了对于脂筏/膜窖及其调节信号转导功能的研究。激光扫描共聚焦显微术分辨率低，不能辨认脂微区，但若结合绿色荧光蛋白（GFP）融合技术，便可追寻信号分子的内化途径。一种由水母提取的GFP及其各种突变株（GFP样蛋白，FPs）可"标记"在各种靶蛋白上，便为在活细胞中追寻蛋白行踪提供了工具。这类蛋白由25 kD的β-桶构成，不需外界辅助因素便能发光。因此，用标准的基因工程技术和细胞中蛋白表达系统，便能将它们"标"于蛋白（即将FPs与靶蛋白融合）、细胞内的某区室（如线粒体）和组织的某一部分。FPs以非侵入性探剂广泛用于研究各种不同的生物模式，由单细胞到整个机体。由于靶蛋白被"标记"后，仍具有其原来的性质与功能，因此FPs可用来追寻靶蛋白在细胞、组织或机体，由表达、定位、移动到相互作用的每一步。由于该荧光蛋白突变株的荧光光谱覆盖人类视觉的整个波长，因此可在同一实验中，对多种靶蛋白同时给以各种颜色的"荧光标记"。例如将靶蛋白荧光"标记"后，可用共聚焦显微术观察受体及各种信号蛋白的内化途径；或以不同波长的FPs"标记"两种以上靶蛋白，根据

FERT 理论分析蛋白-蛋白相互作用。这是个研究受体与其下游信号分子相互作用的极有用的技术。

研究脂筏/膜窖微区，蛋白质组学与脂组学方法目前尚未被广泛采用，也未得出很有价值的结果。

2. 脂筏/膜窖对细胞信号转导的调节功能

信号转导的经典模式是受体在脂双层中随机扩散，激活所识别的下游信号分子。以 G-蛋白偶连受体（G-protein coupled receptors，GPCRs）信号转导为例：GPCRs 复合物包括受体分子、异三聚体 G-蛋白和效应酶三个部分。这三个部分必须相互作用，才能保证精确的信号转导。GPCR 信号转导的经典模式是受体在脂双层中随机扩散，激活所识别的 G-蛋白和效应酶。也就是依赖蛋白-蛋白之间高亲和力的相互作用选择 G 蛋白及其随后的信号蛋白。这便是被蛋白-蛋白高亲和力相互作用驱动的、GPCR 信号转导的"碰撞偶联"学说，即 GPCRs 信号转导一维论（一个受体活化一个 G 蛋白以及一个效应酶）。

事实证明，与同一 G 蛋白偶联的不同受体却能引导出不同的生理性应答。受体分子、G 蛋白和效应酶都以相当低的浓度表达在多数哺乳动物细胞中，典型的受体及效应分子，如腺苷酸环化酶浓度<10 000 分子/细胞。如若膜中的受体、G 蛋白、效应分子和其他某些关键蛋白均匀分布于膜表面，不可能产生快速而高效的 GPCR 应答。即使是高亲和力的作用，反应物也需要足够高的浓度，才能在热力学上有利于快速的蛋白构象改变和分子间的信息交换。而事实上 GPCRs-G 蛋白-效应分子的确显示出快速、极度准确的信号特征。自脂筏概念提出后，可解释为这些复合物局限于质膜微区，并能在其中移动。即膜表面低浓度的 GPCR 及其有关信号转导成分是在膜表面"选择性地区室化"。脂筏/膜窖为信号转导诸成分提供空间上与时间上的汇聚场所。

在最简单的情况下，脂筏/膜窖可视为信号转导平台，使参与信号转导的诸成分共居一所，以促进它们之间的相互作用。在这个平台中，有受体、偶联因子、效应酶及底物等。由于这些成分在一个脂筏/膜窖中，在空间上几乎没有距离，因此信号转导发生极快而有效。由于受体被局限于某一类脂筏/膜窖，而该脂筏/膜窖又含有相关的信号成分，这就保证受体只能与其相关成分接触，避免与其他信号途径成分接触，保证信号的准确性与特异性，不至于"串话（cross-talking）"。在较为复杂的系统中，在静止状态下，信号途径的某些成分被分隔在不同的筏中，或有些位于质膜的非筏区，即脂筏中信号成分不完全。接受刺激后，脂筏融合或筏外的信号成分补充入筏，使脂筏中信号转导成分齐全并相互作用，引起信号转导途径活化。

下面用几个例子说明脂筏对于调节信号转导的重要作用。

(1) 脂筏/膜窖使受体稳定

烟碱型乙酰胆碱受体（nAChR）分布在膜表面，Pediconi MF 等（2004）将胆固醇合成酶抑制剂给予细胞，破坏脂筏形成。他们发现在缺乏脂筏的细胞表面 nAChR 数量减少，但在胞质高尔基区 nAChR 浓度并行性地增高。

Hering H 等（2003）揭示，在培养的海马神经元突起部位有大量脂筏，筏中含有包括 α-氨基-3-羟基-5-甲基-4-异唑丙酸受体（AMPA）在内的许多蛋白。若降低细胞胆固醇或鞘脂质以破坏脂筏，则导致膜表面 AMPA 受体稳定性下降，未接受刺激的受体内化增多，同时出现突触和树突减少。

很多受体在膜表面成簇分布。在神经元的突触部位，由于受体的成簇分布，维持突触形状及其完整性。在运动终板的突触后膜，nAChR 接受刺激后聚集成簇。有三个分子，集聚蛋白（agrin，由运动神经分泌的一种乙酰胆碱酯酶）、肌肉特异的受体酪氨酸激酶（MuSK）和 rapsyn（在脂筏微区与 nAChR 相互作用的蛋白）对于终板的形成是绝对必要的。Zhu D 等（2006）发现，当集聚蛋白被激活时，MuSK 入筏，接着 nAChR 由质膜的非筏区移入脂筏，筏中的 rapsyn 与 nAChR 相互作用，并将后者锚定在细胞骨架蛋白上，nAChR 聚集成簇。若破坏脂筏，虽然膜表面的 rapsyn 与 nAChR 浓度没有改变，但 nAChR 不能成簇。作者认为脂筏对于 nAChR 成簇是必要的。

(2) 脂筏/膜窖调节受体的生物学效应

配体门控通道/受体居于脂筏或不居于脂筏的效应完全不同。如 $P2X_2$ 受体居于脂筏时，活化磷脂酶 A_2 和产生神经酰胺，但 $P2X_2$ 受体在非筏区，则形成非选择性的阳离子信道，使胞内钙浓度升高。Guzzi F 等（2002）发现，在 MDCK 细胞，缩宫素（催产素）受体偶联 Gq，表达于非脂筏/膜窖区，受体活化抑制细胞生长。然而若将缩宫素受体与 Cav 2 融合，则移位于富含 Cav 1 的微区。在该部位，缩宫素受体与其激动剂亲和力增加并有效地与 Gα(q/11) 偶联，且受体原来的活性被"关闭"了，代之以缩宫素作用后增进细胞分裂。这一嵌合受体接受刺激后不内化，缩宫素作用 120min 后受体仍在质膜上。该实验表明，人缩宫素受体若位于富含 Cav 1 的质膜微区，则彻底改变了受体对细胞生长的调节作用。其机制可能是缩宫素受体位于膜窖后，与对细胞增殖起重要作用的效应分子偶联。

凝集蛋白酶活化的受体（PARs）分布于血管细胞。α-凝血酶是 PAR_1 非常有效的活化剂，α-凝血酶裂解该受体，诱导细胞分泌炎症细胞因子。活化的蛋白 C（APC）也作用于 PAR-1，但 PAR-1 被 APC 裂解后其效应与 α-凝血酶相反，导致抗炎症和保护内皮屏障功能。即同一受体 PAR-1 被两种激动剂激活后，引出两种相反的生物学效应，其原因是 APC 的应答反应经 Cav 1 介导。详细解释见第八章。

$β_1$- 与 $β_2$-肾上腺能受体（$β_1$- 与 $β_2$-AR）共表达于心肌细胞膜窖，都能偶联并活化相同的信号途径（G 蛋白 s - 腺苷酸环化酶$_6$，Gs - AC_6），但许多研究结果表明，$β_1$- 与 $β_2$-AR 对心功能的调节不同，$β_1$-AR 更为有效。Ostrom RS 等（2000 - 2004）发现，膜窖内丰富的、超表达的 AC 导致 $β_1$-AR（而非 $β_2$-AR）诱导的活性增强。他们认为原因是 $β_1$- 与 $β_2$-AR 与膜窖联系的紧密程度不同，$β_2$-AR 接受刺激后快速出膜窖并被内化，因而导致 $β_2$-AR 与其 G 蛋白和 AC 下游效应分子分开，限制信号转导。而 $β_1$-AR 至少在接受激动剂作用后的最初仍与 AC_6 偶联并共居于膜窖。因此，AC 超表达能增强 $β_1$-AR 受体信号。Ostrom 等认为这可能是 $β_1$-AR 对心功能的调节作用强于 $β_2$-AR 的原因。

受体酪氨酸激酶（receptor tyrosine kinase, RTKs）信号转导的特点是通过受体自身的蛋白酪氨酸激酶活化完成信号跨膜转导。有 8 种生长因子受体参与这种信号转导途径。EGF 受体居于脂筏，其他 RTKs 在膜窖。这些受体的信号转导受细胞胆固醇含量的调节。Ringerike T 等（2002）与 Pike LJ 等（2002）报道，细胞胆固醇降低时 ^{125}I-EGF 与细胞结合增加，相反，胆固醇含量过高的细胞与 EGF 结合减少。^{125}I-EGF 与细胞结合增加是由于细胞表面 EGF 受体活性表达增强约 50%。Ringerike 等认为，EGF 位于脂筏，可能由于其周围脂环境的限制，妨碍 EGF 受体与相应配体的结合；当胆固醇降低，脂筏结构不完整时，EGF 受体运动的自由度增大，易于与配体结合。此外，胆固醇含量下降增进 EGF 诱导受体二聚化，并增强受体自磷酸化的基础值和 EGF 诱导的受体自磷酸化。转化生长因子-β（TGF-β）1 型受体大量存在于血管内皮，与 Cav 1 相互作用，其主要功能是抑制细胞生长与抗炎症。既往工作揭示，胆固醇增多抑制多种细胞的 TGF-β 受体活性。但胆固醇的作用有别于 TGF-β 受体拮抗剂，它不与 TGF-β 受体结合，其抑制作用可被加入 Mβ-CD 逆转。Huang JS 等（2007）提出：增高的胆固醇增加 TGF-β 受体在脂筏/膜窖蓄积，通过脂筏/膜窖介导的内化，加速 TGF-β 降解，从而抑制 TGF-β 应答；相反，降低质膜胆固醇，通过减少脂筏/膜窖数量，增加 TGF-β 受体在非脂筏部位的蓄积，经网格蛋白介导的内化，导致 Smad 2/3-依赖的信号转导，实现 TGF-β 抑制细胞增殖的应答反应。Huang 等认为提出，此为高胆固醇血症导致动脉粥样硬化症的分子机理，即高胆固醇血症抑制血管细胞 TGF-β 的应答。

内皮一氧化氮合成酶（endothelial nitric oxide synthase，eNOS）位于内皮细胞膜窖。eNOS 与膜窖蛋白相互作用对于心血管功能十分重要。细胞未接受刺激时，eNOS（aa350-358）与 Cav 1（CSD aa82-101）结合，由于酶结构活性部位被占据，酶活性被抑制。若 eNOS 基序 aa350-358 中的成分突变，该酶不再被超表达的 Cav 1 抑制；如果 Cav 1 支架微区基序 aa82-101 超表达，eNOS 的活性被钳住。Cav 1 缺失，由于缺乏对 eNOS 的抑制，导致该酶持续活化，细胞 NO 水平明显升高。例如 Cav 1$^{(-/-)}$ 小鼠出现肺动脉压增高、心收缩力减弱及心室腔扩张等异常。若给予内皮细胞特异的重组 Cav 1，这些异常得到纠正。因此，eNOS-Cav 1 相互作用导致将 eNOS 扣押在膜窖，抑制其活化，降低 NO 生成。即膜窖及膜窖蛋白对 eNOS 活性行负调节。在生理情况下，解除 Cav 1 对 eNOS 的抑制有赖于钙-钙调素（CaM）及热休克蛋白 90（hsp90）的作用。当接受刺激或在剪切应力作用下，胞内钙浓度增加。CaM 置换 Cav 1，结合到 eNOS 后，促进电子在该酶的还原酶和氧合酶微区之间转移。在 hsp90 协助下，解除 eNOS 与 Cav 的相互作用，eNOS 脱离膜窖，然后 Akt 补充到酶分子上，eNOS 在 Se1177 磷酸化，致使该酶持续活化。eNOS-Cav 1 相互作用对于临床医学和药理学有重要意义。

（3）脂筏/膜窖调节受体内化

脂筏/膜窖不仅促进信号转导，由于受体的内吞作用，以及某些特异成分的内化，也赋予脂筏/膜窖的信号转导终止作用。即脂筏/膜窖也有抑制信号转导作用。因此，激动剂作用后，不仅启动信号转导，也是信号终止的第一步。

脂筏/膜窖介导信号成分内化相当复杂。以 GPCRs 及其下游信号分子内化为例简单说明：GPCRs 内化涉及 G 蛋白受体激酶（GRK）的作用。GRK 通过它与自由的 Gβ/亚单位的亲和力补充到活化的 GPCR 上，使后者磷酸化，诱发胞浆中的 β-抑制蛋白（β-arrestin）补充到膜上，从而破坏 GPCR 与 G 蛋白相互作用。GRK 同时也扮演受体和网格蛋白覆盖的凹陷（CCPs，其功能相当于终止信号的膜微区）之间衔接蛋白的角色，使受体进入 CCPs，在此内化。受体最终通过溶酶体或蛋白酶体降解，抑或再循环回到质膜。但也有一些 GPCRs 被 PKA 磷酸化，在膜窖内化。

有趣的是受体与其下游成分通过不同途径内化。G-蛋白偶联的 β-AR 结合激动剂后内化，进行受体再循环、脱敏或下调。Allen JA 等（2005）证明异三聚体 G-蛋白不随受体一同内化。他们将 Gαs-GFP 融合蛋白放入 Cb 和 MCGF-7 细胞，以异丙肾上腺素刺激细胞后，发现 Gαs-GFP 由质膜内化，成为囊泡进入胞浆。含有 Gαs-GFP 的囊泡不含早期（或晚期）内吞小体/溶酶体的标志物，说明 Gαs-GFP 不旅经一般内吞小体途径，也不与内化的 β-AR 共居同一囊泡，提示 Gαs-GFP 旅经不同于受体的内化途径离开质膜。活化的 Gαs-GFP 与标以荧光的霍乱弧菌毒素 B 共在同一囊泡。细胞给以异丙肾上腺素后，大大增进 Gαs-GFP 进入 TX-100 不溶解部分。说明细胞被活化后，Gαs 移入脂筏。用 Mβ-CD 处理细胞、破坏脂筏后，再给予刺激则不再发生 Gαs-GFP 内化。由此可知，Cb 和 MCGF-7 细胞接受异丙肾上腺素刺激后，受体由 CCPs 内化，而 Gαs-GFP 移入脂筏，由脂筏内化。

在不同的细胞中，脂筏/膜窖介导不同的信号成分，以不同的途径内化。据现有资料，受体内化的途径可归纳为：①受体与激动剂结合后进入脂筏/膜窖并由此内化（如促生长抑素受体）；②受体与激动剂结合后，进入脂筏/膜窖并活化特异的信号转导途径，然后出筏，旅经 CCPs 内化（如血管紧张素 1 受体）；③受体主要位于脂筏/膜窖，接受刺激后由原地进入细胞（如内皮素受体 A）；④受体位于脂筏/膜窖，接受刺激后出筏，再经 CCPs 途径内化（如 $β_2$-AR）。

（二）脂筏/膜窖与细胞凋亡

肿瘤坏死因子受体（TNFR）超家族成员（TNFR1、CD40 和 CD95/Fas）在调节炎症和凋亡过程中起重要作用，这些受体与脂筏相互作用。Fas（亦称 Apo-1 或 CD95）是调节各种细胞凋亡最重要的膜死亡受体。Fas 是单跨膜蛋白，其特异配体（Fas L）或某些非特异因素（如紫外线辐射、细胞毒性物质及氧自由基等）均可诱导 Fas 活化。接受刺激后，Fas 进入脂筏，并聚集为同三聚体，成为诱导凋亡的受体，并诱导死亡信号复合物（DISC）形成。DISC 的诸成分包括衔接蛋白 FADD（Fas-associated dealth domain protein），蛋白分解酶原 8（procaspase 8）。Fas 同三聚体与胞质中的 FADD 结合，然后再将蛋白分解酶原 8 补充到 DISC 中。在 DISC 中，蛋白分解酶原 8 分子彼此间十分接近，引起自我加工活化，形成 caspase 8，导致下游 caspase（如 caspase 3 等）活化，引起细胞死亡。这便是 T-与 B-细胞凋亡的 Fas 途径。

至于接受刺激后 Fas 入脂筏并聚集为同三聚体的机制，其说不一。Grassme 等认为是 Fas 接受刺激后，aSM 活化，产生的神经酰胺介导 Fas 聚集。Algeciras-Schimnich 等认为 Fas 聚集是 caspase 8 依赖的，因为发现激活前一部分 Fas 已存在于脂筏中。Lord JM 等认为，存在于脂筏中的 Fas，接受刺激后产生原初的 DISC 复合物，形成低水平的 caspase 8，后者使 aSM 活化，所形成的神经酰氨使 Fas 在脂筏中聚集，形成较多的 DISC 复合物，进一步使 caspase 8 活化。

（三）脂筏/膜窖与细胞的极性及定向迁移

细胞迁移涉及许多细胞功能，如胚胎发生、免疫应答、损伤修复和血管生成等。细胞迁移调节紊乱导致各种病理过程。细胞迁移的两个重要参量是速度和方向。细胞有方向的迁移是受到外部趋化因子的作用，或内部的定向作用。后者是在无外界刺激时，细胞朝一个既定方向持续移动的内在性质。迁移是个多步骤的周期性的过程，需要许多信号分子在空间与时间上的整合。其中最具特征性的调节因素是小 GTP 酶的 Rho 家族，主要成员有 Rac、Cdc42 和 Rho，它们控制两个迁移要素；细胞骨架重排和黏着斑形成。因受限于篇幅，不再赘述。有兴趣读者可参阅 del Pozo MA 等人（2008）文章。下面拟就两种类型的迁移各举一例，说明脂筏/膜窖及膜窖蛋白对于建立细胞极性及定向迁移的重要作用。

1. 脂筏与免疫功能

白细胞迁移至炎症、感染部位或组织损伤部位是免疫细胞的重要功能。白细胞之所以能运动和迁移，是由于细胞具有维持空间与机能的不对称的能力，也就是细胞建立极性，细胞出现前端和后部。细胞建立极性和有趋化性取决于与 G 蛋白偶联的趋化因子受体（属 GPCR）的信号转导。趋化因子受体接受刺激后，G 蛋白激活几个信号级联反应，导致细胞出现极性、迁移和基因表达。有趋化性的细胞能够对非常微弱的趋化因子梯度（细胞前后浓度差只有 2%～5%）起反应。

以 GFP-GPI 为脂筏标志物，用实时共聚焦显微镜观察可看到，细胞接受趋化因子刺激后，出现特异的小脂筏合并重组，聚集成较大的筏，有的筏富含神经节苷脂 GM3，有的富含 GM1，两者彼此分隔。与 G 蛋白偶联的趋化因子受体在前端富含 GM3 的引导筏（leading rafts, L-rafts），而富于 GM1 并含有黏附因子等蛋白质则在后部，构成 U-筏（uropod rafts, U-rafts）。某些胞质蛋白质如 PI_3-激酶的催化亚单位、蛋白激酶 B 的 PH 微区（PKB-PH）易位入 L-筏。PKB 的 PH 微区易与 PI_3-激酶产物 PIP_3/PIP_2 结合，因此 PI_3-激酶产物也在 L-筏。由于 L-筏中存在 PIP_3 和 PIP_2，使得迁移细胞在信号转导的早期反应中对化学物质的浓度梯度敏感，以调节细胞有方向性的运动。在趋化过程中这种 L-筏与 U-筏分隔持续存在。

2. 膜窖及膜窖蛋白与细胞定向迁移

血管形成时，内皮细胞（endothelial cell, EC）需要定向迁移；伤口愈合时，成纤维细胞也需要定向迁移。Cav 1 通过多重信号途径影响细胞迁移。Cav 1 作为支架促进分子间相互作用，有助于涉及细胞迁移的信号途径区室化。连接到膜窖上的、与细胞运动有关的重要蛋白有 eNOS、血管内皮生长因子（VEGF）受体 2、表皮生长因子（EGF）受体、血小板衍生生长因子（PDGF）受体、Ca^{2+} 信号的主要调节者 Ca^{2+}-ATP 酶，以及小 GTP 酶 Rho 家族等。Cav 1 在细胞迁移中的作用需通过与 F-肌纤蛋白交联的细丝蛋白与应力纤维连接。细丝蛋白在细胞运动中的作用是作为细胞骨架与跨膜蛋白、如整合蛋白与糖蛋白 I 复合物的直接连接者。实验表明，Cav 1 是细胞迁移的负调节因素，控制细胞无方向的混乱运动。

在迁移中的 EC，膜窖与 Cav 1 呈极性分布。在二维平面，Cav 1 被排出于引导侧而聚集在后部，与膜窖共在；然而当 EC 穿过滤孔迁移时（三维空间迁移），Cav 1 似乎被膜窖释放，重定位于细胞引导侧并向后延伸，而膜窖仍在后端。Cav 1（Tyr 14）磷酸化对于定向迁移很重要。

Cav $1^{-/-}$ 小鼠胚胎的成纤维细胞呈圆形，细胞骨架结构异常。细胞 Rho GTP 酶基本活性明显改变；Rac 与 Cdc42 活性增高，Rho 活性降低。缺乏 Cav 使 Rac 基础活性增强。Cav $1^{-/-}$ 成纤维细胞的整个周长都有伸出突起的活性，且失去了建立极性与定向运动的能力。即在细胞周边出现许多小的黏着复合物。在外部缺乏趋化诱导的情况下，细胞持续定向运动是细胞的一种内在性质，其中 Rac 起关键作用。高 Rac 活性促使细胞形成周缘片状伪足，导致细胞运动经常改变方向，向四面八方乱动。这是由于 Cav $1^{-/-}$ 细胞的 Rac GTP 负载增多，Rac 在质膜上的定位增多，因而促进形成许多非极性的突起。而 Rac 的低活性则使细胞由混乱无序的运动变为有方向的持续迁移。

敲除 Cav 1 后 EC 细胞定向迁移和形成毛细血管的能力丧失。Cav $1^{-/-}$ 小鼠血管生成障碍。血管生成涉及 EC 迁移和增殖，Cav $1^{-/-}$ 动物这两个过程的信号途径都受到干扰，尽管 EC 细胞增殖增加，但血管形成减慢。Cav $1^{-/-}$ 小鼠的血管生成缺陷可能是由于 EC 细胞趋化性质受损及迁移障碍所致。Cav $1^{-/-}$ 小鼠皮肤损伤后愈合延迟。该过程涉及多种细胞功能，包括上皮和基质细胞的定向迁移、增殖和分化。尽管缺乏 Cav 1 的细胞周期加速，但细胞定向迁移在伤口愈合中起决定性作用。

（四）脂筏/膜窖与疾病

在对脂筏/膜窖的生物物理及生物化学性质研究不断深入的同时，学者们也对脂筏/膜窖与疾病的关系相当重视。下面选择几个例子予以说明。

1. 脂筏/膜窖与胰岛素信号转导、胰岛素抵抗

胰岛素将血浆葡萄糖水平维持在一个窄小的生理学范围，靠调节葡萄糖出肝和促进被肌肉与脂肪组织吸收实现。对于肌肉与脂肪组织的葡萄糖代谢，葡萄糖的跨膜运输是个关键步骤。葡萄糖被肌肉和脂肪组织摄取，要经过胰岛素受体（insulin receptor，IR）活化、葡萄糖运输蛋白 GLUT4 由胞质移位至胞膜等步骤。实验表明 IR 与 GLUT4 受脂筏/膜窖的调节，并有许多信号分子参与。

骨骼肌的 IR 位于膜窖，GLUT4 居于核周，与 flotillin-1 同在。Fecchi K 等（2006）发现，胰岛素作用 10min 后，GLUT4/flotillin-1 易位入质膜。作者通过多种技术手段观察到胰岛素刺激后，首先 IR/PI3K 途径被活化。2min 内 IR 自磷酸化，PI3K 与 Akt 被活化，这是发生在骨骼肌膜窖微区的胰岛素诱发的早期反应，Cav 3 的表达起重要作用。胰岛素作用 5min 时，Cav 3 与 IR 由质膜移向胞浆并暂时与含有 flotillin-1/GLUT4 的微区相互作用。此时在 flotillin-1/GLUT4 微区，出现胰岛素诱导的 Cbl 和 Crk Ⅱ 的移动以及 GDP-GTP 交换因子 C3G 活化。C3G 催化 Rho 家族的 G 蛋白 TC10 被胰岛素活化。这是在 flotillin-1/GLUT4 微区易位到质膜之前，IR 活化的第二条途径，即 Cbl/C3G/TC10 途径。Fecchi 等认为，PI3K 途径的活化对于 flotillin-1/GLUT4 微区易位到质膜是关键。由于 TC10 影响许多细胞过程，包括肌纤蛋白细胞骨架移动与外排复合物的装配等，因此第二条 Cbl/C3G/TC10 途径的活化可能对于 GLUT4 囊泡与质膜连接与融合起重要作用。Fecchi 等人的观察所见说明，骨骼肌细胞中的同一个 IR 池活化一个信号转导过程的两个步骤（即两条途径）。这两条信号途径在不同时空都受肌细胞的 Cav 3 和 flotillin-1 调节。脂肪细胞接受胰岛素刺激及 IR 自磷酸化后，也是激活 PI3K/Akt 与 Cbl/C3G/TC10 两条信号途径，然后 GLUT4 移入质膜。但是这两条途径是由两个分开的 IR 池调节与活化。

胰岛素受体的信号转导受 GM 调节。Nojiri H 等（1991）发现，在多种培养细胞中 IR 与 GM3 相互作用后抑制 IR 被胰岛素活化。Inokuchi J 等多年研究发现，2 型糖尿病的病因在于膜窖中增多的 GM3 与 IR 相互作用。他们首先揭示脂肪细胞分泌炎症细胞因子 TNF-α。分离肥胖动物白色脂肪组织的去垢剂抵抗微区，发现其中 GM3 合成酶 m-RNA 明显增高，聚集于微区的 IR 明显减少，但是 Cav 1 和 flotillin 总水平不变。他们还发现，在 3T3-L1 脂肪细胞，TNF-α 诱导胰岛素抵抗，抑制胰岛素诱发的信号转导，并出现细胞膜窖中的 IR 减少和 GM3 增多，且二者有相关性。用 IR 与 GM3 免疫沉淀、交联，活细胞全内反射显微镜和 FRAP 技术观察，Inokuchi 等揭示：①IR 与 Cav 1 形成复合物时对胰岛素敏感；②膜中 GM3 含量增加（或给予 TNF-α）时 IR 移动增强。IR-Cav 1 相互作用拆离，IRβ 亚单位跨膜段上的 Lys-与 GM3 作用，出现胰岛素抵抗；③缺乏 GM3 合成酶的小鼠胰岛素信号增强。因此 Inokuchi 等提出，胰岛素抵抗的分子病因学是由于 GM3 增多，IR-Cav 1 复合物拆离以及 IR-GM3 相互作用。IR 离开膜窖因而消弱或删除 IR 的信号转导。

GM3 增多为胰岛素抵抗的一个因素。该事实为治疗 2 型糖尿病提供一个干预治疗标靶。近年来，多种鞘糖脂生物合成酶抑制剂在用于实验治疗，van Eijk M 等（2009）及 Zhao H 等（2007）揭示，葡糖神经酰胺合成酶抑制剂如亚氨基糖类的 AMP-DNM 和吡咯烷（Genz-123346）在 2 型糖尿病动物模型实验治疗中已取得良好疗效。

对膜窖与 Cavs 的认识把对胰岛素抵抗机制的研究方向移向膜微区。通过基因敲除小鼠实验，证明 Cav 1、Cav 2 与 Cav 3 都涉及肥胖与胰岛素抵抗。Fruhbeck G 等（2007）提出，Cav 1 通过直接与 IR 作用，以及介导 GLUT4 依赖的葡萄糖摄入，起着 IR 的正性调节因子作用。

Perusse L 等（2005）提出，位于 Cav 1 支架部位的人胰岛素受体的两个突变导致严重的胰岛素抵抗。在敲除 Cav 1 小鼠的脂肪组织，IR 蛋白减少＞90%，动物消瘦，明显抵抗膳食诱导的肥胖。编码 Cav 2 与 Cav 3 的基因涉及肥胖。例如 Cav 3 敲除小鼠体重增加，肥胖并伴有胰岛素抵抗。有些学者提出，设计针对 Cav 1 的药物可能是今后治疗糖尿病的新方向。

2. 脂筏与阿尔茨海默病

阿尔茨海默病（AD）是神经变性性疾病，老年人发病率高。AD 患者脑中（主要在皮质和海马区）有两种损伤：老年斑形成和神经元纤维缠结。前者是细胞外由 39～42 个氨基酸残基构成的 β 淀粉肽（Aβ）沉积为淀粉样斑块；神经元纤维缠结由超磷酸化的微管结合蛋白 tau 构成。Aβ 由淀粉样前体蛋白（APP，系一跨膜蛋白）经 β-和 γ-分泌酶连续酶解生成。主要的 β-分泌酶被称做 BACE1。APP 首先被 β-分泌酶裂解，产生可溶性的胞外微区 sAPPβ 和连接在膜上的 C-末端片段（CTFβ）。γ-分泌酶在 CTFβ 的跨膜微区内进行多部位裂解，释放出具有神经毒性的 Aβ。α-分泌酶对 APP 裂解不生成 Aβ。

实验表明脂筏组分改变与神经元功能丧失有关，并可能导致神经变性性疾病的细胞死亡。GM 是脂筏的重要成分，在不同脑区的组成不同。胆固醇也是脑的重要脂质。C-L Schengrund（2010）提出，由于脂筏 GM 或胆固醇含量的改变，或与其相互作用的蛋白突变，导致某种类型的痴呆。

既往研究指出 GM 组分的变化能改变细胞行为。给予动物 GM，后者可到达中枢神经系统，并与细胞作用及改变动物行为。人们将 GM 试用于有神经系统疾患的病人，表明 GM 对于脊髓损伤、AD 等神经变性性疾病患者都有增进恢复的效果，因此探讨 GM 影响细胞功能的机制。GM 影响生长因子受体功能，对于 EGFR、PDGFR、FGFR、NGFR 和胰岛素受体等都有作用。这些受体结合配体后自磷酸化，启动信号转导。由于脂筏中 GM-蛋白相互作用，应答反应可能是增强或是抑制。如 GM3 抑制 EGFR 自磷酸化，而 GD3 和 GT1b 使之增强；GM1b 促进轴突生长，但 GD1a 和 GT1b 抑制其生长（GD3、GD1a、GT1b 都属于神经节苷脂，其分类是根据所含碳水化合物成分）。

脑是富集胆固醇的器官（人脑重量约占体重 2%，但含有人体 25% 的总胆固醇）。外源性的 GM 能有限度地跨越血脑屏障，但被 LDL 携带的胆固醇不能。因此脑器官必须承担合成及运输胆固醇的功能。星形胶质细胞为中枢神经系统合成胆固醇及去脂脂蛋白 E（apoE）。胆固醇与 apoE 结合为复合物，通过受体介导的内吞作用被神经元摄入。星形胶质细胞分泌的、含有胆固醇-apoE 的脂蛋白有促进突触发生作用。胆固醇也有调节膜柔韧性的作用。影响胆固醇合成的因素会影响中枢神经系统的功能。

寡核苷酸阵列分析揭示，将胆固醇和神经胶质细胞条件培养液加到大鼠视网膜神经节细胞培养基中，影响树突和轴突发育的基因，以及调节胆固醇和脂肪酸代谢的基因表达都有改变，与脂筏连接的涎酶 3 等 18 个基因上调。这说明胆固醇对于神经元正常发育很重要，而且胆固醇的变化可能通过改变涉及 GM 代谢的基因如涎酶 3，影响细胞表面 GM 的表达。

生物化学、流行病学及遗传学研究揭示，胆固醇水平与 Aβ 产生和 AD 有关。总血清胆固醇和 LDL 水平与 AD 患者脑 Aβ 含量呈正相关。动物实验揭示，高胆固醇饲料可诱导兔脑出现淀粉样斑块。培养细胞和转基因小鼠 AD 模型证明，胆固醇水平和 Aβ 生成效率与沉积呈正相关，用降低胆固醇药物处理后大大减轻 Aβ 沉积。

APP 裂解酶 β-和 γ-分泌酶都位于脂筏。胆固醇升高使这些酶活性增强；胆固醇含量降低，β-分泌酶活性随之降低，并可能伴以 α-分泌酶活性增加，生成非 Aβ 源性产物。β-

分泌酶也位于质膜非筏区。β-分泌酶位于脂筏或非筏区也和胆固醇含量有关。

表达 apo E4 等位基因的人群对 AD 的易感性明显增加,其脂筏组分改变。此外,实验还表明脂筏中的 GM 能诱导 Aβ 装配,抑制鞘糖脂合成可降低 Aβ 的分泌。这些事实都是对"脂筏组分改变导致 AD"假说的支持。

值得注意的是,聚集的 Aβ 与由超磷酸化的 tau 构成的神经元纤维缠结之间的关系。在培养的神经元,Aβ 诱导酪氨酸激酶 fyn 活化,后者催化 tau 的 tyr18 磷酸化。此外,Aβ 还能以类似霍乱毒素 B 亚单位的结合方式与细胞结合。结合到质膜后,Aβ 再分布到脂筏,并将 fyn 补充到脂筏,tau 也进入脂筏。tau 不但诱导肌纤蛋白细胞骨架改变,而且进一步增加激酶 fyn 活性。这些都是 Aβ 细胞毒性作用的反映。

据上述,Schengrund CL 得出如下结论:当人衰老时,脂筏组分的逐渐变化可能达到一个阈值,超过这个阈值,表型改变。再由于 apo E4 脂蛋白的作用,或尚不明确因素的作用,助以脂筏中脂组分改变,诱导信号转导改变,从而引起细胞内部改变和发展为 AD。

Martin V 等(2010)测定正常人和 AD 患者脑额叶皮质脂筏的脂成分。他们发现,与正常人比较,在 AD 患者脑额叶皮质的脂筏中,n-3 族 PUFA 和单烯酸(n-9 族 18:1)比正常人明显减少,但磷脂、SM 和胆固醇以及 flotillin-1 含量未改变。然而,在 24~85 岁年龄范围的正常人脑额叶皮质的脂筏中,各种脂及脂肪酸的摩尔百分数没有变化,说明正常人脑有自我维持脂筏组分稳态的机制。脂筏中的少量不饱和脂肪酸及 PUFA,可能有助于蛋白质跨膜和信号转导。Martin 等认为,AD 患者脑额叶皮质脂筏的形成及存在未受影响,但维持脂筏成分稳态的机制被破坏,可能是 AD 患者脂筏信号转导异常的原因。

3. 脂筏/膜窖与病原体,病原体毒素入侵

(1) 脂筏/膜窖与细菌入侵

大量实验证明脂筏/膜窖与病原体侵入密切有关。多种病原体侵入都需要胆固醇。以沙门菌属与志贺菌属细菌的侵入宿主细胞过程具体说明:沙门菌属与志贺菌属为革兰阴性细菌,它们先将一个"分子针"插入宿主细胞,然后细菌的效应蛋白进入胞内。两个效应蛋白 IpaB 和 IpaC(志贺菌属)或 SipB 和 SipC(沙门菌属)起"分子针"的作用,插入宿主细胞质膜,形成一个孔,使其他的 IpaB/SipB 或 IpaC/SipC 直接倾入宿主细胞胞质。后进入的效应蛋白是酶,可修饰宿主细胞结构,引起细胞骨架蛋白重排,导致沙门菌属/志贺菌属的细菌被吞入胞。Hayward 等(2005)发现,IpaB 与 SipB 是胆固醇结合蛋白。假单胞菌属(pseudomonas)的 PopB/PopD 蛋白也是以胆固醇依赖方式插入膜中。

实验还表明,多种细菌进入细胞都需要成簇分布的脂筏,多种病原体都是旅经脂筏/膜窖介导的途径侵入宿主细胞。大肠埃希菌是第一个被揭示经成簇的脂筏/膜窖侵入的病原体。一般情况下大肠埃希菌是胞外病原体(不致病),能致病的是进入泌尿系统的、表达 FimH 黏附素(一种结合甘露糖的植物凝集素)的大肠埃希菌。它们可结合到细胞表面,并在其上繁殖。它们也能入侵人类的多种细胞。已知表达 FimH 的大肠埃希菌的受体是宿主细胞上的 GPI-连接蛋白 CD48,由于 GPI-连接蛋白位于脂筏,因此大肠埃希菌入侵需要脂筏。破坏脂筏便抑制表达 FimH 的大肠埃希菌入侵。细菌入胞后不与溶酶体融合,不被溶酶体酶降解,不旅经一般的异物内吞途径,而是吞噬小体直接靶向其他细胞器如内质网或高尔基复合体,抑或改变信号转导。即入侵的细菌逃脱了溶酶体的降解,在胞内存活与繁殖。但是被覆调理素的大肠埃希菌被吞后则进入溶酶体并被消灭。除大肠埃希菌外,福氏志贺菌、分枝杆菌、铜绿假单胞菌、布鲁杆菌、A 型链球菌、衣原体等病原体入侵细胞都需要脂筏/膜窄，但是对于不同的病原体入侵宿主不同的细胞，都有哪一种（或几种）脂筏成分参与，目前尚不了解。实验揭示 Cavs 甚至 cavin 都可能是参与者。

有趣的是布鲁杆菌能合成高质量的 β1，2 环化聚糖，后者对宿主细胞虽不具毒性，但具有类似于 Mβ-CD 的作用。细菌被吞噬后，所分泌的 β1，2 环化聚糖能改变巨噬细胞的脂筏成分，使筏中的某些蛋白离开布鲁杆菌吞噬泡。同样，利氏小体（Leishmania）分泌的脂磷酸聚糖（lipophosphoglacan）也能改变吞噬小体的脂筏成分，最后使病原体安全落户在宿主细胞内的一个隐蔽场所。

(2) 脂筏与病毒侵入

质膜上的脂筏/膜窖是多种病毒入侵、装配甚至出芽的关键部位。

无被膜病毒，如肠道病毒（肠道病毒 70、血凝埃可病毒、柯萨奇病毒 B 和柯萨奇病毒 2A1 等）以衰变加速因子（DAF 或 CD55，系 GPI-连接蛋白）为受体，经脂筏入胞；A 型轮状病毒的受体是几种细胞成分如 GM、Hsc70 蛋白和 $α_2β_1$-和 $α_vβ_3$-整联蛋白的复合物，这些成分都在脂筏内彼此连接，有利于轮状病毒经脂筏内化。有被膜病毒，如流感病毒、人类免疫缺陷病毒（HIV）、鼠白血病病毒和麻疹病毒（MV）等都是通过其表面的糖蛋白结合到宿主细胞质膜的脂筏上，并与其中的脂成分相互作用，锚连在受体上。与受体结合后，病毒表面的融合蛋白发生 pH-依赖的构象改变，与质膜融合并进入宿主细胞。例如，HIV-1 进入细胞前，病毒的脂双层与宿主细胞质膜融合。该融合由病毒被膜糖蛋白介导。被膜的糖蛋白开始是个多糖蛋白前体 gp160，后者裂解为一个成熟的表面糖蛋白 gp120 和一个跨膜糖蛋白 gp 41。HIV-1 进入宿主细胞是个多步骤过程。HIV-1 与其受体（脂筏中的 CD14）结合后，促进糖蛋白 gp120 构象改变，暴露出 V3 襻，从而进一步与共受体 CXCR4 和 CCR5 相互作用，再引起跨膜糖蛋白 gp 41 构象改变，暴露蛋白融合微区，最终病毒核心进入宿主细胞。脂筏中的鞘糖脂有助于 HIV-1 入侵宿主细胞。HIV-1 病毒上的 gp120 能与宿主脂筏中各种鞘糖脂（如 Gb3 和 GM_3）作用，已证实 Gb3 和 GM_3 介导 HIV-1 进入具有 CXCR4 或 CCR5 的细胞。此外，HIV-1 的 Nef 蛋白也与脂筏结合。在正常胆固醇浓度下，Nef 增强 HIV-1 感染力。

脂筏是病毒装配的平台。细胞感染牛痘病毒后，Chung CS 等（2005）分离脂筏层分，发现牛痘病毒的几种壳蛋白，A14、A17L 和 D8L 都在脂筏中。免疫电镜也揭示牛痘病毒的壳蛋白与脂筏成分 GM1 同在。Chang TH 等（2011，2012）用人肺上皮细胞、人支气管上皮细胞和人成纤维细胞证明，呼吸道合胞病毒（RSV）经脂筏进入宿主细胞（RSV 蛋白与宿主细胞脂筏微区结合，脂筏与病毒体颗粒融合，而非内吞作用）。用 MβCD 破坏细胞脂筏，或用洛伐他丁抑制细胞胆固醇合成后，细胞的病毒感染力明显降低，因为有感染力的子代病毒粒由脂筏释放明显减少。由此证明在 RSV 生命周期中，细胞表面脂筏起重要作用。脂筏是 RSV 装配和出芽的平台，也是释放有感染力的子代病毒的场所。Nayak DP 等（2004）揭示，脂筏是流感病毒装配与出芽的平台。有充足证据表明，麻疹病毒（MV）在脂筏中装配。de Breyne S 等（2008）发现，在病毒复制过程中，大部分 MV 结构蛋白选择性地存于脂筏。分离的脂筏通过膜融合能使其他细胞感染，说明该脂筏含有建立一个有机能的病毒体的全套成分。作者进一步发现 MV 的内部核蛋白与基质蛋白（而非壳糖蛋白）以及成熟的 F1-F2 融合蛋白和血凝素蛋白（H）都在脂筏层分。因此，脂筏为 MV 装配提供一个平台。

Avota E 等（2004）揭示，MV 直接作用于人 T 细胞脂筏，不但在其中装配、出芽增殖，而且抑制 T 细胞增殖。MV 作用于 T 细胞后，首先抑制含有 PH 微区的蛋白如 Akt 和 Vav 等补充入筏。PI3K 调节亚单位 p85 的酪氨酸磷酸化在表观上正常，但是因 MV 的作用，p85 抑制因子（负调节蛋白）Cbl-b 持续表达，因而阻断其入筏。病毒作用 24h 时，T 细胞受体激活的酪氨酸磷酸化和 Ca^{2+} 动员都被抑制，因此作者认为 MV 是直接作用于脂筏，通过阻止活化的 Cbl-b 降解，以及 PI3K 依赖的信号转导成分活化而抑制 T 细胞增殖。MV 急性感染细胞后，出现持续性感染。Robinzon S（2009）等发现，急性与持续性感染期，MV 都在脂筏。急性感染比持续性感染引起的基因表达改变要多。用功能强化分析检出在 MV 急性与持续感染期，宿主的与胆固醇合成有关的几条途径，包括 3-羟基 3-甲基戊二烯 CoA 还原酶和乙酰-CoA C 酰基转移酶途径都受到破坏，而且在持续感染期与胆固醇合成有关的主要基因下调更加明显。

（3）脂筏与细菌毒素入侵

对细菌毒素入侵机制研究得较多的是脂多糖（LPS）与脂筏的作用。LPS 是一切革兰阴性细菌的外膜成分。LPS 入胞需经 Toll-样受体$_4$（TLR_4）识别。人和小鼠有 12 种 TLRs。TLR 是宿主细胞识别微生物致病成分的受体，通过其跨膜结构将病原相关分子的刺激信号转导入胞内，产生复杂的级联信号反应，导致 NF-κB、干扰素诱导因子等转录因子活化，介导细胞因子等炎症介质基因表达，引起炎症介质的合成和释放，趋化和激活中性粒细胞、淋巴细胞，启动针对病原微生物的先天和获得性免疫。LPS 是 TLR_4 的配体。TLR_4 包括一个同二聚体及一个附属蛋白 MD2。多数 TLR_4 表达于髓系细胞，如树突细胞和单核/巨噬细胞，也有些 TLR_4 表达于非免疫细胞，如内皮细胞、成纤维细胞、脂肪细胞和上皮细胞。LPS 作用于巨噬细胞后与 CD14 结合。CD14 为 GPI-连接蛋白，能结合 LPS，但不启动信号转导。CD14 与 TLR_4 共受体，TLR_4 被活化后启动信号转导，导致下游靶分子活化。Olsson S 和 Sundler R（2003，2005）证明该过程有脂筏参与。

Olsson 和 Sundler 将 LPS 与巨噬细胞样细胞株 RAW264.7 作用，用 TX-100 裂解细胞，分离去垢剂抵抗、去垢剂溶解（膜层分）及胞浆等各层分。以 Flotillin-1 作为脂筏标志物。作者发现，给予 LPS 后 Flotillin-1 染色及位置不变。CD-14 出现在脂筏层分，但不存在于未被 LPS 激活的脂筏中。被 LPS 活化后，MAP 激酶 HRK-2，p38 和 JNK-1 都被活化。LPS 作用 20min 后，HRK-2，p38 转移到脂筏。在未被激活的细胞，MAP 激酶 HRK-2，p38 和 JNK-1 都存在于去垢剂溶解部分，而不在脂筏中。因此作者认为脂筏对于 LPS 诱发的信号转导起作用。

小肠表面一直与革兰阴性细菌接触，但小肠不作应答。然而当小肠内出现细菌感染（如沙门菌属感染）时，局部炎症反应及免疫活化快速发展。Hornef MW 等（2003）用鼠小肠上皮隐窝细胞株 m-ICcl2 解释了该现象，并说明了脂筏在小肠炎症过程中的作用。Hornef 等发现，细胞接受 LPS 刺激后，信号转导不始发于质膜，而在高尔基复合体。LPS 作用于细胞后，可能以 CD14 依赖的方式内化，该过程需要脂筏/膜窖、完整的膜窖蛋白以及肌纤蛋白的正常功能。如若预先给予布雷菲德菌素 A（brefeldin A，抑制小 GTP 酶 Arf，破坏顺向运输，致使蛋白由高尔基复合体回至内质网）破坏高尔基复合体，再给予 LPS，则 NF-κB 形成减少，减少的程度与布雷菲德菌素 A 的剂量呈正相关。作者用单分子荧光标记及免疫组织化学技术观察，发现在细胞未接受刺激时，TLR_4 衔接蛋白 MyD88-GFP 弥散地分布在胞质，给予 LPS 15min 后，MyD88-GFP 与 MyD88 分布于核周围，且与 TLR_4 和高尔基复合体标志物 C5 神经酰氨同在。与此同时，丝氨酸/苏氨酸激酶 IRAK-1 也再分布于 TLR_4。说明在 m-ICcl2 细胞，LPS 诱导的信号转导需要脂筏/膜窖蛋白依赖的 LPS 内化和运输功能，并始于高尔基复合体膜 TLR4 所在微区。小肠黏膜表面不表达 TLR4 和 MD2。

Guerra L 等（2011）提出，各种革兰阴性细菌（如大肠埃希菌、肠道沙门菌属、痢疾志贺菌、杜克嗜血菌等）产生细胞致死性的扩张毒素（cytolethal distending toxins,

CDTs）。CDT 乃为导致靶细胞 DNA 损伤的基因毒素。CDT 由三个亚单位（CdtA、CdtB、CdtC）组成，CdtA 与 CdtC 介导 CDT 与靶细胞表面结合，使得有活性的 CdtB 亚单位内化。CdtB 在功能上与哺乳动物 DNAse 同源。CDT 进入靶细胞需要完整的脂筏，其内化有赖于发动蛋白-依赖的内吞作用。该毒素逆向运行，由高尔基复合体到内质网，再到胞核。CDT 在胞核行使其毒性作用，损伤 DNA，阻断靶细胞于 G1 或 G2 期，激活 DNA 修复机制，未被修复损伤的细胞则衰老或凋亡。

霍乱肠毒素（cholera toxin）通过一个五聚体的受体与宿主细胞膜结合，该受体是膜窖中的 GM_1 寡聚物，它与霍乱肠毒素有高亲和力。因此，细菌毒素与受体结合后可通过各种受体介导的内吞途径进入细胞。Lencer WI 等（2007）提出，霍乱肠毒素可经由质膜到高尔基体、再到内质网的反向运输途径进入细胞。一旦进入内质网，毒素去折叠，然后进入胞质，诱发疾病。

三、膜蛋白分子与膜脂的相互作用

脂筏概念的提出，说明膜不是脂质与蛋白质在双层中的随机组合。脂筏概念的提出，也增进了我们对于蛋白质功能的理解。对脂筏的研究表明，膜蛋白的活性取决于它是在脂筏中、还是在非筏区。膜蛋白的表达并不能准确地反应它的活性，除非了解它在膜中的物理位置。因此，目前认为蛋白-蛋白相互作用以及蛋白质-脂质相互作用是实现蛋白质各种功能的关键。

蛋白质组学揭示，由基因过渡到蛋白质不是一个简单的 DNA 编码翻译为多肽序列，而是被翻译后要经历非常复杂的各种修饰。这种翻译后修饰使蛋白通过一个"键"的启闭处于活化状态或失活状态，抑或使其往返于细胞的不同区室之间。翻译后修饰有磷酸化、甲基化、醣基化、泛醌化以及各种脂修饰，后者亦称为蛋白质脂化（protein lipidation）。蛋白质脂化是蛋白与膜脂相互作用的关键。此外，蛋白质某些结构微区的存在，也是决定蛋白-蛋白相互作用以及蛋白质-脂质相互作用的一个重要因素。

根据目前资料，人们认为不论外周蛋白还是内在蛋白，与脂双层都有静电与非静电（包括氢键、Van der Wall 力等）相互作用。在蛋白与膜脂的相互作用中，带负电荷磷脂（酸性磷脂）起重要作用。带负电荷磷脂大部分分布在膜脂内叶，包括 PS、PI、PG、CL 与 PA，约占总膜磷脂的 30%。它们"头部"有负电荷，局部氢离子的高浓度易使蛋白构象改变；"头"的体积相对于乙酰链较小，造成双层"边界缺陷"，因而有利于蛋白以非极性方式"插入"双层。因此酸性磷脂促进蛋白-脂质相互作用。

下面对于外周蛋白、内在蛋白与膜脂的相互作用，特别是蛋白与脂筏的相互作用分别叙述。

（一）外周蛋白与膜脂的相互作用

以前认为外周蛋白仅以离子静电或膜蛋白与带负电荷磷脂相互作用。通过多年研究认为，几乎一切外周蛋白与膜脂既有亲水的静电作用，也有疏水的相互作用。红细胞膜中膜收缩蛋白（spectrin）及其他膜骨架蛋白、细胞色素 C（Cyt C）、蛋白激酶 C 等都是外周蛋白。对于细胞色素 C、蛋白激酶 C、膜收缩蛋白等与膜脂的相互作用，都进行过研究。其中以对细胞色素 C 与膜脂作用研究得较充分。以下介绍 Kinnunen PKJ 等（1995）的工作，说明细胞色素 C 与膜脂的相互作用。

Cyt C（Mw 13 000）是含血红素蛋白（每摩尔蛋白中有 1 克原子铁），线粒体含量丰富，参与电子传递过程。Cyt C 与膜结合需要带负电荷磷脂 CL 或 PG。Kinnunen 等用荧光能量共振转移技术证明 Cyt C 与膜脂既有疏水作用，也有亲水相互作用。他们首先用芘标记 PC，成为 1-棕榈酸 2-芘-癸酰-磷酸胆碱（PC*），芘的激发光波长为 344nm，发射光波长 394nm。观察 PC* 与 Cyt C 的血红素之间是否有荧光能量共振转移，来探测 Cyt C 与脂的结合。制备 PG/PC/PC*（PC* 占 1mol%，PG 占 30mol%）脂质体，在脂质体悬液中加入 Cyt C 后荧光被 Cyt C 淬熄。说明 Cyt C 与脂质体结合。再于上述反应体系中加入未标记的 PG/PC（PG 占 30mol%）脂质体，温育 5h 后，荧光强度不变，说明 Cyt C 与加有标记的脂质体结合很牢，它不脱离含有 PC* 的脂质体，也不能再与新加入的、未标记的脂质体结合。但是，在脂质体介质中加入 150nm NaCl 后荧光强度很快恢复，说明 Cyt C 在离子强度较高的介质中很快脱离含有 PC* 的脂质体。Cyt C 不可能穿入脂双层，只能与单层的磷脂结合，作者为了研讨 Cyt C 如何与 PG 结合，又用溶血 PG 代替部分 PG，制备溶血 PG/PG/PC/PC* 脂质体。加入 Cyt C 后，其荧光淬熄作用不强，但淬熄作用随加入 PG 浓度的增加而增加，若再加入 PG/PC/PC* 脂质体，出现完全的荧光淬熄。即 Cyt C 与有两条乙酰链的 PG 结合比与仅有一条乙酰链的 PG 结合得好。说明 Cyt C 与脂的结合需要带负电荷磷脂，而且是具有两条乙酰链的带负电荷磷脂。

据 Cyt C 晶体的 X 射线衍射结果，得知蛋白中有一空穴，由表面直伸到血红素基团，"衬"以疏水氨基酸。当时该空穴功能不明。空穴向蛋白表面开口处，有几个高度保守的、带正电荷的赖氨酸。在赖氨酸的对面有天冬酰胺。NMR 研究揭示，在脂双层中，PG 甘油骨架在 C2 与 C3 碳原子之间扭了一个角度，因此两条乙酰链由磷脂"头部"走向两个相反方向。Kinnunen 等根据自己的研究结果，并结合既往对 Cyt C 和脂双层中 PG 的三维结构研究，提出 Cyt C 空穴开口处的 Asn-52 以两个氢键与质子化的 PG 上的磷酸根结合，而 Lys-72 和 -73 与去质子的磷酸根以静电结合。PG 上的一条乙酰链伸到 Cyt C 的疏水空穴中，另一条乙酰链留在膜中（图 1-14）。Cyt C 与磷脂结合除静电作用外也有疏水作用。但是，无需蛋白伸到膜疏水区，而是通过磷脂构象的改变，伸出一条疏水乙酰链与蛋白作用。更多的证据表明，外周蛋白上都有与磷脂脂肪酸结合的位点，这是外周蛋白的普遍性质。

（二）蛋白质与脂筏/膜窖部位的脂质相互作用

如前所述，脂筏中的脂成分有别于质膜中非脂筏部分的脂质，其中的蛋白质成分与脂筏的作用也相当复杂，有的居于 Triton-筏，有的当受体活化时移居入筏，也有的受体蛋白活化后立即出筏。是什么因素决定脂筏中脂质与蛋白质相互作用的稳定性？目前对于这个问题的回答不完全。根据对模式的生物膜系统（即人工膜）的研究，认为蛋白质与脂筏相互作用可能需要蛋白跨膜段与疏水膜脂相匹配。然而当前备受重视的是蛋白的疏水尾端修饰（包括 GPI-连接蛋白的饱和脂肪酸修饰、蛋白质的脂酰化）以及蛋白微区的识别。

1. 蛋白质的疏水尾部

在生物膜的复杂系统中，许多跨膜蛋白与脂筏有多种连接。在某些情况下，跨膜段及其附近残基的酰化对于与脂筏的结合很重要。然而是否一切跨膜蛋白都需要酰化才能入筏，尚无定论。某些胞质蛋白或细胞内膜结构中的蛋白，与脂筏接合前需进行一种翻译后修饰，即蛋白的脂酰化。在真核细胞和病毒系统，蛋白质的脂修饰主要包括 GPI-连接蛋白的修饰和蛋白的脂酰化两大类。

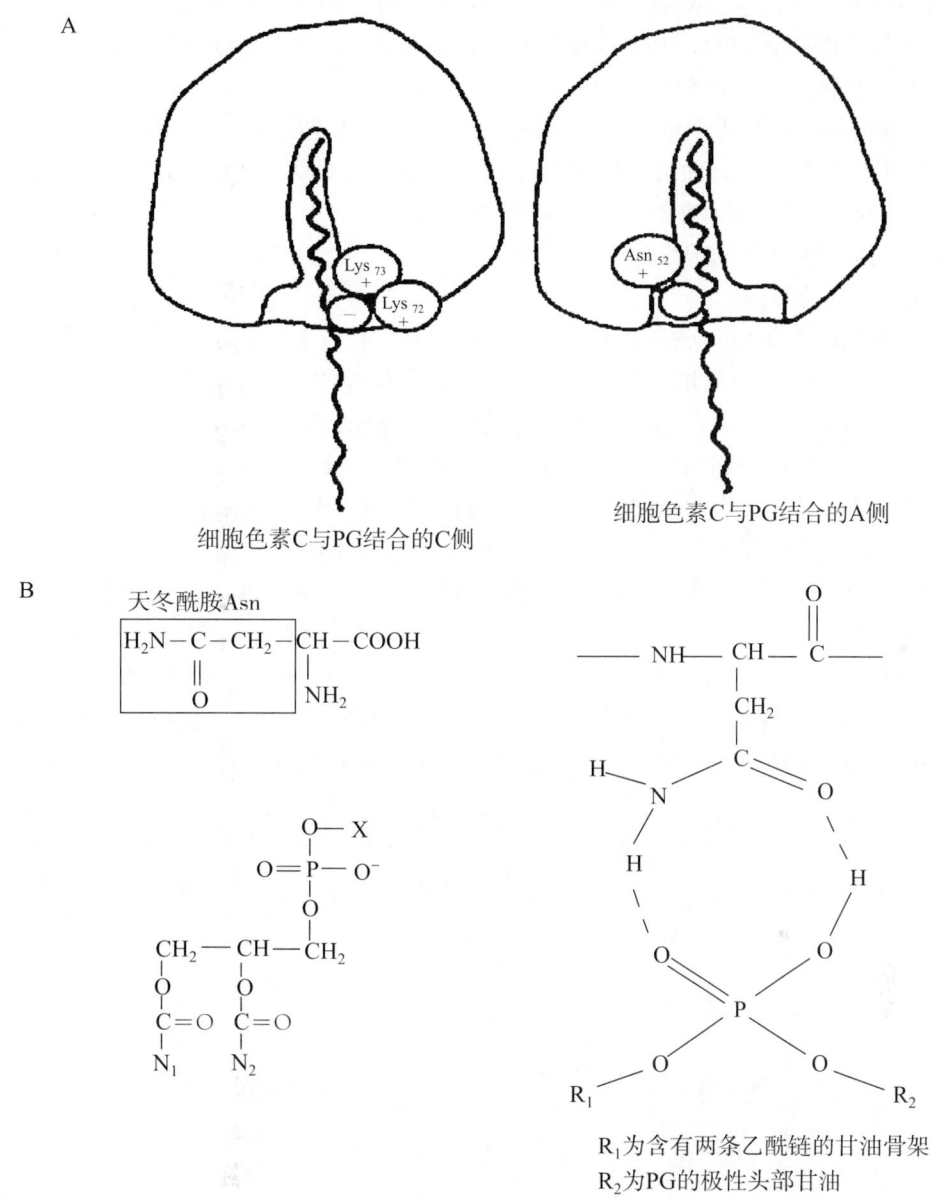

图 1-14 细胞色素 C 与 PG 结合的模式（仿 Kinnunen PKJ，1995）
A. 细胞色素 C 与 PG 的结合部位
B. 天冬酰胺与质子化的磷酸根之间的 H 键

（1）GPI-连接蛋白的修饰

GPI-连接蛋白通过糖链锚连于质膜。PI 的 n-2 脂肪酸链是不饱和脂肪酸，但是 GPI-连接蛋白是脂筏的标志蛋白。哺乳动物的 GPI-连接蛋白中的 PI 含有两条饱和脂肪酸链，正因如此，GPI-连接蛋白才能与脂筏的 Lo 相相适应。但 GPI 中的饱和脂肪酸链来源于何处？Kinoshida T 等（2004-2007）发现，GPI-连接蛋白翻译后有如下修饰过程：在内质网 GPI-连接蛋白合成过程中的早期出现肌醇酰化（即在肌醇 2 位置上添加一饱和脂肪酸链），此于 GPI 能有蛋白附着很重要。GPI 有蛋白附着后立即去酰化，即肌醇上的酰基去掉。当该蛋白由内质网进入高尔基复合体后，PI 上的 n2 不饱和脂肪酸被磷脂酶 A_2 水解，然后在高尔基复合体再酰化，加入饱和脂肪酸。最后，具有两条饱和脂肪酸链的 GPI-连接蛋白结合在高尔基复合体上，且由此进入质膜。

人红细胞 GPI-连接蛋白如乙酰胆碱脂酶、CD55（衰变加速因子）和 CD59，不但保留 Sn-2 上的不饱和脂肪酸，而且在肌醇 2 连接了棕榈酸，即人红细胞 GPI-连接蛋白有三条脂肪酸链与脂膜连接。认为在红细胞 120 天的长寿命中，为了稳定地表达 GPI-连接蛋白，需要增加其与质膜结合的稳固性。

（2）蛋白质的脂修饰

真核细胞的跨膜蛋白与胞质蛋白翻译后的脂修饰主要有以下几种：N-豆蔻酰化（N-myristoylation）、S-棕榈酰化（S-palmitoylation）和异戊烯化（isoprenylation）。后者又有法呢酰化（farnesylation）与牻牛儿基牻牛儿酰化（geranylgeranylation，即异戊二烯四聚体）（图 1-15）。每一种脂修饰都由一种或一套特异的酶催化。Resh MD 等和 Linder ME 等多年来研究蛋白脂酰化。他们提出，蛋白翻译后的脂酰化多存在于与信号转导有关的蛋白上。

蛋白质 N-豆蔻酰化是将一个饱和的 14 碳酸通过酰胺键（-CO-NH_2）连接在蛋白质 N-末端的甘氨酸上。蛋白质 N-豆蔻酰化是一种不可逆的脂修饰，是在移除启动子蛋氨酸后进行的。这种修饰对于促进蛋白质-蛋白质、蛋白质-膜脂的相互作用较弱。多数 Src 家族酪氨酸激酶被豆蔻酰化并有棕榈酰化，认为蛋白质只有豆蔻酰化不够，再加棕榈酰化后才能与脂筏牢固连接。所以在成纤维细胞，单 N-豆蔻酰化的 Src 被脂筏排除，神经细胞的 Src（NSrc）在神经原中高表达，由于只有 N-豆蔻酰化，因此只有一部分 NSrc 居于脂筏。

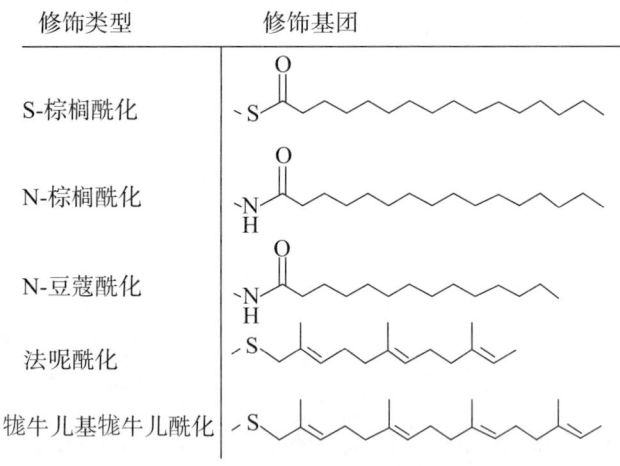

图 1-15　蛋白质的各种脂修饰

蛋白质棕榈酰化是一些胞质蛋白和跨膜蛋白翻译后最常见、最重要的脂修饰。棕榈酰化有 S-棕榈酰化与 N-棕榈酰化。蛋白质的 S-棕榈酰化十分常见，是在蛋白质半胱氨酸残基上，通过硫酯键（-CO-S-）可逆地接上一个棕榈酸分子，或碳链更长的脂肪酸。蛋白质的 N-棕榈酰化不多见，是在蛋白质 N 末端的 Cys-或内部的一个 Lys-通过酰胺键与棕榈酸连接。蛋白质棕榈酰化除需要 Cys-之外，不需要任何特殊序列存在，常常靠近豆蔻酰化或法呢酰化部位，其周围氨基酸常常是碱性或疏水氨基酸。胞质蛋白的棕榈酰化可在蛋白全长的任何 Cys-上，经常成对出现，且彼此靠近。跨膜蛋白的棕榈酰化常出现在胞质与膜界面上的，或胞质中 C-末端的 Cys-上。棕榈酰化是蛋白质脂修饰中的唯一可逆性的修饰。蛋白质的棕榈酰化状态受两种酶的调节：专司催化底物蛋白质加棕榈酸的蛋白酰基转移酶（PATs）和由酰化的蛋白质上移除棕榈酸的蛋白酰基硫酯酶。棕榈酰化/去棕榈酰化循环调节蛋白的运输，蛋白附着于膜的稳定性，蛋白质在胞内的定位，蛋白质-蛋白质相互作用等。例如周缘蛋白 Ras、GABA 合成酶 GAD65、G-蛋白 α-亚单位不断往返于高尔基体与质膜或突触囊泡之间。蛋白质去棕榈酸化后能快速回到内质网-高尔基体的胞质面；棕榈酸化后经过囊泡运输再连接到质膜上。许多跨膜蛋白也有棕榈酰化。如在 NMDA 受体/通道的亚单位 NR2A，其 C-末端 Cys-的棕榈酰化控制该受体滞留于高尔基复合体。水通道（AQP4）在质膜成直角排列，其 C 末端 Cys-的棕榈酰化有助于控制该通道的空间取向。P2X 嘌呤受体 7 的 C 末端 Cys-棕榈酰化促使其连接到脂筏等。

PATs 是一个大家族。哺乳动物基因组包括至少 23 个 PATs 成员。PATs 基因突变与癌症或其他疾病密切相关，因而提示 PATs 对于发育、突触传递和调节信号转导等有重要作用。

对于蛋白质棕榈酸化/去棕榈酸化，以及所涉及的酶的深入研究，揭示出在应答胞内外刺激时，为使蛋白质功能适时表达和传递，又有一个复杂的调节网络系统存在。

棕榈酰化是蛋白质翻译后最重要的脂修饰。有些蛋白质只有棕榈酰化，而另一些蛋白质还同时需要其他类型的脂修饰。

异戊烯化发生在蛋白质 C-末端 CaaX 部位。C 为 Cys，a 是典型的脂肪氨基酸，而 X 决定该蛋白是法呢酰化还是被牻牛儿基牻牛儿基修饰（即通过硫酯键在蛋白质 C-末端的 Cys 上分别加入一个 15 个 C 的法呢基或一个 20 个 C 的牻牛儿基牻牛儿基）。蛋白质的牻牛儿基牻牛儿基修饰也可出现在 C-末端的 CC 或 CXC 序列上。

有些蛋白质出现多重脂修饰。例如异三聚体 G-蛋白的 α 亚单位和许多非受体酪氨酸激酶往往在其一个或几个 Cys 上出现棕榈酰化，而其邻近又有豆蔻酰化的 Gly 或法呢酰化部位。不禁要问，为什么有些蛋白质需要多重酰化。棕榈酰化的功能是增加蛋白质对膜的亲和力，从而使之定位，并执行功能。经过对脂化肽和模式模系统的生物物理学研究，以及利用荧光漂白、活细胞成像等技术的研究，Silvius JR 等提出，豆蔻酰化与类异戊烯化促进蛋白瞬间与膜相互作用，而进一步棕榈酰化则使蛋白质能长时间地与膜结合。

（3）蛋白质酰化与功能的关系

举几个例子具体说明蛋白质酰化与其功能的关系。

淋巴细胞的活化依赖于在其信号转导多重水平上的蛋白质棕榈酰化，包括共受体、Src 家族激酶、衔接蛋白和支架蛋白的棕榈酰化。T 淋巴细胞的 LAT 是一个重要的跨膜衔接蛋白，若其棕榈酰化部位突变，便取消了脂筏形成和 T 细胞活化。CD_4 和 CD_8 被棕榈酰化后，才表现出 T 细胞共受体的功能。

Ras 超家族系一类低分子量鸟嘌呤核苷酸结合蛋白，具有水解 GTP 活性，在信号转导中起双向开关作用。通常将这一类蛋白称为小 G 蛋白。该蛋白交替与二磷酸鸟苷（GDP）结合（关闭）和三磷酸鸟苷（GTP）结合（打开），调控细胞增殖，分化等重要功能。当细胞接受生长因子刺激时，鸟核苷酸交换因子（GEF）与 GDP-Ras 相互作用，催化 GDP 释放并迅速与多量的 GTP 结合。Ras 结合 GTP 后构象改变，倾向于与其下游效应分子结合。

哺乳动物具有由三个 Ras 基因编码的四个 Ras 蛋白：H-Ras、N-Ras、K-Ras4A 和 K-Ras4B（后二者统称为 K-Ras）。Ras 异构体之间有高度同源性，其一级结构可分为三个微区：G 微区（aa1-165 氨基酸残基），结合鸟嘌呤核苷酸，具有结合效应分子和行使信号转导"开关"作用；C-末端（最后24～25个残基），称之为多变微区（HVR），在异构体之间差别甚大。HVR又可分为最靠近C-末端的小脂锚（minimal lipid anchor）和结合区两个部分。Ras异构体在小脂锚部位的差别很大。Ras蛋白至少有一种脂酰化修饰才能表达其活性。这三个Ras异构体都经过翻译后修饰：首先是在小脂锚C-末端CaaX序列中的Cys法呢酰化，使其与内质网相互作用，移除aaX后再被羧基甲基化。对于N-和H-Ras而言，靠近法呢酰链的半胱氨酸残基还要分别进行一次和两次棕榈酰化。K-Ras不再棕榈酰化，在离法呢酰链不远处，有6个连续的Lys，可与质膜内叶酸性磷脂头部相互作用。总之，三个Ras异构体都进行法呢酰化，H-Ras还有两条棕榈酰链，N-Ras有一条棕榈酰链。棕榈酰化使Ras接近脂筏微区。H-和N-Ras分子Cys181棕榈酰化给予它们进入和离开脂微区的能力，而非棕榈酸化的K-Ras被该微区排斥。突变的H-Ras（Cys184单棕榈酰化）留在高尔基体。棕榈酰化的Ras比法呢酰化的Ras更容易在质膜中移动，并最后定位于质膜。单棕榈酰化的N-Ras比H-Ras更容易脱离质膜，可能这就是在各种细胞中N-Ras多见于高尔基复合体的原因。

多种技术方法证明，H-Ras分子的小脂锚与胆固醇依赖的膜微区有高亲和力，但该分子G-微区排斥H-Ras与膜结合，而且G-蛋白负载GTP时的排斥力大于负载GDP。H-Ras分子c-末端的HVR区（aa173-179残基）增加该分子与膜的亲和力，但与胆固醇不依赖的质膜结合。因此H-Ras分子的三个微区对于该分子与膜的相互作用提供三个不同的力，使H-Ras以正确取向与膜结合。

G蛋白是个与膜连接的，由α、β和γ亚单位组成的异三聚体。α亚单位有几个亚型：αs、αi、αq与α12/13。α亚单位含有鸟嘌呤核苷酸结合部位。G蛋白的共价脂修饰是该蛋白活性的一个重要调节因素。Gα依赖于其N-末端的一次或多次的脂修饰锚于膜。这些脂修饰或是不可逆的N-豆蔻酰化，或是S-棕榈酰化，抑或二者兼有。

G蛋白被GPCR活化，从而启动Gα去棕榈酸化/棕榈酸化循环。细胞静止时，β、γ亚单位阻碍α去棕榈酸化。当被GPCR活化时，α亚单位脱离β、γ，其上所附的棕榈酸被蛋白硫脂酶裂解。与此同时，α亚单位释放GDP代之与GTP结合。GTP水解以及与效应分子作用后，α亚单位再与β、γ结合为复合物，并再被棕榈酸化，完成一个G蛋白活化的周期。

2. 蛋白质的结构微区

蛋白质也可以通过蛋白-蛋白相互作用与膜连接执行功能。例如白细胞的NADPH氧化酶复合物，其中的胞质成分，就是通过蛋白质-蛋白质相互作用补充入膜，从而构建有活性的酶复合物，产生呼吸爆发（参见第三章）。蛋白质-蛋白质相互作用依赖于蛋白质的结构微区（structural domains，亦称结构域）。这些微区包括SH2、SH3、PTB、WW、EFH1、PDZ、PH等数十种。一个蛋白质分子可含有一个以上的结构微区，参与多种功能的调节。以下举例扼要说明。

SH2（Src homology 2）微区是由100个氨基酸残基组成、中间为两个反平行β折片、两侧各有一个α螺旋的三明治样结构（见彩图1-16A）。SH2特异地识别磷酸化的酪氨酸及其C-末端的3～6个残基，是受体酪氨酸激酶的一个重要标靶，也是其信号转导途径中的一个重要组成微区。它广泛存在于功能不同、生物活性各异的各种胞质蛋白中，例如在蛋白酪氨酸磷酸酶、磷酸酶、磷脂酶、信号衔接蛋白及转录因子等蛋白质分子内都含有SH2微区。前面提到EGF与相应受体结合后，导致EGF受体分子二聚化，并诱导受体分子胞质微区的c-末端自磷酸化。磷酸化的酪氨酸残基，可作为含有SH2及PTB微区的、与信号转导有关的各种蛋白的结合部位。例如，含有 SH2 的生长因子受体衔接蛋白 2（Grb2）结合到自磷酸化的 EGF 受体后，便把 SOS 带到膜上，致使与膜结合的 Ras 上的 GDP 与 GTP 交换，使 Ras 活化。SH2 介导的信号途径异常与多种遗传性疾病及肿瘤的发生有关。

PH（Pleckstrin homology）微区：Pleckstrin 是血小板蛋白激酶 C 的标靶，Pleckstrin 磷酸化激起血小板反应，最终导致血液凝集。Pleckstrin 由三个微区组成，其中 PH 微区能以高亲和力结合 3，4-二磷酸磷脂酰肌醇（PI-3，4 P2）。后者是血小板的一个重要信号分子，因此血小板 Pleckstrin 借助 PH 微区应答 PI-3，4 P2 介导的生理功能。PH 微区是个由酵母到人类都具有的蛋白折叠微区。该微区包含 100~120 个氨基酸残基，由两个近于垂直的反平行 β 折片和在 C-末端有双亲性的 α 螺旋构成的 β 桶形成（见彩图 1-16B）。胞内功能各异的许多蛋白都具有 PH 微区。具有 PH 微区的许多蛋白参与信号转导。PH 微区是个具有极性结构的微区，其表面带正电性，这是由该微区的碱性氨基酸残基的空间排布决定的。该微区特异地识别磷酸肌醇，与 PI-4，5 P_2、PI-3，4 P_2 和 PI-3，4，5 P_3 有很高的亲和力。某些 PH 微区的 C-末端能与 G 蛋白的亚单位结合。

总之，蛋白质-蛋白质、蛋白质-脂质相互作用复杂。当然只有蛋白质-蛋白质、蛋白质-脂质相互作用才能表达蛋白质功能。下面以膜窖蛋白的蛋白质-脂质、蛋白质-蛋白质相互作用为例，做个总结。

Cavs 是一种高度有结构的膜内在蛋白。每个 Cav 分子有四个机能微区（图 1-13）；Cav 1 和 3 具有支架微区（CSD，Cav 1 为 aa 82-101，Cav 3 为 aa 55-74），CSD 含有芳香族氨基酸与穿插于其间的其他氨基酸残基共有序列，Cav 3 在该微区中的一个 Trp 被置换，而不是 Cys 缺失，则出现肌营养不良症状。离体实验表明，Trp 与胆固醇相互作用能调节脂双层曲率，可能该微区中的芳香族氨基酸与胆固醇的作用是形成膜窖的基础。CSD 介导参与信号转导的各种蛋白质之间的相互作用，具有整合和调节信号转导的功能。通过该微区，胞质中有关蛋白通过 Cav 连接到膜窖。凡含有 ΨXΨXXXXΨ 或 ΨXXXXΨXX（Ψ 是芳香族氨基酸残基 Phe、Trp 或 Tyr；X 为其他氨基酸残基）序列的分子，都可连接到 CSD，并由此结合到膜脂。因此 CSD 结合大量蛋白。Patel 和 Insel（2009）说："难以看透这不到 20 个氨基酸的微区（特别是该微区与寡聚物形成微区有部分重叠）何以包容如此多量的蛋白系列。" Cav 2 也有与 Cav 1 和 3 相似的该微区，但不能结合参与信号转导的蛋白。寡聚物形成微区（aa 61-101），与 CSD 有部分重叠，在此促进两个 Cav 单体相互作用形成二聚体（Cav 1 和 Cav 2 形成异二聚体。Cav 3 形成同二聚体或与 Cav 1 形成异二聚体）。Cav 的跨膜微区（TMD）为 32 个氨基酸残基的中心疏水区（aa102-134），由胞质侧穿过脂双层。Cav 的 N-末端与 C-末端均在胞质中，因此该蛋白在脂双层中形成一个"发夹"状结构。实验表明，Cav 的羧基末端与 CSD 和 TMD 靠近，可能有重要机能意义。第四个微区是 Cav 蛋白通过其分子上的三个棕榈酸链（Cys133、144 和 156）与膜窖脂质相互作用的部位。然而有些学者认为，棕榈酰化似乎对于 Cav 与膜结合和膜窖形成并非必需。Cav 1 在 Tyr14 是磷酸化的标靶。Src 介导的磷酸化使 Cav 1 的性质改变，如对细胞外基质蛋白的作用以及执行其他生理功能等。

（三）内在蛋白与脂双层相互作用

Wiener MC 与 White SH（1992）制备低水化状态的二油酸磷脂酰胆碱（dioleoyl-PC，DOPC）脂双层，在其特定部位标记重金属或 ^3H，分别做 X 射线衍射和中子衍射。由于脂双层是个复合结构，又由于分子的热运动，因此对于该脂双层不能得到原子水平分辨率的三维结构。对所得结果进行综合分析，得出了双层中脂质结构各成分（磷酸、乙酰链等）投射到双层平面上的、时间平均的空间分布（即在某部位找到某种结构或基团的概率），又称为脂质结构各成分的 Gaussian 分布（见彩图 1-17）。他们将双层分为界面和碳氢链髓心两个相。图中箭头所示为脂分子的甘油骨架，是结构中最具刚性的部位。由此向上（界面）和向下（碳氢链髓心），运动逐渐增加。图中垂直线指示碳氢链疏水髓心，始于甘油碳 C_2，相应于羰基部位。疏水髓心厚约 320nm，相当于在低水合状态脂双层疏水区的厚度。在水合状态，该区略薄一些。界面部分占双层热厚度的 50%，这部分包括磷酸胆碱、甘油、碳、亚甲基和水，是个混合体。该区域有可能与肽链呈非共价键结合。

据上述 DOPC 双层各成分的 Gaussian 分布图，Wiener 与 White 提出，α 螺旋分布于厚约 320nm 的疏水髓心。每个氨基酸残基在一个垂直的 α 螺旋中长度是 15nm，因此该区容下 21 个残基。如若像在多数蛋白质中 α 螺旋倾斜 20°，则可增加 10% 的残基。但实际上跨膜区的残基更长些，这是由于有甘油骨架和脂极性"头部"存在，每一个 α 螺旋起始的 4 个—NH 和最后的 4 个—C=O 需要提供氢键的参与者。氢键的参与者是脯氨酸和天冬氨酸，由于与甘油骨架或极性"头部"形成氢键，使得 3~4 个残基各在一端被拉伸，因此导致跨膜 α 螺旋末端伸出一段。跨膜螺旋尾部经常是色氨酸和酪氨酸。它们在界面上起"浮囊"（"floats"）作用，使螺旋固定于脂双层。在全部氨基酸中色氨酸的非极性表面最大，但是该氨基酸上的-NH 能形成氢键。实验证明，色氨酸在内质网上的多聚亮氨酸螺旋中的优势定位，表明该氨基酸主要定位于界面。然而，它在界面的确切位置（在极性头部侧还是在乙酰链侧）并不清楚。如若在膜蛋白跨膜 α-螺旋中含有未被中和的带电残基，一般它们应位于脂双层的极性头部。因为若将一个带电荷的残基埋入双层髓心，需要耗费大量能量（如将赖氨酸埋入疏水髓心，需 37kJ/mol）。有趣的是精氨酸与赖氨酸，它们在螺旋中虽然居于疏水髓心，但是这两个氨基酸都有个疏水的长臂，该长臂柔韧，其末端是带电基团。因此精氨酸与赖氨酸的未被中和的带电基团可通过其长臂伸至膜表面，暴露在双层的极性头部，而氨基酸的非极性表面被埋在双层髓心。

对于生物膜中内在蛋白与膜脂的相互作用，以及膜脂对蛋白功能的影响曾进行过很多研究。对 Ca^{2+}-ATPase（负载 Ca^{2+} 与非负载 Ca^{2+} 两种结构形式）在内质网双层中的结构，K^+ 离子通道与带负电荷磷脂的相互作用，线粒体 ADP/ATP 载体与 PC 和心磷脂的相互作用，annexin V 与 PS 的结合机制等，都有详尽的研究。有兴趣者可参阅 Lee AG 发表的多篇论文与综述。

膜内在蛋白在脂双层中，其四周由脂分子环绕，跨膜段之间也夹杂着脂分子。人们惯用界面脂（boundary lipids）或圈脂（annular lipids）、非界面脂或非圈脂称呼这两种与膜蛋白关系不同的脂分子。环绕蛋白的圈脂与双层中的其他脂分子作快速交换，即脂-蛋白相互作用非黏附固着。非圈脂位于跨膜螺旋之间，也位于多亚单位蛋白的亚单位之间，经常与蛋白一同被纯化，并一同被解析。因此在高分辨率的膜蛋白结构中，往往显示出与之邻近的脂肪酸结构。它们与膜中其他脂分子的交换速率甚慢，说明蛋白与非界面脂分子以较高的特异性相互作用。典型的非圈脂是线粒体内膜上的心磷脂与各种酶蛋白分子，如 NADPH 脱氢酶、细胞色素 bc1、ATP 合成酶、细胞色素氧化酶和 ADP/ATP 载体的关系。牛心肌细胞色素氧化酶与结合得非常牢固的小量心磷脂分子一同被纯化。若将心磷脂去除掉，酶则失活。线粒体 ADP/ATP 载体蛋白的高分辨解析揭示，每个单体结合三个心磷脂和四个 PC 分子。但是这些脂分子似乎占据着蛋白圈脂位置，它们结合在蛋白表面。而不是埋在跨膜 α-螺旋之间。在心磷脂的结合部位，并非具有期待与带负电荷心磷脂结合的大量正电荷残基，而只有带一个正电荷的精氨酸-151，而心磷脂分子位于蛋白表面含有色氨酸残基的沟槽中。ADP/ATP载体蛋白的晶体结构是单体，但其原本应为二聚体，因此这些被解析的脂分子可能位于同二聚体蛋白-蛋白的界面。位于蛋白-蛋白界面的非圈脂有助于界面分子的紧密排布，可能负电荷磷脂的作用是减小两个精氨酸残基之间的电斥力。

主要参考文献

[1] Yamaji-Hasegawa A, Tsujimoto M. Asymmetric distribution of phospholipids in biomembranes. Biol Pharm Bull, 2006, 29: 1547-1553.

[2] Fahy E, Cotter D, Sud M, et al. Lipid classification, structures and tools. Biochim Biophys Acta, 2011, 1811: 637-647.

[3] Mirnikjoo B, Balasubramanian K, Schroit AJ. Mobilization of lysosomal calcium regulates the externalization of phosphatidylserine during apoptosis. J Biol Chem, 2009, 284: 6918-6923.

[4] Hishikawa D, Shindou H, Kobayashi S, et al. Discovery of a lysophospholipid acyltransferase family essential for membrane asymmetry and diversity. Proc Natl Acad Sci USA, 2008, 105: 2830-2835.

[5] Daleke DL. Phospholipid flippases. J Biol Chem, 2007, 282: 821-825.

[6] Poulsen LR, Lopez-Marques RL, Palmgren MG. Flippases: still more questions than answers. Cell Mol Life Sci, 2008, 65: 3119-3125.

[7] Bevers EM, Williamson PL. Phospholipid scramblase: An update. FEBS Letters, 2010, 584: 2724-2730.

[8] Nguyen DB, Wagner-Britz L, Maia S, et al. Regulation of phosphatidylserine exposure in red blood cells. Cell Physiol Biochem, 2011, 28: 847-856.

[9] Aye IL, Singh AT, Keelan JA. Transport of lipids by ABC proteins: Interactions and implications for cellular toxicity, viability and function. Chem Biol Interact, 2009, 180: 327-339.

[10] Nagao K, Kimura Y, Mastuo M, et al. Lipid outward translocation by ABC proteins, FEBS Letters, 2010, 584: 2717-2723.

[11] Fitzgerald ML, Mujawar Z, Tamehiro N. ABC transporters, atherosclerosis and inflammation Atherosclerosis, 2010, 211: 61-70.

[12] Suh PG, Park JI, Manzoli L, et al. Multiple roles of phosphoinositide-specific phospholipase C isozymes. BMB reports, 2008, 41: 415-434.

[13] Roth MG. Molecular mechanisms of PLD function in membrane traffic. Traffic, 2008, 9: 1233-1239.

[14] Burke JE, Dennis EA. Phospholipase A2 Biochemistry. Cardiovasc Drugs Ther, 2009, 23: 49-59.

[15] Haeggstroem JZ, Rinaldo Matthis A, Wheelock CE, et al. Advances in eicosanoid research, novel therapeutic implications. Biochem Biophys Res Commun, 2010, 396: 135-139.

[16] Deng Y, Theken KN, Lee CR. Cytochrome P450 epoxygenases, soluble epoxide hydrolase, and the regulation of cardiovascular inflammation. J Mol Cell Cardiol. 2010, 48: 331-341.

[17] Murakami M. Lipid mediators in life science. Exp. Anim, 2011, 60: 7-20.

[18] Bikman BT, Summers SA. Ceramides as modulatoers of cellular and whole-body metabolism. J Clin Invest, 2011, 121: 4222-4230.

[19] Rivera R, Chun J. Biological effects of lysophospholipids. Rev Physiol Biochem Pharmaco, 2008, 160: 25-46.

[20] Morris AJ, Panchatcharam M, Cheng HY, et al. Regulation of blood and vascular cell function by bioactive

lysophospholipids. J Throm Haem, 2009, 7 (Suppl. 1): 38 - 43.

[21] de Chaves EP, Sipione S. Sphingolipids and gangliosides of the nervous system in membrane function and dysfunction. FEBS Letters, 2010, 584: 1748 - 1759.

[22] Canals D, Perry DM, Jenkins RW, et al. Drug targeting of sphingolipid metabolism: phingomyelinases and ceramidases. Br J Pharmaco, 2011, 163: 694 - 712.

[23] Simons K, Ikonen E. Functional rafts in cell membranes. Nature, 1997, 387: 569 - 572.

[24] Anderson RG, Jacobson K. A role for lipid shells in targeting proteins to caveolae, rafts, and other lipid domains. Science, 2002, 296: 1821 - 1825.

[25] Lingwood D, Simons K. Lipid rafts as a membrane - organizing principle. Science, 2010, 327: 46 - 50.

[26] Simons K, Gerl MJ. Revitalizing membrane rafts: new tools and insights. Nature, 2010, 11: 688 - 699.

[27] Eggeling C, Ringemann C, Medda R, et al. Direct observation of the nanoscale dynamics of membrane lipids in a living cell. Nature, 2009, 457: 1159 - 1162.

[28] Parton RG, Hanzal - Bayer M, Hancock JF. Biogenesis of caveolae: A structural model for caveolin - induced domain formation. J Cell Sci, 2006, 119: 787 - 796.

[29] Patel HH, Insel PA. Lipid rafts and caveolae and their role in compartmentation of redox signaling. Antioxid Redox Signal, 2009, 11: 1357 - 1372.

[30] Briand N, Dugail I, Le Lay S. Cavin proteins: New players in the caveolae field. Biochimie, 2011, 93: 71 - 77.

[31] Hansen CG, Nichols BJ. Exploring the caves: cavins, caveolins and caveolae. Trends Cell Biol, 2010, 20: 177 - 186.

[32] Dessy C, Feron O, Balligand J - L. The regulation of endothelial nitric oxide synthase by Caveolin 1: a paradigm validated in vivo and shared by the "endothelium - derived hyperpolarizing factor". Pflugers Arch, 2010, 459: 817 - 827.

[33] Salaun C, GreavesJ, Chamberlain LH. The intracellular dynamic of protein palmitoylation. J Cell Biol, 2010, 191: 1229 - 1238.

[34] Inokuchi J. Membrane microdomains and insulin resistance. FEBS Lett, 2010, 584: 1864 - 1871.

[35] Kabouridis PS, Jury EC. Lipid rafts and T - lymphocyte function: Implications for autoimmunitym. FEBS Lett, 2008, 582: 3711 - 3718.

[36] Maeda Y, Tashima Y, Houjou T, et al. Fatty acid remodeling of GPI - anchored proteins is required for their raft association. Mol Biol Cell, 2007, 18: 1497 - 1506.

[37] Nadolski MJ, Linder ME. Protein lipidation. FEBS J, 2007, 274: 5202 - 5210.

[38] Schengrund CL. Lipid rafts: Keys to neurodegeneration. Brain Res Bull, 2010, 82: 7 - 17.

[39] Zaas DW, Duncan M, Wright JR, et al. The role of lipid rafts in the pathogenesis of bacterial infections. Biochim Biophys Acta, 2005, 1746: 305 - 311.

[40] Rytomaa M, Kinnunent PHJ. Reversibility of the binding of cytochrome C to liposomes. J Biol Chem, 1995, 270: 3197 - 3202.

[41] Lee AG. Lipid - protein interactions in biological membranes: a structyral perspective. Biochim Biophy Acta, 2003, 1612: 1 - 40.

[42] Lee AG. How lipids affect the activities of integral membrane proteins. Biochim Biophy Acta, 2004, 1666: 62 - 87.

第二章　线粒体医学

第一节　线粒体疾病及其主要征候

　　线粒体疾病是由于编码线粒体蛋白的线粒体基因组和（或）核基因组〔mtDNA和（或）nDNA〕基因突变引起的、线粒体结构和氧化磷酸化功能异常而导致的疾病。线粒体病通常表现为细胞ATP合成减少、活性氧（ROS，有关活性氧将在第三章中详述）生成增多，以及线粒体的正常网络结构改变、线粒体融合与分裂和对细胞凋亡的调控失常。线粒体病可发生在身体某一部位（如视神经或听神经系统）或多个部位，形成多系统疾病，患者常有两种或更多病症的综合表现，形成综合征（表2-1）。临床症状复杂多样，并有明显的个体差异，这与线粒体遗传的异质性（Heteroplasmy）和在体内的特定分布有关（Chinnrey，2003）。据流行病学调查，线粒体疾病的发生率和死亡率都比较高，发生率达1/8500，是代谢病中常见的疾病。对于原发性线粒体呼吸链疾病，目前尚缺乏有效的治疗手段。随着病程发展，必然导致丧失活动能力和早期死亡。表2-1示出人类主要线粒体疾病的各种临床症状。

表 2-1　人类线粒体疾病的主要征候举例

1. KSS综合征（Kearns-Sayre Syndrome）：包括眼肌麻痹、视网膜色素变性、心脏传导阻滞、共济失调、矮小、糖尿病、甲状腺机能减退等症状。
2. 赖氏病（Leigh's disease）或称亚急性坏死性脑肌病：有呼吸、视力、运动等多方面异常。
3. MELAS综合征（mitochondrial encephalomyopathy, lactic acidosis and strokelike episodes，线粒体脑肌病，乳酸中毒和中风样发作综合征），此外还包括痴呆、耳聋、矮小和糖尿病等征候。
4. MERRF综合征（Myoclolus epilepcy with ragged red fiblers，肌阵挛性癫痫，且肌肉中有蓬毛样红色纤维）：包括肌无力、耳聋、痴呆。患者骨骼肌纤维之间有线粒体异常聚集。
5. LHON（Leber's hereditary optic neuropathy，利伯遗传性视神经病）：包括视盲（男性）、共济失调、脑肌病、心电图异常、视网膜微血管病等征候。
6. CPEO（Chronic progressive external opththalmoplegia，慢性进行性外眼肌麻痹）：类似KSS综合征，除眼肌及视网膜病外，还有中枢神经系统功能异常。
7. Alper综合征（进行性小儿灰质病）：包括痴呆、肌痉挛、视盲、肝功能异常等征候。
8. MDS（mitochondrial DNA deletion syndrome，线粒体DNA删除综合征）。
9. MNGIE（mitochondrial neuro-gastro-intestinal encephalomyopathy，线粒体消化道神经性脑肌病）。
10. NARP（neuropathy, ataxia and retinitis pigmentosa，神经病、共济失调和色素性视网膜炎）。

　　1959年，瑞典Rolf Luft发现第一例线粒体疾病患者（女性，30余岁）。症状是极度消瘦，食量大，代谢率比正常人高一倍，不断出汗与饮水。其病因主要是由于肌细胞线粒体失去呼吸控制。即线粒体呼吸链只有耗氧活性（电子传递使分子氧还原生成水），而无磷酸化反应（合成ATP）。1988年，Holt等首次证明利伯遗传性视神经萎缩病（Leber hereditary optic neuropathy，LHON）是mtDNA 11778位G突变为A的线粒体疾病。已知与人类线粒体疾病相关的mtDNA突变位点有200多个。近几年来又发现大量编码线粒体蛋白的核基因组突变，与线粒体缺陷和神经退行性疾病、衰老以及肿瘤相关（Schapira AHV，2012）。总之,线粒体遗传性变异导致氧化磷酸化功能的缺陷,是引起神经肌肉疾病,引起失忆、视力、听力丧失和体力下降,导致心血管疾病、糖尿病、肠胃病,加重乙醇中毒症、神经退行性疾病以及肿瘤等多种疾病的重要病因。线粒体还是环境因素和药物作用的标靶。例如,非固醇类消炎药对线粒体能量代谢的抑制,也是引发一些疾病的重要因素,Fossilien E (2001)报道,美国因阿司匹林使用不当,导致肠上皮细胞线粒体损伤,每年使2万名患者死于胃溃疡。因此,线粒体在疾病发生和临床治疗中的地位越来越受到重视。

基于线粒体遗传性疾病的不断发现和相关的基础研究的发展,1994年,Luft R提出了线粒体医学的概念。又由于1999年以来,相继有"衰老的线粒体理论"、"衰老的线粒体自由基理论"和"线粒体和细胞死亡"等有关线粒体生物医学理论专著出版,因此线粒体药学和线粒体疾病诊断与治疗的研究也就相应发展起来。自1990年以来,国际上发表的线粒体论文逐年大幅激增。根据SCI检索和不完全统计,从1990年的4000篇/年,到2011年已达14 000篇/年。其中有关线粒体疾病及线粒体与肿瘤的研究论文,共有1.7万篇之多。线粒体研究会和线粒体医学研究会等学术讨论会,已在全球各地区成立并定期召开,学术期刊《线粒体(Mitochondrion)》业已出版,有关研究基金或网站均已问世(Chinnery,2003)。这种发展趋势提示,线粒体医学已成为现代分子医学的一个新兴领域,线粒体研究已从经典的生物能力学,进入以动态结构-能量转换-信号传导三者相互作用为基础的线粒体生物医学时代。

第二节 线粒体DNA编码的线粒体疾病及其分子遗传学基础

一、线粒体DNA

线粒体是细胞中半独立增殖的细胞器,半寿期为7~10天。具有自己的遗传基因(mtDNA),但其生物发生和增殖需在mtDNA和核基因(nDNA)双重控制下完成。

彩图2-1示人类mtDNA序列的重要突变位点与其相对应的疾病表型。mtDNA是人类细胞核以外的唯一遗传单位,又称人体第24对染色体。每个细胞一般有10^3~10^4个mtDNA拷贝。与nDNA相比,mtDNA非常小,呈双链闭合环状简单结构。

1981年,Anderson等将人mtDNA序列全部测出,含16 569 kb,编码37个结构基因(参见彩图2-1)。人mtDNA包括12s和16s两个rRNA结构基因(左上方的两个深蓝色条块)和22个tRNAs结构基因(分散在红色和深蓝色条块之间的22个浅蓝色小条块),以及13个编码多肽的结构基因(13个红色条块)。后者编码呼吸链复合体Ⅰ的7个亚基(mtDNA环内的红色ND1、ND2、ND3、ND4L、ND4、ND5、ND6),复合体Ⅲ的1个亚基(红色Cyb),复合体Ⅳ的3个亚基(红色COXⅠ、COXⅡ、COXⅢ)以及ATP合酶(复合体Ⅴ)的2个亚基(红色A8、A6)。这些基因结构紧凑保守,无内含子。基因之间仅有几个或完全没有非编码碱基。它们编码呼吸链复合体Ⅰ、Ⅲ、Ⅳ和ATP合酶(复合体Ⅴ)中的蛋白亚基。mtDNA含重链(H链)和轻链(L链)双股分子,mtDNA重链含28个基因,轻链有9个基因,各有自己的启动子。22个tRNA分布在各个不同基因之间。22个tRNA分布在mRNA基因之间和rRNA基因之间。

人mtDNA中有1~2个非编码(D-Loop)区,约含1000 kb(彩图2-1上方的浅黄色和蓝绿色条块），含有重链的复制启动点（OH）、重链启动子（PH）、轻链启动子（PL）三个保留序列区（CSBs）及 TAS 终止相关序列。它们主要负责线粒体 DNA 复制、转录和翻译的调控。但轻链的复制启动点（OL）不在 D-Loop 区，而在环的左下方第 5721~5798 号碱基对之间。

彩图 2-1 所示的 mtDNA 环外的蓝色英文字，表示线粒体疾病由线粒体 12s rRNA、16s rRNA 和 22 个 tRNAs 的结构基因突变引起；红色英文字表示的线粒体疾病直接由编码呼吸链复合体 I、III、IV 和 V 蛋白亚基的 13 个结构基因的突变引起。

线粒体 DNA 的另一特点是其突变率特别高，比核 DNA 要大 20 倍，这是由于 mtDNA 没有组蛋白保护，缺乏完善的 DNA 损伤修复系统，容易受到线粒体基质中活性氧的损伤。mtDNA 的突变一般经过 2~3 代复制即可固定下来。

二、线粒体 DNA 遗传学特点

除认识 mtDNA 结构外，还需了解线粒体 DNA 遗传学特点及其与核遗传机制的差别，才能认识线粒体疾病与线粒体基因变异的关系。

（一）母系遗传性

人体受精卵，即合子（zygote），其全部线粒体及其 mtDNA 都来源于母体的卵母细胞，母体 mtDNA 传给所有后代，其中仅女性后代能传递线粒体遗传信息，这可能与精子线粒体的精细胞中段（midpiece）不能在受精时进入卵细胞有关。动物也是如此。受精后，精子 mtDNA 立即在受精卵内全部被破坏和清除。因此，mtDNA 点突变大都是母系遗传，但其后代并不全都发展成疾病表型，因为 mtDNA 突变的数量、组织分布、mtDNA 单倍型（Haplotype）以及 mtDNA 拷贝数和核遗传背景等许多因素，都对于发展为线粒体疾病起作用。散发型线粒体疾病可能是在卵母细胞发生过程或早期胚胎发育时引起的。然而，2002 年发现一个特例，即线粒体肌病患者的骨骼肌 mtDNA 是父系传递的。

（二）异质性和同质性

每个细胞含有百个以上的线粒体和成千的 mtDNA 拷贝。细胞中所有线粒体 mtDNA 的序列都一样，称同质（同型）性（Homoplasmy）。异质（异型）性（Heteroplasmy）则相反，是一细胞中含野生型 mtDNA 序列和突变型 mtDNA 序列的两种线粒体群体。在一个线粒体内，mtDNA 也有异质性。大部分线粒体疾病患者的 mtDNA 都是异质性。但与利伯遗传性视神经病（LHON），以及与非综合征的感觉神经性耳聋相关的 mtDNA 突变，几乎都是同质性（见表 2-1）。mtDNA D-环区的异质性并不都致病，而是与物种差异有关。

（三）阈值效应

培养细胞证明，突变的 mtDNA 必须达到一定比例才出现线粒体呼吸链活性下降。此为 mtDNA 突变的阈值效应（Threshold effect）。因此，在线粒体功能异常和疾病表象出现之前，部分 mtDNA 突变已存在。转变细胞系和非转变细胞系之间阈值不同，体细胞杂交系 tRNA 点突变的阈值要 >90%，大片段 mtDNA 缺失 >60% 才出现病理效应；而高度依赖氧化代谢的组织，如脑、心、骨骼肌、视网膜、肾小管和内分泌腺等，致病的突变阈值较低，因此，这些器官对线粒体 DNA 突变的致病作用就更敏感。与利伯遗传性视神经病有关的 mtDNA 突变，在所有组织细胞中都是同质性，但患者的线粒体疾病仅表现为视神经受累表型；有很多载有与 LHON 相应的突变基因患者不出现疾病表象等。因此，虽然 mtDNA 突变数量和比例是阈值效应的重要决定因素，但还有其他因素参与，如核遗传背景等能改变阈值。

(四) 复制分离现象

线粒体分裂和 mtDNA 复制与胞核有丝分裂及细胞周期不同步。因此细胞分裂时，细胞内突变的 mtDNA 可能随机地传递到两个子细胞中，因而能改变细胞突变的 mtDNA 的数量和比例。经过数次分裂后，细胞中野生型 mtDNA 和突变型 mtDNA 渐渐分离为野生型或突变的同质型，此过程称复制分离（Replicative segregation）。这可以解释为什么与 mtDNA 突变相关的疾病，其临床症状经常出现在老年人。对异质多型性小鼠的分析表明，线粒体异质性的原因，除了随机性传递作用外，还有组织特异性分布的作用。

三、线粒体 DNA 重要突变点与线粒体疾病表型

表 2-2 列出了 mtDNA 编码呼吸链 13 个蛋白亚基中、8 个亚基的一些主要突变点，包括 LHON、赖氏综合征和 NARP 三类线粒体疾病。业已证实，LHON 是唯一的因呼吸链复合体 I 基因突变引起的线粒体疾病。ND 代表 NADH 脱氢酶。已发现其中有 ND1 基因的 G3460A 突变、ND4 基因的 G11778A 和 ND6 基因的 T14484C 突变。G11778A 有时也与非 LHON 表型的帕金森家族疾病有关。已证明 ND6 的 G14459A、T14596A，以及 ND4 的 A11696G 与 LHON 有关；G13513A 与 LHON 和 MELAS 有关。

NARP 和赖氏综合征是与 ATP 酶 A6 基因的 T8993G 突变相对应的线粒体疾病。赖氏综合征是婴幼儿时期的一种脑疾病，其病理特征是脑细胞坏死区域呈对称性分布，涉及中脑、基底神经节、海马、脑桥和视神经。NARP 的特征是神经肌肉无力、感觉神经病、共济失调、视网膜色素变性，并伴有学习困难和呆滞。T8993G 突变的程度与疾病的严重程度相关，mtDNA 突变超过 95% 时有赖氏综合征的临床表现；患者肌肉和血液中的 mtDNA 突变比例达 70% 和 90% 时，出现发育迟缓的 NARP 表型；若 mtDNA 突变比例 < 70%，则经常不出现疾病征候。此种疾病表型与 mtDNA 突变比例之间的相关性，要比与 tRNA 突变的相关性更为密切。此外，表 2-2 还表明，ND 基因突变与双侧纹状体坏死/MELAS、MELAS 或运动不耐受相关。线粒体细胞色素氧化酶（COX）基因 T9957C 突变的疾病都涉及骨骼肌，如运动不耐受、肌疲劳或肌无力。7 个致病性的细胞色素 b 基因突变都在肌肉，不在血细胞中，与运动不耐受相关。细胞色素 b 突变都是散发型，无神经病家族史，此与大多数线粒体 DNA 点突变不同。由于细胞色素 b 基因突变在肌肉胚胎细胞中未能检测到，提示此为体细胞突变。目前发现两例细胞色素 b 基因突变与运动不耐受表型无关：有一例 20 岁男性，出现 b 基因小片段缺失，与帕金森病和 MELAS 表型对应，另一例是散发型的心肌病。

表 2-3 和表 2-4 列举了最常见的人线粒体 tRNA 突变位点与疾病的对应关系。在罹患各种线粒体病（大多为母系遗传的多系统疾病，有一些是散发型）的患者中，其线粒体 tRNA 的点突变部位已被确认。在母系遗传的脑疾病中，最多见的征候群是 MELAS 和 MERRF。MELAS 常见于早期正常发育后的儿童或青年。症状包括反复性呕吐、头痛（类似于偏头痛），以及皮质性的视盲、轻度偏瘫或偏盲的脑卒中样发作。核磁成像技术揭示，脑梗死区不与主要血管分布一致。80% MELAS 症患者被鉴定为 tRNA$^{Leu(UUR)}$ A3243G 出现突变。然而 mtDNA 的许多其他部位突变也与 MELAS 有关。MERRF 症候群患者肌肉中出现

表 2-2 线粒体 DNA 编码的呼吸链复合体亚基的基因突变位点与相关疾病的表型
（引自 Pulkes T et al, 2001）

基因	突变点	疾病表型
ND1	T3308C	双侧纹状体坏死/MELAS
	G3460A	LHON
	7bp-插入	肌病与不耐受运动
ND4	A11696G	LHON/肌张力障碍
	G11778A	LHON
	G11778A	帕金森病
	G11832A	不耐受运动
ND5	G13513A	MELAS
	G13513A	LHON/MELAS
ND6	G14459A	LHON/肌张力障碍
		赖氏综合征
	T14596A	LHON/肌张力障碍
	T14484C	LHON
Cyt b	4 bp 缺失	帕金森病/MELAS
	G14846A	不耐受运动
	G15059A	不耐受运动
	G15084A	不耐受运动
	G15168A	不耐受运动
	G25143A	心肌病
	G15498A	不耐受运动
	G15615A	不耐受运动
	G15723A	不耐受运动
	G15762A	肌病
COX1	T6721C	高铁血母细胞性贫血
T6742C		高铁血母细胞性贫血
	5bp 缺失	运动神经元病
	G6830A	肌阵挛引起的共济失调/耳聋
COX11	T7587C	肌病/共济失调/耳聋
	T7671C	肌病
COX111	G9952A	脑病/不耐受运动
	T9957C	MELAS
	15 bp 缺失	不耐受运动
ATPas6	T8993G	赖氏综合征
	T8993C	赖氏综合征
	T8993G	NARP
	T8993C	NARP/MILS
	T9176C	NARP/MILS
	T8851C	双侧纹状体坏死
	T9176C	双侧纹状体坏死

英文缩写字参见表 2-1

表 2-3 线粒体 tRNA$^{Leu(UUR)}$ 基因突变与相关疾病的表型
（引自 Pulkes T et al, 2001）

基因突变	疾病表型
A3243G	MELAS
	MELAS/MERRF
	糖尿病±耳聋
	PEO/肾病和（或）耳聋
	KSS
	无中风脑肌病
	婴儿脑病
	肌病
	肌病与呼吸衰竭
A3243T	脑肌病
A3250C	肌病与呼吸衰竭
A3251G	PEO，肌病，精神错乱，猝死
A3252G	呆痴，视网膜病，糖尿病，甲状旁腺功能低下，轻度截瘫，心肌传导阻滞，肾衰
C3254G	肌病，心肌病
C3256T	PEO，视网膜病，耳聋，癫痫发作，肌阵挛，甲状腺功能低下，糖尿病，肌病
A3260G	肌病，心肌病，MELAS
T3271C	MELAS
	肌疲劳/耳聋
T：A bp 缺失	脑病，内分泌病，脑钙化
A3288G	肌病
T3291C	MELAS
	肌病
A3302G	肌病与呼吸衰竭
C3303T	心肌病

英文缩写字参见表 2-1

表 2-4 线粒体 tRNA^{lys} 基因突变与相关线粒体疾病的表型
（引自 Pulkes T et al, 2001）

基因突变	疾病表型
A8344G	MERRF，MERRF/MELAS，PEO，不伴有肌阵挛的脑肌病，肌病，心肌病，赖氏综合征，多发性对称性脂肪瘤
G8313A	消化道功能障碍，癫痫发作，痴呆，肌阵挛，轴突神经病，共济失调，耳聋，视网膜病
G8328A	脑病
G8342A	PEO，肌阵挛
T8356C	MERRF，MERRF/MELAS
G8363A	MERRF，心肌病，耳聋，共济失调，眼肌麻痹
A8296G	肥厚性心肌病

英文缩写字参见表 2-1

蓬毛状的紫红色的肌纤维（ragged red fibers，RRF，将患者骨骼肌做横切片，用改良的 Gomori 三铬染色法染色后，异常聚集的线粒体分布在肌纤维之间，呈现蓬乱的紫红色的肌纤维样外观，因此，"ragged red fibers"实际是异常聚集的线粒体）。MERRF症候群包括肌阵挛、线粒体肌病、小脑共济失调。此外还有比较少见的症状，如痴呆、听力丧失、周围神经病和多发性脂肪瘤等。与该综合征对应的mtDNA突变，都在tRNA^{Lys}（A8344G，T8356C，G8363A）。仅发现1例MERRF病人，其突变位点在tRNA^{Phe}基因的G611A。

A1555G是唯一一个与人类疾病相关的线粒体核糖体12StRNA基因点突变点，已在几个家族中进行过鉴定。该基因突变都与感觉神经性耳聋（非综合征）对应。患者身体中的基因突变是同质性。但并非所有同质性突变的个体都会发生耳聋。这说明出现疾病表型尚需继发性因素参与。在某些家族中可能是隐性分离常染色体基因突变，但在另一些家族中氨基糖苷的诱导作用很重要。氨基糖苷对细菌核糖体的作用与对人线粒体12S tRNA 1555核苷区的作用有相似性，从而提供了氨基糖苷结合tRNA与人耳聋的相关的证据（Pulkes et al，2001）。

此外，最常见的mtDNA单个大片段缺失与KSS、PEO和Pearson's综合征表型相联系。但临床疾病表型为异质性，如KSS、赖氏综合征、Wolfram综合征、共济失调、糖尿病加耳聋等，它们都是非母系遗传而是散发型。但单个大片段缺失的mtDNA的复制，也有母系遗传的证据。糖尿病加耳聋主要因损伤了线粒体的翻译活性，与丢失tRNA基因有关。

目前统计，在成人线粒体疾病中，散发型约占1/3，可能发生在卵母细胞发生过程中或早期胚胎发育阶段。母系遗传的mtDNA点突变占2/3。一个正常卵细胞含有10万～20万mtDNA，其中某些是突变的。至于线粒体病母系遗传的机制，目前尚无合理的解释。有一种假说认为，在卵子和胚胎之间有个"瓶颈"效应，即只发现少量母性的mtDNA能进入胚胎中去扩增。因此在少数情况下，一些有部分缺失的mtDNA也可能滑进（slip through）胚胎中，如果一个大片段缺失的mtDNA滑进胚胎细胞，并进入所有的三个胚层，就导致KSS综合征（多系统疾病）；如果分离到造血细胞的谱系就会引起Pearson's综合征；如果分离到肌肉中，可能引起进行性外眼肌麻痹（PEO）。上述三种疾病患者的突变mtDNA都是同质性，因为它们来自同一个原始分子的克隆扩增。若在胚层分化后，生肌干细胞中出现编码呼吸链蛋白的基因突变，则形成孤立的肌病。已知的17种细胞色素b突变中的15种突变，就属于这一类型，但其中mtDNA的父系遗传者除外（Di Mauro S et al，2003）。

线粒体疾病的临床症状极其多样，主要归因于线粒体遗传学的特点，尤其是mtDNA的异质性和阈值效应。例如，在神经疾病、运动失调、视网膜色素变性综合征、母系遗传的赖氏综合征和由同一个ATP酶A6基因突变引起的两种脑心肌病等情况下，其临床症状严重程度的差别，可用对线粒体突变的耐受程度不同来解释。但比较难解释的是，看起来是相同的突变却有不同的组织倾向性，如MELAS出现的卒中样发作，MERRF出现的肌阵挛，KSS中的色素性视网膜病。为什么在脑的某些特定区域，如脑细小血管、小脑齿状核，以及视网膜色素上皮细胞中都是高浓度的mtDNA突变？虽然很多线粒体性的糖尿病患者的mtDNA突变量相对较少，但却容易表现出临床症状。这些事实提示，线粒体疾病不只是因mtDNA或线粒体tRNA突变所致，可能还有其他因素介入。线粒体疾病还具有组织倾向性，例如，12S RNA突变只引起耳聋，tRNA^{Ile}突变只引起心肌病，多个ND基因突变只引起视神经细胞萎缩等。虽然对组织倾向性问题目前尚无法合理解释，Di Mauro等主张通过对动物模型（如小鼠线粒体突变）的深入研究，可能有助于解答这些难题。笔者（2003）认为，下列因素可能与线粒体病的临床症状多样性有关，如各组织细胞的mtDNA表达有其特异的阈值；nDNA中有关氧化磷酸化酶系的基因，在不同组织细胞内的定位和表达也不同，而且它们在不同组织细胞中，对能量代谢的调控方式也不尽相同。加之，在不同细胞中，各种调控因素参与 nDNA 的转录过程，如核呼吸因子－1（见后）参与细胞色素 C 基因的转录，维生素 D_3 在肾和小肠中，无论对 nDNA 或 mtDNA 的转录都有特异地调控作用。上述这一切，可能都资助于线粒体病的组织与器官倾向性。

第三节 核基因编码的线粒体疾病的分子遗传学基础

一、核 DNA 和线粒体 DNA 对线粒体生物合成的双重控制

线粒体呼吸链含有 5 个复合体，其中复合体 Ⅰ（NADH：辅酶 Q 氧化还原酶）有 7 个亚基，复合体 Ⅱ（琥珀酸：辅酶 Q 氧化还原酶）有 4 个亚基，复合体 Ⅲ（辅酶 Q：正铁细胞色素 C 氧化还原酶）和 Ⅳ（细胞色素 C 氧化还原酶）各 10 个亚基，复合体 Ⅴ（ATP 合成酶）含 2 个亚基。mtDNA 只含编码 4 个复合体（Ⅰ、Ⅲ、Ⅳ、Ⅴ）中的 13 个蛋白亚基的结构基因，以及为这些亚基在线粒体内合成所需的 22 个 tRNA 和 2 个 rRNA 基因。mtDNA 编码的呼吸链 13 个多肽，分布在复合物 Ⅰ（7 个）、Ⅲ（1 个）、Ⅳ（3 个）和 Ⅴ（2 个）。但是线粒体的蛋白约有 1500 种，其中组成呼吸链氧化磷酸化酶系 5 个复合体共含有约 100 多种蛋白（因不同物种和组织而异），在组成呼吸链的 100 多种蛋白中，至少有 75 种以上由 nDNA 编码。此外，为合成、运送和装配这些蛋白到线粒体内膜上，尚需要约 60 种所谓"辅助"性蛋白，后者也完全由 nDNA 编码。因此，约 130 多个核基因及其表达蛋白的突变，也与 mtDNA 突变一样，会影响线粒体氧化磷酸化功能并导致线粒体疾病。核基因组和线粒体基因组共同对线粒体生物合成控制，以及前二者之间的相互作用可用彩图 2-2 表示。

Zeviani M（2003，2007，2009）和 Fosslien E（2003）提出，细胞核主要通过核基因编码的核呼吸因子（nuclear respiratory factors，NRFs，即活化氧化磷酸化系统有关基因的转录因子）调节线粒体呼吸链蛋白的表达、转运和组装，实现对线粒体复制的控制（彩图 2-2）。以下对有关 NRFs 的一些重要概念作简要介绍。

（一）线粒体转录因子

线粒体转录因子 A（mt TFA，TFam）的基因位于染色体 10q21。mtTFA 表达后进入线粒体内，与 nDNA 编码的 POLG（mtDNA 聚合酶 γ）和 Twinkle 蛋白（一种类似于噬菌体 phage T 7 基因 4 编码的蛋白）共同组成能分裂的动态结构核小体。后者是线粒体遗传单位，调节线粒体基因组的转录速率。mtTFA 蛋白结合在 mtDNA 重链和轻链的上游，对保证线粒体的复制、转录，以及胚胎着床后的正常发育至关重要，也与心肌病的预防有关。在肌病患者的肌细胞中，mtTFA 过表达是对 mtDNA 大片段缺失、引起的 ATP 合成减少的一种补偿。

核呼吸因子包括核呼吸因子-1（NRF-1）和 NRF-2。二者的功能在于调节 nDNA 编码的、表达线粒体呼吸蛋白的基因，二者还调节线粒体能量代谢基因（脂蛋白受体基因和脂肪酸氧化基因）的表达。上述线粒体转录因子 mtTFA 是 NRF-1 和 NRF-2 的核靶基因，是 NRF-1 与 NRF-2 介导的核-线粒体对话的一个效应器，维持 mtDNA 的转录功能。SP-1 结合到核基因的启动子，也是协调核/线粒体对话的核转录因子。它使 COX Ⅳ 和 COX Ⅴ 的基因表达活性提高 30～100 倍。腺苷酸转移因子 2（ANT2）、细胞色素 C、mtTFA、ATP 酶的 β 亚基等蛋白的启动子，也同样与 SP-1 结合并被它活化。

(二) 组装呼吸链的蛋白

横跨外-内膜的 TOM - TIM 蛋白复合体（TOM 位于线粒体外膜，与线粒体内膜的 TIM 共同构成一个输入通道，胞质中的蛋白质分子通过该通道向线粒体内运输），以及分子伴侣线粒体热休克蛋白 60（mtHSP60）等，负责核 DNA 编码的氧化磷酸化蛋白向线粒体内的运送、插入和组装。

(三) 起辅助作用的蛋白基团

呼吸链酶蛋白细胞色素中的血红素基等属于起辅助作用的蛋白基团。这些均由 nDNA 编码。

从彩图 2-2 看到，核基因对线粒体基因的调控是在线粒体的反馈信号或其他生理信号刺激下启动的。Fosslien（2003）揭示，呼吸链电子漏生成的 ROS（H_2O_2）作为对核基因的反馈信号，刺激核对线粒体合成的应答，从而启动两个遗传体系之间的"对话"和线粒体生物合成反应。在生理性刺激因素（肌肉收缩或三碘甲状腺原氨酸，甲状腺素 T_3）作用下，NRF-1 或 NFR-2 首先表达。这两个核呼吸因子对于调节 nDNA 编码的线粒体蛋白是必须的。Di Mauro 等揭示，NRF-1 对于植入和着床的胚泡生长至关重要。NRF-1 缺如是致死性的。在 $NRF1^{-/-}$ 的胚泡中，mtDNA 水平极低，由于没有 mtDNA 复制支持着床期胚泡的生长和发育，3~6 天后胚泡死亡。$NRF-1^{+/-}$ 胚泡虽有线粒体 但其膜电位比相应野生型胚泡的线粒体膜电位明显著降低。

人类核基因含有 NRF1、NFR2 或两者的结合位点（7q32/2q31）。在染色体 10q21，有 mt TFA 基因和其他氧化磷酸化蛋白基因（如 ATP 酶的 β 和 γ 亚基，以及复合体 IV 的 Vb、VIIa 等亚基）的结合位点。动物实验证明，NRF-1 和 NRF-2 协调线粒体的复制、能量生成、胚胎器管和血管发生，以供给分子氧和营养物质，以及排除代谢废物。低密度脂蛋白受体基因在其启动子区也有 NRF-1 结合位点，提示后者也同样负责调控脂蛋白对线粒体能量转换的供应。作为电子传递蛋白家族成员的 NRF-2，同样也是合成氧化磷酸化蛋白和血红蛋白基因的转录因子。

二、核基因编码的线粒体疾病

核 DNA 与线粒体 DNA 之间信号缺陷也导致线粒体疾病。

由于在进化过程中线粒体遗传失去独立性，表现为线粒体的完整性和 mtDMA 复制依赖于 nDNA 的控制。若调控 mtDMA 的 nDNA 突变，将直接影响 mtDNA 功能（如每个细胞和每个细胞器内 mtDNA 分子数减少，抑或 mtDNA 多基因丢失）。它们不同于线粒体 mtDNA 的单个丢失引起的散发性 KSS、PEO 和 Pearson's 综合征（Di Mauro S, 2003, 2004）。

对于核基因编码的线粒体疾病分子遗传学的研究进展很快。Alberio S 等（2007）提出 mtDNA 缺失症候群（MDS）的概念，这是一类严重的异质性线粒体病。发生在婴幼儿期。MDS 的分子标志是 mtDNA 拷贝明显减少。三个主要的临床表现是脑病、脑肌病和肝脑病。这些都是常染色体隐性遗传性疾病，未见 mtDNA 突变。因此认为 MDS 是由于维持 mtDNA 的核基因的缺陷所致。

核基因突变不仅引起线粒体 mtDNA 结构缺失和 mtDNA 拷贝减少，以及 mtDNA 信息量减少，引起原发性呼吸链氧化磷酸化功能障碍，而且引起呼吸链结构维持和辅助性呼吸链蛋白组装异常，从而导致与 mtDNA 稳定性相关的线粒体疾病。再者，某些核基因（parkin 和 PANK1 等）突变，涉及神经变性疾病；MFN2 涉及进行性神经性腓骨肌萎缩；Frataxin 涉及遗传性共济失调等。

Zeviani M 等（2003）用表 2-5 概括了涉及线粒体氧化磷酸化系统功能的核染色体基因突变位点。以下就表 2-5 所示的几类线粒体呼吸链的核遗传病作简要说明。

表 2-5　与线粒体氧化磷酸化疾病有关的细胞核基因（仿 Zeviani M 等，2003）

基因	位置	临床表型	遗传
呼吸链酶亚单位			
NDUFS 1（复合体Ⅰ）	2q33-q34	乳酸中毒，复合体Ⅰ功能不良（252010）	AR
NDUFS 2（复合体Ⅰ）	1q23	心肌病和脑疾病	AR
NDUFV1（NADH 脱氢酶）	11q13	赖氏综合征（256000）	
		脑白质营养不良/肌阵挛性的癫痫（2035-40）	AR
NDUFS4（复合体Ⅰ）	5q11.1	致死性的多系统复合体Ⅰ功能不良（252010）	AR
		赖氏综合征（256000）	
NDUFS7（复合体Ⅰ）	19q13	赖氏综合征（256000）	AR
NDUFS8（复合体Ⅰ）	11q13	赖氏综合征（256000）	AR
SDHA（复合体Ⅱ）	5p15	赖氏综合征（256000）	AR
	3q29		
SDHB（复合体Ⅱ）	1p36.1-p36	嗜铬细胞瘤和颈副神经节瘤（15310）	AD
SDHC（复合体Ⅱ）	1q21	家族性副神经节瘤-PGL3（605373）	AD
SDHD（复合体Ⅱ）	11q23	家族性副神经节瘤-PGL1（168000）	AD
执行三羧循环的酶			
FH（延胡索酸脱氢酶）	1q42.3-q43	多发性的皮肤和子宫平滑肌瘤（150800）	AD
装配因子			
SURF1（COX）	9q34	赖氏综合征（256000）	AR
SCO1（COX）	17p13-p12	Ketacidotic coma 和肝病	AR
SCO2（COX）	22q13	肥厚性心肌病（604377）	AR
COX10（COX）	17p13.1-q11.1	肾小管病和脑白质萎缩	AR
COX15（COX）	10q24	肥厚性心肌病	AR
LRPPRC（COX）	2p16-21	赖氏综合征，加拿大籍法国人的变异型（220111），	AR
BCS1L	2q33-37	肾小管病，脑病和肝功能衰竭，复合体Ⅲ功能不良（606104）；GRACILEs.（603358）	AR
维持 mtDNA 稳定			
TP（胸苷磷酸化酶）	22q13-32	线粒体胃肠神经性的脑肌病（603041）	AR
ANT1（腺苷酸移位酶）	4q34	常染色体显性进行性的外眼肌麻痹（157640）	AD

续表

基因	位置	临床表型	遗传
C10 ORF2 (Twinkle)	10q24	常染色体显性进行性的外眼肌麻痹 (157640)	AD
POLG1（聚合酶 γA）	15q25	常染色体显性，常染色体隐性进行性的外眼肌麻痹 (157640)	AD，AR
DGUOK（脱氧鸟苷激酶）	2p13	mtDNA 缺失综合征，肝脑型 (251880)	AR
TK2	16q22	mtDNA 缺失综合征，肌病型 (251880)	AR
DNC（脱氧核苷载体）	17q25.3	遗传性 Amish 小头 (607196)	AR
与氧化磷酸化有关的线粒体因子			
SPG7 (paraplegin)	16q24.3	痉挛性截瘫-7 (607259)	AR
FRDA (Frataxin)	9q13	弗里德赖希共济失调 (229300)	AR
ABC7	Xq13.1	高铁血母细胞性贫血，脊髓小脑共济失调 (301310)	X-连锁
DDP1	Xq22	耳聋-肌张力障碍综合征 (304700)	X-连锁
OPA1	3q28-q29	视神经萎缩 (165500)	AD
TAZ (tafazin)	Xq28	巴尔特综合征 (302060)	X-连锁

AD，常染色体显性；AR，常染色体隐性

（一）原发性核基因编码呼吸链的基因突变引起的线粒体病

此类突变多见于编码复合体Ⅰ的核基因突变，一般都表现为儿童时期严重的神经疾病，如赖氏综合征与脑白质营养不良（Leukodystrophy）。编码复合体Ⅱ核基因的突变，引起副神经节瘤和嗜铬细胞瘤。

（二）呼吸链组装异常引起的线粒体病

已确认 4 种常染色体隐性核基因（SCO1、SCO2、SCO10 和 SCO15），是负责细胞色素 C 氧化酶（复合体Ⅳ）组装的功能基因。另一核基因（BCSIL）负责组装复合体Ⅲ。SCO2 突变引起细胞色素 C 氧化酶总体活性丧失，但主要表现为肥厚性心肌病；SCO1 突变表现为酮酸中毒性的昏迷和肝病；SCO15 突变引起肥厚性心肌病。SCO10 也是编码组装细胞色素 C 氧化酶的基因，其突变导致肾小管病（tubulopathy）和脑白质营养不良。BCSIL 突变引起肾小管病、脑病和肝衰竭。上述疾病均为常染色体隐性线粒体病。

（三）与维持 mtDNA 稳定有关的线粒体疾病

这类线粒体病常出现在成年人中，可能为常染色体显性或隐性。隐性突变出现在编码胸苷磷酸化酶（TP）的基因，表现为线粒体胃肠道神经性的脑肌病（MNGIE）。在该病患者中，已确认主要与骨骼肌 mtDNA 的多基因缺失有关。胸苷激酶 2（TK2）突变引起以肌病形式出现的 mtDNA 删除综合征；脱氧鸟苷激酶（DGUOK）突变诱发以肝-脑病形式出现的 mtDNA 删除综合征。在多数情况下，常染色体显性进行性的外眼肌麻痹病（AD-PEO）是由于三个基因（POLG、Twinkle 和 ANT 1）中的任何一个基因突变引起。然而某些散发的、并有继发性的 mtDNA 缺失引起的 PEO，是由于隐性 POLG 突变所致。

(四)心磷脂与 Barth 综合征

线粒体呼吸链复合体蛋白除细胞色素 C 外，都镶嵌在内膜的脂双层中。心磷脂（CL）是线粒体磷脂中的主要脂质，对于呼吸链中几个蛋白复合体的装配和执行功能十分重要。CL 含量减少及其脂肪酸成分改变，对线粒体的呼吸链功能有明显影响。Barth 综合征（BTHS，线粒体肌病，心肌病、生长迟缓和白细胞减少）是 X 染色体连锁隐性疾病。该病的分子机制在于 TAZ 基因突变。TAZ 基因编码 tafazzins 家族蛋白，后者与磷脂酰基转移酶同源。在 TAZ 突变的人群，各组织中的 CL 明显减少，但其他磷脂未见明显改变。

(五)线粒体运动障碍与线粒体病

线粒体在细胞内的位置不断改变，这是由于线粒体不断运动。在某些情况下，线粒体在细胞内作长距离运动，如线粒体能由脊髓前角神经元的胞体移动到运动神经的末端。线粒体在胞内的运动需要借助消耗能量的发动蛋白、沿细胞骨架微管移动。线粒体发动蛋白依赖的 GTP 酶的基因（OPA1）突变，与视神经萎缩症（常染色体显性表型）相关，相当于 LHON 病。该线粒体病导致视盲早期发作，是为年轻人失明的主要原因。在患者的单核细胞中，线粒体聚集成堆，而不是分散在胞质中。

第四节 线粒体与神经退行性疾病

近年来，与神经元功能密切相关的线粒体动力学研究发展甚快。以线粒体为靶点、对神经病做干预性治疗的研究也相应活跃。线粒体的分裂和融合、朝向胞内某部位运动并集聚到胞内某部位，以及线粒体自噬等都参与神经原的轴索和树突形成过程。如若上述线粒体诸过程出现障碍，都会引发神经退行性疾病，如进行性神经性腓骨肌萎缩，显性视神经萎缩，都是源于线粒体融合功能障碍。本节将着重介绍当今备受关注的三种神经退行性疾病，即帕金森病、阿尔茨海默病（老年性痴呆症）和亨廷顿病（神经性舞蹈病），与线粒体异常的关系。

一、帕金森病

帕金森病（Parkinson's disease，PD）的病理学表现为黑质多巴胺能神经元渐进性丢失。其病因学和发病机制，可能涉及遗传和环境等多方面因素。

激光捕获分析揭示，与同龄人对照比较，PD 患者脑多巴胺能神经元中有大量 mtDNA 缺失。大量证据表明，线粒体异常对于 PD 的发病机制有重要意义。1989 年确认 PD 与线粒体异常有关。

遗传学研究发现，诸多基因如 PINK1、Park2、Dj1、α-synuclein（α-syn）和 LRRK2（leucine-rich repeat kinase 2）等与 PD 密切相关。诱发常染色体隐性家族性 PD 的、上述前三个基因的表达产物，定位于患者体内多种组织的线粒体中。α-syn、SNCA 以及 LRRK2 基因突变，诱发常染色体显性家族性 PD。下面着重对于 PINK1、Park2 及 α-syn 基因作进一步说明。

PINK1（PTEN-induced kinase 1，PTEN-诱导的激酶 1，PTEN 为具有蛋白磷酸酶活性和脂磷酸酶活性的抑癌基因）为丝氨酸/苏氨酸蛋白激酶，对其功能不甚了解。其表达产物与线粒体自由基代谢、钙稳态和 mtDNA 维持有关。在 PINK1 突变和 PINK1 基因敲除的动物模型，出现氧化磷酸化异常、自由基损伤增加和线粒体数量减少。Parkin 蛋白是 Park2 的表达产物。Park2 突变是引起年轻人（< 30 岁）帕金森综合征的主要病因。在缺乏 Parkin 的果蝇、小鼠等动物模型，以及在 Park2 突变阳性 PD 患者的周围组织中，线粒体功能异常及氧化应激剧增。Parkin 是泛素 E3 连接酶，通过与其底物蛋白 PARIS 相互作用，调节过氧小体-增殖因子-活化的受体 γ 辅助活化因子 1α（PGC 1α）的表达。PARIS 抑制 PGC1α 与核呼吸因子 1 的表达。Dj1 突变是个少见的家族性 PD 的病因。在 Dj1 敲除小鼠，下调线粒体解偶联蛋白 4 和 5，损害钙诱导的解偶联，以及增加氧化损伤。Dj1 具有细胞保护功能，能减少氧化应激引起的蛋白质错误折叠和蛋白（包括 α-syn）聚集。

α-syn 主要是个胞质蛋白，尔后发现它也存在于线粒体，或与线粒体膜相互作用。α-syn 是 PD 患者脑内 Lewy 小体的主要成分。虽然对于 α-syn 的生理功能不甚了解，但 α-syn 具有细胞毒性作用。Zhu Y 等（2011）发现 α-syn 超表达导致线粒体形态学异常，膜电位（ΔΨ）去极化。他们用动物实验揭示其分子机制，发现 α-syn 结合在腺苷酸转运蛋白（adenine nucleotide translocator, ANT），后者乃构成线粒体通透转换孔的蛋白。由于 α-syn 与 ANT 相互作用，促进 ΔΨ 去极化，导致线粒体依赖的细胞死亡途径活化，致使多巴胺能神经元丧失。

清除衰老或被氧化的蛋白质的途径之一，是通过被溶酶体降解。能进入溶酶体并被其降解的蛋白，首先要能与分子伴侣 hsc 73（heat shock cognate protein 73kDs，一种分子量为 73 kDs 的热休克蛋白）结合，hsc 73 识别 LAMP2A（lysosomal-associated membrane protein 2A，与溶酶体膜连接的膜蛋白 2A）。因此，能与 hsc 73 结合的（变性）蛋白，便被携带至溶酶体膜表面，被溶酶体摄入并降解。α-syn 分子含有五肽序列 $_{95}$VKKDQ$_{99}$，后者被 hsc 73 识别与结合。如果 α-syn 基因突变，则导致 α-syn 分子错误折叠，将不被 hsc 73 识别与结合；如果 α-syn 基因超表达，过多的 α-syn 将堆积在细胞内（当然，如若 73 kDs 或 LAMP2A 表达降低，都将阻碍 α-syn 及其他蛋白质的清除）。

线粒体运转（新生、分裂、融合、自噬等）对于维持该细胞器及细胞功能至关重要。众多证据表明，清除丧失功能的线粒体出现障碍，与 PD 密切相关。线粒体清除的一个重要途径是线粒体自噬。α-syn 增殖或野生型 α-syn 超表达抑制细胞自噬作用。Rab1a 是 α-syn 的效应蛋白，在自噬小体（autophagosome）形成的早期起关键作用。Window AR 等证明，α-syn 基因超表达，扰乱 Rab1a 的稳态与分泌，从而阻碍自噬小体形成，抑制自噬作用，增加自噬底物蓄积。因此，α-syn 增殖或野生型 α-syn 超表达便可能抑制自噬，并资助 PD 的各种病理学表现，如蛋白质异常聚集、线粒体形态异常、ROS 生成增多。

Park2 与 PINK1 突变引起 PD，似乎都与干预细胞的自噬功能有关。因为 Park2 或 PINK1 突变，导致有缺陷并丧失功能的线粒体堆积在胞内。如若上调 Parkin 或 PINK1 蛋白，该现象可逆转。PINK1 在胞内及线粒体中的位置不甚清楚，因为该蛋白易被水解。当线粒体 ΔΨ 降低时，PINK1 聚集在外膜，Parkin 蛋白以 PINK1 依赖的方式转移到线粒体上，促进其自噬。因此，PINK1 与 Parkin 可感知线粒体结构完整性，在其受损时驱动线粒体自噬。Park2 及 PINK1 对于维持细胞内有功能的线粒体、清除衰老及受损的线粒体，即保持线粒体的质量至关重要。因此，这两个蛋白中的任何一个基因突变，都阻碍受损伤的线粒体清除。

二、阿尔茨海默病（老年性痴呆症）

患者脑中的病理表现，主要在皮质和海马区，有老年斑形成和神经原纤维缠结。前者为

β淀粉肽（Aβ）沉积构成的淀粉样斑块；神经原纤维缠结由超磷酸化的微管结合蛋白 tau 构成。一直认为 AD 的危险因素，除年龄外，是去脂脂蛋白 E4（Apo E4）的活性状态和淀粉样蛋白前体（APP，即 presenin）的基因突变。

曾有报道，AD 患者大脑或其他组织细胞中，线粒体结构与机能异常，但实验结果不尽一致。

Devi L 等（2006）揭示 APP 蓄积在 TOM-TIM 通道中。APP 与 TOM40 形成一个复合物，分子量达约 480 kD，再与 TIM 23 形成一个分子量约 620 kD 的超级复合物。该复合物以 "-N$_{线粒体}$-C$_{胞质}$" 的取向堵塞该通道。使得胞质中的蛋白（如核编码的细胞色素 C 氧化酶亚单位 IV 和 Vb 蛋白）不得进入线粒体，从而导致线粒体细胞色素 C 氧化活性降低，ROS 生成增加。APP 这种横跨线粒体内、外膜的分布，在 AD 患者大脑的前额皮质、海马和杏仁核尤多，并与病情的严重程度相并行。Roses AD 等（2010）报道，线粒体外膜蛋白 TOM 基因 TOMM40（与 APOE4 同位于染色体 19，二者间隔约 2 kb）多型性是一个重要的 AD 危险因素。

Presenin 1 和 2，以及 γ-分泌酶（产生 Aβ 的酶）结合在膜（如内质网）表面，而线粒体执行膜融合功能时与内质网膜连接。内质网对于脂质代谢起重要作用，包括合成 PE，后者转入线粒体内，调节 tau 磷酸化。内质网膜还具有调节胆固醇代谢的酶。乙酰辅酶 A 胆固醇乙酰转移酶，该酶为 Aβ 形成之所需。Aβ 形成后进入并蓄积在线粒体。因而损害线粒体的各种机能，导致氧化磷酸化功能降低，复合体 I 和 IV 的活性降低，ROS 生成增加，氧化应激增剧，胞内钙稳态失衡等。因此，线粒体对于 AD 的发病学所起的作用，始于编码线粒体蛋白的基因突变或多型性，到介导下游影响细胞生物能力学和稳态的生化反应。

三、亨廷顿病（神经性舞蹈病）

亨廷顿病（Huntington's disease，HD）是一种常染色体显性遗传性神经变性性疾病。目前认为发病机制是在 Huntingtin 基因（Htt）内的三联体（即胞嘧啶、腺嘌呤和鸟嘌呤，CAG）重复扩展，导致其编码蛋白中出现一个长的聚谷氨酰胺重复序列。目前认为 36 个聚谷氨酰胺重复套是引起 HD 的阈值。这种扩展的、数十个 CAG 重复套编码的蛋白，可与中枢神经系统（CNS）其他蛋白相互作用，导致神经元多种功能异常。HD 患者死后的脑核磁共振（NMR）成像显示，纹状体、尾状核、豆状核、丘脑和苍白球萎缩。正电子发射断层图像（PET）揭示，HD 患者脑纹状体葡萄糖利用下降。生化技术检测发现，晚期 HD 患者脑纹状体神经元的线粒体中，几个氧化磷酸化复合物（包括电子传递链 II、III、IV）活性降低。在 HD 动物模型的脑组织中，同样出现线粒体酶复合物活性降低。Reddy PH 等（2012）认为线粒体损伤与 HD 有关。HD 动物模型揭示，数十个 CAG 重复套编码的 Htt 突变蛋白与线粒体 ATP 的水平降低，以及 ADP 摄入减少密切相关。即 Htt 蛋白突变是线粒体功能异常的原因。

野生型的 Htt 是个约 350 kD 的胞质蛋白，表达于周缘和中枢神经系统。然而在 HD 患者脑和 HD 动物模型脑中，少量的、突变的 Htt 蛋白也存在于胞核、质膜、线粒体、溶酶体和内质网。突变的 Htt 蛋白与大量 CNS 蛋白异常地相互作用，导致 HD 发展。例如，突变的 Htt 蛋白与线粒体膜表面的 1,4,5-三磷酸肌醇受体相互作用，并增加该受体活性，致使患者神经元钙调节异常。在 HD 动物模型脑中和培养的 HD 细胞中，还发现有突变的 Htt 蛋白聚集物存在，后者可进入线粒体。Reddy PH 等（2012）用免疫学技术揭示，在

HD患者脑皮质存在突变的Htt蛋白聚集物，后者与呼吸链细胞色素氧化酶1（COX1）共存。上述种种，都说明HD患者脑（特别是在纹状体）神经元中，线粒体的形态异常，超微结构异常，生物能力学异常（ATP合成减少与ROS生成增多），线粒体膜电位下降，线粒体摄钙能力降低等与Htt突变密切相关。

Reddy等还发现，在HD患者脑中，突变的Htt蛋白与线粒体蛋白Drp1（dynamin-related protein 1，发动蛋白-相关的蛋白1，实为GTP酶）相互作用，使Drp1的酶活性增高，促使线粒体碎裂。线粒体分裂与融合被保守的、属于发动蛋白家族的大GTP酶控制。线粒体分裂被Fis1（Fission1）和Drp1调节。Fis1位于线粒体外膜，而Drp1在胞质，但也有小部分Drp1位于线粒体外膜，这部分Drp1可导致线粒体碎裂。线粒体融合被3个GTP酶蛋白，2个外膜蛋白Mfn1和Mfn2与1个内膜蛋白Opa1调控。有证据表明，在神经变性性疾病HD（以及AD），线粒体动力学丧失平衡，是因影响线粒体分裂与融合的基因表达异常所致。Reddy等发现，在HD患者、或在HD动物模型脑皮质与纹状体中，Drp1与Fis1表达增多，Mfn1、Mfn2和Opa1减少。因此，在HD患者脑神经元中，线粒体运动（如由胞核到突触）障碍，线粒体动力学异常（线粒体融合减少，分裂增多），甚至线粒体碎裂等，与Htt突变，以及与动力学有关的其他基因突变相关。

主要参考文献

[1] 刘树森. 线粒体疾病与线粒体医学的分子基础. 见：杨福愉，等主编. 生物膜. 北京：科技出版社，2005：125-142.

[2] 刘树森. 线粒体与神经退行性疾病. 见：盛树力. 临床神经科学前沿. 北京：北京大学医学出版社. 2003：110-134.

[3] 刘树森. 线粒体电子传递链. 见：邹承鲁主编. 当代生物学. 北京：中国致公出版社. 2000：511.

[4] 刘树森. 线粒体医学及其分子基础. 见：程时主编. 生物膜与医学. 第2版. 北京：北京医科大学出版社. 2000：131-160.

[5] Chinnery PF, Elliott HR, Hudson G, et al. Epigenetics, epidemiology and mitochondrial DNA diseases. Int J Epidemiol, 2012, 41：177-187.

[6] Schapira AHV. Mitochondrial diseases. Lancet, 2012, 379：1825-1834.

[7] DiMauro S. Mitochondrial diseases. Biochim Biophys Acta, 2004, 1658：80-88.

[8] Diaz F, Kotarsky H, Fellman V, et al. Mitochondrial disorders caused by mutations in respiratory chain assembly factors. Semin Fetal Neon Med, 2011, 6：197-204.

[9] Moran M, Moreno-Lastres D, Marín-Buera L., et al. Mitochondrial respiratory chain dysfunction：Implications in neurodegeneration. Free Radic Biol Med, 2012, 53：595-609.

[10] Horan MP, Pichaud N, Ballard JWO. Quantifying mitochondrial dysfunction in complex diseases of aging. J Gerentol, 2012, 67：1022-1035.

[11] Zeviani M, Spinazzola A, Carelli V. Nuclear genes in mitochondrial disorders. Curr Opin Genet Dev, 2003, 13：262-270.

[12] Devi L, Prabhu BM, Galati DF, et al. Accumulation of amyloid precursor protein in the mitochondrial import channels of human Alzheimer's disease brain is associated with mitochondrial dysfunction. J Neurosci, 2006, 26：9057-9068.

[13] Wang H, Lim PJ, Karbowski M. Effects of overexpression of Huntingtin proteins on mitochondrial integrity. Hum Mol Genet, 2009, 18：737-752.

[14] Reddy PH, Mao P, Manczak M. Mitochondrial structural and functional dynamics in Huntington's disease. Brain Res Rew, 2009, 61: 33-48.

[15] Raddy PH, Shirendeb UP. Mutant huntingtin, abnormal mitochondrial dynamics, defectife axonal transport of mitochondria, and selective synaptic degeneration in Huntington's disease. Biochim Biophys Acta, 2012, 1822: 101-110.

[16] Roses AD, Lutz MW, Amrine-Madsen H, et al. A TOMM40 variable-length polymorphism predicts the age of late-onset Alzheimer's disease. Pharmaco-genomics J, 2010, 10: 375-384.

[17] Winslow AR, Rubinsztein DC. The Parkinson disease protein α-synuclein inhibits autophagy. Autophagy, 2011, 7: 429-431.

[18] Chinnery PF, Elliott HR, Hudson G. Epigenetics, epidermiology and mitochondrial DNA diseases. Int J Epidemiol, 2012, 41: 177-187.

第三章 自由基与医学

自由基（free radical）的研究是当前生物医学领域的一个热点。1969 年，Fridovich L 和 McCord J 发现了超氧化物歧化酶，为自由基生物学与医学的发展铸就了里程碑，此后对氧自由基和（或）活性氧的生物医学效应展开了研究。1986 年，一氧化氮的生物效应被揭示后，自由基生物学与医学的内容又包括活性氮的作用。自 20 世纪 90 年代，人们不仅认识到各种因素导致的自由基过量生成或机体清除自由基的能力减弱与许多疾病有关，而且逐步了解在机体代谢中产生的自由基参与各种生理、生化活动，如杀灭病原体、信号转导、酶的激活、基因调控、细胞凋亡、受精与发育、细胞增殖与分化等。一方面自由基的生物学效应不断被揭示，另一方面自由基与某些疾病病因学与发病学的关系逐渐被认识。

第一节 自由基概念

一、自由基、氧自由基与活性氧

"基"或"根"（radical）在化学上是指作为单位存在的各种原子集团，如甲基(- CH_3)。因此，自由基可理解为可以自由存在的"基"。但化学家们认为"基"是不能自由存在的，只能结合在分子中存在。然而因袭于历史上的习惯，"自由基"一词已应用百年之久，至今书刊中仍在应用。

原子中多电子以能量最低原则分配在不同"轨道"（实际上电子在原子核外运动没有轨道，人们将核外电子出现概率最高的空间区域连接而成的曲面称为轨道）。在外轨道，凡占领能量相同的不同轨道的电子，只能是一个，且这些电子的自旋方向相同。即最稳定的构象是使最大数量的未配对电子采取平行自旋排列（Hund 规则）。在一个原子或分子轨道上，若有两个电子，它们必须采取反平行自旋（Paulin 规则）。

许多化合物分子中，原子与分子或原子团（group）靠配对电子形成共价键结合，例如甲烷（CH_4）中的甲基与氢原子的结合（H - CH_3）。在特殊实验条件下，可将连接 H 与 CH_3 的共价键断裂，使两个配对电子均裂，而 H 与 CH_3 各带有一个不配对电子，分别成为自由基，·CH_3 与 ·H（为表明自由基，在原子式、分子式或离子式中，在其具有不配对电子的原子符号左上角加一圆点"·"）。自由基是带有不配对电子的原子（团）、离子或

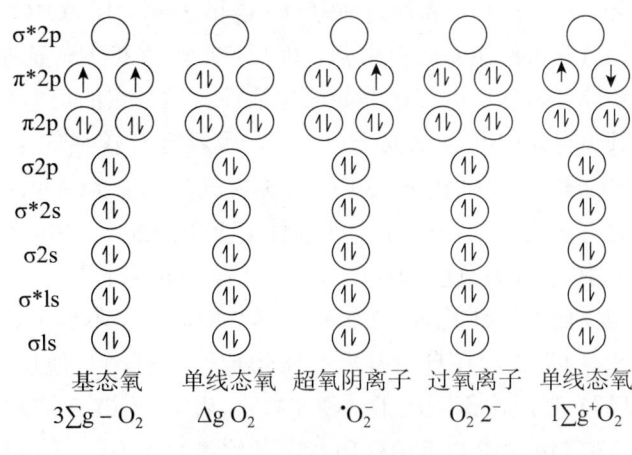

图 3-1 双原子分子氧的键

分子。

氧分子是自由基（图 3-1）。它有两个不配对电子，各位于两个 π 反键轨道，而且这两个电子自旋方向相同。这是氧分子独立存在的最低电子能级，即氧分子的基态。氧分子是个氧化剂，但它与机体中的许多物质反应十分迟缓。若氧分子氧化另一原子或分子，接受来自该原子或分子的一对电子不可能满足这个标准，因为违反 Pauli 原则。因此使得任何原子或分子不易被氧化。在生物系统中，实际上氧只能一次接受一个电子。在酶的催化下，氧分子连续地、相继接受 4 个电子，进行完全还原，最后成为水。该反应是在线粒体电子传递链（呼吸链）进行的。我们吸入的氧，就是在细胞内线粒体呼吸链按公式（3-1）的四步连续还原为 H_2O。

$$O_2 \xrightarrow{e} \cdot O_2^- \xrightarrow{e+2H^+} H_2O_2 \xrightarrow{e+H^+} \cdot OH \xrightarrow{e+H^+} H_2O \qquad (3-1)$$
$$\searrow H_2O_2$$

该反应实际上是单电子过程，即相继接受 4 个电子分别形成 $\cdot O_2^-$、H_2O_2、$\cdot OH$ 和 H_2O。反应中形成的能量被细胞利用。在健康机体中，98% 以上吸入的氧是通过上述途径被完全还原成水的，极少部分的氧被不完全还原，形成自由基。例如，O_2 的单电子还原产物为超氧阴离子（superoxide anion radical，$\cdot O_2^-$）；接受三个电子的还原产物是羟自由基（hydroxyl radical，$\cdot OH$）。氧分子接受两个电子被还原为过氧离子（peroxide ion，$\cdot O_2^{2-}$），但在反应系统中，氧的二价阴离子还原产物通常是过氧化氢（hydrogen peroxide，H_2O_2）。过氧离子与过氧化氢均非自由基。过氧化氢为蓝色液体，易与水混合，虽为氧化剂，但氧化性相对较弱。由于 H_2O_2 分子中的 O—O 键较弱，该分子易发生均裂而形成两个 $\cdot OH$。在生物系统中，人们关注的是在过渡金属离子催化下，H_2O_2 接受一个电子形成 $\cdot OH$（3-4）。$\cdot OH$ 是寿命极短、氧化能力与杀伤能力很强的自由基。迄今为止，尚未发现体内能清除 $\cdot OH$ 的酶系。由于该自由基的高反应活性，它几乎只能在有限的扩散范围内，与所接触到的任何分子反应，且反应速度极快（速率常数为 $10^8 \sim 10^{10} M^{-1} \cdot s^{-1}$）。$\cdot OH$ 能将与其反应的非自由基分子变成自由基。$\cdot OH$ 与脂质作用时由不饱和脂肪酸的共价双键位置上抽提氢，形成烷氧基（alkoxy，R-$\cdot$O）和烷过氧基（alkylperoxy，R-O$\cdot$O）。这两个自由基也能由不饱和脂肪酸抽提氢，再产生新的自由基，使反应延续并扩大，这便是自由基引发的连锁反应。氧的单电子还原产物 $\cdot O_2^-$ 也有足够的氧化活性，但是它的负电荷使其氧化活性减弱。然而当质子 H^+ 将其负电荷中和、形成 $HO\cdot_2$ 后，后者能有较强的穿膜能力及氧化能力。以上所介绍的 $\cdot O_2^-$、$\cdot OH$、R-$\cdot$O 和 R-O$\cdot$O 统称为氧自由基（oxygen free radical）。H_2O_2 不属自由基，但是它有氧化活性，且为 $\cdot OH$ 前体。至于图 3-1 中的单线态氧 $^1\Delta gO_2$ 和 $^1\Sigma gO_2$，由其 π 反键轨道中电子的自旋方向可见，$^1\Delta g$ 不是自由基；$^1\Sigma g$ 是自由基。但后者因其两个电子自旋方向相反而不具顺磁性。$^1\Sigma gO_2$ 化学势能高，很不稳定，很快变为 $^1\Delta gO_2$。$^1\Delta gO_2$ 的化学势能比基态氧 O_2 高，在自由基反应中形成，又启动其他反应。例如，吞噬细胞的髓过氧化物酶（见后）形成次氯酸离子（OCl^-），后者与 H_2O_2 反应可形成 $^1\Delta gO$（公式 3-2）。所形成的单线态氧 $^1\Delta g$ 也参与杀菌作用。因此将氧自由基、H_2O_2 与单线态氧 $^1\Delta g$ 统称为活性氧（reactive oxygen species，ROS）。

$$OCl^- + H_2O_2 \longrightarrow Cl^- + H_2O + O_2 \ (^1\Delta g) \qquad (3-2)$$

二、过渡金属、Fenton 反应与 ·OH

按自由基定义，元素周期表 d 区第一列的元素（除锌外）均属自由基。所有过渡元素都是金属，其中很多都具有重要的生物学意义。如铜是机体内多种酶（超氧化物歧化酶、细胞色素氧化酶、赖氨酸氧化酶、多巴胺-β-羟化酶）和铜蓝蛋白的重要成分。钒与胆固醇代谢，Na^+、K^+ 跨膜运输密切相关。锰是线粒体超氧化物歧化酶的重要成分，并能活化许多水解酶和羧化酶。钼是某些黄素金属酶（如黄嘌呤氧化酶、亚硫酸氧化酶、硝酸盐还原酶等）的成分。

以下着重讨论铁。铁是体内含量最多的过渡金属。成年男性体内平均有 4g，女性有 3g。机体中 2/3 铁元素集中于红细胞中的血红蛋白。除此之外，尚有百余种蛋白质含有铁。这些蛋白包括肌红蛋白、传递氧的蛋白、合成蛋白质与核酸的蛋白、进行氧化磷酸化及合成能量的蛋白、促生长与促生殖的有关蛋白等。血红蛋白所含铁为二价铁 Fe^{2+}（ferrous），与吸入的氧结合后仍为二价。

$$Fe^{2+} + O_2 \longrightarrow Fe^{2+} = O_2$$

高铁血红蛋白（含 Fe^{3+} 的血红蛋白，methemoglobin）在生理情况下与血红蛋白保持一定比例，机体中存在高铁血红蛋白还原酶。有些执行氧化/还原功能的含铁的酶，其中的铁参与电子传递，有 Fe^{2+} 与 Fe^{3+} 变换。

如前所述，分子氧同时接受两个自旋平行、但又与氧分子 π 反键轨道上电子自旋方向相反的电子，对生物分子进行氧化的反应是不存在的。但是，铁离子（以及其他过渡金属，特别是铜）便可能打破这种动力学限制，使 O_2 还原为氧自由基。对于铁与 O_2 反应产生活性氧提出了许多机制，其核心是 Fe^{2+} 催化 ·OH 生成。如：

$$还原剂^n + Fe^{3+} \longrightarrow 还原剂^{n+1} + Fe^{2+}$$

$$·O_2^- + Fe^{3+} \longrightarrow O_2 + Fe^{2+} \tag{3-3}$$

$$Fe^{2+} + H_2O_2 \longrightarrow Fe^{3+} + OH^- + ·OH \tag{3-4}$$

净反应为：
$$·O_2^- + H_2O_2 \longrightarrow O_2 + OH^- + ·OH \tag{3-5}$$

Fenton 于 1894 年发现的反应（公式 3-4），现称为 Fenton 反应。由以上诸反应可见，某系统中，有还原剂、分子氧存在时，Fe^{3+} 也可引起 ·OH 生成。反应依赖 Fe^{2+}/Fe^{3+} 比率，当该比率为 1 时，反应速度最大。学者们发现，少量多柔比星（阿霉素，ADM）也能启动脂质过氧化，在反应中也有部分 Fe^{2+} 氧化（见后）。铁盐不但启动脂质过氧化反应，而且使反应扩展，产生烷氧基、烷过氧基，后两个自由基再抽提氢，推动反应不断进行。

$$R-OOH + Fe^{3+} \longrightarrow R-O·O + H^+ + Fe^{2+} \tag{3-6}$$

$$R-OOH + Fe^{2+} \longrightarrow R-·O + OH^- + Fe^{3+} \tag{3-7}$$

·OH 是攻击生物大分子、损伤组织能力最强的氧自由基。由于组织中有一定浓度的还原剂（如维生素 C、半胱氨酸、谷胱甘肽等）存在，可使 Fe^{3+} 还原为 Fe^{2+}，而 H_2O_2 可来自巨噬细胞及酶对 ·O_2^-（见后）的歧化，以及各种生化反应，因此就有可能在体内生成 ·OH，·OH 对组织的损害也就一直受到重视。但是，对于体内是否有 Fenton 反应存在曾有过争议，持反对意见者的看法是：（1）Fenton 反应的速率低，此反应无生物学意义；

(2) 铁主要存储于铁蛋白（ferritin），其中铁为三价（Fe^{3+}）。铁蛋白的还原电位极低，难以被细胞内还原剂还原，因此 Fe-蛋白复合物稳定，机体内无游离铁存在。学者们通过实验研究，对上述问题作出了回答，其结果如下：

Fenton 反应的确很慢，反应速率常数 $< 10^2 \, M^{-1} \cdot s^{-1}$。如果 Fe^{2+} 与 H_2O_2 浓度均达 μM，·OH 的生成速率 R 为：

$$R = K_{Fe} [Fe^{2+}][H_2O_2] = K_{Fe} [10^{-6}][10^{-6}] = 7.6 \times 10^{-11} \quad (K_{Fe} 值取 76 \, M^{-1} \cdot s^{-1})$$

肝实质细胞平均体积 $> 10^{-12}$ L，因此每个肝细胞每秒·OH 生成的数量是：

$$N = 7.6 \times 10^{-11} \times 10^{-12} \times 6.023 \times 10^{23} = 46 \, (个 \cdot OH)$$

即使这种计算是保守的，由于·OH 的高反应活性，如果·OH 的产生部位与生命活动密切相关的大分子相距太近，也会引起明显的生物学效应。对于铜而言，反应速率常数 K_{Cu} 是 $4.7 \times 10^3 \, M^{-1} \cdot s^{-1}$，比 K_{Fe} 要大得多，因此学者们都认为过量铜的危害比铁要大，如威尔逊病（Wilson 病，又称肝豆状核变性）。

$$Cu^+ + H_2O_2 \longrightarrow Cu^{2+} + OH^- + \cdot OH \quad (3-8)$$

食物中的铁被吸收后进入循环，与运铁蛋白（transferrin）结合。运铁蛋白通过细胞表面相应受体将铁带入细胞，或被利用，或转至铁蛋白储存。运铁蛋白系一糖蛋白，每分子蛋白有两个铁结合位点。在一般情况下，该蛋白只有 30% 负载铁，因此血浆中几乎无游离铁。在某些体液（如乳汁）中，有另一种与运铁蛋白相似的蛋白，即乳运铁蛋白（lactoferrin）。后者由巨噬细胞产生。乳运铁蛋白也有两个铁结合位点。遗传性血色病患者因所吸收的铁不能与运铁蛋白结合而滞留于血浆，使血浆中游离铁浓度增高。患者的主要病理表现为慢性铁超载引起的肝纤维化和肝硬化。这种肝损伤是复合性损伤，包括铁诱导脂质过氧化引起的肝细胞溶酶体膜损伤、内质网及线粒体膜脂质过氧化等。运铁蛋白在 pH < 5.6、而乳运铁蛋白在 pH < 4.0 时才会释放所携带的铁。因此，一般情况下这些蛋白螯合的铁不起催化·OH 生成作用。机体暂不需要的铁元素储存于铁蛋白中。每个铁蛋白分子可结合 4500 个铁离子。上述两种运铁蛋白与铁蛋白结合的铁均为三价铁（Fe^{3+}）。然而实验表明，当·O_2^- 直接与铁蛋白作用时，可导致·OH 生成（公式 3-3），反应速率常数为 $2 \times 10^6 \, M^{-1} \cdot s^{-1}$。还有实验表明，血红蛋白（以及肌红蛋白、变性血红蛋白及变性肌红蛋白等）与 H_2O_2 反应生成·OH，并能直接损伤生物大分子及引起脂质过氧化。有趣的是血红蛋白被局限在红细胞内，红细胞含有丰富的抗氧化酶系。因此在正常情况下，血红蛋白中的铁不可能用来启动 Fenton 反应。20 世纪 80 年代初，Gutteridge JM 等用博来霉素测定体液中的游离铁。由于博来霉素-铁-氧复合物与 DNA 结合具有特异性，抗氧化剂几乎不能干预，因此用该反应检测各种体液中的铁，且敏感度极高（$5\mu M$）。检测结果表明，健康人血浆、血清及尿液中几乎无游离铁，但在汗液、脑脊液和部分关节炎患者的关节腔液中可检测到少量铁。经以上分析可知，健康机体在十分严密地控制游离铁。这是抗氧化机制重要的一环。然而，在氧化应激、炎症及组织细胞被破坏时，便有催化·OH 生成的铁可利用。疾病时服用的某些药物，也可促进·OH 生成。

三、活性氮

活性氮（reactive nitrogen species，RNS）是一氧化氮（nitric oxide，NO）及其在体内的一系列氧化产物。NO 是个气体自由基分子，曾认为是大气污染物之一，对机体有害。1977 年，Murad F 提出硝酸甘油能舒张血管是通过 NO 作用于平滑肌细胞。此后，Furchgott RF 提出乙酰胆碱与缓激肽的血管舒张作用和内皮细胞有关，该两种物质能使血管内皮释放内皮衍生的松弛因子（endothelium – derived relaxation factor，EDRF）。1986 年，Furchgott 和 Ignarro LJ 各自提出 EDRF 可能是 NO。1987 年，经其他学者证实 EDRF 就是 NO。Murad、Furchgott 和 Ignarro 荣获 1998 年度诺贝尔生理学或医学奖。

在 NO 分子中，N 原子外层有 5 个电子，O 原子外层有 6 个电子，形成共价键后，N 原子第四个反键轨道上有一个不配对电子，因此 NO 属自由基。NO 不稳定，半寿期为 5～10 秒。NO 能溶于水，但溶解度不高，且随温度的增高而降低，然而它有较高的脂溶性，因此易穿过生物膜。

NO 存在于各种细胞。由一氧化氮合成酶合成。NO 也由外界（如食物及被污染的饮水，细菌体内）的和内源性的（如包括 N_2O_3 在内的）NOx 化合物的还原产生。

NO 与氧结合生成许多化合物。

$$2NO + O_2 \longrightarrow 2NO_2 \tag{3-9}$$

$$NO + NO_2 \longrightarrow N_2O_3 \tag{3-10}$$

$$N_2O_3 + H_2O \longrightarrow 2\,HNO_2 \tag{3-11}$$

N_2O_3、HNO_2 容易与生物大分子中的 -SH、-NH_2 等亲核基团反应，如：

$$N_2O_3 + R-SH \longrightarrow NO_2^- + R-SNO + H^+ \tag{3-12}$$

$$N_2O_3 + R-NH_2 \longrightarrow NO_2^- + R-NHNO + H^+ \tag{3-13}$$

R-SNO 是亚硝基硫醇，是 NO 参与信号转导的重要机制。R-NHNO 是亚硝胺，为致癌剂。应特别提出的是 NO 与 $\cdot O_2^-$ 反应产物为过氧亚硝基（peroxynitrite，$ONOO^-$），其质子化形式为 ONOOH。

$$NO + \cdot O_2^- \longrightarrow ONOO^- \tag{3-14}$$

$ONOO^-$ 不属自由基，但 $ONOO^-$/ONOOH 为一强氧化剂，类似 $\cdot OH$，可启动脂质过氧化，氧化蛋白质、核酸，使芳香族氨基酸羟化或硝基化等。$ONOO^-$ 的生成主要取决 NO 与 $\cdot O_2^-$ 的浓度，在生理情况下，$\cdot O_2^-$ < nmol/L，而 NO 一般为 μmol/L，因此正常组织中不会有多量 $ONOO^-$。

NO 也能与其他化合物反应。如 NO 与脂质过氧化的中间产物反应，终止脂质过氧化。NO 与血红蛋白的亲和力远大于 CO 和 O_2，与之结合后生成亚硝基血红蛋白（HbNO）。HbNO 有顺磁性。因此用血红蛋白作为 ESR 自旋捕集剂，探测 NO 生成及其数量。NO 还能氧化（氧合）血红蛋白，使其中的 Fe^{2+} 成为 Fe^{3+}，而血红蛋白成为高铁血红蛋白。

$$(Fe^{2+}-O_2) + NO \longrightarrow 高铁血红蛋白-Fe^{3+} + NO_3^- \tag{3-15}$$

NO 及其与氧的多种化合物都有明显的生物学活性，因此将 NO、NO_2、N_2O_3 与 $ONOO^-$ 归属为活性氮。

第二节 活性氧与活性氮的体内来源

一、活性氧的产生

$\cdot O_2^-$ 和 H_2O_2 在胞内多个部位生成，如质膜上的 NADPH 氧化酶、线粒体的电子传递链、p66[shc]、胺氧化酶，胞质中的过氧小体、超氧化物歧化酶、氨基酸氧化酶、脂加氧酶、环加氧酶、黄嘌呤氧化酶等。下面择要介绍。

(一) NADPH 氧化酶

1. NADPH 氧化酶及 $\cdot O_2^-$、H_2O_2 生成

NADPH 氧化酶（NADPH oxidase，NOX）是一类分布在起源于中胚层细胞的酶，在许多功能不同的细胞中，该酶的活性都有表达。对于在吞噬细胞中的 NADPH 氧化酶（NOX2、NOX[phox]）研究得最早也最多。活化的 NOX2 由膜内在蛋白黄素细胞色素 b558 和几个胞质亚单位蛋白构成。在吞噬细胞中，该酶是机体固有免疫系统的核心，其功能是对分子氧进行两次连续单电子还原，产生两个 $\cdot O_2^-$。戊糖旁路生成的 NADPH 为电子供体。酶的催化核心为黄素细胞色素。因其吸收峰值为 558nm，故称为黄素细胞色素 B558（cytochrome b558）。又因该蛋白的还原电位极低，其中值为 -245mV，也曾称其为细胞色素 b245。黄素细胞色素 B558 是个异二聚体的膜内在蛋白，由 gp91[phox]（"gp"，糖蛋白；"p"，蛋白，"phox"，phagocyte oxidase，下同）和 p22[phox] 组成。黄素细胞色素 B558 具有氧化 NADPH 和将 O_2 还原为 $\cdot O_2^-$ 的全部催化机构。该蛋白的酶过程需要三个氧化/还原辅助因子；一个分子黄素腺嘌呤二核苷酸（FAD）和两个共价结合在第三和第五个 α-螺旋组氨酸残基上的血红蛋白分子。这三个辅助因子都结合在 gp91[phox] 上（图 3-2）。Leto TL 等（2009）认为，NOX 家族的机能如同生电的酶。NADPH 为电子源，分子氧为接受者，而 NADPH 氧化酶为电子载体。电子从胞质穿过膜，进入胞外空间，或进入胞内吞噬囊泡、内吞小体，或内质网。根据 Cross AR 和 Segal AW（2004），一个 NADPH 氧化酶分子分次跨膜转运两个电子给两个氧分子，产生两个 $\cdot O_2^-$（图 3-3）。

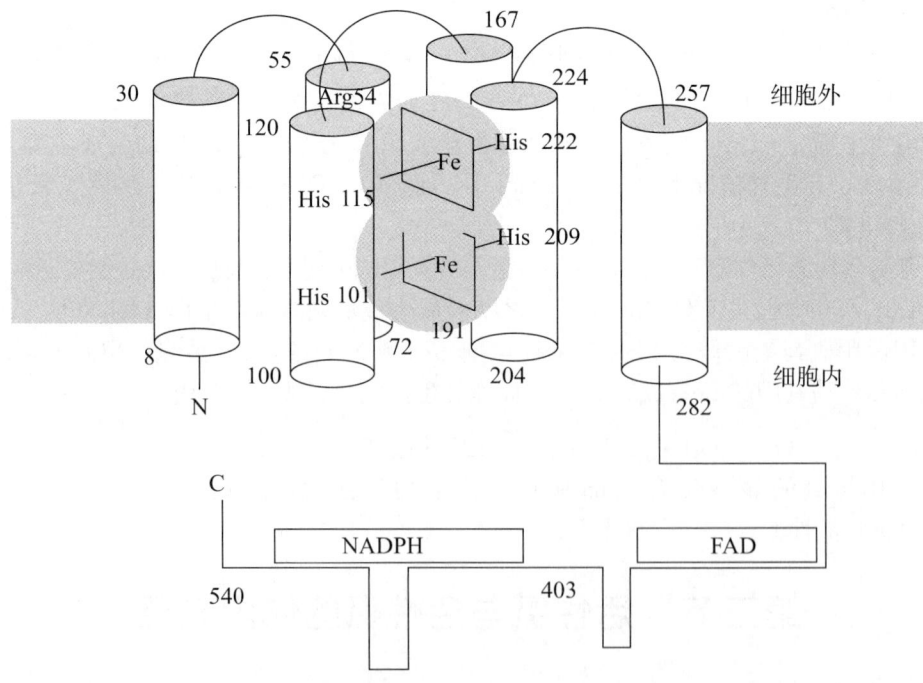

图 3-2 NOX2/NADPH 氧化酶催化亚单位（**gp91[phox]**）的结构模式
（引自 Cross AR，Segal AW，2004）

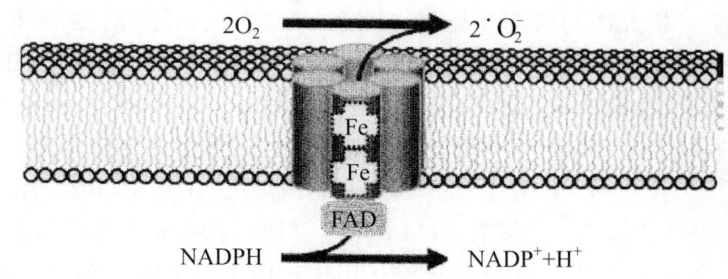

图 3-3　NADPH 氧化酶分子产生活性氧（引自 Leto TL 等，2009）

NOX 家族蛋白的三维结构至今尚未被高分辨解析。因此只能推测性地绘出 NOX 蛋白的结构微区。

gp91^{phox} 分子量为 65kD，有 6 个跨膜段，其亲水 c 末端含有与 NADPH 及 FAD 的结合部位。两个血红素基团一个朝向膜内侧，另一朝向膜外。共振拉曼、可见、圆二色及电子自旋共振波谱技术研究表明，两个血红素基团处于低自旋状态（即铁为六配位体），说明电子没有直接通过血红素 Fe，而是通过血红素边缘转移给氧分子。此结果说明该氧化酶对于氰化物、NO 和叠氮化合物不敏感的原因。

p22^{phox} 分子量为 21kD，两次跨膜。虽没有电子传递功能，但对于稳定 gp91^{phox} 结合到膜、增进其活性表达甚为重要。其亲水 c 末端有富含-Pro 的微区（PRR），此部位介导胞质成分 p47phox 与 B558 结合。若该微区出现天然突变（156 Pro⟶Glu），则白细胞活化后，p47^{phox} 与 p67^{phox} 不能转移至膜。p22^{phox} 的其他部位也涉及其与 p47^{phox} 及 p67^{phox} 结合。因此，p22^{phox} 起着为 NOX^{phox} 的胞质成分提供"停泊处"的作用（p22^{phox} 及 NOX^{phox} 的胞质成分示意图参见图 3-4）。

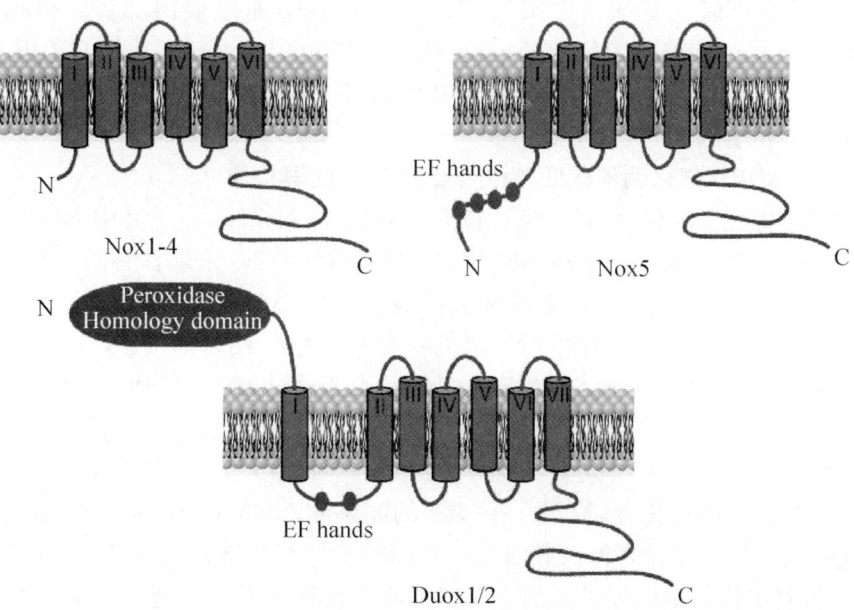

图 3-4　NOX2/NADPH 氧化酶催化亚单位（gp91^{phox}）
的异构体（引自 lmad Al Ghouleh 等，2011）

NOX^{phox}的胞质成分为p47^{phox}、p67^{phox}、p40^{phox}和GTP酶Rac。p47^{phox}N-末端有磷酸肌醇结合微区（PX），因此能与膜相互作用；两个SH3微区，能与p22^{phox}C-末端的PRR连接。细胞未接受刺激时，p47^{phox}SH3微区结合到该分子中的自抑制区（AIR），使其不能与p22^{phox}连接。白细胞活化时，AIR磷酸化，导致AIR-SH3解离。随PX微区被释放，p47^{phox}活化，与膜结合。p47^{phox}C-末端的PRR微区与活化的p67^{phox}SH3微区相互作用。p67^{phox}的典型结构是在其N-末端有呈α-螺旋的三角四肽重复（TPR）序列，活化剂微区，Phox/Bem1（PB1）微区；C-末端有SH3微区。TPR序列通过离子间相互作用与Rac结合；活化剂微区介导p67^{phox}与其他成分相互作用；PB1与p40^{phox}结合；p67^{phox}C-末端的SH3微区与p47^{phox}C-末端的PRR连接。p40^{phox}包含PX、SH3和PB1微区。p40^{phox}通过PB1-PB1相互作用与p67^{phox}结合，并促进后者定位于膜；PX微区倾向于与膜中含量丰富的PI（3）P结合，推测p40^{phox}与吞噬小体的被膜结合紧密，因此p40^{phox}对于NOX的活化重要。细胞未接受刺激时，p40^{phox}分子内PX-PB1相互作用，处于失活状态。

Rac（嗜中性细胞为Rac-2）是GTP-依赖的辅助成分。细胞静止时，Rac通常与GDP解离抑制因子结合，处于失活状态。白细胞被激活后，结合GTP的Rac转移至膜，结合到p67^{phox}的N-末端。胞质成分转移到膜，与膜上的细胞色素B558结合，NADPH氧化酶活化（见参考文献4）。

NOX2/NADPH氧化酶的表达在转录水平受调节。NOX2的转录局限于前髓细胞之后的发育阶段。IFN-γ与LPS可增加人嗜中性粒细胞和单核细胞衍生的巨噬细胞NOX2表达。很多DNA-结合蛋白，如Bid、干扰素调节因子（IRF）-1、IRF-2和转录抑制因子CDP等都能与NOX2启动部位作用。也曾报道NF-kB增进NOX2转录，说明氧化应激活化的NF-kB，通过NOX2/NADPH氧化酶扩大氧化反应。

慢性肉芽肿（CGD）系一种因NOX2基因缺陷导致的遗传性疾病。患者的吞噬细胞虽能吞噬病原体，但无杀伤力。因患者的NOX2/NADPH氧化酶不能产生胞质·O$_2^-$，导致肺、肝、淋巴结和肠胃，以及泌尿、生殖管道，因反复感染而形成肉芽肿。根据基因改变，CGD主要有四型。gp91^{phox}基因位于X-染色体，编码gp91^{phox}的X-连锁CYBB基因突变见于60%的CGD患者；编码p47^{phox}常染色体显性NCF1基因突变见于30%的CGD患者；极少数患者因p67^{phox}与p22^{phox}突变所致。

2. NOX2/NADPH氧化酶催化亚单位（gp91^{phox}）的异构体

人类NOX2催化亚单位（gp91^{phox}）有7个异构体（图3-4）。其中NOX1、NOX3和NOX4含有gp91^{phox}的基本微区结构；NOX5在其胞质中的N-末端含有四个Ca^{2+}结合部位，使该异构体接受胞质Ca^{2+}浓度变化的调节；最后DUOX1和DUOX2两个异构体具有与NOX5相似的结构。在该二异构体的N-末端除有两个Ca^{2+}结合部位外，还有一个跨膜螺旋及一个胞外微区，该微区与血红素依赖的过氧化物酶同源，且确有过氧化物酶活性。NOX1～4需要p22^{phox}维持酶蛋白的稳定，NOX5、DUOX1与DUOX2不需要p22^{phox}维持酶活性。至于胞质成分，NOX1～3需要p47^{phox}、p67^{phox}和p40^{phox}。p67^{phox}和p47^{phox}是基本的调节亚单位，与NOX2的活化密切有关；p67^{phox}的同系物NOXA1和p47^{phox}的同系物NOXO1是NOX1主要的胞质亚单位，涉及其活化；然而对于与NOX3活化有关的亚单位尚未确定。NOX表达于各种组织，如成纤维细胞、内皮细胞、血管平滑肌细胞、肾系膜细胞、心肌细胞和甲状腺细胞等。但NOX在非吞噬细胞的表达甚低，其含量只及白细胞的1%～3%，所产生的胞质·O$_2^-$/H$_2$O$_2$浓度也远低于白细胞。NOX应答胞外的各种刺激，如细胞因子、神经递质、激素、肽类生长因子等。生成的胞质·O_2^-／H_2O_2影响许多蛋白（包括转录因子、蛋白激酶、磷酸酶、磷脂酶、离子通道和G蛋白等）功能。

NOX1/NADPH氧化酶主要表达于结肠上皮，可能参与细胞增殖和分裂后的分化，控制杯状细胞与吸收细胞之间的平衡。该酶蛋白也表达于血管平滑肌细胞（VSMC），可被AngⅡ和PDGF诱导，涉及VSMC的增殖与肥大。NOX3几乎局限于内耳。NOX3基因存在于前庭、耳蜗感觉上皮和螺旋神经节。曾报道抗癌药顺铂（cisplatin）致耳聋与NOX3密切有关。原初认为NOX4只存在于肾，尔后发现它表达于各种组织。NOX4的亚细胞定位是在黏着斑、应力纤维、VSMC胞核、肺动脉平滑肌细胞（PASMC）核周区，以及系膜细胞与心肌细胞的线粒体。NOX4结构性地表达于各种类型的细胞，提示它属于看家基因。NOX4基因启动子部位含有多个G或C碱基，这正是看家基因的特征。缺氧诱导NOX4在PASMC的表达，认为该NADPH氧化酶是肺的氧感受器，慢性缺氧导致肺血管增殖，最后发展为肺动脉高压。缺氧时，NOX4是缺氧诱导因子-1α的靶基因。因此缺氧诱导的NOX4，可能通过血管改变涉及各种心血管疾病的病理学。TGF-β诱导NOX4在心脏成纤维细胞、肺动脉和气道的平滑肌和肝细胞表达，说明NOX4在组织修复和纤维组织增生中起作用，同时也提示选择性的NOX4抑制剂可能治疗某些纤维化疾患。NOX4在某些细胞又有调节凋亡和分化的作用。如在培养的心肌细胞中，NOX4超表达不是导致细胞肥大，而是通过氧化线粒体蛋白引起凋亡。NOX5为Ca^{2+}依赖的NADPH氧化酶。NOX5活化只依赖Ca^{2+}浓度，不需要其他成分。在NOX5四个EF-hands（即helix-loop-helix微区。结合钙的蛋白具有的螺旋-环-螺旋结构微区。该微区有两个互相垂直的α-螺旋，其间被12个氨基酸组成的环状结构连接。钙离子共价结合在环上。形状如同人手伸出的拇指与示指）。与第一个跨膜段之间的多个碱性氨基酸部位，是与PI（4，5）P_2结合之处，也是NOX5定位于膜的关键部位。NOX5表达于内皮细胞、VSMC、淋巴结、睾丸、脾、胰腺、子宫肌膜、前列腺和卵巢。NOX5存在之如此广泛，说明NOX5对于细胞生长起重要作用。迄今为止，发现NOX5有5个剪切变体，即NOX5α、β、γ、δ和ε。分别分布于不同脏器。NOX5也涉及PDGF诱导的VSMC增殖，并调节前列腺癌细胞生长与凋亡。该蛋白超表达可能与食管癌有关。DUOX1与DUOX2是甲状腺产生H_2O_2的酶。DUOX的结构是在C-末端具有NOX-样微区，在N-末端有两个EF-hands，一个跨膜段和一个过氧化物酶同源微区。因此DUOXs是双过氧化物酶。DUOXs-衍生的H_2O_2对于合成甲状腺激素十分重要。曾报道遗传性甲状腺功能减退患者出现DUOX2基因突变。除高表达于甲状腺外，DUOX1也表达于气道上皮、胎盘、前列腺、睾丸、胰腺和心脏；DUOX2还表达在唾液分泌管道的上皮细胞和直肠腺。DUOXs分布于上述管道性器官的黏膜表面，具有保护宿主的防卫功能。

需指出，NOX2除分布于专司吞噬作用的细胞（如嗜中性粒细胞、嗜酸性细胞、单核细胞、巨噬细胞、肝的枯否细胞、肺泡巨噬细胞、神经系统的小胶质细胞）外，也存在于平滑肌细胞、骨骼肌细胞、内皮细胞、心肌细胞、肝细胞、神经元和造血干细胞。在嗜中性细胞，NOX2/NADPH氧化酶存在于嗜天青颗粒的被膜上。细胞吞噬时，质膜与颗粒融合，氧化酶转移到吞噬小体膜上。单核/巨噬细胞无嗜天青颗粒，学者们认为，大量的NADPH氧化酶存在于单核/巨噬细胞的分泌囊泡中。在非吞噬细胞，如在海马神经元，NOX2在突触；在内皮细胞，NOX2位于片状伪足引导侧的膜窝，与核周细胞骨架相连，提示NOX2涉及调节细胞迁移。Bendall JK等（2002）的小鼠试验表明，NOX2涉及血管紧张素-Ⅱ诱导的心肌肥厚；Kishida KT等（2006）揭示，该氧化酶与海马突触的柔韧性和海马-依赖的记忆有关。NOX2或p47^{phox}有缺陷的小鼠都有空间记忆力障碍，此与CGD患者有认知缺陷一致。

尽管对NOX异构体的生物化学、化学和结构特点的研究有很大进展，但每一种NOX蛋白的生理功能并不很清楚，其主要病理学作用尚有待研究。如NOX4对于血管的作用，一方面该蛋白可能参与促进VSMC分化，促血管生成和抗凋亡作用，另一方面又涉及细胞衰老、凋亡，VSMC迁移和VSMC肥大。这些矛盾的结果目前还不能用在体实验解决。NOX5是NOX家族的最新成员,虽与 NOX1 与 NOX2 同源性高,但该蛋白不表达于啮齿类动物,因此不能用小鼠或大鼠模型研究 NOX5 的生物学功能及病理学作用。

3. NOX2 的活化

NOX 的催化机制十分复杂。目前了解得最多的是吞噬细胞的 NOX2 系统。根据目前的认识,介绍 NOX2 的活化(图 3-5)。

在静止状态下,NOX2 催化亚单位 gp91^{phox} 与 p22^{phox} 结合,位于中性粒细胞特殊颗粒的被膜。调节成分 p40^{phox}、gp47^{phox} 和 p67^{phox} 与细胞骨架(特别是膜突蛋白、冠蛋白和肌纤蛋白)相连,以复合物形式、以去磷酸化状态存在于胞质。保持与 GDP 连接的 Rac,以失活形式与 Rho 鸟嘌呤核苷酸解偶联抑制因子(Rho GPI)结合。细胞行吞噬功能时,含有黄素细胞色素 b558 的颗粒膜与质膜融合。胞质中 phox 三元复合物和 Rac 结合到膜上。p47^{phox} 蛋白多重磷酸化,导致构象改变,从而通过其 SH3 与 p22^{phox} 结合、以其 PX 微区与膜磷脂结合,促进 phox 胞质复合物与 b558 相互作用。Rac C-末端进行牻牛儿基牻牛儿脂修饰,鸟苷酸交换因子活化,GDP 被释放和 GTP 结合到 Rac 上,从而促进 Rac 由 Rho GPI 脱离。活化的 Rac 结合到 p67^{phox},并连接到 gp91^{phox}。加速活化的 NOX2 复合物形成。细胞活化时,p40^{phox} 分子内的 PX-PB1 自抑制解离,不但使 p40^{phox} 能通过 PB1-PB1 相互作用与 p67^{phox} 结合,而且促使 p40^{phox} 结合到富含 PI(3)P 的吞噬囊泡上。

细胞吞噬,吞噬囊泡闭合,在小泡被膜上 NOX2 活化。NOX2 定位于 PIP 集中存在的膜表面。接受刺激与酶活化时间间隔为 20~30s,这段时间可能用于 PIP 代谢和酶的胞质成分转移至膜。PI-3 激酶与磷酸酶的活性表达于吞噬小泡被膜,这两个酶作用于 PI,生成各种 PIPs。

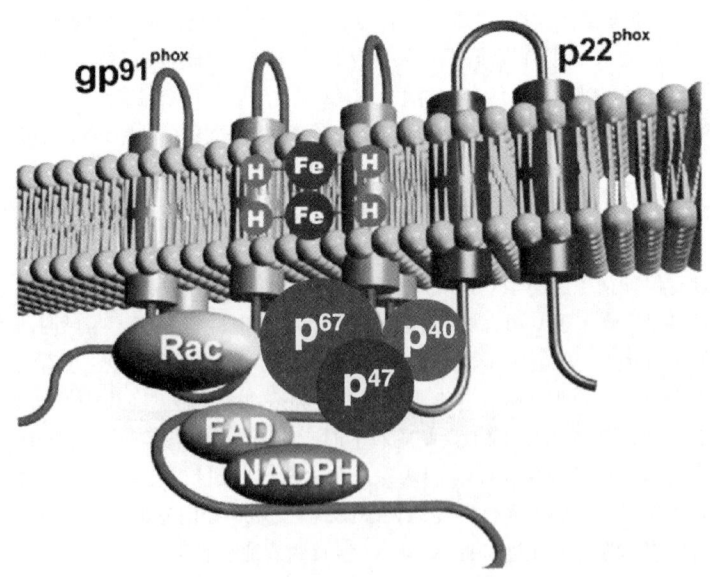

图 3-5　NOX2/NADPH 氧化酶的活化(引自 Yang HC 等,2011)

(二)线粒体

1. 线粒体呼吸链与·O_2^-

线粒体是机体能量的源泉,也是 ROS 的一个恒定而重要的来源。在生理状态下,呼链产生的 ROS 量甚低。细胞摄入的氧仅有 0.2%~2% 转变为 ROS。线粒体将细胞所摄入的绝大部分氧用于氧化磷酸化。因此氧化磷酸化的附加代价是生成小量 ROS。两个 ROS 的产生部位是在复合体 Ⅰ（NADH -辅酶 Q 还原酶）和复合体 Ⅲ（泛醌-细胞色素 C 氧化还原酶）。通过"电子漏（electron leak）"途径接受单电子形成 $\cdot O_2^-$。由于线粒体呼吸链的高周转率，生成 $\cdot O_2^-$ 的总量是可观的。每个线粒体每天可产生 3×10^7 分子的 $\cdot O_2^-$，构成体内 ROS 的绝大部分来源。然而最近估算只有极小部分氧分子（仅占吸入氧的 0.1%~0.5%）形成 $\cdot O_2^-$，并能被 Mn-SOD 或其他抗氧化剂清除，因此在正常情况下，体内 $\cdot O_2^-$ 或 H_2O_2 的稳态浓度能分别维持在 10^{-11} mol/L 或 10^{-9} mol/L。

2. $P66^{shc}$ 蛋白与 $\cdot O_2^-/H_2O_2$

自 1992 年，Marco Giorgio 等用整体与离体实验证实，$P66^{shc}$ 是线粒体产生 H_2O_2、诱导通透转换孔（PTP）开放和细胞凋亡的氧化还原酶（$P66^{shc}$ 乃人和小鼠 Shc 基因座编码的、分子量为 66×10^3 的蛋白。Shc，Src homologous and collagen）。

$P66^{shc}$ 是氧化/还原蛋白。$P66^{shc}$ 家族有三个成员 $P66^{shc}$A、$P66^{shc}$B 和 $P66^{shc}$C，分子量为 66kD。$P66^{shc}$A 表达于一切细胞，$P66^{shc}$B 和 $P66^{shc}$C 仅存在于神经细胞。Pelicci G 等（1992）首先提出，$P66^{shc}$A（以下用 $P66^{shc}$ 表示）是将活化的生长因子受体连接到 Ras 和 MAP 激酶的衔接蛋白，$P66^{shc}$ 表达三种异构体，分子量分别为 66、52 和 46kD，编码于同样的基因座并具有共同的结构微区（图 3-6）。由于 SH_2-微区与磷酸化的酪氨酸结合，因此该微区在受体酪氨酸激酶途径中执行功能。PTB 为细胞色素 C（Cyt C）结合微区（CB）。在人类，$P52^{Shc}$ 分子的 CH_1 微区有三个能被磷酸化的酪氨酸残基，Tyr239、Tyr240 和 Tyr317，在其磷酸化状态下，介导 Grb/SOS 补充到膜上。此外，CH1 微区富含的脯氨酸残基又是 SH_3 微区-依赖的相互作用标靶。最长的异构体是 $P66^{shc}$，在其 N-末端又添加一个 CH 微区（称为 CH_2），其中含有一个可被磷酸化的丝氨酸残基（S36）。$P66^{shc}$ 与其他两个异构体的机能截然不同。在信号转导过程中，$P47/P52^{Shc}$ 将活化的酪氨酸激酶信号传递到 Ras，而 $P66^{shc}$ 却是抑制被 EGF、IGF-1 或 T-细胞抗原受体诱导的 Ras/MAP 激酶途径活化。$P66^{shc-/-}$ 小鼠实验揭示，$P66^{shc}$ 有应答氧化应激、调节 ROS 代谢和执行细胞凋亡功能，并与衰老有关。

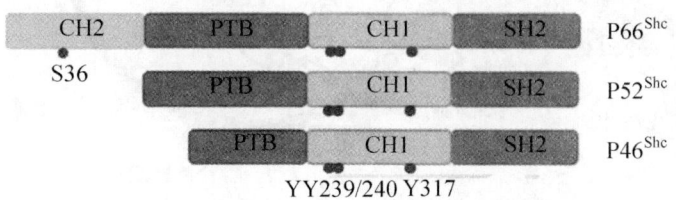

图 3-6　Shc A 蛋白的结构框架示意图

通过 $P66^{shc-/-}$ 小鼠实验发现 $P66^{Shc}$ 有 Ras 信号转导以外的功能。$P66^{shc-/-}$ 小鼠的成纤维细胞抵抗被各种刺激（包括 H_2O_2、紫外辐射、钙离子导体、去除生长因子、CD3-CD4 交联、星形孢菌素和紫杉醇等）诱导的凋亡。有证据表明，接受刺激后，$P66^{Shc}$ 出现一系列的、影响应答细胞应激功能的翻译后修饰。例如，在接受 H_2O_2 和紫外辐射刺激后，$P66^{Shc}$ N-末端 CH_2-微区 S36 快速和持久的磷酸化。EGF、胰岛素、TPA、FGF-2、紫杉醇和内皮素-1 都能诱导 $P66^{Shc}$ Ser 磷酸化。EGF 诱导 $P66^{Shc}$ Ser 磷酸化涉及 MAP 激酶途径的负调节。

P66^{Shc} Ser 磷酸化先于 Tyr 磷酸化。S36 若被 Ala 置换则 P66^{Shc} 不再有促凋亡功能。

Giorgio 等提出,生理状态下,少量 P66^{Shc} 存在于线粒体内外膜间隙。与 TIM-TOM 形成高分子蛋白复合物(图 3-7)。电化学实验证明,P66^{Shc} N-末端有一个氧化/还原活性微区,能介导电子由还原型的 Cyt C 传到分子氧,产生 H_2O_2。在稳态情况下,P66^{Shc} 的表达不影响线粒体跨膜电位。大部分线粒体电子流用来被 Cyt C 氧化酶还原氧分子为水,很小部分经 Cyt C 被 P66^{Shc} 氧化生成 ROS。

Pinton P 等(2007)揭示,细胞氧化应激时,PKCβ 活化,并诱导 P66^{Shc} Ser 磷酸化。脯氨酰异构酶 Pin1 识别并诱导 P66^{Shc} 分子中 pSer-Pro 键(或 pThr-Pro 键)全-反异构化,赋予该蛋白与其功能相关的磷酸化-依赖的构象改变,促进 P66^{Shc} 进入线粒体。P66^{Shc} 入线粒体后,改变线粒体内的 Ca^{2+} 应答及线粒体超微结构,导致细胞凋亡。

在生理情况下 P66^{Shc} 主要位于胞质。Pinton 等提出,硫氧还蛋白和 GSH 维持 P66^{Shc} 为失活的还原状态。氧化应激诱导 P66^{Shc} 移位至线粒体内外膜间隙。Gertz M 等(2008)等推测 P66^{Shc} 可能借助于二硫化物交换系统 Mia40 进入。在氧化应激状态下,线粒体中的 P66^{Shc} 由复合物释放。若有多量 Cyt C 存在(如缺氧时 Cyt C 氧化酶活性降低或其活性被 NO 抑制),便被 P66^{Shc} 氧化生成多量 ROS。线粒体内 P66^{Shc} 生成的 H_2O_2 诱导 PTP 开放,引起线粒体肿胀,继之线粒体破裂,各种促凋亡因子,如 aif、Smac/diablo、endo G 及细胞色素 C 等进入胞质,激活凋亡反应。

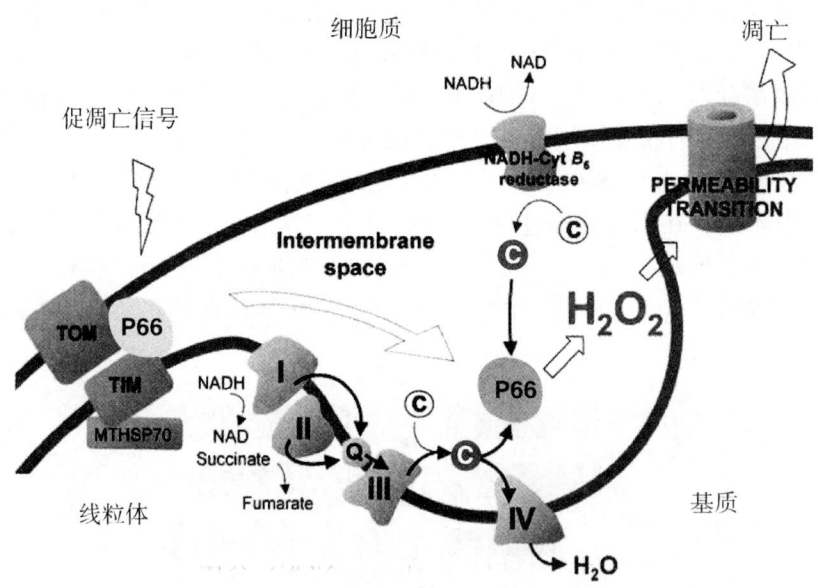

图 3-7 线粒体凋亡时 P66^{Shc} 的氧化/还原活性(引自 Giorgio M 等,2005)

促凋亡信号诱导 P66^{Shc} 由推测的抑制复合物 TIM-TOM 释放。活化的 P66^{Shc} 将还原型的 Cyt C 氧化,并催化 O_2 还原为 H_2O_2,H_2O_2 诱导 PTP 开放,线粒体肿胀和凋亡。

Succinate:琥珀酸;Fumarate:延胡索酸;NADH-Cyt B5 raductase:NADH-细胞色素 B5 还原酶;MTHSP 70:线粒体热休克蛋白 70(位于线粒体基质,保护线粒体防止氧化损伤);intermembrane space:(线粒体)内外膜间隙;permeability transition:(线粒体)通透转换。

(三) $\cdot O_2^-$ 及 H_2O_2 的其他来源

1. 细胞色素 P450 系统

这是一组结构和功能相关的超家族基因编码的同工酶。包括细胞色素 P450 及细胞色素 P450 还原酶（CPR）。在结构上，CPR 与 NO 合成酶的还原酶微区相似（图 3-8），两者有约 60% 的序列同源；在功能上也与 NO 合成酶相似，因为细胞色素 P450 系统也是利用巯基配位的血红素基和两个黄素还原酶系统催化单加氧反应。该酶系统一方面催化内源性底物反应调节代谢，另一方面对某些外源性物质（如毒物、药物等）进行代谢并使之活化，成为亲电成分或自由基物质。

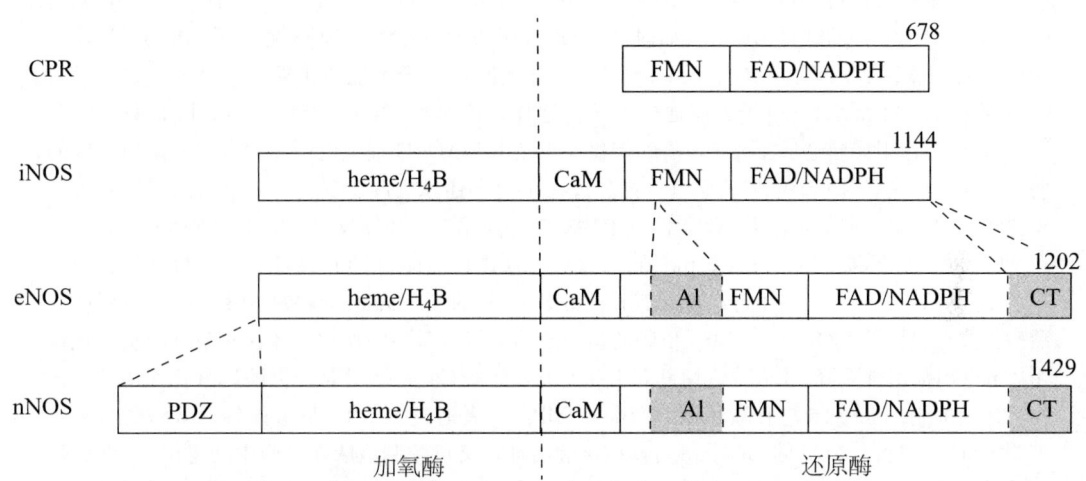

图 3-8 一氧化氮合成酶（iNOS、eNOS、nNOS）与细胞色素 P450 还原酶（CPR）的结构框架示意图

PDZ 为 nNOS 特有的、由 N-末端延伸出的 200 余个氨基酸残基、与突触后致密蛋白（PSD-95）及有关蛋白（PSD-93）相互作用的微区；AI，FMN 微区内的自抑制袢（autoinhibitory insert，或 Autoinhibitory loop）；CT，C-末端延伸的片断（C-terminal extension）

2. 黄嘌呤氧化酶（见第五节"氧化应激"）

3. 尿酸盐氧化酶、乙酰辅酶 A 氧化酶、L-葡萄糖酸内酯氧化酶与单胺氧化酶等酶促反应产生 H_2O_2。

二、一氧化氮的体内来源

NO 由一氧化氮合成酶（nitric oxide synthase，NOS）合成。

$$L\text{-}精氨酸 + O_2 \xrightarrow{NOS} NO + L\text{-}胍氨酸 \qquad (3-16)$$

哺乳动物有三个基因编码的 NOS：神经原型（nNOS，NOS1）、内皮细胞型（eNOS，NOS3）和诱导型（iNOS，NOS2）。前二者为构建型（cNOS），存在于细胞，处于非活化状态。cNOS 活性受 Ca^{2+} 信号途径激活，是 Ca^{2+}/钙调蛋白（CaM）依赖性酶，其基因表达无明显种属差异。当 eNOS 被激活，合成的 NO 参与许多生理功能调节。当巨噬细胞等受内毒素和（或）细胞因子等刺激后，iNOS 表达。iNOS 是在诱导因素存在时表达，其表达产物（NO）可达 cNOS 的千倍之高。iNOS 非 Ca^{2+}/CaM 依赖性酶，其基因表达有种属差异。一个细胞可能表达一种以上的 NOS。

哺乳动物的三种NOS具有共同的结构微区（图3-8）。单体无酶活性，仅二聚体NOS才可催化L-精氨酸产生NO。这三种NOS都具有加氧酶结构微区（N-末端）和还原酶结构微区（C-末端）；都具有共同底物（L-精氨酸和NADPH），共同的辅助因子（四氢生物蝶呤、血红素、CaM、FAD与FMN）。在加氧酶结构微区有血红素和四氢生物蝶呤结合部位。L-精氨酸结合在血红素的平面上。血红素是NOS发挥酶活性的关键部位。四氢生物蝶呤结合在二聚体界面，稳定二聚体结构。四氢生物蝶呤能由亚铁化合物扑获电子，以供诱导NO释放，并推测其为质子供体。NOS酶分子的还原酶结构微区有NADPH、FAD与FMN结合位点。在NOS催化L-精氨酸末端的胍基氮形成L-瓜氨酸与NO的过程中，NADPH、FAD与FMN起着顺序转移电子的作用。CaM结合在还原酶微区与加氧酶微区之间。iNOS之所以是Ca^{2+}/CaM不依赖的酶，因CaM已紧密结合到iNOS分子。cNOS分子虽有CaM结合位点，但在一般情况下，CaM未与cNOS紧密结合。只在Ca^{2+}浓度增加时才会使CaM紧密结合到cNOS酶分子。由于CaM与cNOS结合位点在两个微区之间，当CaM未结合上时，电子不能由FMN传到血红素，只有CaM与cNOS紧密结合，电子方能通过电子传递体，传递到cNOS活性部位，开启酶促反应。因此CaM的作用如同电子开关。该酶的催化反应是由NADPH提供电子、穿过黄素蛋白微区的两个单加氧反应。每一个单加氧反应可再分成一个电子还原的两步反应；如果这两步还原反应解偶联，则产生$·O_2^-$，而不是NO。四氢生物蝶呤加速第二步还原反应，防止NOS解偶联。

CO可抑制NOS，因CO与heme结合。NO能反馈性地抑制NOS活性，其机制类似于CO。

在nNOS及eNOS分子的N-末端有c-AMP-依赖的蛋白激酶的磷酸化作用位点。nNOS的磷酸化位点也接受PKC、c-GMP-依赖的蛋白激酶等某些激酶的作用。经这些激酶的磷酸化作用后nNOS酶活性下降。Ca^{2+}/CaM可活化nNOS，但经Ca^{2+}/CaM蛋白激酶磷酸化作用后，该酶活性受抑制。NO诱导鸟苷酸环化酶产生cGMP，后者通过cGMP-依赖的蛋白激酶的磷酸化抑制nNOS活性。eNOS的磷酸化既可调控该酶活性，又可控制该酶在细胞中的定位。eNOS位于质膜（通过N-末端的两条脂肪酸链与膜结合），活化后将NO释放到胞外。eNOS被磷酸化后便转移到胞质，成为无活性状态（NOS的酶促反应机制可参阅"参考文献8"）。

第三节　自由基与生命

自由基在生命过程中产生，参与细胞、组织的许多重要机能活动，甚至对于完成某些机能具有不可替代的作用，以下举例说明。

一、微生物杀伤与自由基

（一）呼吸爆发与微生物杀伤

白细胞产生的氧化剂和蛋白酶构成机体抗击病原体的一道重要防线。白细胞接受刺激或吞噬病原体后，氧消耗突然增加，称为呼吸爆发（respiratory burst）。

1933年，Baldridge CW与Gerard RW提出吞噬细胞"burst of extra respiration"的概念。1961年，Iyer GYN等证实H_2O_2为呼吸爆发产物。1973年，Babior BM等证实H_2O_2来源于O_2的单价还原产物$·O_2^-$。

呼吸爆发时胞内糖原消耗增加，但不被氰化物抑制，说明其能量来源与线粒体呼吸链无关，是经过戊糖旁路代谢供给能量。呼吸爆发与微生物杀伤机制密切有关。虽然用驱氧充氮抑制中性粒细胞呼吸爆发时，该细胞对某些细菌仍有杀伤作用，虽然很多微生物属厌氧菌，是靠中性粒细胞颗粒中的溶菌酶、颗粒阳离子蛋白及溶酶体酶等杀灭，但在无氧情况下，中性粒细胞对很多细菌杀灭作用减弱。

吞噬细胞活化时，质膜上的 NOX2/NADPH 氧化酶产生 $\cdot O_2^-$，继之形成 H_2O_2、次氯酸、$\cdot OH$、臭氧、单线态氧甚至 $ONOO^-$ 等氧化剂，起到杀伤病原体作用。

除巨噬细胞外，吞噬细胞的颗粒中都含有一种过氧化物酶。中性粒细胞中的嗜苯胺蓝颗粒含有髓过氧化物酶（myeloperoxidase，MPO），占嗜中性粒细胞颗粒蛋白的 25%，是含血红素的蛋白。白细胞活化时，MPO 被释放入吞噬泡，小泡中酶浓度达 100mg/ml（1mM）。该酶借助 H_2O_2 氧化许多物质。其中对 Cl^- 氧化为 HOCl（次氯酸）的作用是独特的（3-17）。曾证明 MPO/H_2O_2/Cl^- 能杀灭多种病原体。HOCl 是中性粒细胞产生的杀菌力最强的非自由基类氧化剂。细菌的敏感部位，如铁-硫蛋白、膜运输蛋白、ATP 生成系统以及 DNA 合成与复制部位等都对 HOCl 敏感。

$$H_2O_2 + HCl \xrightarrow{MPO} HOCl + H_2O \qquad (3-17)$$

嗜酸性白细胞含有嗜酸性过氧化物酶，相应的底物是 Br^-。

对于 $\cdot OH$ 是否在活化的中性粒细胞中产生，是否为该细胞的重要杀菌成分曾有争论。目前认为中性粒细胞活化时有 $\cdot OH$ 生成。由于在 MPO 缺乏症患者白细胞中不能捕集到 $\cdot OH$，因此认为 $\cdot OH$ 生成依赖于 MPO。推断 $\cdot OH$ 的生成经如下反应：

$$HOCl + \cdot O_2^- \longrightarrow \cdot OH + Cl^- + O_2 \qquad (3-18)$$

嗜酸性白细胞中的嗜酸性过氧化物酶也能催化上述反应，生成 $\cdot OH$。由此说明，机体中存在着不依赖于过渡金属的（髓过氧化物酶或嗜酸性过氧化物酶依赖的）$\cdot OH$ 生成途径。

由被激活的白细胞有化学发光现象推之有 $^1\Delta gO_2$ 生成。用单线态氧捕集剂捕集到活化的中性粒细胞产生的 $^1\Delta gO_2$。由理论推测 H_2O_2 与 HOCl 反应生成 $^1\Delta gO_2$（见公式 3-2）。

啮齿动物巨噬细胞中有 NOS，所生成的 NO 对真菌、细菌、原虫和病毒都有很强的杀伤力，对于利杜体、弓形虫和分枝杆菌的杀伤力可能比经典的呼吸爆发更有威力。曾报道由泌尿系感染患者的尿分离的中性粒细胞中检出了 NOS，由接触过细胞因子的人血分离出的中性粒细胞中也发现 NOS。此外，MPO 和 HOCl 都能氧化亚硝酸，因此人类中性粒细胞能生成 NO。

DUOX1 与 DUOX2 分布在气道纤毛细胞和肺泡II型细胞顶端。所产生的 H_2O_2 进入肺泡表面的液层，经乳过氧化物酶（lactoperoxidase，LPO）作用后，生成次硫氰酸（$OSCN^-$）。LPO/H_2O_2/$OSCN^-$ 系统对微生物也有很强的杀伤作用。

（二）K^+ 活化的蛋白酶与微生物杀伤

本世纪以来，对于 NADPH 氧化酶的杀菌机制提出了另一种解释。Tkalcevic J 等（2000）发现，缺乏弹性蛋白酶和组织蛋白酶（嗜中性细胞颗粒中两种重要的蛋白分解酶）的小鼠，对于感染 CGD 患者的细菌和真菌与患者同样敏感。但在离体情况下，这种小鼠的嗜中性细胞有正常的呼吸爆发，说明白细胞的颗粒蛋白酶对于杀菌作用是必要的。呼吸爆发与颗粒蛋白酶之间有怎样的关系呢？

$\cdot O_2^-$ 在病原体摄入后产生。用形态计量测算吞噬囊泡体积，推断囊泡内 $\cdot O_2^-$ 浓度为 4mol/L。也就是要有效地杀灭病原体，需如此巨量之 $\cdot O_2^-$。有少数 CGD 患者，其氧化酶活性为正常人的 10% 或 30%，其囊泡中 $\cdot O_2^-$ 含量为 400mM 或稍高于 400mM。这种患者和 NOX2 活性全无的 CGD 患者相同，出现严重的反复感染。患者的 $\cdot O_2^-$ 浓度足以进行酶反应，但却不能杀灭病原体，因此 Tkalcevic 等认为，杀灭病原体需要的是 NOX 的生理-生化反应，而不是反应的底物。实际上，当吞噬细胞进行吞噬时，吞噬泡内出现了惊人的变化；

由颗粒向囊泡释放了 500mg/ml 的蛋白,以及与之相连的硫酸蛋白聚糖。由于氧化酶的作用,囊泡内 pH 先上升到 7.8~8.0,然后缓慢回落。

据以往理解,NOX2/NADPH 氧化酶的工作模式是单纯跨膜转运电子,是生电的。小泡体积约 $0.2\mu^3$,膜表面积约 $1.65\mu^2$,每个囊泡产生 $0.8~2.0$ f mol·O_2^-,因此相当于每 μ^2 有 $(5~10)\times10^8$ 电子跨膜。一个电子的电量是 1.6×10^{-19} C,因此 $(3~7)\times10^8$ 电荷/μ^2 将产生电量 $4.6\times10^{-3}~1.2\times10^{-2}$ C/cm^2(相当于膜电容 $1\mu F/cm^2$),该电荷将以 4600~11700 V 使膜电位去极化!已证明,当囊泡膜去极化到 +190 V,NOX 完全失活。因此,若使氧化酶功能连续不断,必须给予阳电荷补偿。

对通过哪一种阳电荷补偿以保证 NOX 的活性持续表达,有两种意见。Segal AW 等(2004—2006)提出,大电导、钙激活的 K 通道(large-conductance Ca^{2+}-activated K$^+$ channel,BK$_{Ca}$)在固有免疫反应中,对于电荷补偿起重要作用。他们证明,由于氧化酶活性的表达,蓄积在小泡中的 K$^+$ 浓度可达 600mM。当 pH 达 8.0 时,K$^+$ 的转移减少。因此,K$^+$ 的电荷补偿是使吞噬小泡 pH 升高到 7.8~8.0 的一种自我调节机制。K$^+$ 进入吞噬泡后,使弹性蛋白酶与组织蛋白酶 G 活化。嗜天青颗粒所含的弹性蛋白酶与组织蛋白酶 G 带多量正电荷,它们并非自由存在,而是与带多量负电荷的蛋白聚糖、肝素和硫酸软骨素等结合,为无活性状态。在囊泡内,这两个蛋白因 pH 升高和高浓度的 K$^+$ 而活化。因 K$^+$ 打断这两个酶与基质蛋白的静电作用,将酶释放。由于牵制小泡的细胞骨架蛋白(主要是桩蛋白和连接蛋白)的作用,吞噬小泡的高张力得以维持,并防止水进入。给予高特异性的 BK$_{Ca}$ 阻断剂〔蕈青霉素,伊比(利亚)蝎毒素〕,则防止囊泡的碱性化;如若给予 NS1619 增进 BK$_{Ca}$ 通道开放,则囊泡内 pH 大大升高。因此 Segal 认为,BK$_{Ca}$ 对于电荷补偿起重要作用。尽管囊泡内有正常浓度的 ROS 与次卤化物,致病微生物并不被杀灭,这说明前二者并不直接参与杀菌过程,而释放弹性蛋白酶与组织蛋白酶 G 的活性,才是杀菌的关键。

De Coursey TE 等(2006,2007)在活化的人中性粒细胞或嗜酸性细胞未检出 BK$_{Ca}$ 电流,BK$_{Ca}$ 通道的各种抑制剂都不抑制外向性电流,也不抑制 NADPH 依赖的对细菌的杀伤和 ·O_2^- 生成。抗 BK$_{Ca}$ 通道的抗体也未能检出 BK$_{Ca}$ 通道蛋白。他们提出,在呼吸爆发时,是电压门控质子通道起主要电荷补偿作用。

Reeves EP 等(2003)提出,MPO/H$_2$O$_2$/卤化物系统能杀灭多种病原体。然而,这些实验是在非生理情况下(MPO $50\mu g/ml$,pH5.0,缺乏高浓度的颗粒蛋白)完成的。当细胞菌暴露于 100mM H$_2$O$_2$ 或 1 mM HOCL 与 25 mg/ml 颗粒蛋白时,未见杀菌效果。Reeves 等作如下解释:细菌被吞噬时,中性粒细胞使蛋白卤化,卤化作用依赖于 NOX2/NADPH 氧化酶和髓过氧化物酶。然而被卤化的不是细菌蛋白,而是包被在细菌外的白细胞蛋白,特别是胞质颗粒中的蛋白。白细胞缺乏 MPO 活性的病人也属免疫缺陷性疾病。然而 MPO 基因敲除小鼠对于细菌感染并不敏感;鸟类白细胞缺乏 MPO。CrossAR 等(2004)认为,MPO 的功能是移除 H$_2$O$_2$,防止杀伤细菌的酶被氧化。

二、信号转导与自由基

自由基的信号转导功能是自由基生物学与分子细胞生物学的热点。是备受关注的研究领域。

ROS 与 RNS 参与细胞信号转导。其中的 H$_2$O$_2$ 与 NO 比较稳定,较易于在胞内扩散。有证据表明,H$_2$O$_2$ 与 NO 直接调节信号转导,学者们称它们为信号分子。下面分别叙述。

(一) $\cdot O_2^-/H_2O_2$ 参与信号转导

据诸多报道，TNF-α受体被活化后诱发信号转导的过程中生成 ROS，进而激活 NF-kB，调节细胞增殖、分化以及凋亡。很多生长因子作用于 RTK 后都促使 ROS 产生，通过胞内信号转导及氧化/还原状态的改变，影响 MAPK 途径。例如 PDGF 作用于 RTK 后，通过提高 H_2O_2 水平诱导酪氨酸磷酸化，进而启动 MAPK 途径。生长因子受体诱导 H_2O_2 生成的同时，胞内 Rac1/Ras 水平相应升高，然后激活 NADPH 氧化酶生成 ROS。还有证据表明，G-蛋白偶联受体能介导 H_2O_2 生成。如血管平滑肌中的血管紧张素 II（AngII）受体接受刺激后，能诱导 NADPH 氧化酶依赖的 ROS 生成，从而产生多种效应，如血管收缩，细胞存活激酶 Akt/PKB 的激活，胰岛素样生长因子-1 受体的激活和 1L-6 的生成等。

由上述可知，ROS 参与信号转导。将前人的大量研究总结如下：

1. 在应答各种生理性刺激后，哺乳动物细胞产生 $\cdot O_2^-/H_2O_2$。各种刺激（包括生长因子、细胞因子、血管活性调节因子、整合蛋白和机械性刺激等）都诱导哺乳动物细胞产生 $\cdot O_2^-/H_2O_2$。可以说难以找到不产生 $\cdot O_2^-/H_2O_2$ 的受体-配体相互作用。

2. 体外给予生理剂量的 H_2O_2 刺激哺乳动物细胞增殖或提高其存活率，过氧化氢酶消除该效应。

3. 伴随细胞增殖，胞内产生 H_2O_2。新生转化细胞亦如此。一般情况下，培养的哺乳动物细胞，在亚融合期产生的 ROS 多于在融合期。人类肿瘤细胞株产生相当多量的 H_2O_2，甚至与白细胞呼吸爆发产生的 H_2O_2 浓度近似。H_2O_2 的生成率与多种哺乳动物上皮细胞株的增殖率一致。

存在于各种细胞的 NOX 是 $\cdot O_2^-/H_2O_2$ 的主要来源，也是信号转导途径中的一个重要成分。NOX1 在血管平滑肌细胞、内皮细胞等，可被促进生长的各种刺激（如 AngII、凝血酶、前列腺素 F_{2a} 和 PDGF 等）激活，进而诱导细胞增殖、肥大、迁移，甚至衰老。在小鼠成纤维细胞，NOX1 参与 TNF 诱导的、NF-kB-依赖的信号转导，引起细胞死亡。癌基因 Ras 引起 NOX1 超表达，产生过量的 ROS，导致黏附、生长、迁移、VEGF 生成和细胞癌变等许多与细胞转化有关的反应。NOX1 也调节免疫应答。在小肠上皮，人类致病菌创伤弧菌（Vibrio vulnificus）的毒性因子 Rtx-A1 通过与 Rac2 相互作用，活化 NOX1 及促进 ROS 生成。除吞噬细胞外，NOX2 也在其他细胞起调节作用。如在内皮细胞，AngII、VEGF 和凝血酶刺激 NOX2 活化，导致细胞增殖和迁移。NOX4 分布在多种细胞，与多重信号途径连接，参与细胞生长、分化、迁移、氧感受、蛋白去折叠应答和胰岛素信号转导等多种功能。NOX4 调节平滑肌细胞、胚胎干细胞和脂肪细胞等细胞分化与增殖。Schroder K 等（2009）提供了一个有趣的例子：NOX4 表达增强时，人和小鼠的前脂细胞分化；抑制 NOX4 表达，则抑制细胞分化但促进细胞增殖。当胰岛素诱导前脂细胞分化为脂肪细胞时，NOX4 产生的 ROS 增强 MAP 激酶磷酸酶-1（MKP-1）表达，转而使胞外信号调节激酶（Erk）1/2 活性降低，此时细胞分化；当 Erk 1/2 在其抑制位点（Ser 612）磷酸化，则阻断胰岛素受体底物-1 活化，促进细胞增殖。因此 Schroder 等提出，NOX4 的作用，乃是通过控制 Erk 1/2 信号转导的 MKP-1 表达、调节胰岛素诱导细胞分化与增殖之间的分子开关。此外，NOX4 还参与 Rho-依赖的细胞骨架塑建和细胞迁移。PDGF 是平滑肌细胞有效的有丝分裂源。有证据表明，NOX5 参与 PDGF 诱导的 Jak/Stat 活化和主动脉平滑肌细胞增殖等。

在很多细胞，几种 NOX 异构体同时表达。如 Frey RS 等（2009）提出，内皮细胞表达 NOX1、NOX2、NOX4 和 NOX5 四种异构体，每种 NOX 都有特定的功能。这些产生 ROS

的 NOX/NADPH 氧化酶如何介导细胞中各种不同的应答？这些酶的表达与调节作用如何被调节？答案可能是多因素的，可能与这些氧化酶所在的细胞表型、在胞内的位置、所生成的 ROS 浓度都有关系。例如，NOX 对于信号转导的作用与细胞表型有关。在平滑肌细胞，NOX4 在 Poldip 作用下，参与 Rho－依赖的细胞骨架重排和细胞迁移；但在人血管内皮细胞，NOX4 通过活化受体酪氨酸激酶，以及活化 Erk1 途径的下游信号，促进内皮细胞增殖和迁移。在某些细胞，几种 NOX 异构体协同作用，共同完成某项生理功能。血管损伤愈合需要形成新的血管内膜。平滑肌细胞增殖、附着及迁移对于新血管内膜形成至关重要。Hilenski LL 等（2004）证明，在血管平滑肌细胞，NOX1 位于膜窖；而 NOX4 分布在黏着斑。NOX1 促进 Ras－诱导的 cofilin（涉及细胞骨架重建的主要蛋白）活化，介导片状伪足中的肌纤蛋白聚集；而 NOX4 调节细胞的局部附着转换。NOX1 与 NOX4 二者合作以保证新生的平滑肌细胞迁移。总之，每种 NOX 在特定的细胞中的特定部位、产生的 ROS 活化相关的信号途径，调节多种生命过程。

H_2O_2 为细胞生存所需，且驱动细胞生存。不禁要问；在细胞生存途径上，H_2O_2 的感受器是什么？H_2O_2 标靶是什么？由于目前对 H_2O_2 在动物机体中的功能的认识，落后于对单细胞机体，因此对该问题的回答不确定。

许多学者提出蛋白质分子的巯基为 H_2O_2 的标靶。H_2O_2 易与其靶分子活性中心的巯基反应，使蛋白质分子特异的－Cys 处于各种硫氧化状态，成为次磺酸（－SOH）、亚硫酸（－SO_2H）、磺酸（－SO_3H）等。许多学者认为被 H_2O_2 修饰的靶分子主要是蛋白酪氨酸磷酸酶（PTPs）。氧化反应可逆，氧化产物的存在短暂。在细胞静息状态，PTPs 强烈抑制酪氨酸激酶活性。PTPs 的活性部位有－Cys 与－Arg，二者被 5 个其他氨基酸残基隔开。在局部微环境中，－Cys 有亲核性，易于氧化。H_2O_2 作用后，－Cys 可逆性地氧化为次磺酸并导致 PTPs 失活，因而解除了对酪氨酸激酶的抑制，细胞出现了继酪氨酸激酶活化的下游反应。总之，当 H_2O_2 被诱导暂时升高时，通过它氧化蛋白中起关键作用的－SH，起信号酶调节剂的作用。

许多学者提出 H_2O_2 调节基因表达。NOX 依赖的 ROS 诱导 TNF－α、TGF－β1 和 Ang Ⅱ等表达，除通过对氧化/还原敏感的第二信使系统（MAPK 活化）外，还通过转录因子[NF－κB、低氧诱导因子（HIF）－1α、p53、caspases、AP－1 等]介导。这些转录因子在其 DNA－结合微区都含有氧化/还原敏感的－Cys。以 p53 为例说明，p53 是由 393 个氨基酸残基组成的核磷蛋白，是个转活化靶基因的转录活化因子，是肿瘤抑制基因。p53 阻断细胞周期，防止基因扩增，抑制肿瘤细胞生长，抑制细胞转化。p53 蛋白含有 10 个－Cys，它们都位于分子中心部位的 DNA 结合微区。其中 8 个－Cys 在进化中保守。基因点突变（将－Cys 置换为 Ser）的细胞学实验表明，p53 DNA－结合微区中的几个特异的－Cys 对于该分子的功能至关重要。说明细胞氧化/还原状态可调节 p53 的功能。

Stone JR 和 Yang S（2006）指出，"硫醇－依赖的磷酸酶可能是 H_2O_2 的一个标靶"的假说，始于胞外加入超生理剂量的（0.1～3mM）H_2O_2 时，蛋白酪氨酸磷酸化增加。支持该假说的证据是发现受体活化后 PTPs 发生一过性的失活，这种抑制似乎与酶活性中心 Cys－SH 的可逆性氧化修饰（可被二硫苏糖醇恢复）有关。例如，EGF 可诱导人 A431 上皮癌细胞 PTP－1B 一过性的失活；胰岛素使 HepG2 细胞和 3T3－L1 脂肪细胞 PTP－1B 抑制；胰岛素也使大鼠 Rat－1 细胞磷酸酶 PTP－1B 抑制，在 A20 细胞，B 淋巴细胞抗原受体活化导致 PTPs 一过性失活等。然而，PTPs 活性部位－SH 与 H_2O_2 反应，其速率常数为 10～100 $M^{-1} \cdot s^{-1}$，稍高于大多数蛋白中 Cys－SH 与 H_2O_2 反应生成次磺酸的速率，但是要比 H_2O_2

与过氧化物酶或过氧化氢酶反应慢 3~6 个数量级。PTPs 与 H_2O_2 反应的速率慢可以解释为什么生理学剂量的（$<10\mu M$）H_2O_2 从不抑制 PTPs，也不增强酪氨酸磷酸化。因此在细胞中 PTPs 不可能是 H_2O_2 的靶分子，必须继续寻找与 PTPs 起反应的氧化剂。Stone 和 Yang 认为与 PTPs 起反应的是 NO-衍生的氧化剂（如 $ONOO^-$、-SNO 等）。

Janssen-Heininger YMW 等（2008）提出，尽管 NOX/NADPH 氧化酶家族在细胞生长、分化、迁移等方面功能的证据不断增多，尽管氧化应激与疾病的联系多于亚硝基化应激，目前 H_2O_2 的信号转导作用尚不能成立。NO 生物学的建立，有幸于高度特异的一氧化氮合成酶抑制剂的应用，而当前缺乏检测基于 H_2O_2 的、特异性足够高的、可逆的 Cys-SH 氧化反应。NO 和 H_2O_2 都能对-SH 进行翻译后修饰，这两种氧化剂共存，他们的化学反应在同一个细胞内发生。在某一生理学过程中，要断言是 H_2O_2 与靶蛋白-Cys 反应、而不是 NO 的作用，目前似乎不可能。

（二）活性氮的信号转导功能

NO 生物学的研究进展迅速。NO 是个体内广泛存在、功能繁多的信号分子，参与调解血管张力、血小板功能、心肌收缩、Ca^{2+}-周期、细胞能量代谢、生长应答、血管炎症反应、肾 Na^+-排泌等，涉及心血管、呼吸、骨骼肌、神经、肾、免疫等诸多系统的功能。除 cGMP-依赖的信号转导途径外，蛋白特异的半胱氨酸-SH、或金属中心的 S-亚硝酰化，是 NO 修饰蛋白活性、参与信号转导的重要途径。在病理生理学领域，NO 与 ROS 之间相互作用，亚硝基/氧化还原平衡，对心血管稳态是个重要的调节因素。ROS 容易与 NO 反应而限制后者的生物学作用，并与之竞争效应分子上的同一结合部位。因此 NO 及其各种氧化物涉及的信号转导异常与许多疾病有关。下面简述 RNS 的信号转导功能。

1. NO 信号转导的 c-GMP 途径

NO 激活可溶性的鸟苷酸环化酶（sGCs）形成环磷鸟苷（cGMP）。sGCs 是由 α 和 β 亚单位组成的异二聚体，产生第二信使 c-GMP。sGCs 的活化机制目前并不很清楚。可能首先是 NO 诱导 sGC 分子内的 $His-Fe^{2+}$ 键断裂，使 His 配体（五价配位键复合物）构象改变，这种变化以一种目前尚不甚清楚的机制传递到酶的催化中心，将 GTP 转变为 c-GMP。c-GMP 通过活化 c-GMP-依赖的蛋白激酶（PKGs），调节收缩蛋白功能和调控基因表达。PKGs 表达丝氨酸-苏氨酸激酶活性，有 PKG I 和 PKG II 两个异构体。

接受各种刺激（如内分泌物、激素、神经介质、毒素等）后，胞内 c-GMP 增加，进而诱导结合-依赖的 PKGs 活化（PKGs 分子有 c-GMP 结合序列，结合后 PKGs 活化），催化 ATP 上的 γ-磷酸转移到靶蛋白的丝氨酸/苏氨酸残基上。磷酸化的蛋白将上述胞外刺激转变为特异性的生物学功能。PKGs 的底物很多，包括涉及舒张平滑肌的 IP_3 受体和受磷蛋白（phospholamban），活化血小板的磷蛋白和活化白细胞的波形蛋白，涉及舒张小肠平滑肌的 Ca^{2+}-磷脂酶 A_2，表达于小脑浦肯野（Purkinje）细胞的 G 底物（磷酸酶抑制剂），血栓素 A_2 受体，调节小肠 Cl^- 通道和分泌水分的囊性纤维化跨膜转导调节蛋白，可能还有与调节血管平滑肌张力有关的 L-型 Ca^{2+}-通道与 Ca^{2+} 激活的 K-通道等。已知血管松弛作用由 PKG I 的活性，通过各种机制（包括活化 BK_{Ca} 通道，导致降低 Ca^{2+} 与血管收缩与松弛失偶联）调节，对于 PKG II 的研究目前较少。已有证据表明，PKG I 可易位入核，可预期将有大量实验揭示 c-GMP-PKG I 参与调解更多的生理学功能。

必须提及的是 c-GMP 活化环核苷酸门控（CNGs）通道。此类通道属电压-门控阳离子通道家族，调节 Na^+、Ca^{2+} 阳离子入胞。CNGs 通道分布在中枢神经系统和心脏的起搏细胞。在视网膜，c-GMP 介导视杆细胞与视锥细胞光感受器的光转导和调节神经传递。该过程有赖于神经节、视网膜双极细胞和 muller 细胞中的 CNG 通道和高水平的 c-GMP。删除 CNG_3 基因的小鼠，视锥细胞（而非视杆细胞）光感受器出现选择性的、进行性的变性。提示人类 CNG_3 基因突变可能是全色盲的病因。

由于 PKA 与 PKG 分子的核苷酸结合微区有较高的同源性，因此前者也可被 c-GMP 活化，但其选择性大大低于对 c-AMP。在脊椎动物，c-AMP 也能交叉活化 PKG。因此 c-GMP 与 c-AMP 之间可能出现机能上的汇聚。

c-GMP 信号转导终止于磷酸二脂酶（PDEs）的作用。PDEs 家族有 11 个成员，分布于各种细胞。PDEs 对于组织和底物（c-AMP 或 c-GMP）有高度特异性。已知 PDE5、6 和 9 特异性地降解 c-GMP。此外，S-亚硝酰化抑制 eNOS，eNOS 调节蛋白（包括热休克蛋白 90 和 Akt）以及 c-GMP 的活性，下调 NO 生成及其对靶蛋白的作用，是对 cGMP 信号转导的负反馈调节。S-亚硝酰化激活精氨酸酶以减少 NOS 底物、抑制二甲基精氨酸二甲基氨水解酶，增加二甲基精氨酸（NOS 抑制剂）水平，也是对 c-GMP 的负调节。

2. 蛋白质 S-亚硝酰化、去亚硝酰化、S-谷胱甘酰化与信号转导

自 1997 年至今，Stamler JS 实验室一直在从事蛋白质 S-亚硝酰化（S-nitrosylation）和去亚硝酰化（denitrosylation）研究。他们提出，NO 与蛋白分子中某个特异的-Cys 偶连，形成 S-亚硝基硫醇（R-SNO），是 NO 参与信号转导的重要机制。Seth D 与 Stamler JS（2011）确认千余种的各类蛋白质被 S-亚硝酰化。许多受体、激酶、通道、磷酸酶、氧化/还原蛋白、细胞骨架蛋白等都在生理条件下被 S-亚硝酰化。蛋白质特异的 Cys-SH 被亚硝酰化后影响蛋白活性、蛋白-蛋白相互作用和蛋白定位。在细胞生理学过程中，如蛋白质被激酶磷酸化，S-亚硝酰化同样是一种蛋白翻译后修饰，这种修饰在时间与空间上受严格调控。S-亚硝酰化/去亚硝酰化的时间调节（与刺激偶联），和在分子内与分子间 S-亚硝酰化/去亚硝酰化的空间调节（靶蛋白位置），赋予 NO 效应的特异性。蛋白质 S-亚硝酰化/去亚硝酰化特异的调节功能，不影响细胞整体的氧化/还原状态，而是传递基于细胞的氧化/还原信号。在 NOS 抑制剂存在的情况下，R-SNO 的基础含量稳定，说明作为配体的 NO 主要位于不易接近溶剂的蛋白内部，也说明通过蛋白质 S-亚硝酰化调节蛋白功能可能涉及蛋白质构象改变。而蛋白质构象改变便改变了蛋白的静电环境，疏水性，芳香族氨基酸侧链的取向和靶巯基对于过渡金属或氧化/还原中心的接近程度。因此不但影响蛋白功能，而且影响蛋白-蛋白相互作用，以及蛋白在细胞中的位置。此外，蛋白质 S-亚硝酰化还促进或抑制蛋白分子内及分子间二硫键的形成。

蛋白质 S-亚硝酰化是 NO 基团共价附着到-Cys 的巯基侧链上，形成亚硝基硫醇（S-nitrosothiols）。NO 不能直接与-Cys 的巯基反应，它不是蛋白质 S-亚硝酰化的作用物，N_2O_3 最有可能与蛋白-Cys 的巯基相互作用，产生蛋白质 S-亚硝酰化。然而 NO 与 O_2 生成 N_2O_3 的反应速率甚低，需要极高浓度的 NO 才能产生足够量的 N_2O_3。因此认为靶蛋白必须与 NO 源（即 NOS）十分靠近，即 NOS 产生的 NO，直接作用于与该酶连接的靶蛋白-Cys 巯基，才能实现蛋白质 S-亚硝酰化，并调节相关蛋白活性。因此 Martínez-Ruiz A 等（2011）认为，蛋白质 S-亚硝酰化是短程的信号转导机制。这种看法得到了许多实验的证实，例如，热休克蛋白 Hsp90 被视为 eNOS 的支架蛋白，加速其被 Akt 磷酸化。该蛋白与 eNOS 相互作用的 C-末端微区的-Cys 被 S-亚硝酰化后，Hsp90 的 ATP 酶活性以及促进

eNOS 机能的活性消失。此为 NO 限制本身合成的负反馈调节机制。再如神经元中的 nNOS（Ⅰ型 NOS）与突触后致密蛋白 PSD-95 结合，NMDA（N-甲基-D 天冬氨酸）受体也结合在 PSD-95 上。因此 nNOS 通过支架蛋白 PSD-95 与 NMDA 受体连接。nNOS 又通过衔接蛋白 CAPON 与小 G 蛋白 Dexras 连接。NMDA 受体调节 Ca^{2+} 入胞，也调节 nNOS 活性。接受刺激后，Ca^{2+} 进入神经元，nNOS 活化，产生 NO，活化 c-GMP，同时使 Dexras S-亚硝酰化及活化，出现信号转导。与此同时，NMDA 与 nNOS 也被 S-亚硝酰化。通过负反馈调节，受体和 nNOS 活性被抑制（图 3-9）。此为 NMDA 受体（活化-失活）的一个周期。

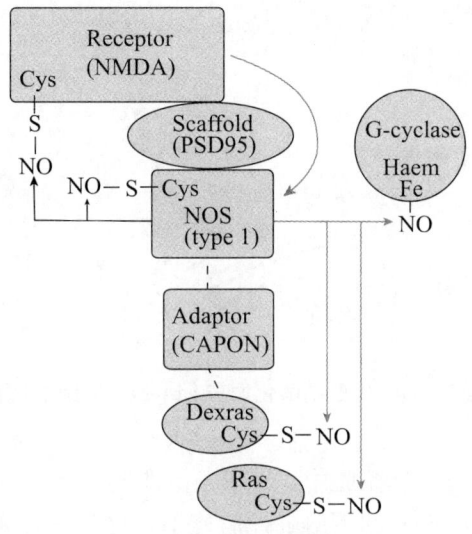

图 3-9　蛋白质 S-亚硝酰化/去亚硝酰化调节 NMDA 受体活性
（引自 Hess DT 等，2005）

（图中的英文及英文缩写参见正文）

须指出，去亚硝酰化途径的作用也是 S-亚硝酰化信号调节机制的一个重要部分。在某些情况下，S-亚硝酰化使蛋白维持稳定，去亚硝酰化使之活化。例如，半胱氨酸蛋白分解酶-3（casepase-3）是 S-亚硝酰化的底物。在哺乳动物细胞，casepase-3 酶原（procasepase-3）活性部位 S-亚硝酰化是该酶原的失活形式，并与酸性神经鞘磷脂酶（ASM）相互作用。procaspase-3-ASM 的亲和力因 NO 存在而增强。procaspase-3 又与 NOS 结合，后者产生的 NO 加固该二者结合。因此 procaspase-3-ASM-NOS 三者形成复合物。与 NOS 的结合，促进 procaspase-3 特异的、结构性的 S-亚硝酰化，防止被 caspase-8 裂解活化。但在凋亡信号（如 Fas）作用下，procaspase3 去亚硝酰化，促进复合物解聚，caspase-3 活化（图 3-10）。

调节蛋白去亚硝酰化的机制主要由 GSH 和硫氧还蛋白（见后）实现。GSH 与蛋白 S-亚硝基硫醇结合后，形成 S-亚硝基谷胱甘肽（GSNO）。亚硝基谷胱甘肽还原酶利用 GSH 与 NADH 将 GSNO 转变为 GSSG，再经谷胱甘肽还原酶将 GSSG 还原为 GSH，终止去亚硝酰化反应。亚硝基谷胱甘肽还原酶活性表达于整个细胞，起着限制 S-亚硝酰化的蛋白含量、保护细胞和防止亚硝酰化应激（nitrosative stress）以及维持胞内 GSNO 和 SNO 平衡的作用（见后）。胞质与线粒体中的硫氧还蛋白又称为二硫还原酶。以刺激偶连的、底物特异的和空间局限的方式，介导多种 S-亚硝酰化蛋白去亚硝酰化。此外，羧基还原酶、Cu、Zn-超氧化物岐化酶、黄嘌呤氧化还原酶等都具有去亚硝酰化功能。

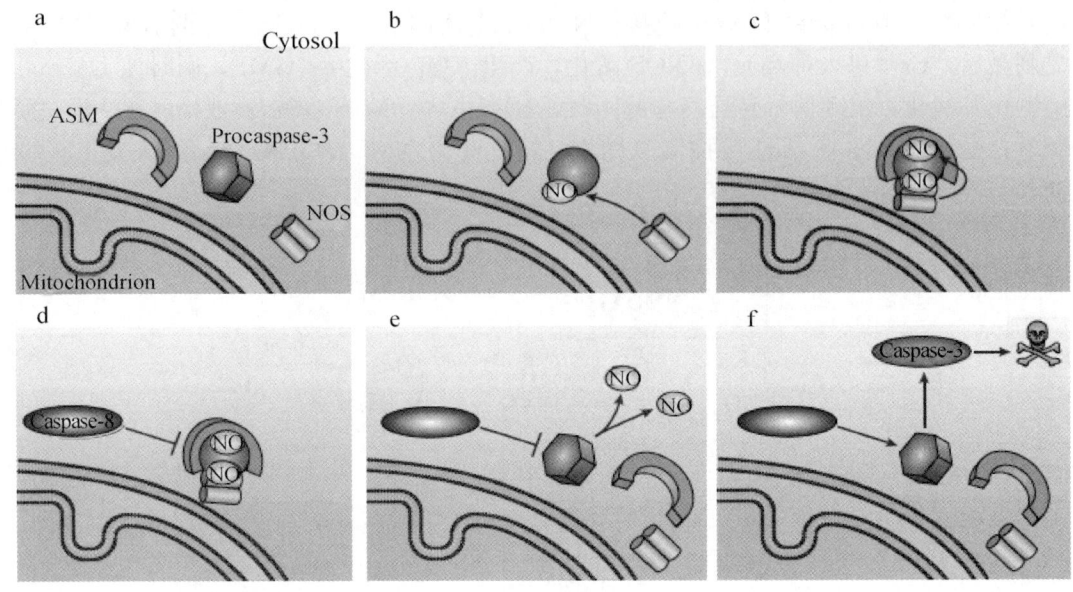

图 3-10　蛋白质 S-亚硝酰化/去亚硝酰化调节 caspase-3 活性（引自 Hess DT 等，2005）

蛋白质 S-谷胱甘酰化是一个谷胱甘肽分子可逆性地、共价结合到靶蛋白的-Cys 上，形成具有混合二硫键（蛋白-SSG）的蛋白翻译后修饰。这是一种颇为稳定的蛋白修饰，不但能保护疏基防止被氧化为亚硫酸和亚磺酸，而且是一种最近被认识的信号转导机制。内皮细胞衍生的内皮素-1（endothelin-1，ET-1）具有血管收缩、组织修复等多种功能，也涉及纤维化疾病的病理学。ET-1 合成是个复杂的过程，包括转录及其 m-RNA 稳定机制等。Rodríguez-Pascual F 等（2008）揭示，三磷酸甘油醛脱氢酶（GAPDH）S-谷胱甘酰化后，可结合 ET-1 m-RNA，增加其稳定性，降低 ET-1 表达。在此再提 NOS。当 Ca^{2+} 浓度增高时，eNOS 产生 NO，借助于电子由 NADPH 穿过含有黄素的还原酶微区，传递给结合在加氧酶微区的血红素上的 O_2。在加氧酶微区还含有四氢生物蝶呤（BH4）和 L-精氨酸的结合位点。Chen CA 等（2010）揭示，当 eNOS 还原酶微区中的 Cys-689 与 Cys-908 被 S-谷胱甘酰化后，导致 FAD-FMN 的定向排列改变，打乱了在正常情况下电子在黄素之间的传递，NO 生成被抑制，代以 $·O_2^-$。因此 eNOS 丧失其内皮保护功能。可能在氧化应激情况下就是如此。

蛋白质 S-亚硝酰化/S-谷胱甘酰化异常，导致蛋白功能改变，并直接涉及人类许多疾病（如囊性纤维化、哮喘、心血管系统、骨骼肌系统和神经系统疾病）的病因学与症候学。现已确定，某个（些）特异的蛋白-SH 被 S-亚硝酰化/ S-谷胱甘酰化，就是这些疾病的病理生理性调节的标靶。

三、受精与自由基

自 20 世纪 50 年代，学者们用各种手段，如化学发光、ESR 捕集以及化学分析，相继发现各种哺乳动物与人精子产生 ROS。精子产生 $·O_2^-$，再形成 H_2O_2。$·O_2^-$ 对于精子的生理功能至关重要。离体实验表明，孕酮、精液、滤泡液与人脐带血清滤液均可诱导精子产生 $·O_2^-$、蛋白酪氨酸磷酸化与精子获能。其中人脐带血清滤液的诱导作用最强。加入 SOD 能防止 $·O_2^-$ 及精子获能。但在温育 30min 后再加入 SOD 或过氧化氢酶，则无济于事。说明 $·O_2^-$ 启动了一个导致精子获能早期事件的连锁反应。

大量实验证明 ROS 调节精子获能，获能的精子结合到卵子周围透明带后诱发顶体反应（精子向胞外释放蛋白分解酶）和使卵受精。获能精子产生适量的 ROS，用以调节下游反应：首先增加 c-AMP 水平与激活 PKA，在温育 15~30min 时 PKA 底物磷酸化。温育 30~60min 后，胞外信号调节激酶（ERK）的激酶（MEK）-样蛋白磷酸化。温育 1h 后，色氨酸-谷氨酸-酪氨酸序列磷酸化。温育 2h 后，两个不溶性的纤维鞘蛋白（80 与 105kD）酪氨酸磷酸化。这两个蛋白都位于精子的鞭毛。上述诸多反应都是 ROS-依赖的，都被各种激酶（PKC、PKA、蛋白酪氨酸激酶、ERK 激酶）调节。此外，ROS 还可能活化磷脂酶 A_2 以促进顶体反应。活化的磷脂酶 A_2 分解膜脂生成溶血磷脂。膜中一定数量的溶血磷脂使膜流动性增加，有利于精子与卵子膜融合。

精子有 RNS 活性。完整的人精子能将 $L-^3H$-精氨酸转变为 $L-^3H$-胍氨酸，且胞外有亚硝酸盐蓄积。RNS 活性可被 L-刀豆氨酸抑制；亚硝酸盐生成可被 NO 清除剂抑制。当精子与人滤泡液温育，4h 后可见胍氨酸合成明显增加，与此同时顶体活性大大增加。同样，滤泡液诱导的顶体活性增加可被 L-刀豆氨酸和血红蛋白抑制。而 NO 供体，如硝普钠等可增加有反应活性的精子数。

总之，精子获能与受精过程中产生一定浓度的 ROS 与 RNS，有氧化/还原反应调节精子的生理功能。然而 ROS 与 RNS 的精确作用机制并不明确，对于顶体反应也有待于深入研究。精子缺乏蛋白质合成功能。精子在成熟过程中，在丢失大量胞质的同时也丢失了胞质中的抗氧化酶，因而成熟的精子缺乏足够的抗氧化物质。加之精子质膜富含多不饱和脂肪酸，此为自由基标靶，因此精子对氧化性损伤又非常敏感。

对受精与自由基的深入研究，将有助于认识男性不育症，以及发展治疗措施。

第四节　机体抗自由基防御系统

目前由于自由基与细胞功能，以及与疾病关系的深入研究，对于抗自由基、抗氧化物质予以特别关注。对于机体内的抗氧化物质有多种分类方法，有些学者将它们分为还原剂、自由基清除剂、单线态氧清除剂、金属螯合剂等；还有些学者分为第一线抗氧化系统与第二线抗氧化系统等。为使大家对机体内抗自由基、抗氧化系统有个初步但又较全面的了解，我们只就抗自由基酶系统及低分子抗氧化物质两方面做概括介绍。

一、超氧化物歧化酶

超氧化物歧化酶（Superoxide dismutase，SOD）于 1968 年被 McCord 和 Fridovich 发现，其功能是移除细胞中的 $·O_2^-$，从此一直认为 SOD 是清除 $·O_2^-$ 特异性的酶。真核细胞系统有 Cu-Zn-SOD 和 Mn-SOD，原核系统有 Fe-SOD。以下分别讨论 Cu-Zn-SOD 和 Mn-SOD。

Cu-Zn-SOD 存在于细胞质。红细胞含量丰富，通常由红细胞提取制备。该酶分子量为32kD，有两个亚单位，每个亚单位各具一个含有一个Cu^{2+}和一个Zn^{2+}的活性中心。与 $\cdot O_2^-$ 的反应如公式（3-19）。在岐化反应中，一个 $\cdot O_2^-$ 分子被还原，另一个被氧化。酶中的 Cu^{2+} 在该反应中起交替氧化/还原作用。

$$E-Cu^{2+} + \cdot O_2^- \longrightarrow E-Cu^+ + O_2$$

$$E-Cu^+ + \cdot O_2^- + 2H^+ \longrightarrow E-Cu^{2+} + H_2O_2$$

$$\text{总反应：} \cdot O_2^- + \cdot O_2^- + 2H^+ \longrightarrow H_2O_2 + O_2 \tag{3-19}$$

Zn无催化功能，似乎起稳定酶作用。其他过渡金属如Mn置换Cu后酶不再有功能。Co、Hg、Cd离子置换Zn后都能增加酶的稳定性。如果Co^{2+}置换Cu^{2+}后，酶催化功能下降。

Mn-SOD为四聚体，分子量为40KD。位于线粒体基质（线粒体内、外两层膜间隙含Cu-Zn-SOD）。其活性中心含Mn。Mn-SOD同样催化 $\cdot O_2^-$ 歧化反应。一切高等有机体的Mn-SOD均含4个亚单位，每个亚单位具有0.5～1.0个Mn。若去掉Mn，酶活性丧失。一般说来，Mn不能被其他金属取代。各种、属的Mn-SOD氨基酸序列与Cu-Zn-SOD区别甚大。

因为SOD催化的反应产物是H_2O_2，该酶清除活性氧的有效功能必需依赖其他酶对H_2O_2的清除。转染Fe-SOD基因的大肠埃希菌，其SOD活性比相应对照高10倍，而其他抗氧化酶系活性与对照相同，这种大肠埃希菌对氧化剂甚为敏感。这说明 $\cdot O_2^-$ 大量歧化为H_2O_2后仍未消除毒性，若有效地清除 $\cdot O_2^-$ 的毒性作用，还需其他酶协同作用。

二、过氧化氢酶

在哺乳动物，过氧化氢酶（catalase）存在于各种器官。是胞内抗过氧化氢的主要酶。肝及红细胞中最丰富，脑、心脏及骨骼肌中含量较少。在不同肌肉，以及在同一肌肉的不同区域，过氧化氢酶的活性不同，过氧化氢酶活性见于由单层膜围绕的细胞器，即微体。该细胞器由此得名过氧小体（peroxisome）。过氧化氢酶由4个亚单位组成，每个亚单位有一个活性中心，在活性中心有一个血红素分子。它催化的反应见（3-20）。

$$2H_2O_2 \longrightarrow 2H_2O + O_2 \text{（基态氧）} \tag{3-20}$$

三、谷胱甘肽过氧化物酶

谷胱甘肽过氧化物酶（glutathione peroxide，GSHPx，GPx）催化H_2O_2或有机过氧化物还原为相应的醇，同时将GSH变为GSSH。GSHPx含有微量元素硒（Se）。GSHPx有4个同工酶，它们的结构、在胞内的位置，以及酶的性质各不相同。(1) 典型的细胞GSHPx（GSHP x-1），是第一个被证实为含硒的哺乳动物蛋白；(2) 磷脂氢过氧化物GSHPx（PHGPx）；(3) 血浆型GSHPx（GSHP x-P）(4) 胃肠型GSHPx-GI。GSHPx的多种类型是由于不同基因表达的缘故。GSHPx的4种同工酶都有效地催化H_2O_2和有机过氧化物还原（3-21）。

$$ROOH + 2GSH \longrightarrow 2ROH + GSSG \tag{3-21}$$

$$H_2O_2 + 2GSH \longrightarrow 2H_2O + GSSG$$

GSHPx-1 与 PHGPx 存在于大多数组织。前者在红细胞、肾和肝中含量丰富，后者在睾丸中含量较高。GSHPx-P 仅存在于血浆、乳汁和肺组织；GSHPx-GI 表达于胃肠道和肝。GSHPx-1 与 GSHPx-P 是水溶性的四聚体，代谢 H_2O_2 和脂肪酸氢过氧化物（ROOH），但催化磷脂和胆固醇氢过氧化物还原的能力甚差。PHGPx 为单体，能以高效率催化磷脂氢过氧化物、胆固醇氢过氧化物和亚油酸氢过氧化物还原，但还原 H_2O_2 的效率要差得多。GSHPx-GI 与 GSHPx-1 的底物相似，能催化 H_2O_2、亚油酸氢过氧化物等还原。

四、谷胱甘肽还原酶

由于 GSHPx 的作用，使 GSSG 增加。但在正常细胞中，GSH/GSSG 比例高而恒定，因为有多种机制维持 GSH 在恒定的高水平，其中之一是谷胱甘肽还原酶（glutathione reductase，GSHRx）的作用。GSHRx 催化的反应见（3-22）。因此足够的 NADPH 亦为保持机体抗氧化机能所必需。NADPH 由磷酸戊糖途径提供。6-磷酸葡萄糖脱氢酶与 6-磷酸果糖脱氢酶均使 $NADP^+$ 变为 NADPH。

$$GSSG + NADPH + H^+ \longrightarrow NADP^+ + 2GSH \qquad (3-22)$$

细胞中过氧化氢酶与 GSHPx 能配合行使功能。脑与精子中几乎无过氧化氢酶，但有中等量的 GSHPx 活性。哺乳动物红细胞含有这两种酶活性。正常情况下，红细胞内出现的少量 H_2O_2 可被 GSHPx 清除。因此，因遗传缺陷使过氧化氢酶活性低下的某些患者，平时不出现症状，但若服用某类药物，使红细胞 H_2O_2 浓度异常增高时便显出症状。哺乳动物红细胞中进行的磷酸戊糖旁路可提供足够的 NADPH，使 GSSG 还原。在热带和地中海地区的一部分人，患有先天性 6-磷酸葡萄糖脱氢酶缺乏症，这部分患者红细胞膜虽有缺陷，但平时无症状。如果服用某些药物或在某种特殊情况下（如怀孕），H_2O_2 产生增多，NADPH 生成不足，致使 GSH/GSSH 比率下降，GSHPx 停止工作，导致红细胞溶血。肝中过氧化氢酶与过氧化物酶活性都很高，但分布部位不同。羟乙酸氧化酶、尿酸氧化酶作用后产生的 H_2O_2 主要被过氧化氢酶清除；线粒体、内质网及胞质中酶作用后生成的 H_2O_2 则由过氧化物酶处理。在肺、眼和肌肉中，谷胱甘肽系统抗氧化能力较弱，如对幼兔饲以氨基三唑以抑制过氧化氢酶活性，容易诱发动物白内障。

最近 Morgan B 等（2013）指出，细胞 GSH 氧化/还原稳态的研究结果主要来自对全细胞提取物的测定。认为细胞存在 GSH 池，GSH：GSSG 为 30～100：1（摩尔比）。按该比例，细胞 GSH 稳态氧/还电位（E_{GSH}）应为 -220mV～-240mV。然而对全细胞提取时，须将细胞粉碎，因此破坏了胞内各区室间的关系。用对氧化/还原敏感的荧光染料测定活细胞内各区室的氧化/还原电位表明，各种未接受刺激的细胞质 E_{GSH} 约为 -320mV。如果胞质 GSH 池为 10mM，则 GSH：GSSG 应为 50 000：1，比以前对 GSH：GSSG 比例的推测高出几个数量级。实际上，对全细胞提取物的检测经常发现 GSSG 水平增高，例如在细胞衰老时便是如此。但在活细胞测定时，即使 GSSG 浓度改变几个数量级，E_{GSH} 也相当稳定。Morgan B 等以酵母细胞为模式，探讨 GSH 稳态维持机制时发现，在硫氧还蛋白与谷氧还蛋白功能正常情况下，ABCC 将 GSSG 快速地转运到液泡。因此不断清除胞质中 GSSG、维持 GSH 水平的稳态，主要依赖于 ABCC 的活性。最后 Morgan 等提出，一切细胞质 GSH 稳态严格被调控，不依赖细胞 GSSG 的变化。

五、硫氧还蛋白

硫氧还蛋白（thioredoxin，Trx）属黄素蛋白家族，1964 年被发现。分子量约 12kD。在进化中保守。是个存在于胞质、胞核、线粒体以及胞外环境，分布广泛的双硫还原酶。其性

质为二硫醇 [(-SH)$_2$] —二硫键 (-S-S-) 氧化还原酶，催化双硫还原为相应的硫醇 (-SH)，以维持蛋白在有活性的还原状态。Trx 系统由 Trx 和硫氧还蛋白还原酶 (Trx R) 构成，并需 NADPH 参与。Trx 蛋白活性部位有两个半胱氨酸残基 (-Cys-Gly-Pro-Cys-)。在完成催化循环过程中，这两个半胱氨酸残基被氧化形成二硫键，成为氧化型的硫氧还蛋白，后者再被 Trx R 恢复为有活性的 Trx (消耗 NADPH)。Trx 功能广泛；如保护蛋白防止其被氧化聚集和失活，保护细胞克服各种环境应激 (ROS，ONOO$^-$ 和砷酸盐)，调节细胞凋亡等。某些 Trx 还起生长因子作用作用，还有调节炎症应答、促进蛋白折叠等功能。

$$\text{硫氧还蛋白-}(SH)_2 + \text{蛋白-}S_2 \rightleftharpoons \text{硫氧还蛋白-}S_2 + \text{蛋白-}(SH)$$

六、过氧氧还蛋白

1995 年，Rhee SG 等在研究谷氨酰胺合成酶时发现一种 25kD 蛋白，它对于 $Fe^{3+}+O_2+R-SH$ 或 $Fe^{3+}+O_2+$维生素 C 系统的损伤不敏感，其实质是一类抗 H_2O_2 及抗烷基烃氢过氧化物的酶，称为过氧氧还蛋白 (Peroxiredoxins，Prxs)。Prxs 广泛存在于生物界。在进化中保守。这类蛋白的 N-末端都有一个保守的-Cys，是被 H_2O_2 或氢过氧化物氧化的关键部位。Prxs 是一个以硫醇 (thiol，R-SH) 为底物、催化 H_2O_2 (或过氧化物) 还原成水 (或相应的醇) 的蛋白家族。在抗氧化应激和信号转导中起重要作用。催化总反应为 (3-23)。

$$2R-SH + H_2O_2 \longrightarrow RSSR + H_2O \tag{3-23}$$

各种烷基烃氢过氧化物成分，涵盖了 Se-谷胱甘肽过氧化物酶的一切底物。Prx 的催化效率也不如 GSHPx，但是 Prx 在胞内含量丰富。Prxs 家族大部分成员的硫醇底物及 Prxs 反应的化学步骤彼此不同。大多数 Prxs 用 Trx 而不用谷胱甘肽为底物；反应涉及硫的化学而不是硒的化学。哺乳动物细胞至少表达 6 个 Prxs 异构体，根据-Cys 的数目和位置分为 3 组：2-Cys、非典型 2-Cys 和 1-Cys。2-Cys 组包含 PrxⅠ～PrxⅣ，这组蛋白的 C 末端还有一个-Cys。非典型 2-Cys (CysⅤ) 和 1-Cys (CysⅥ) 的 C-末端没有-Cys。Prx 异构体分布在细胞内不同区间；PrxⅠ与 PrxⅡ在胞质，PrxⅢ在线粒体，PrxⅣ在胞外，PrxⅤ在线粒体和过氧小体，PrxⅥ在胞质。

H_2O_2 为信号分子，但也是·OH 的来源。执行功能之外的 H_2O_2 必须清除。过氧化氢酶、GSHPx 和 Prxs 是清除 H_2O_2 的主要蛋白酶。过氧化氢酶局限在过氧小体，只有扩散到该细胞器的 H_2O_2 才能被清除。Prxs 的催化效率虽只及上述二酶的 10% 及 0.1%，但在胞质中十分丰富 (占胞质可溶性蛋白的 0.1%～0.8%)，与 H_2O_2 的亲和力高，因此 Prxs 对于维持细胞中 H_2O_2 低水平至关重要。

哺乳动物细胞全部 Prxs 具有共同的催化机制，即氧化/还原敏感的-Cys 被过氢氧化物底物氧化为半胱氨酸次磺酸 (Cys-SOH)。次磺酸再循环为硫醇 (即 Cys-SH) 则因 Prxs 的异构体不同而途径各异。PrxⅠ～PrxⅣ的每个亚单位上的氧化/还原敏感的硫醇被 H_2O_2 氧化为 Cys-SOH，后者再与其他亚单位上邻近的 Cys-SH 反应，形成分子间二硫键，该二硫键再被硫氧还蛋白 (消耗 NADPH) 还原为 Prxs。在催化过程中，氧化/还原敏感的-Cys 也可能被氧化成半胱氨酸亚磺酸 (Cys-SOOH)。与一般细胞反应涉及的氧化为亚磺酸的不可逆性相反，过氧化的 Prxs 分子上的氧化/还原敏感的硫醇，被氧化为亚磺酸后是可恢复的。亚磺酸还原是个慢速的、ATP-依赖的过程，只限于 2-Cys 组异构体 (以图 3-11 说明 2-Cys 组 Prx 的反应机制)。

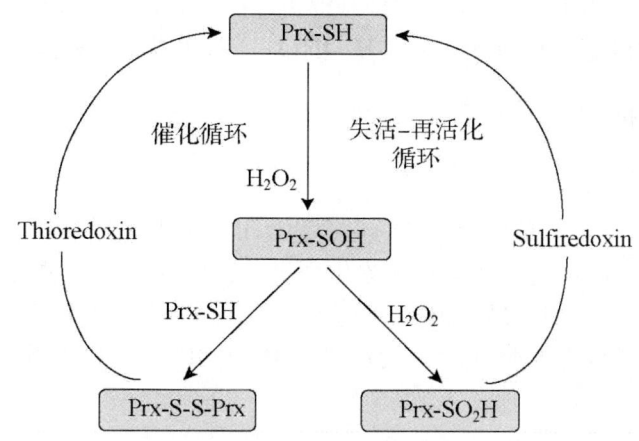

图 3-11　过氧氧还蛋白 2-Cys 组的催化循环和失活-再活化循环
（sulfiredoxin：亚硫氧还蛋白，其他化学符号参见正文）

胞质中丰富的 PrxⅠ与 PrxⅡ，似乎是通过移除代谢中产生的氢过氧化物和 $ONOO^-$ 对细胞履行保护功能。然而细胞在信号转导过程中产生的 H_2O_2，浓度骤然升高在阈值之上，短时之内可能不需要清除 H_2O_2 的保护机制。Rhee SG 等认为，可能有两种使 PrxⅠ与 PrxⅡ暂时失活的机制，一种是被细胞周期蛋白依赖的激酶（Cd Cdks）磷酸化；另一机制是 Prx 氧化/还原敏感的 Cys-SH 被过氧化为半胱氨酸亚磺酸，后者再被 Trs 催化还原。这种可逆性的过氧化可能是真核细胞对 H_2O_2 信使功能的一种适应。当细胞出现严重的氧化应激时，Prx 也发生过氧化。

Prxs 中的 2-Cys 是含有两个同样活性-Cys 的二聚体，其中几种 Prx 2-Cys（包括哺乳动物的 PrxⅡ）也以十聚体形式存在。决定二聚体——十聚体平衡的关键因素，是起催化作用的-Cys 的氧化/还原状态。还原形式的酶蛋白倾向于以十聚体存在；二硫形式的酶采取二聚体形式。曾报道十聚体形式的酶有更高的过氧化物酶反应活性。氧化/还原状态依赖的寡聚化形式可能是 2-Cys Prx 的一种调节机制。

七、血红素加氧酶

血红素加氧酶（heme oxygenase，HO）于 20 世纪 60 年代被发现，其主要功能是通过催化血红素降解为胆绿素、CO 和二价铁调节细胞内血红素水平。随之，胆绿素经胆绿素还原酶代谢为胆红素，二价铁诱导铁蛋白表达，并被后者拘禁。CO 和胆红素有抗氧化及细胞保护作用。迄今证实 HO 有三个异构体：HO-1 为诱导型，是为热休克蛋白 32；HO-2 为构建型表达；HO-3 的酶活性较低，对其了解不多。这三个异构体来自不同的基因，分布于不同的组织。HO-1 为 32-kD 的应激蛋白家族成员，可被多种应激因素（如金属、细胞因子、内毒素、氧化剂、血管活性物质等）诱导。而 36-kD 的 HO-2 高水平地表达于脑、脾和睾丸。HO-2 也表达于肾、血管平滑肌。在正常肝内，HO-2 表达于肝细胞、枯否细胞、内皮细胞和 Ito 细胞。最后克隆的 HO-3（33-kD），似乎不表达于人类。近来发现，血红素/HO 系统及其下游效应分子，积极参与许多生理和病理生理过程的调节。例如，各种细胞应激（高压氧、低压氧、LPS、氧化应激等）均可诱导 HO-1 表达。表达于心血管系统的 HO-1 的产物 CO，可增加 c-GMP 水平，后者调节血管张力和平滑肌细胞发育，

CO并有抗增殖，以及抑制血小板聚集、抑制促炎症因子表达的抗炎症性质。此外，在消化管道细胞、气道上皮细胞、肺泡巨噬细胞等，HO-1都可被诱导表达。

八、低分子抗氧化物质

（一）硫醇

硫醇（thiols，R-SH）是指含硫基的化合物，如谷胱甘肽（GSH）、半胱氨酸、N-乙酰半胱氨酸等。20纪80年代末对这些含硫化合物与自由基的反应进行了充分的研究。R-SH可与各种自由基作用。生物系统中以碳为中心的自由基（如起源于葡萄糖的自由基）·R可被GSH快速恢复，·OH及肌红蛋白的高铁复合物（$Fe^{IV}=O$）等均可被R-SH还原（3-24，3-25）。

$$GSH + \cdot R \longrightarrow G\cdot S + RH \tag{3-24}$$

$$R-SH + \cdot OH \longrightarrow R-\cdot S + H_2O \tag{3-25}$$

在这些反应中，ESR自旋捕集剂DMPO捕集实验表明，R-SH本身形成自由基（R-·S）。Wardman认为，R-·S的转归有以下途径：R-·S与硫醇基（RS^-）结合形成二硫阴离子自由基·$[RSSR]^-$（3-26）；或与分子氧结合生成GSO·O（3-27）。

$$R\cdot S + RS^- \longrightarrow \cdot[RSSR]^- \tag{3-26}$$

$$R\cdot S + O_2 \longrightarrow RSO\cdot O \tag{3-27}$$

在生理pH下，体内存在高浓度的RS^-，与RS^-结合是清除R·S的主要途径。R·S与R·S结合为RSSR的清除途径不是主要的，因为R·S只有在高浓度时才可能有分子间碰撞。

·$[RSSR]^-$是个还原活性十分强的自由基〔$E_{R\cdot S+RS^-/\cdot[RSSR]^-} = -1.6V$〕，清除它的方式是将电子转移给氧（3-28）。

$$\cdot[RSSR]^- + O_2 \longrightarrow RSSR + \cdot O_2^- \tag{3-28}$$

可将以上反应解释如下：一方面通过R-SH（GSH）消除自由基（3-24，3-25），另一方面通过与RS^-结合（3-26）清除R·S。该反应系列具有不同的热力学性质。前一反应是生成活泼的氧化剂R·S，而后一反应则生成强还原剂·$[RSSR]^-$。

$$\frac{G\cdot S \longrightarrow GS^-}{E \sim +0.7v} \longrightarrow \frac{\cdot GSSG^- \longrightarrow GSSG}{E \sim -1.6V} \tag{3-29}$$

若再以GSH清除1-萘氧自由基为例，在pH7时，萘氧自由基/萘酚单电子氧化-还原电位是+0.56V，而G·S/GS^-是+0.84V，尽管（3-30）电子传递反应在热力学上不利，但由介质中移除G·S（与GS^-结合后再与O_2结合）的化学热力学性质（3-26，3-28）便驱使反应（3-30）向右方进行。由此可见，G·S的性质使GSH易与很多毒物反应，使它们失去活性。

$$GSH + Nph-\cdot O \longrightarrow G\cdot S + Nph-OH \tag{3-30}$$

（二）维生素E

维生素E为脂溶性，由8种天然生育酚组成，α-生育酚（α-tocopherol，αT-OH）占生育酚的90%。维生素E是生育酚类的总称，存在于膜结构、脂蛋白及肾上腺中，能与各种自由基快速反应。20世纪90年代以来，人们认为反应性质是H原子转移，形成色满氧自由基（chromanoxyl radical，αT-·O）。αT-·O可被维生素C有效地恢复为αT-OH，而后者形成抗坏血酸自由基（3-32）。其他抗氧化剂如尿酸，神经细胞中高浓度的5-HT和其他羟基吲哚衍生物等也能将其恢复为维生素E。但是对于谷胱甘肽与αT-OH活性的恢复报道不一。αT-OH持久的抗氧化作用取决于（3-31）与（3-32）的单电子氧化/还原效率。在无适当电子供体的情况下，αT-·O便进行第二次氧化，经过一个中间反应物变成8α-羟生育酮（3-33）。8α-羟生育酮，这两个电子的氧化产物可因无还原剂而自发变为生育醌（在H^+或OH^-作用下分子重排，色满环打开，反应3-34）。主动脉阻塞缺血时α-生育醌/α-生育酚比率增高。如果介质中有还原剂存在，α-生育酮可能有效地恢复为维生意E。生育醌则不能再被还原为生育酚，只能在肝细胞经过以NADH或以NADPH依赖的反应被还原为生育氢醌。也曾报导过多的αT-·O本身结合形成螺旋双烯二聚体和三聚体。还报道在无还原剂时，αT-·O也可由多不饱和脂肪酸中抽提氢，启动脂质过氧化。

$$\alpha T\text{-}OH + RO\cdot O \longrightarrow \alpha T\text{-}\cdot O + ROOH \quad (3\text{-}31)$$

$$\alpha T\text{-}\cdot O + AH^- \longrightarrow \alpha T\text{-}OH + \cdot A^- \quad (3\text{-}32)$$

$$(3\text{-}33)$$

$$(3\text{-}34)$$

（三）维生素C（抗坏血酸）

大量离体实验证明，抗坏血酸（ascorbic acid，AH_2）是个能对抗ROS与RNS损伤、保护生物大分子的抗氧化剂。AH_2能与多种自由基反应，如与$\cdot O_2^-/H\cdot O_2$反应，生成抗坏血酸自由基（$\cdot A^-$）。

$$AH_2 + \cdot O_2^- \longrightarrow \cdot A^- + H_2O_2 \text{ 或}$$

$$AH^- + H\cdot O_2 \longrightarrow \cdot A^- + H_2O_2 \quad (3\text{-}35)$$

高铁肌红蛋白可被AH_2还原为氧合肌红蛋白（3-36），AH_2则变为$\cdot A^-$。烷氧基$R\text{-}\cdot O$和以碳为中心的脂自由基等都可与AH_2反应（3-38）

$$AH^- + Fe^{III} + O_2 \longrightarrow \cdot A^- + Fe^{II}O_2 \quad (3\text{-}36)$$

$$AH^- + R\text{-}\cdot O \longrightarrow R\text{-}OH + \cdot A^- \quad (3\text{-}37)$$

由于在急性风湿性关节炎、呼吸窘迫综合征等患者体内发现AH_2水平降低，推测在炎症状态下，AH_2被活化的吞噬细胞生成的大量自由基消耗。有些学者曾用ESR检测AH_2自由基信号的强度来判断病情。

有学者认为，AH_2的主要生理作用是通过电子转移使维生素E自由基恢复还原活性（3-32）。还有报道AH_2也涉及硫醇的修复（3-38）。

$$AH^- + RS^\cdot \longrightarrow RS^- + {}^\cdot A^- + H^+ \tag{3-38}$$

由诸上可见，抗坏血酸可移除多种自由基，而本身成为抗坏血酸自由基，一个不甚活跃的自由基。后者可通过相应酶的催化（消耗谷胱甘肽），再恢复为抗坏血酸。

但是，抗坏血酸也能将 Fe^{3+} 还原为 Fe^{2+}，启动 Fenton 反应。

（四）泛醌

泛醌（ubiquinone）亦称辅酶 Q（UQ_{10}），是线粒体电子传递系统起氧化/还原作用的一个成分。大量资料证明 UQ_{10} 有抗氧化性。根据其结构，可推测它以供氢方式起抗氧化作用。如与烷过氧基反应为例，它本身被氧化成半泛醌（$\cdot UQ_{10}$）$^-$（3-39），后者通过不相称反应（disproportionation），自动氧化或经酶催化还原为氢醌。这便是通过细胞色素 b_{562} 完成的线粒体 Q 循环（3-40）。这是在线粒体膜上完成的一个氧化还原循环，也为电子传递系统提供一个有效的抗氧化体系。半泛醌也可自氧化（3-41）。

$$\text{(泛醌结构)} + ROO^\cdot \rightarrow \text{(半泛醌结构)} + ROOH \tag{3-39}$$

$$\cdot UQ_{10}^- + b_{562}^{2+} + 2H^+ \longrightarrow UQ_{10}H_2 + b_{562}^{3+} \tag{3-40}$$

$$\cdot UQ_{10} + O_2 \longrightarrow UQ_{10} + {}^\cdot O_2^- \tag{3-41}$$

Ingold 等提出，UQ_{10} 对抗 LDL 的氧化修饰有高效作用。反应（3-39）与（3-40）的联合，便可消除 LDL 的自由基性质，而所产生的 $\cdot O_2^-$ 可被生育酚清除。因此表明 $UQ_{10}H_2$ 有抗动脉粥样硬化作用。虽然有学者提出，机体内抗 LDL 的氧化修饰主要由 $\alpha T\text{-}OH/AH^-$ 实现，但是 $UQ_{10}H_2$ 有更强的作用。人们发现 $UQ_{10}H_2$ 与 $\alpha T\text{-}OH$ 在抗氧化作用上有很好的协同作用。在抗线粒体脂质过氧化实验中，在 $\alpha T\text{-}OH$ 缺乏的情况下，$UQ_{10}H_2$ 有抑制脂质过氧化作用，而且 $UQ_{10}H_2$ 还有使 $\alpha T\text{-}^\cdot O$ 生育酚自由基还原功能（3-42），说明泛醌的抗氧化作用是多方面的。

$$\alpha T\text{-}^\cdot O + UQ_{10}H_2 \longrightarrow \alpha T\text{-}OH + {}^\cdot UQ_{10} \tag{3-42}$$

（五）尿酸

尿酸（uric acid，U）是机体内重要的抗氧化剂。当血浆暴露于 O_3，其中尿酸含量下降。尿酸能与 $\cdot OH$、$\cdot O_2^-/H\cdot O_2$、$CCl_3OO\cdot$、鸟嘌呤自由基等反应。反应特点是一价阴离子尿酸（UH^-）以电子转移方式与各种自由基（$R\cdot$）作用（3-43）。尿酸失去一个电子。有的学者认为，丢失在 O^8，因为该部位的羟基有最强的酸性（3-44），有的学者认为电子丢失在 N^9 或 N^7（3-45）。虽然尿酸自由基 $\cdot U$ 不与 $\cdot O_2^-$ 反应，它的反应活性也很强，寿命也比尿酸所淬熄的自由基的寿命长。$\cdot U$ 可衰变为如尿囊素、乙醛酸、草酸等稳定化合物。由于尿酸的抗氧化活性可被抗坏血酸增强，因此推测尿酸自由基可被抗坏血酸修复（3-46）。这是一个系列反应中出现自由基性质由活跃向不活跃方面转移的例子。再如，$\cdot OH$ 被 UH^- 清除，而 $\cdot U$ 被 AH^- 恢复。在该反应系列中，氧化电位逐渐下降；（$E^{\cdot OH/HO^-} = +2.31$ V，$E^{\cdot U/UH^-} = +0.51V$，$E^{\cdot A^-/AH^-} = +0.28V$）。

$$UH^- + {}^\cdot R \longrightarrow {}^\cdot U + RH \tag{3-43}$$

$$\text{[结构式]} + R^{\cdot} \xrightarrow{H^+} \text{[结构式]} + RH \quad (3-44)$$

$$\text{[结构式]} \rightleftharpoons \text{[结构式]} \quad (3-45)$$

$$^{\cdot}U + AH^{-} \longrightarrow UH^{-} + ^{\cdot}A^{-} \quad (3-46)$$

第五节 氧化应激

如前所述，在生命活动中自由基不断生成，并执行和参与着机体的各种机能活动。在机体完备的抗氧化系统保护下，生物大分子结构与功能完好无损，生命现象正常进行。也就是在健康机体中，氧化反应与抗氧化反应保持平衡。然而，由于内源性或外源性某些因素强烈刺激，使机体（或局部）自由基生成过多并超过抗氧化系统的清除能力，或抗氧化系统受损伤使其清除自由基能力减弱，抑或外源性氧化剂的过量摄入，使机体（或局部）氧化/抗氧化之间的平衡被破坏，倾向于氧化反应增强的方面，导致自由基在体内（或局部）堆积，出现了细胞毒性过程。这种情况称为氧化应激（oxidative stress）。氧化应激往往与组织缺血性损伤、创伤、感染、疾病（特别是动脉粥样硬化症、神经系统变性性疾病等）、金属与毒物中毒等病理情况伴行，造成组织、细胞与生物大分子损伤，并且加重病势。举例说明如下。

一、疾病、损伤或中毒时自由基的来源

(一) 缺血再灌注损伤

组织短时缺血/缺氧性损伤不仅发生于缺血的当时，尤其是发生在输血、输液或疏通血管治疗（再灌注）后。此时组织的损伤系缺血/再灌注损伤。缺血/再灌注损伤可出现于肝、肾、肺、消化道、肢体、皮肤，特别是心脏。缺血性心疾患及心肌梗死后心肌损伤的实质就是缺血/再灌注损伤。缺血/再灌注损伤机制与自由基过量生成密切有关。过量的自由基主要来源如下：

1. 血管内皮细胞黄嘌呤氧化酶（xanthione oxidase，XOD）活性增加。正常情况下，血管内皮细胞中主要以黄嘌呤脱氢酶（XD）形式存在，XOD 活性很低。缺血/缺氧时，细胞 Ca^{2+} 浓度增高，使该酶由还原状态 XD 成为氧化状态 XOD。这两种类型酶虽然都降解黄嘌呤，但前者以 NAD^+ 为电子受体，后者则以分子氧为电子受体。此外，缺血时细胞中 ATP 减少导致 AMP 增加，后者分解生成次黄嘌呤。次黄嘌呤仍为 XOD 的底物。再灌注时，提供分子氧，即 XOD 的另一底物。因此 $^{\cdot}O_2^-$ 大量生成。

$$\text{黄嘌呤} + NAD^+ + H_2 \longrightarrow \text{尿酸} + NADH + H^+ \quad (XD)$$

$$\text{黄嘌呤} + O_2 + H_2O \longrightarrow \text{尿酸} + ^{\cdot}O_2^- + H_2O \quad (XOD)$$

$$\text{次黄嘌呤} + O_2 + H_2O \longrightarrow \text{黄嘌呤} + ^{\cdot}O_2^- + H_2O_2 \quad (XOD)$$

黄嘌呤脱氢酶（XD）与黄嘌呤氧化酶（XOD）是黄素钼酶的两个成员，实为同一基因产物的两种形式。XD为同二聚体，每个亚单位分子量为150kD。每个亚单位含有一个钼原子，两个非血红素铁和一个FAD。XD转变为XOD有两个步骤：首先XD每个亚单位关键性的巯基被氧化，然后在Ca^{2+}依赖的蛋白酶作用下，由每个亚单位不可逆地裂解出20kD的片段，则成为XOD。这两种酶对嘌呤代谢进行类似的反应，但反应机制不同。XD对NAD^+进行两个电子还原，而XOD对氧进行单电子还原。

2. 缺血时，线粒体功能明显受抑，电子传递链终末氧化物缺乏，电子漏增多。

3. 缺血的细胞内，许多小分子（如呼吸链中的醌类物质、黄素等）处于还原态，再灌注（复氧）时，大量氧分子进入，处于还原态的小分子发生自氧化，因而产生氧自由基，如醌自氧化为半醌自由基。

4. 缺血时，儿茶酚胺大量分泌，通过交感末梢和血液循环供给心脏及其他器官。儿茶酚胺自氧化降解时，伴有·O_2^-生成。由于缺血时心、脑和肾上腺中儿茶酚胺消耗增加，由苯丙氨酸迅速合成以补充，在合成过程中亦伴有·O_2^-生成。

5. 缺血时，血管内皮细胞受损，cNOS活性降低，但iNOS活性增强。大量生成的NO与·O_2^-作用生成$ONOO^-$，进一步损伤血管和缺血组织。

6. 心肌梗死患者有严重的心肌缺血/再灌注损伤。受损组织释放蛋白酶，该酶裂解补体的第三个成分，使之成为有趋化活性的片段，吸引白细胞。因此在缺血的组织周围有白细胞聚集、活化。若以MPO活性代表白细胞聚集与活化的程度，动物实验表明，缺血90min后再灌注5h，MPO活性增加23倍。说明白细胞产生的ROS等活性物质，进一步使心肌损伤加剧。

（二）炎症及创伤

炎症及创伤时，白细胞活化，炎症细胞因子大量分泌，诱导核转录因子NF-κB活化。后者活化诱导炎症细胞因子、白细胞趋化因子、细胞黏附因子、PLA_2和iNOS等表达，以对抗致病因素。然而，由于炎症介质的过多释放或持续时间过长，则对机体产生明显损伤。如活化的白细胞生成大量的ROS，iNOS活化后生成大量的RNS，$ONOO^-$浓度的增高，都会加重病势。

（三）代谢活化与自由基活性中间产物形成

许多外源性无毒物质，经过肝细胞内质网中细胞色素P_{450}代谢活化后，形成活性中间产物，这一类活性中间产物往往是自由基或带电物质，它们能与生物大分子结合，或引起脂质过氧化，或破坏代谢过程，导致细胞损害或死亡。物质代谢活化需要完整的细胞色素P_{450}系统。这是一组结构和功能相关的超家族基因编码的同工酶。包括NADPH-细胞色素P_{450}还原酶黄素蛋白、NADPH、细胞色素P_{450}和有关磷脂。对于P_{450}系统的研究已积累了许多资料。该酶通过单电子还原反应，一方面催化内源性底物反应调节代谢，又一方面活化某些外源性物质，损伤细胞。

制备肝炎动物模型常用CCl_4。CCl_4的肝细胞毒性机制就在于它入胞后，经P_{450}系统代谢活化，形成三氯甲基自由基·CCl_3，后者与氧结合，形成三氯甲基超氧自由基（3-48）。CCl_4本无毒，但经P_{450}系统代谢活化，最后形成的$CCl_3-O·O$则可启动脂质过氧化，损伤肝。

$$CCl_4 + e^- \longrightarrow ·CCl_3 + Cl^- \qquad (3-47)$$

$$·CCl_3 + O_2 \longrightarrow CCl_3\text{-}O·O \tag{3-48}$$

$$CCl_3\text{-}O·O + ROOH \longrightarrow CHCl_3 + R\text{-}O·O \tag{3-49}$$

许多药物的副作用也与 P_{450} 系统的作用有关。常用的解热镇痛药对乙酰氨基酚（扑热息痛）可引起严重肝损伤，其原因是它经细胞色素 P_{450} 系统代谢后形成一种半醌自由基（N-乙酰对苯醌亚胺），后者可致肝坏死。多柔比星（阿霉素）族药物为有效的抗癌药，但往往由于其严重副作用使得患者不得不中断治疗。产生副作用的原因，就是该药经 P_{450} 系统，以及其他还原酶还原为半醌自由基，后者再与分子氧反应生成 $·O_2^-$，或半醌自由基直接还原 Fe^{3+}，然后启动 Fenton 反应，生成 $·OH$。也有学者提出，多柔比星与 Fe^{2+} 形成螯合物，该螯合物是脂质过氧化的有效启动剂。

$$醌 + e^- \longrightarrow 半醌自由基$$

$$半醌自由基 + O_2 \longrightarrow 醌 + ·O_2^- \tag{3-50}$$

$$半醌自由基 + Fe^{3+} \longrightarrow 醌 + Fe^{2+} \tag{3-51}$$

根据大量资料，学者们认为，外源性异物（xenobiotics）对机体损伤的一个共同机制，是经过各种途径产生活性氧和自由基。

(四) 金属诱导氧化应激

许多金属的毒性与氧化应激有关。铁、铜、铬和钴等通过氧化/还原循环，在生物学系统产生氧自由基和 NO。金属离子稳态的破坏将导致氧化应激，随后导致 DNA 损伤、脂质过氧化、蛋白质损伤以及其他效应。这些金属的作用机制，主要涉及（通过 Fenton 反应）形成 $·OH$ 和有致癌活性的丙二醛、4-羟壬烯醛和其他外环 DNA 加合物。另一些氧化/还原惰性金属，如镉、砷和铅，其毒性效应是通过与蛋白质巯基结合，耗竭 GSH。此外，砷的毒性可能也与该元素在生理情况下产生 H_2O_2 有关。下面以几个金属为例，具体说明。

1. 铬（chromium，Cr）是地球上最普通的元素，在工业上有广泛用途。Cr 有几个氧化数；最稳定的状态是 0 价（元素金属），此外还有三价、二价及六价、五价，分别写为 Cr（Ⅲ）、Cr（Ⅱ）及 Cr（Ⅵ）、Cr（Ⅴ）。给大鼠口服铬酸钠 [Cr（Ⅵ）] 25mg/kg，24h 后肝线粒体及微粒体脂质过氧化增加，48h 与 72h 时，尿中丙二醛、甲醛、乙醛和丙酮排出增多。ESR 技术揭示，Cr（Ⅵ）被还原为一个长半寿期的 Cr（Ⅴ）中间物，并伴有 $·OH$ 生成。这说明 Cr（Ⅵ）被细胞还原剂还原为 Cr（Ⅴ），Cr（Ⅴ）与 H_2O_2 反应生成 $·OH$。这就是 Cr（Ⅵ）细胞毒性的机制。ESR 自旋捕集和 HPLC 技术证实，Cr（Ⅲ）也以同样机制施展其细胞毒性。即 Cr（Ⅲ）被还原剂还原为 Cr（Ⅱ），后者再与 H_2O_2 反应生成 $·OH$。同样，该途径生成的 $·OH$ 是 Cr（Ⅲ）的细胞毒性本质。

$$Cr(Ⅲ) + ·O_2^- \longrightarrow Cr(Ⅱ) + O_2 \tag{3-52}$$

$$Cr(Ⅱ) + H_2O_2 \longrightarrow Cr(Ⅲ) + OH^- + ·OH$$

$$Cr(Ⅵ) + ·O_2^- \longrightarrow Cr(Ⅴ) + O_2 \tag{3-53}$$

$$Cr(Ⅴ) + H_2O_2 \longrightarrow Cr(Ⅵ) + OH^- + ·OH$$

总之，Cr（Ⅵ）与 Cr（Ⅲ）是 Cr 在生物学上氧化活性很强的两个氧化数，这两个氧化数的 Cr 都进入氧化/还原循环，通过类 Fenton 反应产生 $·OH$。其他过渡金属如铁、铜、钒等的细胞毒性机制，也与它们的有机螯合物在氧化/还原循环中（Fe^{3+}/Fe^{2+}，Cu^{2+}/Cu^+，V^{5+}/V^{4+}）通过类 Fenton 反应生成 ROS 有关。

2. 钴（cobalt，Co）以其稳定的两个氧化数、Co（Ⅲ）及 Co（Ⅱ）形成许多有机和无机盐。Co 以各种不同的化学形式存在于我们的生活环境。维生素 B_{12} 含有 4% Co，说明 Co 对于人类是必需微量元素。实验研究确定，Co 不仅干扰 DNA 修复过程，而且直接引起 DNA 损伤，DNA-蛋白质交联和姐妹-染色体交换。ESR 自旋捕集实验揭示，O_2 存在时，悬液中的 Co（0）粒子与 O_2 反应生成自由基中间产物 Co（Ⅰ）-OO·（3-54）。

$$Co（0） + O_2 \longrightarrow Co（Ⅰ） + ·O_2^- \longrightarrow Co（Ⅰ）-OO· \quad (3-54)$$

若 SOD 存在，该酶催化 Co（Ⅰ）-OO· 分解为 H_2O_2 和 Co（Ⅰ）

$$Co（Ⅰ）-OO· \xrightarrow{SOD} H_2O_2 + Co（Ⅰ） \quad (3-55)$$

反应（3-55）中的 H_2O_2 由 $·O_2^-$ 经过岐化反应产生，而 $·O_2^-$ 是在 Co 的催化下，分子 O_2 被一个电子还原生成的。ESR 波谱学揭示 Co（Ⅰ）和 Co（Ⅱ）诱导 Fenton 反应（3-56，3-57）。

$$Co（Ⅰ） + H_2O_2 \longrightarrow Co（Ⅱ） + OH^- + ·OH \quad (3-56)$$

$$Co（Ⅱ）-螯合物 + H_2O_2 \longrightarrow Co（Ⅲ）-螯合物 + OH^- + ·OH \quad (3-57)$$

Co 离子的催化活性有赖于螯合剂。Co（Ⅱ）若与 GSH 或 -SH 螯合，则在生理情况下也能产生 ·OH，以及其他的以氧-为中心，或以碳-为中心的有机自由基。NADH、GSH 和肌肉中的鹅肌肽（β-丙氨酸和甲基组氨酸的二肽物）都能促使 Co（Ⅱ）与 H_2O_2 反应。Co（Ⅱ）加 H_2O_2 可诱导 DNA 的碱基分裂（敏感性为 G>T，C>A）。ESR 自旋捕集实验表明，Co（Ⅱ）与 H_2O_2 反应不仅产生 ·OH，还产生单线态氧，特别是在螯合剂存在的情况下更是如此。据上述，Co（Ⅱ）介导的氧化应激为其毒性本质，也是其致癌的主要原因。

3. 镉（cadmium，Cd）是重金属，为二价 Cd（Ⅱ）。对于非吸烟者而言，食物为 Cd 的主要来源。在非污染区，通过膳食摄入 Cd 10～40μg/d，在 Cd 污染区，每天摄入 Cd 高达几百微克。

经过肺、小肠和皮肤进入体内的 Cd 与金属硫蛋白（metallothionein）结合。Cd-金属硫蛋白螯合物分布在各器官和组织，最后被肾小管吸收。机体没有排出 Cd 的机制，Cd 在体内的半衰期是 20～35 年。大量的 Cd 集中于肾、肝、胰和肺，并对蓄积 Cd 的器官造成损伤。Cd 本身不能直接启动 Fenton 反应。但 Cd 能置换胞质和膜蛋白中的铁和铜离子（例如由铁蛋白中置换出铁），从而增加游离的铁和铜离子，后者诱导 Fenton 反应产生自由基。Cd 也有致癌作用。

4. 砷（arsenic，As）对于许多器官都有毒性。无机砷有 As（Ⅲ）（亚砷酸盐，arsinite）和 As（Ⅴ）（砷酸盐，arsenate）。在空气中最常见的无机砷是 As_2O_3；在水、土壤或食物中有各种价数的无机砷（AsO_4^{3+} 或 AsO_2^-）。电子工业常用的亚砷酸镓（GaAs）溶解性低，但经过一个缓慢的分解和氧化过程，形成三氧化镓和亚砷酸。

As（Ⅲ）与 As（Ⅴ）都能被甲基化或二甲基化，形成一甲基胂酸或二甲基胂酸。实验表明，有机砷对机体同样有毒性。几种有机砷（如砷胆碱、砷甜菜碱）存贮于鱼和甲壳类动物体内，认为是无毒的。

三价砷 As（Ⅲ）的毒性最强，能与蛋白质的巯基反应。通过与巯基结合，As（Ⅲ）抑制细胞中的酶（如丙酮酸转变为乙酰辅酶 A 的酶）。As（Ⅲ）也抑制葡萄糖摄入，脂肪酸氧化和乙酰辅酶 A 生成。重要的是 As（Ⅲ）抑制合成 GSH。虽然 As（Ⅴ）毒性较低，但能使氧化磷酸化解偶联。由于 As（Ⅴ）与无机磷酸盐相似，可由糖酵解和氧化磷酸化途径中置换磷酸，形成 ADP-砷酸，因此使氧化磷酸化失偶连，中断能量产生。

大量研究肯定砷在细胞代谢过程中产生各种 ROS，甚至 RNS，如 $\cdot O_2^-$、单线态氧 $^1O_2$、$ROO\cdot$、H_2O_2、NO、二甲基次胂酸过氧基 $[(CH_3)_2AsOO\cdot]$ 和二甲基次胂酸自由基 $[(CH_3)_2As\cdot]$ 等。但产生这些具有活性的中间产物的机制暂不明。然而，在生理条件下 As（Ⅲ）自发性地氧化为 As（Ⅴ）时产生 H_2O_2（3-58）。由于 As（Ⅲ）与 GSH 的高亲合力，GSH 很有可能成为电子供体，使 As（Ⅴ）还原为 As（Ⅲ）。

$$H_3AsO_3 + H_2O + O_2 \longrightarrow H_3AsO_4 + H_2O_2 \qquad (3-58)$$

动物实验表明，摄入大量砷后，肝 GSH 水平、葡萄糖-6-磷酸脱氢酶、谷胱甘肽过氧化物酶等明显降低。提示砷进入机体后引起氧化应激。

二、氧化应激对生物大分子的损伤

过量生成的自由基对细胞组织的损伤机制是多方面的，包括：（1）直接与核酸、核苷酸、多糖、蛋白质巯基反应，引起 DNA 损伤，导致基因突变，使蛋白质变性，酶失活；（2）与生物膜成分共价结合，损伤膜功能；（3）启动脂质过氧化。下面简要说明。

（一）蛋白质氧化与硝酰化

蛋白质与氨基酸都是自由基的攻击标靶。曾估算，正常状态下，每消耗 100 个氧分子就氧化一个蛋白质分子。目前研究得较多、且影响蛋白质功能的氧化修饰是羰基（>C=O）与亚硝基（—HNO）增多。蛋白质羰基化主要由于赖氨酸、脯氨酸、精氨酸与苏氨酸残基的侧链氧化。蛋白质硝酰化一般是由于被 NO_2 或 $ONOO^-$ 氧化。酪氨酸硝酰化后成为 3-硝基酪氨酸。3-硝基酪氨酸增加也是蛋白质氧化损伤的标志。

此外，尚有含硫的氨基酸如半胱氨酸、蛋氨酸也容易被氧化损伤。半胱氨酸氧化后，形成分子间或分子内二硫键，蛋氨酸形成硫氧蛋氨酸。不过这两种氧化修饰均可被相应的酶逆转。

蛋白质被自由基氧化后本身成为自由基。即相应的氨酰基成为自由基，不配对电子也可转移到其他氨酰基上。蛋白质被氧化后肽链断裂，或形成聚集物。聚集物形成可通过二硫键交连、两个酪氨酰自由基之间的 2，2′二苯基交连、两个以碳为中心的自由基反应，或者通过被氧化的基团之间的疏水作用或静电作用形成聚集物。这种聚集物在热力学上不稳定，呈现局部伸展的三维构象，且疏水性增强。这种被氧化后蛋白形成的聚集物，抑制被蛋白酶体降解，聚积于胞内。不但丧失功能，而且有毒性。

在氧化应激状态下，自由基对 DNA 有多方面的损伤，如（1）生成嘧啶二聚体；（2）碱基损伤，产生 70 余种产物；（3）碱基丢失，形成无碱基位点；（4）DNA 间交联或 DNA 与蛋白质交联；（5）DNA 链断裂；（6）姐妹染色单体交换等。

（二）脂质过氧化反应及其对组织的损伤

1. 脂质过氧化反应

关于脂质过氧化（lipid peroxidation）的概念是在几十年前研究油脂化学和食品工业时提出的。1962 年开始把脂质过氧化引入生物学。今天认识脂质过氧化是将其与氧化应激连接在一起的，认为是氧化应激的结果。和自由基与其他大分子反应一样，脂质过氧化也有启动、扩增和终止三个相。以碳为中心的自由基（·CCl_4），以氧为中心的自由基（·OH、$HO_2^·$、R-O·O 等）都可启动脂质过氧化。反应由自由基攻击多不饱和脂肪酸（PUFA）链上两个双键之间的亚甲基（-CH_2）、由中抽提氢开始。使 PUFA 碳原子出现一个不配对电子-·CH-。由于双键存在，使与之相邻的碳原子 C-H 键变弱，因而 H 较容易移动，引起分子重排，最后出现一个使-·CH-稳定的共轭双烯结构。与氧反应后，形成以氧为中心的自由基 RO·O，后者可氧化蛋白或脂质，或再抽提氢，形成 R-OOH，若有过渡金属，则被催化分解。R-O· 活性比 R-OO· 强些。这两者都能由临近不饱和脂肪酸中抽提氢。RO·O 也能形成环状过氧化物。反应开始后，形成了以碳为中心的脂肪酸自由基，特别是经过渡金属催化，便在反应系统中保持了一定数量的 R-O· 和 R-OO·，后二者的抽提氢作用使脂质过氧化反应扩增。脂质过氧化反应涉及-C-C-键断裂，分子破坏，十余碳链长的脂肪酸分子，最后断裂为几个低分子化合物。反应尾产物有醛、短碳氢化合物和一个以碳为中心的低分子量的自由基。醛类包括烷醛、烯醛、烷双烯醛、羟基烯醛等。短碳氢化合物如戊烷（花生四烯酸和亚麻油酸的第 15 位碳原子过氧化反应产物），乙烷或乙烯等。脂质过氧化反应有终止反应，两个自由基结合形成一个非自由基产物，反应终止。

$$R\text{-}OOH + Fe^{2+} \longrightarrow R\text{-}O^· + Fe^{3+} + OH^- \quad （还原分解）$$

$$R\text{-}OOH + Fe^{3+} \longrightarrow R\text{-}OO^· + Fe^{2+} + H^+ \quad （氧化分解）$$

2. 醛类物质的毒性作用

脂质过氧化尾产物有醛类物质，3～9 个碳链长。因其半衰期长（几分钟或几小时），不带电荷，可在疏水的膜内，以及亲水的胞质中自由扩散，能够与生成部位距离较远的生物大分子相互作用，其危害性比 ROS 及 RNS 大，因而将其称做活性羰基物质（reactive carbonyl species，RCS）。反应活性最强的 RCS 包括 α，β-不饱和醛 [4-羟-反式-2-壬烯醛（4-hydroxyl-trans-2-nonenal，HNE）和丙烯醛]，双醛 [乙二醛，与丙二醛（MDA）]，酮-醛（4-氧-反式-2-壬烯醛）等。这些具有毒性的 RCS 与膜中 PUFA 含量呈正相关。

RCS 与脂、蛋白质及核酸上的-SH、-NH_2 加合，形成加合物（图 3-12）。非酶催化的 RCS-蛋白质加合物是随机的，非程序化的，自由生成的。几乎一切蛋白质都是 RCS 的标靶。氨基磷脂也能与 RCS 反应，RCS-氨基磷脂加合物不但影响磷脂功能，而且还改变生物膜性质。在健康人及其他种动物的基因组中，存在具有生物学意义的 DNA 脂氧化损伤。Pamplona R（2011）提出，必须认识到脂质过氧化是引起 DNA 损伤和突变的、重要的内在性的原因。除形成加合物之外，双醛还能将含有-SH、-NH_2 基团的分子交联（如在蛋白质分子内两个-SH、或一个-SH 与一个-NH_2 之间交联，或者形成蛋白质-丙二醛-蛋白质、蛋白质-丙二醛-磷脂这样的分子间交联)。

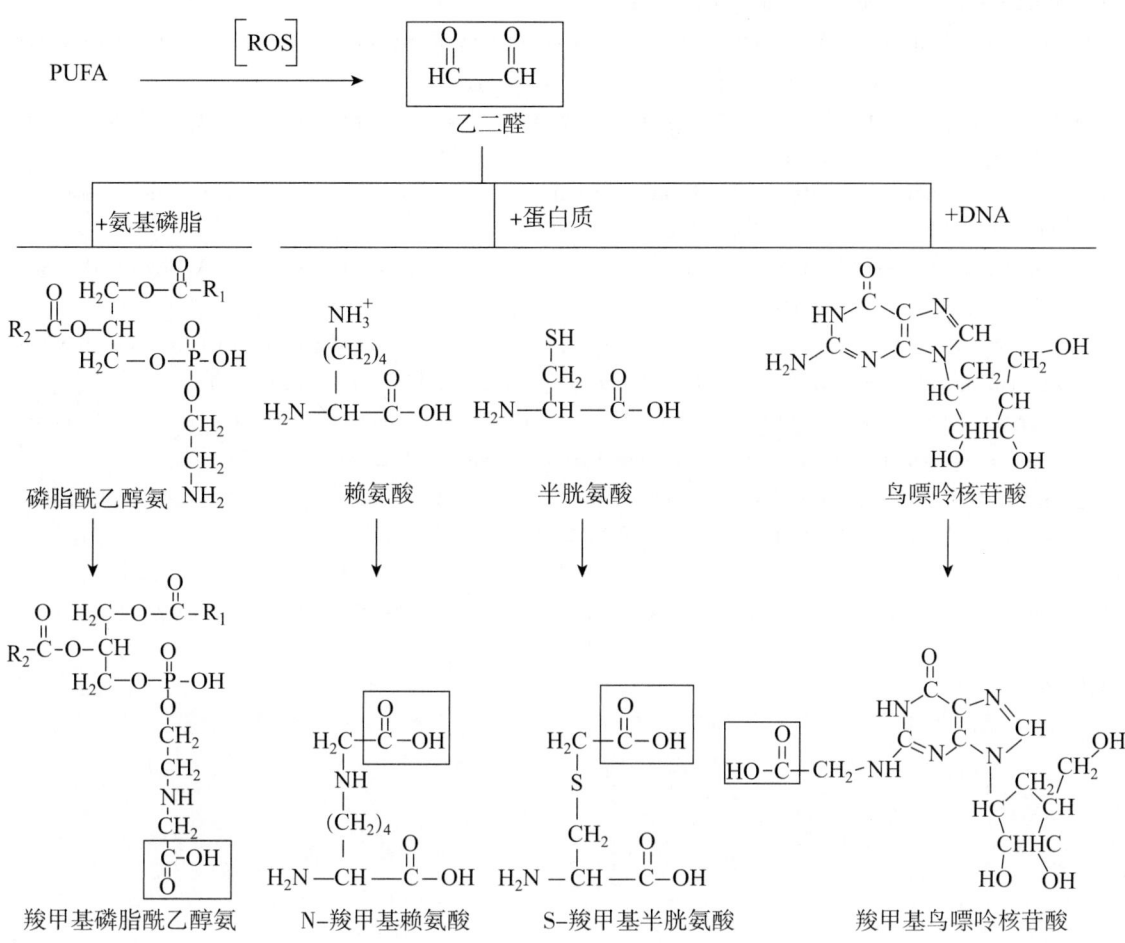

图 3-12 乙二醛与脂、蛋白质及核酸的加合物

主要参考文献

[1] 方允中，郑荣梁主编. 自由基生物学的理论与应用. 北京：科学出版社，2008.

[2] Halliwell B, Gutteridge JMC. Free Radicals in Biology and Medicine. Oxford, New York, Oxford University Press, 2007.

[3] 陈瑗，周玫. 自由基-炎症与衰老性疾病. 北京：科学出版社，2007.

[4] Yang HC, Cheng ML, Ho HY, et al. The microbicidal and cytoregulatory roles of NADPH oxidases Microbes Infect, 2011, 13: 109-120.

[5] Katsuyama M. NOX/NADPH oxidase, the superoxide-generating enzyme: its transcriptional regulation and physiological roles. J Pharmacol Sci, 2010, 114: 134-146.

[6] Pendyala S, Natarajan V. Redox regulation of Nox proteins. Respir Physiol Neurobiol, 2010, 174: 265-271.

[7] Jiang F, Zhang Y, Dusting GJ. NADPH oxidase-mediated redox signaling: roles in cellulars stress response, stress tolerance, and tissue repair. Pharmacol Rev, 2011, 63: 218-242.

[8] Daff S. NO synthase: Structures and mechanisms. Nitric Oxide, 2010, 23: 1-11.

[9] Martínez-Ruiz A, Cadenas S., Lamas S. Nitric oxide signaling: classical, less classical, and nonclassical mechanisms. Free Radic Biol Med, 2011, 51: 17-29.

[10] Hess DT, Matsumoto A, Kim SO, et al. protein S-nitrosylation: purview and parameters. Nature Rev Mol cell Biol, 2005, 6: 150-166.

[11] Schulman IH, Hare JM. Regulation of cardiovascular cellular processes by S-nitrosylation. Biochim Biophys Acta, 2012, 1820: 752-762.

[12] Foster NW, Hess DT, Stamler JS. Protein S-nitrosylation in health and disease: a current perspective. Trends Mol Med, 2009, 15: 391-402.

[13] Collet JF, Messens J. Structure, function, and mechanism of thioredoxin proteins. Antioxd Redox Signal, 2010, 13: 1205-1216.

[14] RheeSG, Chae HZ, Kim K. Peroxiredoxins: A historical overview and speculative preview of novel mechanisms and emerging concepts in cell signaling. Free Rad Biol Med, 2005, 8: 1543-1552.

[15] Giorgio M, Migliaccio E, Orsini F, et al. Electron transfer between Cytochrome C and P66^{Shc} generates reactive oxygen species that trigger mitochondrial apoptosis. Cell, 2005, 122: 221-233.

[16] Gertz M, Fisher F, Wolter D, et al. Activation of the lifespan regulator P66^{Shc} through reversible disulfide bond formation. Proc Natl Acad Sci USA, 2008, 105: 5705-5709.

[17] Pamplona R. Advanced lipoxidation end-products. Chem Biol Interact, 2011, 192: 14-20.

[18] Jomova K, Valko M. Advances in metal-induced oxidative stress and human disease. Toxicology, 2011, 283: 65-87.

第四章 脂质、生物膜与健康

通过膜磷脂的原位合成及膜磷脂乙酰链的转换,使来源于膳食的新脂肪酸并入膜磷脂。在营养适宜的情况下,脂肪酸合成与膳食脂质消耗之间的平衡,调节着各种膜过程,也调节着与整体能力学参数有关的生物学活性。膳食脂质是细胞及亚细胞诸成分脂质的主要来源。膳食脂质不但修饰生物膜的脂组分,改变生物膜的结构,而且影响膜蛋白的性质与功能,进而影响细胞、组织器官,乃至整个生命机体的功能。因此论及膳食脂质与人类健康的关系,是个阵容庞大、内容繁多的课题。不求完整,只叙述对人类健康影响大(包括促进健康与损害健康两方面)、暂且不被人们重视的膳食中某些脂质:包括 n-3 族多不饱和脂肪酸、反式脂肪酸和氧化型胆固醇三个方面。

第一节 n-3 族多不饱和脂肪酸

脂肪酸有饱和与不饱和之别。三个双键以上的不饱和脂肪酸为多不饱和脂肪酸(polyunsaturated fatty acid,PUFA)。根据双键位置,可将 PUFA 分为 n-9、n-6 与 n-3(ω-9、ω-6 与 ω-3)三族(图 4-1)。n-6 族 PUFA 是第一个双键位于由终末甲基(-CH_3)计数的第六个碳原子上,n-3 族 PUFA 是第一个双键位于由终末甲基计数的第三个碳原子上,等等。n-6 族多不饱和脂肪酸的代表是花生四烯酸(20∶4,arachidonic acid,AA),此外还有油酸(oleic acid)、亚油酸(linoleic acid)。亚麻酸(linolenic acid)有 n-6 与 n-3 两种,n-3 族亚麻酸亦称为 α-亚麻酸(ALA),存在于某些植物及果实中。n-3 族中的二十碳五烯酸(20∶5,eicosapentanoic acid,EPA)与二十二碳六烯酸(22∶6,decosahexaenoic acid,DHA)是鱼油(fish oil)的主要成分。

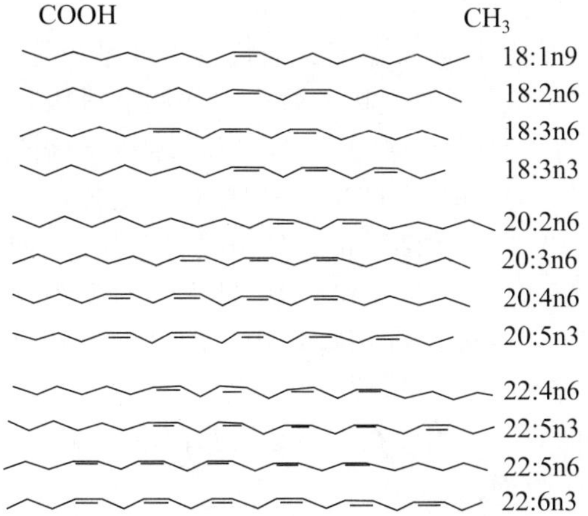

```
          COOH                    CH₃
          ～～～～～～～～～～    18:1n9
          ～～～～～～～～～～    18:2n6
          ～～～～～～～～～～    18:3n6
          ～～～～～～～～～～    18:3n3

          ～～～～～～～～～～    20:2n6
          ～～～～～～～～～～    20:3n6
          ～～～～～～～～～～    20:4n6
          ～～～～～～～～～～    20:5n3

          ～～～～～～～～～～    22:4n6
          ～～～～～～～～～～    22:5n3
          ～～～～～～～～～～    22:5n6
          ～～～～～～～～～～    22:6n3
```

图 4-1 不饱和脂肪酸结构(n-3、n-6 与 n-9 多不饱和脂肪酸双键位置)

在绿色植物、藻类和浮游植物的叶绿体中,含有 Δ9-去饱和酶,该酶催化在油酸中插入双键的反应，形成亚麻酸与α-亚麻酸。再经加长酶及去饱和酶催化，前者形成n-6PUFA，后者则形成EPA及最后的产物DHA（图4-2）。动物体内缺乏Δ9-去饱和酶。对人类而言，海洋脊椎动物是EPA与DHA的主要来源。虽然也有报道α-亚麻酸在人体内也能经过酶催化生成DHA和EPA，但其效率甚低。DHA和EPA是人细胞膜磷脂脂肪酸的成分，具有重要的生理与生化功能。体内天然富含DHA的膜有突触膜（可高达磷脂乙酰链的50%）、精子质膜、视杆细胞外段膜等。EPA与DHA在人心脏中含量也丰富，但在其他膜磷脂乙酰链中，EPA与DHA≤5%。

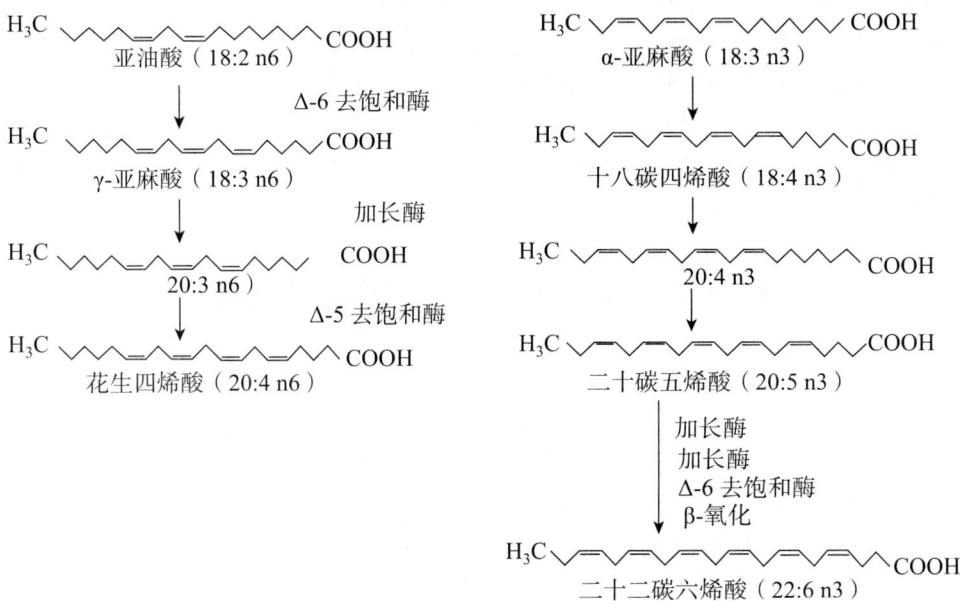

图4-2 多不饱和脂肪的代谢途径

四十多年前，Bang HO与Dyerberg J发表了一系列关于因纽特人（爱斯基摩人）的膳食与心血管健康关系的流行病调查。此后在世界范围展开了对n-3PUFA生理学作用的研究。除心血管系统外，研究内容还涉及免疫、消化及神经系统等多方面。通过数十年研究，人们认识到DHA和EPA具有广泛的生物学效应，如调节血压和改善心脏功能，改善血管内皮功能，增进动脉血管的依顺性和血管反应性，调节脂质和脂蛋白代谢，降低白细胞产生细胞因子，降低炎症反应等。尤其是DHA和EPA对于患各种疾病的机体有良好作用，可以减轻症状，减少用药，增进患者生活质量，延长肿瘤患者生存期等。因此生物医学家对于DHA和EPA的药用价值感兴趣。DHA和EPA是鱼油的主要成分，鱼是人类膳食，在正常膳食所含脂肪酸的浓度下，便能发挥药物作用，而且没有药物副作用，用富含DHA和EPA的鱼膳干预性的治疗某些疾病，易被人们接受。因此，对于n-3PUFA抗击及治疗疾病，特别是对其作用机制的研究，当前在许多领域都构成热点。据目前资料，n-3PUFA的作用机制可能涉及以下几个方面。

1. n-3PUFA参入生物膜后，改变膜结构、性质，改变跨膜蛋白微环境，影响膜功能，因此必然影响机体的健康与疾病状态。

2. 细胞各种应激物质（如炎症介质等）与跨膜受体作用后，启动胞内G-蛋白偶连反应，活化磷脂酶A_2，水解n-6与n-3PUFA，并使后二者酶解产物释放入胞。经环加氧酶（COX）、脂加氧酶（LOX）、环氧加氧酶（EOX）及细胞色素P450作用后，n-3（与n-6

PUFA 转变为各种活性物质，影响细胞内的多种过程。

3. 在胞内被磷脂酶 A_2 释放的 n-3PUFA 也可作为配体与各种核受体作用，调节炎症应答与脂质代谢。

4. 影响基因表达。

本节首先介绍 n-3PUFA 对生物膜的作用，并主要围绕 n-3PUFA 对生物膜的作用，将 n-3PUFA 的生物医学作用及其机制的研究现状扼要介绍。

一、n-3 族多不饱和脂肪酸对生物膜结构与物理性质的影响

EPA 与 DHA 多处于磷脂两条乙酰链的 n-2 部位。膳食中的 DHA 并入膜磷脂的数量因组织而异，如饲喂大鼠鱼油 3 周后，DHA 在动物心、脑组织磷脂中明显升高。脑组织 PE 与 PS 中 DHA 含量最高；心脏 PC 与 PE 中含量最高；红细胞、血小板、单核细胞、淋巴细胞、粒细胞、血管内皮细胞、神经细胞、成纤维细胞、肝细胞等细胞质膜也被修饰，但 n-3PUFA 增高的程度不如脑与心脏。

富含 n-3 PUFA 的膜结构及物理性质明显不同于一般的生物膜。

(一) n-3 族多不饱和脂肪酸对膜脂流动性的影响

人工膜实验表明，若用"时间分辨的各向异性"参量表示相关时间（膜脂由一种构象变为另一种构象所需时间），可明显看出随着双键数量增加，相关时间明显降低。即生物膜的流动性增加。但也有些实验指出，富含 DHA 生物膜的流动性变化不大。如 Treen M 等 (1992) 在视网膜母细胞瘤细胞 Y-79 培养液中加入 DHA，使细胞 DHA 含量增高 4~5 倍，荧光偏振试验未揭示细胞膜流动性明显改变。提示 DHA 可能通过改变膜的侧向结构微区调节膜流动性。

(二) n-3 族多不饱和脂肪酸对膜脂排布和对膜弹性的影响

DHA 在双层中呈楔形，因此富含 DHA 磷脂的排布松散。参量"侧向可压缩性模数 (lateral compressibility modulus)"反映富含 DHA 的脂单层可压缩性非常高 [如 PC (18：0, 22：6) 单层膜可压缩性的 75% 来自 DHA 链]，使富含 DHA 的膜变形耗能低。由此不难理解为什么富含 DHA 的双层（如视杆细胞外段膜）很薄。^{3}H-NMR 测定揭示 DHA 脂肪酰链厚度与硬脂酸 (18：0) 近似。

(三) n-3 族多不饱和脂肪酸对膜通透性的影响

富含 DHA 的膜双层对葡萄糖、水、甘油等通透性增加。对于同一种磷脂而言，DHA 增加膜通透是油酸的 2~3 倍。PC (18：0, 22：6) 双层对水的通透比 PC (18：0, 18：1) 高 4 倍。提示 DHA 有利于增加"头"和乙酰链之间部位的水化作用。对脂双层的荧光测定表明，双层碳氢链区的水含量随双键数量的增加而增多。

(四) n-3 族多不饱和脂肪酸对膜稳定性的影响

由于富含 DHA 磷脂膜脂肪酸的排布松散，提示富含 DHA 磷脂的膜稳定性下降，易导致膜脂跨膜运动。Armstrong VT 等 (2003) 用 DBD-PE 荧光淬熄法证明，PC-乙酰链中双键数越多，DBD-PE 跨膜运动越频繁。例如，DBD-PE 探剂在 PC (18：0, 18：1) 膜中的半寿期 (t 1/2) 为 11.5 h，在 PC (18：0, 22：6) 膜，t 1/2 为 0.29 h，在 PC (22：6, 22：6) 膜中仅为 0.086 h。

（五）n-3族多不饱和脂肪酸对膜中胆固醇的影响

配比系数（partition coefficients）测定表明，胆固醇与多烯酸的磷脂亲和力极低。胆固醇在膜中的"溶解性"取决于磷脂乙酰链的双键数。Stillwell W 等（2009）用 NMR、X-射线衍射和中子衍射技术证明，当胆固醇与（n-1 饱和脂肪酸、n-2 DHA）-PC（或-PE）相互作用时，胆固醇倾斜16°，说明胆固醇分子在膜中有尽量减少与 n-2 链上 DHA 链接触、欲与饱和的 n-1 链结合的倾向。当迫使胆固醇与（n-1 PUFA, n-2 PUFA）-PC 双层相互作用时，脂双层不容纳胆固醇分子，胆固醇被掀翻，拟采取分子长轴与膜平面平行的取向，位于双层之间。

（六）n-3族多不饱和脂肪酸对膜微区（脂筏）的影响

如前所述，胆固醇与 PUFA 亲和力小。因此在含有 PUFA 的膜中，形成"富含胆固醇/乏 PUFA"与"乏胆固醇/富含 PUFA"的膜微区。Stillwell W 等（2004）分别制备 PE（16:0, 18:1）/SM/胆固醇（1:1:1）及 PE（16:0, 22:6）/SM/胆固醇（1:1:1）两种脂双层。他们用原子力显微镜检测到含有 DHA 的脂微区（>1μm）、大于含有油酸的脂微区（<1μm），而且含有 DHA 的脂微区彼此连接。Turk HF 和 Chapkin RS（2012）检测与比较 fat-1 转基因小鼠（见后，该小鼠能自发性的将 n-6 转换为 n-3 PUFA，因此 fat-1 小鼠体内各组织中 n-3 PUFA 含量增高）与其相应野生型小鼠脾 T 细胞表面的脂筏大小。用对膜有序性敏感的染料 Laurdan 可直接看 T 细胞表面的脂筏，他们发现 n-3 PUFA 促进小脂筏集簇为大的脂筏微区。这可能由于富含胆固醇-鞘脂质的膜微区与 n-3 PUFA 侧向相分离的结果。Turk 和 Chapkin 在人类癌细胞株 HeLa 细胞也观察到类似现象，他们将 DHA 施加到 HeLa 细胞培养液，观察到脂筏微区成簇。其他学者分析脂筏成分，发现进食富含 n-3 PUFA 膳食的小鼠，其结肠细胞脂筏中胆固醇含量比对照动物减少46%。n-3 PUFA 也使小鼠 T 细胞鞘脂含量减少45%，使鞘磷脂减少30%。胆固醇与鞘脂都是脂筏的主要成分，都能促进疏水的液-序相分子排布。此外，n-3 PUFA 还使脂筏中的蛋白分布改变。一些与信号转导有关的蛋白，如 G 蛋白、Ras、PKC 等原居于脂筏，进食富含 n-3 PUFA 膳食的小鼠结肠细胞，其脂筏中的 H-Ras 减少。Turk 和 Chapkin 认为是 n-3 PUFA 抑制了 H-Ras 脂酰化的缘故。同样，n-3 PUFA 抑制 EGFR 定位于小鼠结肠细胞的脂筏微区，抑制涉及 T 细胞活化的 PKCθ、PKCγ-1 和 F-肌纤蛋白参入 fat-1 小鼠 T 细胞的脂筏。由于 n-3 PUFA 改变脂筏中的脂和蛋白，则影响脂筏调节的某些信号转导。在小鼠结肠细胞，n-3 PUFA 抑制 EGF-诱导的 H-Ras 活化（但 K-Ras 介导的信号转导不敏感）；DHA 抑制 EGF 诱导的若干下游途径（ERK1/2、STAT3 和 mTOR）的活化等。Stillwell、Chapkin 等人的实验结果提示，n-3 PUFA 对于生物膜脂筏调节的信号转导的抑制作用，会改变细胞功能。

Schley PD 等（2007）将 EPA+DHA 给予人乳腺癌细胞 MDA-MB-231，发现 EPA+DHA 并入脂筏，导致筏中 SM、胆固醇及二酰基甘油减少，神经酰胺增多。筏中 EGFR 明显减少，并伴有 EGFR 和 p38 MAPK 磷酸化增加。EGFR 与 p38 MAPK 的持续活化导致癌细胞凋亡。说明 EPA+DHA 修饰细胞膜（特别是脂筏）成分，改变 EGFR 信号转导，减少癌细胞增殖。

多位学者发现 n-3 PUFA 抑制 T-淋巴细胞功能。将在本节"三、n-3 族多不饱和脂肪酸的抗炎症作用"中叙述。

综上所述，鱼油中的 EPA 或 DHA 并入生物膜后，改变膜脂成分，改变与调节脂筏脂质成分，影响生物膜物理性质，影响膜蛋白功能，影响信号转导，影响基因表达。综合表达于机体的宏观水平，就表现为鱼油的生物学效应。

二、n-3 族多不饱和脂肪酸的心肌保护作用

20 世纪 50 年代，西方人开始调查冠心病与摄入脂肪酸的关系，发现冠心病死亡率与饱和脂肪酸（SFA）摄入呈正相关，与单价不饱和脂肪酸摄入呈负相关。Bang HO 与 Dyerberg J（1972，1980）的文章引起了人们注意。他们报道，爱斯基摩人的膳食以鱼为主，人均食鱼 400g/d，其中 n-3 PUFA 14g/d，n-6 PUFA 5g/d，多不饱和脂肪酸/饱和脂肪酸（PUFA/SFA）＝ 0.84，产热 3000kcal，胆固醇为 260mg/kcal·d。由于 39% 的能量来源于脂肪，因此爱斯基摩人膳食为高脂膳。当时以放牧为生的邻居丹麦人膳食也是高脂肪膳，因为 22% 能量来源于 SFA。但是 PUFA/SFA＝ 0.24。在同龄人中，爱斯基摩人冠心病死亡率仅为丹麦人冠心病死亡率的 1/10。作者的结论是：n-3 PUFA 摄入与冠心病死亡率呈负相关。日本学者一直支持 n-3 PUFA 摄入与冠心病死亡率呈负相关的结论。例如，1998 年日本人 Hojo N 等的流行病调查结果如下：在 1973—1977 年 5 年间，日本冠心病死亡率为每 10 万人中 27 个男性及 35 个女性；在 10 年后的 1983—1987 年 5 年间，冠心病死亡率增至每 10 万人中 77 个男性及 59 个女性。该结果表明，日本在 20 世纪 80 年代冠心病死亡率比 70 年代明显增加。作者分析原因是自 20 世纪 80 年代，日本人生活节奏加快，虽然老人仍采用以鱼和豆类为主的、健康的日本传统膳食，但年轻人却青睐于西式快餐。如果就 1985 年而言，在 30~69 岁年龄段，每 10 万日本人中 38 个男性及 13 个女性死于冠心病，分别是美国人的 1/6 及 1/5。即 80 年代日本人冠心病死亡率虽明显高于前十年，但仍低于美国。当时日本人除饮食习惯外其他与美国无异。Hojo 将 71 名冠心病患者与 60 名相应对照比较，血中胆固醇、三酰甘油（甘油三脂）、SFAs、PUFAs 及 S/P 均无明显差异，但冠心病患者 PUFAs 中 n-3 EPA 明显减少（$P< 0.0001$），n-6 AA 明显增多（$P< 0.0001$）。因此作者坚持 n-3 PUFA 摄入与冠心病死亡率呈负相关的结论。

近 40 年来，关于 n-3 PUFA 与冠心病关系的流行病学调查不断。例如 Leaf A 等（2005），He K 等（2004），Mozaffarian D 等（2005），Wang C 等（2006），Harris WS 等（2006），Iso H 等（2006）将进行十余年的大规模调查总结，肯定了 n-3 PUFA 摄入对于预防心源性猝死（SCD）、减少发生室性早搏及房颤、降低心率等有明显作用。然而也有部分流行病调查结果为 n-3 PUFA 对于降低冠心病死亡率不明显，例如 Hooper L 等（2006）、Iso H 等（2006）的工作。以下各举例说明。He K 等（2004）将 1966—2003 年期间进行的、包括 222 364 名参与者、随访 12 年的 13 项前瞻性流行病学调查结果归纳统一，做 meta 分析后，得出的结论是用鱼餐可降低冠心病死亡率。每周一次鱼餐（与每月一次鱼餐相比）明显降低冠心病死亡率（15%），若进一步增加鱼餐次数，冠心病死亡率还会降低。因此 He 等建议每周两次鱼餐以降低冠心病危险。Hooper L 等（2006）将截止到 2002 年的 48 个有对照的研究组（包括参试者 36 913 人）和 41 个区域性流行病学研究资料综合，做 Meta 分析。结论为 n-3 PUFA（EPA，DHA，DPA）和短链 n-3 FA 都对心血管系统无明显保护作用，对于总死亡率、心血管疾患发病率、癌症发病率都无明显影响。

上述诸报道都是归纳了几十个区域、有数万人（甚至数十万人）参与的、有严格对照的、为期十年以上的流行病调查。但结果相反。追其原因，相当复杂。人类除性别及年龄外，饮食

内容和习惯相差很大，是否嗜好烟酒及毒品、生活是否规律、是否经常运动与受教育程度等诸多方面存在差异，人群中不同个体间的体重、血压、血糖及血脂水平不同，是否合并其他疾病（如糖尿病、神经系统变性性疾病）等也不相同。人的基因背景也是重要因素。此外，鱼的种类甚多，不同鱼的脂肪含量不同（如大西洋的大马哈鱼含脂肪 1.83g/3oz[1]，太平洋的鳕鱼含 0.13g/3oz[2]）。特别是近年来，由于环境污染，许多毒性化合物如甲基汞、多聚氯二苯、二氯二苯三氯乙烷（DDT）、氯丹（chlordan）、二噁英（dioxins）等流入大海，富集到鱼体或鱼油中。这些有毒物质将损害人类多器官并可致癌。因此即使对人群调查结果进行多元分析，也难得出摄入鱼量与冠心病关系的一致相同的结论。尽管如此，von Schacky C（2007），Harris WS 等（2007），Richardson ES 等（2011）根据多个实验室及临床资料，也根据大量前瞻及回顾性的人群统计资料，明确提出增加 n-3PUFA 摄入是降低冠心病，也是心肌梗死后预防心脏性猝死（SCD）的一个安全、简便而便宜的方法。美国心脏学会建议每人每周两次鱼餐以预防冠心病，而冠心病患者要增加 n-3PUFA 摄入（1g/d）。

Siscovick DS 等（1995）、Albert CM 等（2004）证明，红细胞膜中 n-3PUFA 水平最高的人群患心源性猝死的危险性可降低 90%。因此 Harris WS 等（2004，2007）提出"omega-3 指数"（红细胞膜中 EPA+DHA 占总 FA 的百分数）作为冠心病死亡新的危险因素。他们发现，人红细胞膜中 EPA+DHA 含量与心肌相似，且都随膳食 n-3PUFA 含量的增加而增多。Harris 等估算 omega-3 指数约为 8% 时，冠心病死亡危险因素 < 4%。

大量统计学资料表明，EPA+DHA 对心血管疾病的有益作用可能包括：（1）预防心律失常；（2）降低血浆三酰甘油（甘油三脂）；（3）降低血压；（4）降低血小板聚集性；（5）改善血管反应性；（6）降低炎症反应。心肌梗死常常伴以致命性的心律失常。致命性的心律失常也是心肌梗死后 SCD 的主要原因。因此近年来特别关注 n-3PUFA 的抗心律失常作用。

（一）n-3 PUFA 的抗心律失常作用

Marchioli R 等（2002）报道，对 11323 例心肌梗死恢复期患者追踪 12 个月，发现每天服用小剂量鱼油+维生素 E 的患者，其总死亡率与 SCD 发生率明显低于不服用的患者。Leaf A 等（2005）的临床观察也表明，发生过心律失常的心肌梗死患者，若每天摄入鱼油脂肪酸，可明显降低致命性心律失常的再发生。

Peter Mc Lennan（1992，1993，1998）用橄榄油（单不饱和脂肪酸）与饱和脂肪酸分别饲养大鼠，当结扎冠脉后，大鼠很快死于室性心律失常。用蔬菜油及向日葵油分别饲养的大鼠，降低了冠脉结扎后致死性室性心律失常的发生率；而用金枪鱼油（富含 n-3 PUFA）饲养的大鼠，能完全防止出现冠脉结扎后致死性的室性心律失常。尔后作者用一种灵长类动物（狨）重复实验，肯定了鱼油的抗心律失常作用。Billman GE 等（1994，1997，1999）用整体动物，证实了鱼油的抗心律失常作用。Billman 等预先在犬心脏的左回旋支周围加一可膨胀的环，环膨胀时造成支配区血管狭窄。再结扎冠脉左前降支，动物出现左室前壁心肌梗死。以此模拟人冠心病发病时的冠脉狭窄和心肌梗死。手术 4 周后 13 只动物恢复，进行跑步训练，造成运动与缺血应激。当心率达 210 次/分，环膨胀，血管狭窄。血管完全阻塞时，出现室颤或室扑，动物意识丧失。除颤后，动物清醒（空白对照）。休息 1 周后进行第二

---

[1] 相当于 2.15g/100g

[2] 相当于 0.15g/100g

次跑步训练。跑步前将 n-3 PUFA（含 EPA 和 DHA）乳状液缓慢地注入动物静脉（保护实验）。再经过 1 周后，进行第三次实验。跑步训练前，将与 n-3 PUFA 乳状液等体积的 n-3 PUFA 悬浮液（生理盐水或豆油）注入动物静脉（介质对照）。13 只动物进行两次对照实验，一次鱼油保护实验。实验动物在两次对照跑步训练后都出现室颤或室扑（26/26），但预给鱼油保护再训练时，只有 3 只（3/13）出现室性心律失常。若将鱼油中的 EPA 或 DHA 单独给予，甚至给予 α 亚麻酸后，都能预防动物跑步训练引起的室颤或室扑。说明 n-3 PUFA 对于运动及缺血诱发的室性心律失常有保护作用。犬心电图表明，给鱼油后心率降低。正常动物由 124 次/分降至 85 次/分；冠心病模型动物心率由 204 次/分降低至 168 次/分。鱼油使 Q-T 间期缩短，表示动作电位持续时间变短；P-R 间期延长，但 P 波无改变，表示通过窦房结传导时间延长。但给鱼油后左心室功能无改变。

与此同时，多项临床观察、多家实验室开展 n-3 PUFA 或 EPA+PHA 抗心律失常作用的研究。多数结果为 n-3 PUFA 或 EPA+PHA（而非来源于植物的 ALA）抗击或预防缺血（而非再灌注）引起的心律失常。

(二) n-3 PUFA 抗心律失常机制

近二十余年来，对于 n-3 PUFA 的抗心律失常机制作了大量研究工作。Leaf A 等 (2005) 在分离与培养的新生大鼠心肌细胞培养液中加入 EPA 或 DHA，发现 EPA 与 DHA 使细胞搏动速率降低，但强度不变（振幅不减）。若在培养基中加入牛血清白蛋白（BSA）以吸附 EPA 或 DHA，则在几分钟后细胞恢复其固有搏动速率。说明鱼油的作用是可逆的（图 4-3 A, B）。许多试剂如 Ca^{2+}、强心苷（毒毛旋花苷 G，ouabain，哇巴因）、溶血卵磷脂（在缺血早期蓄积于心肌，被认为是缺血性心律失常的内源性化学介质）、血栓素、去甲肾上腺素都能引起分离的心肌细胞搏动过速。在培养液中加入 Ca^{2+} 或毒毛旋花苷 G，或二者同时加入，导致搏动过速，或细胞挛缩。加入 EPA 或 DHA 后细胞搏动速率减慢，逐渐恢复到正常搏动速率。如果再加入 BSA 以吸附 EPA 或 DHA，细胞又出现挛缩。若在培养基中预先加入 EPA 或 DHA 再加入 Ca^{2+} 或毒毛旋花苷 G，心肌细胞不出现挛缩。说明 EPA 或 DHA 对抗及预防 Ca^{2+} 或毒毛旋花苷 G 引起的心肌细胞搏动异常。为了证实是 EPA 或 DHA 本身的作用，还是它们在细胞中代谢产物的作用，作者在加入 EPA 或 DHA 的同时，也加入环加氧酶和脂加氧酶抑制剂及抗氧化剂。结果表明在抑制 EPA 或 DHA 代谢和被氧化的条件下，降低心肌细胞搏动作用不变。因此，Leaf 等提出 EPA 或 DHA 确有抑制心肌细胞搏动过速功能，其效应与抗心律失常药利多卡因（lidocain）类似（图 4-3 C）。

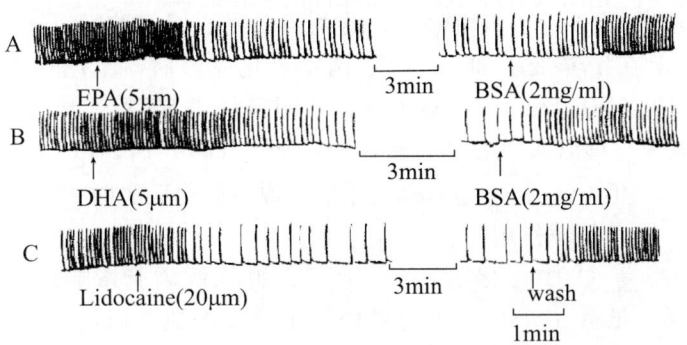

图 4-3　EPA 或 DHA 降低心肌细胞搏动速率（引自 Leaf A 等 2005）

心肌是可兴奋组织。可兴奋细胞的兴奋性与胞内金属离子浓度有关，而后者靠离子通道调节。肌细胞靠快速的电压门控 Na^+ 通道的连续开放与关闭形成 Na^+ 电流行使其功能。电压门控 Na^+ 通道开放，Na^+ 入胞，细胞膜电位去极化，启动动作电位，随之而来的是 K^+ 出胞，使心肌细胞膜电位复极化。但是流向胞内的 Ca^{2+} 延迟复极化，产生一个动作电位平台，此时心肌行使其机械功能（即有节律的收缩）。因此，电压门控 Na^+ 电流是心肌细胞兴奋的关键。EPA 或 DHA 抗击心律失常可能是因为它们改变电压门控 Na^+ 通道的功能。

膜片箝技术对于 n-3 PUFA 抗心律失常机制的研究起了重要作用。Leaf 等用全细胞膜片箝研究 EPA 或 DHA 对培养的大鼠幼鼠心肌细胞电压门控 Na^+ 通道的影响。当胞外加 EPA 时，细胞电压门控 Na^+ 电流明显被抑制。而且 EPA 或 DHA 使心肌细胞膜静止电位负值增加，诱发膜去极化的电流强度增大（即动作电位阈值增高），使 Na^+ 通道相对不应期延长，使稳态失活移向超极化电位，即 n-3 PUFA 使细胞兴奋周期延长，心肌细胞兴奋性降低。

致死性的心律失常并非均由 Na^+ 通道功能失常所致。在很多情况下，心肌细胞 Ca^{2+} 超载也引起致命性的心律失常，例如临床所见的甲状旁腺机能亢进、肢端不动症、肿瘤广泛性的骨转移与强心苷中毒时便是如此。ROS 与代谢抑制等因素也使心肌细胞 Ca^{2+} 超载。n-3 PUFA 降低心肌细胞兴奋性是否也与降低、或防止胞内 Ca^{2+} 浓度增高有关？许多学者分别在整体、分离的心脏、分离的心肌细胞及乳头肌细胞等多层次研究 n-3 PUFA 抵抗 Ca^{2+} 诱发的心律失常作用。如上所述，Leaf、Xiao YF 等证明 n-3 PUFA 有抵抗与预防 Ca^{2+} 诱发的心肌细胞挛缩作用。他们用膜片箝并辅以激光共聚焦扫描显微术观察 EPA 对于心肌细胞 L-Ca^{2+} 电流的影响，和对于肌质网释放钙时出现的"钙火花"的影响。结果表明，EPA 可使心肌细胞 L-Ca^{2+} 电流降低，"钙火花"强度（即荧光强度）减弱。然而对钙火花的时间与空间特征无影响。因此 Leaf、Xiao 等提出 EPA 抑制 L-Ca^{2+} 电流。EPA 对 L-Ca^{2+} 电流的抑制与对 Na^+ 电流的抑制作用相似，只是使 L-Ca^{2+} 通道的稳态失活向负值方向偏移的幅度较小。

Verkerk AO 等（2006）用含鱼油膳食饲养猪，8 周后动物心室肌细胞质膜富含 n-3 PUFA。作者用膜片箝技术发现几种离子通道功能都有改变，最终导致心室动作电位缩短，细胞内低 Ca^{2+} 高 K^+，细胞兴奋性降低，即证实了 Leaf、Xiao 等人的实验结果。Jahangiri A 等（2006）分别用普通膳食+鱼油（FO 组）、普通膳食+饱和脂肪酸（牛油+黄油，SF 组）饲大鼠。所给脂肪占总热量的 10%。4 周后，与 SF 组动物比较，FO 组大鼠心肌细胞质膜 n-3 PUFA（20:5, 22:6）明显增多，n-6 PUFA（18:2, 20:4）明显减少。分离及培养两组大鼠心肌细胞，给予电刺激后，这两组动物心肌细胞 Ca^{2+} 浓度在收缩期与舒张期均无明显差别，但在培养液中加入 H_2O_2 诱发氧化应激后，不论在收缩期还是舒张期，FO 组心肌细胞中 Ca^{2+} 浓度随时间明显下降，并明显低于 SF 组。培养液中不加 H_2O_2 时，两组细胞的 Ca^{2+} 流入与移出速率分别大致相同；加入 H_2O_2 后，FO 组细胞的 Ca^{2+} 流入速率比 SF 组明显下降，但 Ca^{2+} 移出速率未见差别。说明氧化应激时，饲鱼油大鼠心肌细胞有抑制 Ca^{2+} 内流防止 Ca^{2+} 超载作用。

Den Ruijter HM 等（2010）提出，n-3 PUFA 并入膜磷脂影响通道离子流不同于 n-3 PUFA 的急性作用，虽然 n-3 PUFA 急性作用于分离的兔心肌，与由用富含 n-3 PUFA 食物喂养的兔分离的心肌，动作电位都缩短 20%，但机制不同。Den Ruijter 提出，急性作用是 n-3 PUFA 快速进入膜脂外叶，是膜蛋白不依赖的；n-3 PUFA 长期作用涉及膜脂肪酸转移蛋白，酯化入磷脂，并扩散到特异的膜微区。给予 n-3PUFA 几分钟后（急性作用），该脂肪酸快速进入膜脂外叶，改变接近通道蛋白的膜脂成份，并影响其功能。在 n-3PUFA 长时间作用下，长链脂肪酸的并入可能压挤磷脂双层，导致与跨膜通道的疏水长度不相匹配。由于通道蛋白被压缩或拉伸，其构象及离子电导都会改变。

Xiao 等提出电压门控 Na^+ 通道对于 n-3 PUFA 最敏感。n-3 PUFA 抑制 Na^+ 电流的机制推测有三种可能：

（1）分子生物学单点突变试验结果表明，在 Na^+ 通道 α-亚单位（D1-S6）406 部位的天冬酰氨被赖氨酸置换后，EPA 对 Na^+ 电流的抑制效应明显降低。因此作者认为，Na^+ 通道 α-亚单位上的 N406 是 n-3 PUFA 抑制心肌 Na^+ 电流的关键，Na^+ 通道 α-亚单位可能有 n-3 PUFA 特异性的结合位点。

（2）n-3 PUFA 改变膜脂流动性，从而影响了 Na^+ 通道功能。然而 n-3 PUFA 对于内向整流 K^+ 通道与超极化活化的环核苷酸门控通道无明显影响，这似乎不支持这种解释。

（3）紧邻通道周围的磷脂对通道功能影响最大。由于离子通道的疏水长度常常小于膜磷脂的疏水厚度，膜磷脂必定"加箍"于通道蛋白。这种压力成为通道的张力。当 n-3 PUFA 参入膜磷脂后，可能出现在通道周围，由于降低了膜曲率，使通道的张力松弛，因此减弱了通道电流。

心肌 Na^+/H^+ 交换蛋白（NHE-1）的功能是以电中性的方式，由胞外汲取一个 Na^+、向胞外驱逐一个 H^+。通过该蛋白的运作，调节细胞 pH 在 7.2 的正常范围。NHE-1 是调节心肌功能的重要蛋白，也是使心肌细胞蓄积 Na^+ 的重要蛋白。Van Borren MM 等（2012）揭示，在分离的健康兔心肌细胞悬液中，加入 n-3 PUFA 或 n-9 MUFA（油酸），细胞 NHE-1 活性无明显差异。但在体积和压力超载、导致兔心力衰竭的心肌，悬液中的 n-9 MUFA 使心肌 NHE-1 活性增加；而 n-3 PUFA 不影响该蛋白活性。作者认为，在体积和压力超载致兔心力衰竭的心肌，n-3 PUFA 抑制 NHE-1 活性上调，降低延迟的后去极化发生率。

上述诸多学者的研究成果，可能都是 n-3 PUFA 降低心律、或阻抑心律失常发生的机制。

心律失常是心肌梗死恢复后、心脏手术后和心肌缺血时最危险的合并症候，是心脏病患者 SCD 的主要原因。近年来几个实验室（Ramadeen A, et al, 2010, 2012; Kitamura K, et al, 2011）用整体动物观察与研究 n-3 PUFA 的抗心律失常作用。其结果为预先给予 n-3 PUFA，可减轻各种刺激诱导的动物心房纤颤（AF）。但若在 AF 发生后，再给 n-3 PUFA 则无效。对于猪（Xiao YF, et al, 2008; Tsuburaya R, et al, 2011），大鼠（Mitasikova M, et al, 2008; Zeghichi-Hamri S, et al, 2010）等动物整体实验表明，预给 n-3 PUFA 再接受各种实验性的心肌梗死或心肌缺血，都显示 n-3 PUFA 降低心室纤颤发生率、减小梗死面积、降低动物死亡率，以及降低缺血时单向动作电位持续时间的良好作用。Billman GE 等（2010，2012）用狗进行的整体实验揭示，动物发生心肌梗死后再接受 n-3 PUFA，尽管心肌及红细胞膜含有多量 n-3 PUFA，也不显示改善心室功能及减轻室性心律失常作用。总之，在实验性心肌梗死前给予 n-3 PUFA，该脂肪酸有降低死亡率、降低室性心律失常和减小梗死面积的作用；在实验性心肌梗死后，n-3 PUFA 不再有降低室性心律失常和影响心室功能的作用。即 n-3 PUFA 有预防或减轻心律失常的保护作用。

动物实验结果不能决定临床治疗。如若将 n-3 PUFA 用于治疗，首先考虑用其对付心脏手术（如冠脉旁路、瓣膜置换等）后的心律紊乱。近年来，在不同国家进行了几个小规模的临床观察试验。Kumar S 等（2011）将 36 名阵发性 AF 患者分为两组。与 18 名对照相比，18 名的鱼油组患者（6g/d）显示出肺静脉和左心房有效不应期延长、对肺静脉内引发 AF 的敏感性下降的电生理学变化。Kumar 等认为，这些变化可部分解释为 n-3 PUFA 的抗纤维性颤动效应。Calo L 等（2005）提出 EPA+DHA 可预防冠状动脉旁路手术后的患者出现 AF。Heidt MC 等（2009）对 52 名将接受冠脉旁路手术的患者静脉缓注 n-3 PUFA，与另外 52 名注入豆油的对照相比，接受 n-3 PUFA 的患者术后 AF 发生率明显下降（$P<0.05$）。Mariscalco G 等（2010）研究组有 530 名患者接受心脏手术。预给鱼油的患者早期 AF 发生率（31.0%）比未接受鱼油患者早期 AF 发生率（47.3%）明显降低。这些都是令人兴奋的结果。然而，Saravanan P 等（2010）报道的 54 名患者、Heidarsdottir R 等（2010）报道的 84 名患者，以及 Farquharson AL 等（2011）报道的 97 名患者，都在各种心脏手术后未能得到鱼油的保护而降低心律失常发生率。

对于上述几位学者的小规模临床观察试验结果不一作如下解释：von Schacky C（2012）提出人对于鱼油制备物（EPA+DHA 乙酯）吸收能力差别甚大，鱼油的生物学效应转化为其生物活性也因人而异。此外，试验参与者体内的 EPA+PHA 基础水平不同。因此在试验过程中，实验组和对照组体内所达到的 EPA+PHA 水平会有重迭交搭（即实验组的某些患者服鱼油后，体内鱼油水平未见明显增高；对照组某些患者服安慰剂后，体内鱼油水平可能仍较高，甚至高于某些实验组患者）。Den Ruijter HM 等（2007）与 Hester M 等（2009）认为，心脏病患者对鱼油的应答取决于心律失常的机制，如同对抗心律失常药的反应。鱼油对抗心律失常的效果与心律失常发生机制有关。一般情况下心律失常机制有两种：触发活性（triggered activity）和折返（reentry）机制。鱼油对前者诱发的心律失常（如在心力衰竭状况下）有阻断作用，但促进后一机制诱发的心律失常（如在心脏急性缺血时的心律失常）。患者心律失常往往这两种机制兼而有之，因此膳食补以鱼油的效果不一。Den Ruijter 等建议在决定患者是否补充鱼油前，需要了解每位患者心律失常的主要机制。因此，对鱼油抗心律失常的临床应用仍在探讨。

三、n-3 族多不饱和脂肪酸的抗炎症作用

（一）n-3 族多不饱和脂肪酸抗炎症作用的流行病学调查及临床观察

1980 年，Kromann N 等首先发表了关于爱斯基摩人慢性疾病的流行病学调查。发现在 Upemavik 区的 1800 名居民中，在 1950—1974 年的 25 年间，经医院诊断，少见牛皮癣、支气管哮喘、1 型糖尿病、多发性硬化及甲状腺肿大等疾病。作者认为，这与爱斯基摩人进食富含 n-3PUFA 的海鱼直接有关。Simopoulos AP（1991，2002）指出，上述疾患都与 T 细胞异常活化，致使机体组织破坏有关。日本人 Shoda R 等（1996）提出，第二次世界大战后，以海鱼为传统膳食的日本民众，逐渐接受富含 n-6PUFA 的西方膳食，炎性肠病的发病率也逐渐增高。多元回归分析表明，美国 Minneapolis 区 2349 名烟民中，合并慢性阻塞性肺疾患的发生率与其血浆磷脂 DHA 含量呈负相关。近年来的临床试验与观察也支持 n-3PUFA 的抗炎症作用。Simopoulos AP、de Caterina R 等（2005），More TA 等（2004），以及 Calder PC（2006）在他们关于 n-3PUFA 抗炎症作用的综述中提出，在对急性、慢性炎症与自免疫性疾病患者的膳食中补以 EPA 与 DHA，与安慰剂对照组比较，n-3PUFA 对于炎性肠病（Crohn's 病和溃疡性结肠炎）、类风湿关节炎、牛皮癣、红斑狼疮、多发性硬

化症,甚至肥胖症、2型糖尿病、抑郁症和偏头痛等几十种疾病患者都显示良好作用,表现在症状减轻,使用抗炎症药物和止痛药物减少。n-3 PUFA对于预防及延缓动脉粥样硬化症的发生及发展也显示良好作用。卵巢切除后或绝经后的女性往往发生骨质疏松。Fernandes G(2009)提出,n-3 PUFA对小鼠、大鼠和人有防止骨密度降低的良好作用。Fernandes G(2008)提出,降低热量摄入,膳食中添加n-3 PUFA可延缓自身免疫性肾疾患的发展。

健康人在膳食中补充n-3 PUFA也有裨益。Pischion T等(2003)在对美国405名健康男性及454名女性志愿者的实验中证明,正常膳食中的n-6 PUFA不抑制n-3 PUFA的作用,相反,小量的n-6 PUFA与n-3 PUFA同用,能使机体的炎症指标达到最低水平。

总之,30年来的前瞻及回顾性的流行病学调查,富含n-3 PUFA膳食介入的临床观察,都发现EPA与DHA有抗炎症及抗自身免疫性疾病作用。因此,很多临床医生认为n-3 PUFA是理想的营养治疗剂。n-3 PUFA来源于膳食,没有药物的副作用,特别是对于恶性疾患的晚期患者,在无药可施的情况下,n-3 PUFA可延长生命期限,或减轻恶液质,减轻痛苦。

(二) n-3族多不饱和脂肪酸的抗炎症作用机制

近30年来,学者们对于n-3 PUFA的抗炎症机制进行研究。结果归纳为下面几个方面:(1) n-3 PUFA代谢产物对于n-6 PUFA代谢产物的替代作用;(2) n-3 PUFA降低炎症细胞因子、趋化因子、黏附因子的转录活性;(3) n-3 PUFA衍生的脂质调节因子有抗炎症作用;(4) n-3 PUFA改变脂筏成分,影响信号转导及细胞功能;(5) n-3 PUFA影响基因表达。此外,还有学者提出n-3 PUFA影响酶活性等。下面分别择要叙述。

1. n-3族多不饱和脂肪酸代谢产物对于n-6族多不饱和脂肪酸代谢产物的替代作用

Dyerberg与Bang等(1978)首先用脂肪酸的置换解释鱼油的生物学作用,尔后被其他学者证实。脂肪酸置换就是膳食中的n-3 PUFA并入生物膜磷脂,替代膜中以AA为主的n-6 PUFA,经同样酶水解,所释放的脂肪酸的产物生物学作用不同。

PLA_2水解膜磷脂sn 2部位的酯键,释放AA(或n-3 PUFA)。AA的代谢见第一章。

膳食中的EPA和DHA进入机体内的血小板、白细胞和内皮细胞等细胞质膜,"排挤"AA。EPA和DHA仍为COX及LOX-5的底物,并与AA竞争COX及LOX-5。EPA和DHA的相应产物分别是PGI_3、PGE_3、TXA_3、LTB_5、LTC_5及LTD_5(图4-4)。Kelley DS等(1999)报道,健康的年轻男性服DHA 6g/d,其单核细胞在细菌内毒素刺激下PGE_2生成降低60%,LTB_4生成降低75%。n-3 PUFA与AA代谢产物的生物学活性差别很大,TXA_3的活性要比AA产物TXA_2弱得多,甚至有学者认为TXA_3有抗血小板聚集、延长出血时间作用。LTB_5、LTC_5和LTD_5的活性也弱于LTB_4、LTC_4和LTD_4。如中性粒细胞LTB_5的化学趋向活性仅为LTB_4的1/100~1/10。Bagga D等(2003)实验表明,PGE_3诱导成纤维细胞COX-2的基因表达和巨噬细胞生成IL-6的作用较弱;然而PGE_3抑制人单核细胞(内毒素刺激后)生成TNF-α和IL-1β的活性与PGE_2相似。在内皮细胞,PGI_3的抗血小板凝集和舒张血管活性类似于PGI_2。医生发现在被切除的血管段中,长期摄入n-3 PUFA的患者,PGI_3生成增加。因此长期摄入n-3 PUFA的总效果是有利于降低血小板黏附性及扩张血管,有利于改善血液动力学及抑制炎症发展。

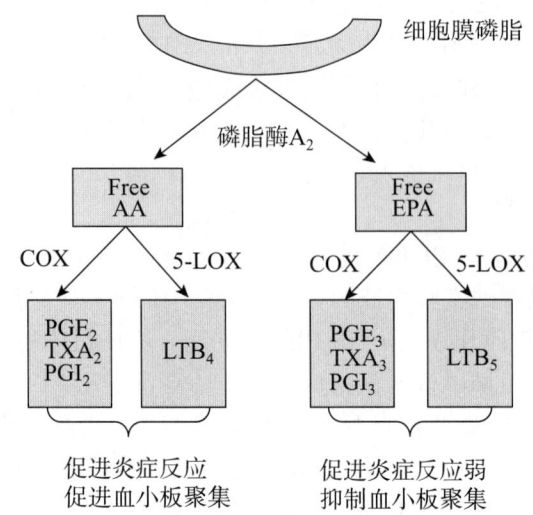

图 4-4　n-3 族多不饱和脂肪酸代谢产物对于 n-6 族多不饱和脂肪酸代谢产物的替代作用

2. n-3 族多不饱和脂肪酸抑制炎症细胞因子、细胞黏附分子及趋化因子活性

炎症是几种急性和慢性疾病的过程，其中至少有四种活性成分产生或活化：(1)（炎症）细胞因子；(2) 花生四烯酸（AA）-衍生的二十碳酸类物质；(3) 炎症介质（如血小板活化因子）；(4) 黏附分子。

在炎症发生、发展过程中，细胞因子起重要作用。细胞因子是细胞合成及分泌的小分子肽类。包括白介素（IL）、干扰素、肿瘤坏死因子（TNF）、生长因子、集落刺激因子、趋化因子等。它们参与细胞增殖、分化，在机体生理和病理过程中都发挥作用。在急性、慢性炎症过程中，细胞因子（特别是单核/巨噬细胞产生的 TNF-α、IL-1、IL-6）参与炎症的发生及扩展，因此又将其称为炎症细胞因子。此外 TXA_2、LTs、活性氧和黏附分子（如血管细胞黏附分子 VCAM，细胞间黏附分子 ICAM，这些黏附分子是表达于内皮表面的免疫球蛋白超家族成员）等也介入炎症。

适量的炎症细胞因子表达对于抗击炎症、保护机体起积极作用，然而过量生成（特别是 TNF）则导致发热，促进肝细胞合成急性相蛋白，活化 T 与 B 淋巴细胞，促进内皮细胞增殖，损伤组织。TNF-α 和 IL-1 的生物学作用范围广泛，并有相似之处。IL-1 有促凝集活性，促进纤溶酶原活化因子抑制剂和内皮素合成；IL-1 还促进黏附分子表达，增加白细胞黏附。TNF-α 及 IL-1 下调血管内皮的抗凝活性，诱发血小板生长因子高表达，下调内皮细胞表达 eNOS。TNF-α 也在肿瘤病人发展为恶液质过程中起关键作用。IL-6 由皮下脂肪组织和免疫系统的细胞合成，也能由成纤维细胞、内皮细胞等合成。IL-6 水平增加可能与肥胖和胰岛素抵抗有关。很多细胞因子都涉及炎症急性相蛋白的合成，但 IL-6 是刺激参与全部炎症反应急性相蛋白（包括 C-反应蛋白、血清淀粉样蛋白 A、纤维蛋白原、α-胰凝乳蛋白酶、结合珠蛋白）合成的唯一的细胞因子。AA 代谢的 COX 途径也涉及血小板 IL-6 的作用。总之，IL-6 占据了炎症应答的中心位置。但是，IL-6 的水平因人而异，这是由于 IL-6 基因的单碱基变化（第 147 位的鸟嘌呤→胞嘧啶）引起的基因多形性之故。等位基因 g 对应高水平的 IL-6，c 对应低水平的 IL-6。在志愿者人群中，等位基因 gg 志愿者的 IL-6 浓度是等位基因 cc 志愿者的 2 倍。

Kelley DS 等（1999）报道，年轻的健康男性服 DHA 6g/d 连续 12 周（服用 n-3 PU-

FA>5g/d 属大量），其单核细胞在 LPS 刺激下 IL-1β 减少 35%，TNF-α 减少 20%。Enders S 等（1989）报道，膳食补充 n-3 PUFA 者，血中单核细胞分泌 IL-1α、IL-1β 和 TNF 减少。连续摄入鱼油 6 周后停 10 周，单核细胞分泌 IL-1β 仍然减少。还有报道，每日服鱼油者，PDGF、血小板活化因子、单核细胞趋化因子及其 RNA 水平降低。Miles EA 等揭示老年人膳食中补以鱼油后，其循环血中可溶性的 VCAM-1 浓度降低。Wanten GJ 等（2007）报道，对于不能进食的脓毒败血症、严重创伤等重症病人，在经消化道外途径补给营养的乳糜中加入鱼油，也取得好的结果。如接受富含鱼油的乳糜数日后，患者白细胞脂肪酸 EPA 增多及 AA 减少，全血中 TNF-α 下降，血清 IL-6 明显下降，患者住院期缩短等。然而，对某些人群（包括健康个体、有心血管危险因素者和进行干预性治疗的心血管疾病患者）的观察结果不能证明 n-3 PUFA 抑制炎症细胞因子生成，虽然他们所用的 EPA 或 DHA 剂量并不低。如 Geelen A 等（2004）、Vega-Lopez S 等（2004）、Madsen T 等（2003）都未观察到 n-3 PUFA 对炎症指标有影响。如同 n-3 PUFA 的心肌保护作用因人而异有多种的原因，n-3 PUFA 对抗人类炎症的效应不同，究其原因也是各种各样。例如 Myhrstad MCW 等（2011）认为，局部（如动脉壁）炎症状况的改善不一定反映到循环系统，各实验组所用鱼油的剂量与持续时间不尽相同，受试者膳食中 n-3 与 n-6 脂肪酸比例未知等。Calder PC（2006）认为，结果不一可能也与人类 TNF 的基因多型性有关。总之，关于 n-3 PUFA 对人类疾病患者循环血中炎症标志的影响目前尚无肯定的结论。

然而，动物实验和细胞学水平的研究结果令人鼓舞。

Serhan CN 等（2006）利用能自发进行 n-6→n-3 PUFA 转换的转基因小鼠 fat-1 研究 n-3 PUFA 的抗炎症作用。他们发现，葡聚糖硫酸钠（DSS）诱导 fat-1 小鼠结肠炎后，比其相应野生型动物接受 DSS 处理后的结肠炎反应明显减轻，DSS+fat-1 小鼠体内 n-3PUFA 衍生的抗炎症成分增加，结肠黏膜保护因子明显增多。

在哺乳动物，n-6PUFA 不可能转换为 n-3PUFA，因为缺少特异性的 n-3PUFA 去饱和酶（离终末甲基端第 3 与第 4 个碳原子之间插入双键的酶）。Kang JX 等（2004）将克隆的线虫 C elegans n-3 脂肪酸去饱和酶 fat-1 基因植入小鼠体内，使转基因 fat-1 小鼠能自发地进行 n-6→n-3 PUFA 转换。在进食普通膳的情况下，不但 fat-1 小鼠能健康地存活，一切器官中 n-6/n-3 比率为 1.7（其相应野生型 n-6/n-3 比率为 30.1），而且乳汁和卵中，n-3PUFA 也明显增高。Kang 等发现，第四代 fat-1 小鼠（纯合子或杂合子）都能稳定地提高机体 n-3 PUFA 水平，说明 fat-1 转基因不但有机能活性，而且可遗传（参阅 Kang JX 等，Nature 2004, 427：504）。

人或动物摄入 n-3 PUFA 后，细菌内毒素脂多糖（lipopolysaccharide，LPS）刺激后的单核及淋巴细胞分泌 TNF-α、IL-1 及 IL-6 减少。单核细胞/淋巴细胞衍生的细胞因子减少，部分原因可能由于 LTB$_4$ 生成减少，是 n-3 产物对 n-6 产物替代的结果。IL-6 与 C-反应蛋白生成密切有关，由于 n-3 PUFA 减少 IL-6 生成，炎症反应急性相蛋白水平也降低。Khalfoun B 等（1997）发现，EPA 与 DHA 能明显降低正常的，以及被 TNF-α、IL-4 或 LPS 活化的人内皮细胞生成 IL-6。De Caterina R 等（2005）观察到 DHA 明显抑制培养的人隐静脉内皮细胞或脐静脉内皮细胞被各种细胞因子（如 IL-1α 与 β、TNF-α、IL-4）或 LPS 刺激后，E-选择素、VCAM-1 及其 mRNA 的表达，在一定程度上也抑制 ICAM-1 的表达，DHA 对于 IL-6、粒细胞趋化因子及 IL-8 的表达也有抑制作用。与此伴行的机能变化是，黏附在被细胞因子活化的内皮细胞表面的单核细胞明显减少。虽然 EPA 同样有抑制作用，但抑制强度逊于 DHA。

n-3 PUFA 抑制炎症细胞因子和细胞黏附分子生成，可能发生在基因转录。因为很多炎症基因（如细胞因子和黏附分子基因）都因应答 n-3 PUFA 而下调。证据为 n-3 PUFA 直接影响与 NF-κB 和过氧小体增殖因子活化的受体（PPARs）活化有关的胞内信号途径，而 NF-κB 与 PPARs 调节许多炎症基因。例如将人单核细胞与 EPA 温育，再于培养液中加入 LPS，细胞分泌 TNF-α 明显减少，同时出现 LPS 诱导的 NF-κB 抑制亚单位 IκB 的磷酸化与降解减少。

3. n-3 族多不饱和脂肪酸改变生物膜脂筏微区，抑制有关信号转导

n-3 PUFA 抑制炎症与膜结构改变有关。Shaikh SR（2010，2012）提出，膳食中的 DHA 进入机体后，在生物膜中形成富含 DHA 的纳米微区，后者破坏了启动信号转导的、蛋白成簇依赖的脂筏结构。因此抑制淋巴细胞活化。脂筏对 T 细胞受体（TCR）复合物的装配起关键作用。在静止状态下，TCR 复合物的每一个成分，及其相关蛋白分子分散在质膜或小筏中。接受刺激后，有关分子聚集成为一个暂时稳定的较大的膜微区，并与其相关的信号分子密切接触，最后产生细胞因子。细胞因子 IL-2 通过自分泌和旁分泌，诱导 T 细胞增殖。如前所述，Chapkin RS 等（2004，2008，2009，2012）指出，膳食 DHA 改变了质膜的生物化学和生物物理结构，改变了脂筏成分、结构，及其介导的信号转导功能。他们发现 fat-1 小鼠的 T 细胞在接受多种刺激的情况下，细胞增殖受抑制，而且许多脂筏介导的其他过程（如 EGFR 信号途径诱导的结肠细胞增殖）都受到抑制。PLC-γ 磷酸化是脂筏依赖的，发生于 T 细胞活化的最早期。在 fat-1 小鼠 T 细胞，刺激诱导的 PLC-γ 磷酸化也受到抑制。T 细胞脂筏通过整合和扩增信号转导，导致转录因子（如 AP-1、NF-κB 等）活化。这些转录因子活化，对于免疫和炎症反应应答很重要。Chapkin 等发现，鱼油和纯化的 DHA 都抑制小鼠脾 T 细胞 PKCθ 进入脂筏，抑制 PKCθ 的下游效应途径，即 AP-1 与 NF-κB 活化、IL-2 分泌和淋巴细胞增殖。

鉴于淋巴细胞（以及单核细胞等）在炎症过程中起关键作用，许多学者都主张进一步研究 n-3 PUFA 的抗炎症作用及其分子机制。如果要探测 n-3 PUFA 调节过程的全貌，应了解细胞基因表达分布图（转录组学）的全部变化。对细胞做全基因组的转录组学分析（whole genome transcriptomic analysis），将有助于深入了解 n-3 PUFA 对抗人类炎症的作用。若再与细胞的蛋白质组学、脂组学结合，则能进一步扩展 n-3 PUFA 对人类炎症作用的认识。

4. n-3 族多不饱和脂肪酸衍生的脂质调节因子的抗炎症作用

Serhan CN 等（2004—2013）提出，在信号转导途径，在具有生物学活性的脂质调节因子的脂组中，有三大类具有抗炎症作用的脂肪酸衍生物：第一种是 AA 衍生的脂素（lipoxins，LXs）和阿司匹林诱导的脂素（ATL），这两个系列是内源性的脂质调节因子，在炎症过程中自动启动炎症反应的缓解相。第二种是 EPA 在 COX-2 作用下形成 E-系列炎症缓解素（E-resolvins，RvEs）与 DHA 衍生的 D-系列缓解素（RvDs）。第三种是 DHA（主要在神经系统中）衍生的保护因子（protectin Ds，PDs），以及 DHA 在阿司匹林诱导下形成的一系列异构体，AT-RVDs（图 4-5）。根据动物疾病模型和临床病人观察，这一系列 PUFA（包括阿司匹林诱导的）衍生物都具有明显的抗炎症作用。

有趣的是这一系列衍生物在炎症过程的不同时相出现。炎症开始时 AA 经 COX 及 LOX 酶解产生促炎症因子（PGs 与 LTs 等）后，便启动了另一类酶转录，合成并释放限制炎症扩散的 LXs，控制嗜中性粒细胞进入炎症区。LXs 是单核细胞趋化因子，吸引单核细胞进入炎症区，吞噬坏死组织，促进伤口愈合。用串联液相色谱—质谱技术对炎症渗出液的分析发现，接着便有 E 系列的 RvEs（其中以 RvE1 的作用最强），D 系列的 RvDs 和 PD（PD1～PD4）出现。因此，可以认为炎症及其随后的缓解是个有控制、有节奏的主动过程。若给予阿司匹林，不但抑制 PGs 与 TXA_2 生成，而且诱导 AA 与 n-3PUFA 衍生物形成一些异构体，进一步缓解炎症。

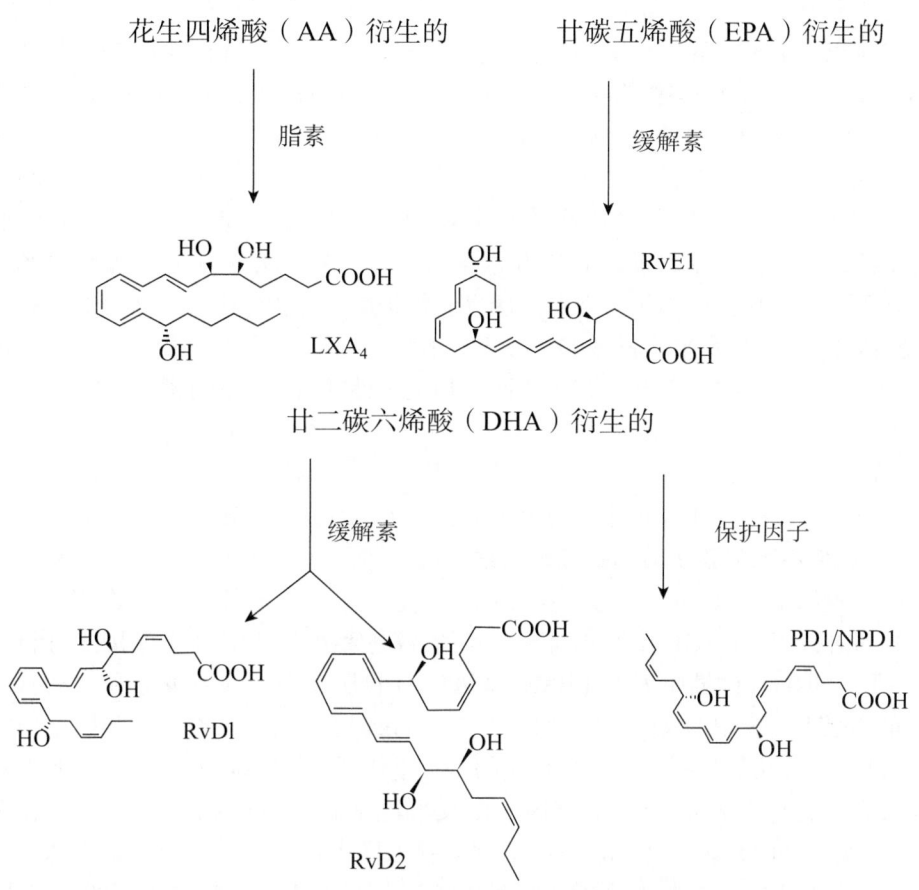

图 4-5 三类具有抗炎症作用的脂肪酸衍生物

E 系列与 D 系列衍生物都具有减少嗜中性粒细胞募集到炎症部位，减缓 T 细胞迁移，降低血管通透性，抑制促炎症基因表达，降低血管再生，降低内皮细胞增殖，减轻缺血后再灌注组织损伤等良好作用。RvE1 有减轻皮肤炎症与腹膜炎、降低树突细胞迁移、减少 IL-12 生成的作用。Rv-Ds 阻断小胶质细胞中 TNF-α 和 IL-1β 转录，调节与限制嗜中性粒细胞渗入有炎症的脑、皮肤与腹膜。当 PD1 产生在神经细胞时，又称神经保护因子 D1（NPD1）。离体与在体实验均表明，PD1/NPD1 对神经细胞有很强的保护作用。由于 PD1/NPD1 减少嗜中性粒细胞募集到炎症区，因而限制出血性的脑损伤，限制视网膜色素细胞损伤，通过抑制 β 淀粉样蛋白的神经毒性保护脑细胞等。这些多不饱和脂肪酸的抗炎症衍生物，是通过相应的 G-蛋白偶联受体起作用。已知 LXA_4 和 ATL 是通过 G-蛋白偶联受体 ALX 起作用；RvE1 能与 G-蛋白偶联的孤儿受体 ChemR23 特异结合，从而抑制 NF-κB 的信号转导；Rv-D1 的保护作用是通过 G-蛋白偶联受体 ALX/FPR2 和

GPR32 介导的。

再提转基因 fat-1 小鼠,以具体说明 n-3PUFA 衍生产物的抗炎症作用。DSS 处理小鼠是经典的动物肠炎模型。与相应野生型（WT）比较,无论是临床症状还是结肠病理学表现,fat-1 小鼠结肠炎症反应轻微得多。作者用色谱-紫外-质谱连用技术分析结肠组织中的脂肪酸衍生产物,发现 DSS-fat-1 小鼠结肠中,RvE1、RvD3 和 NPD/PD 都处于生理活性水平,而在 DSS-WT 小鼠结肠中未能检出这些调节因子。DSS-fat-1 小鼠的 iNOS 及 IL-1β 浓度也低于 DSS-WT 小鼠。还发现在 DSS-fat-1 小鼠 n-3 PUFA 衍生的 PGE_3 和 LT_5 增多,而 PGE_2、LXA4 和趋化因子 LT_4 水平与 DSS-WT 小鼠无明显差异（PGE_2、LT_4 与 LXA4 属 n-6 PUFA 衍生物）。由于 DSS-fat-1 小鼠的 TNF-α m-RNA 水平及活化的 p65 蛋白降低,推断 NF-κB 活性降低。此外,DSS-fat-1 小鼠结肠中的肠黏膜修复因子如三叶因子-3 mRNA 水平增高,肠黏膜闭锁小带持续存在,Toll-相互作用蛋白（Toll-样受体途径下游抑制因子）mRNA 水平增高。总之,DSS-fat-1 小鼠结肠产生抗炎症衍生物,下调促炎症细胞因子,上调结肠黏膜保护因子。由于 DSS-fat-1 小鼠 n-6 PUFA 衍生物 PGE_2 和 LT_4 水平不低于 DSS-WT 小鼠,Serhan 等认为,n-3 PUFA 的抗炎症作用不在于 n-3 PUFA 与 n-6 PUFA 代谢产物竞争性的替代。由于炎症细胞因子在人类炎性肠病和 DSS-动物肠炎时明显增多,给予抗 TNF-α 抗体和抗 IL-1β 抗体后,患者和 DSS-动物肠炎症状减轻;又由于 RvE1 抑制 NF-κB 活性,Serhan 等根据 DSS-诱导 fat-1 小鼠肠炎模型推断,n-3PUFA 衍生物 RvE1 抑制 NF-κB 是 n-3PUFA 抗炎症功能的关键。

5. n-3 族多不饱和脂肪酸影响基因表达

周围血单核细胞（PBMC）在炎症和心血管疾病的发展过程中起重要作用。Bouwens M 等（2009）对补以 EPA+DHA（26 周）的 70 余名健康人 PBMC 作全基因组分析。结果表明,服用 EPA+DHA 的健康人的 PBMC 基因组有明显改变。涉及炎症和致动脉粥样硬化信号途径的有关基因表达明显降低,如几个 NF-κB 靶基因、促炎症细胞因子与类花生酸（指白三烯、血栓素和某些前列腺素）合成的相关基因表达明显降低,此与抑制炎症密切有关;整合素介导的细胞黏附的相关基因,以及泡沫细胞形成的相关基因（如清除剂受体 CD36、LDL 受体基因）表达降低,直接抑制动脉粥样斑块形成。Bouwens 等人所做的 PBMC 全基因组分析结果,与其他学者实验得出的 n-3 PUFA 有抗炎症作用的结论非常相符。如若能结合蛋白质组学和脂组学的分析结果,则更能全面地阐明 n-3 PUFA 抗炎症作用机制。

四、n-3 族多不饱和脂肪酸的抗动脉粥样硬化症作用

早期人们认为,血管壁损伤和血液凝集反应增强、导致血管内血栓形成是动脉粥样硬化的原因。Bang 与 Dyerberg 认为,鱼油抑制血小板功能与其抗冠心病作用密切有关。这也是早期被人们接受的观念。但在大鼠内皮细胞 n-3 PUFA 衍生的前列腺素对血小板抑制作用不强。有关文献报道,摄入鱼油能降低血小板活性（即血小板聚集倾向减弱及其泌 β-血栓球蛋白降低）。但也有文献提出,虽然 n-3 PUFA 修饰磷脂脂肪酸成分和改变血小板二十碳酸代谢,但膜脂的修饰并不成比例地伴随血小板活性降低。总之,鱼油的抗血栓能力不能完全归因于 TXA_2 生成减少。

有些报道提出,补以 n-3 PUFA 后出血时间延长,是否只与 TXA_2 生成减少或血小板功能降低有关？对人的研究提示,健康人有规律地摄入 n-3 PUFA,凝血酶生成迟缓并减少。鱼油

似乎降低数种凝集因子，包括中等程度降低Ⅶ与Ⅹ因子水平，而Ⅶ与Ⅹ因子需经维生素K依赖的羧基化才能发挥凝集活性（参见第八章），因此人们推测 n-3 PUFA 是否影响凝集因子维生素K依赖的羧基化。饲以大鼠 n-3 PUFA，发现低剂量的 n-3 PUFA 便能明显减少组织因子诱导的 α-凝血酶生成（该过程受维生素K依赖的酶原驱动）。然而人摄入鱼油后V因子活性下降，V因子的活性不依赖维生素K。还发现鱼油能使纤维蛋白原含量下降，纤维蛋白原水平高的人对鱼油更敏感。纤维蛋白原活性也不依赖于维生素K，它不属于心血管疾病危险因素，但它参与血液凝集和血小板活化。因此 n-3 PUFA 的抗凝集效应变得复杂了。Vanschoonbeek K 等认为 n-3 PUFA 抗血液凝集，可能是同时影响几种凝集要素，而不是某一个或两个。因此他们建议鱼油与某些温和的抗凝剂或抗血小板药物合用，会取得良好的抗血栓效果。

动脉粥样硬化症是发生在主动脉，心、脑及肾动脉中的、血管壁上的一种以血管内膜损伤开始的病理变化。目前认为，由于血管内皮细胞、平滑肌细胞及免疫细胞在应答损伤时释放的细胞因子及其他炎症介质，以及 ROS、RNS 等都对动脉粥样硬化发生、发展起作用，因此学者们把动脉粥样硬化症的发生与发展看作慢性炎症过程。然而动脉粥样硬化症的中、晚期又有别于炎症的一般表现。

动脉粥样硬化早期阶段和炎症早期过程十分形似，都涉及白细胞黏附血管内皮。具有不同机能的各种蛋白家族提供信号，"通知"白细胞由血流转移到血管壁。这些蛋白家族包括：①黏附分子的选择素家族；②趋化因子；③内皮上的免疫球蛋白超家族。对于嗜中性粒细胞（淋巴细胞？）而言，E-选择素介导循环白细胞靠向血管内皮，沿着内皮表面滚动，滚动速度逐渐减慢。最后，白细胞表面的整合素配体，与表达于内皮表面的细胞间黏附因子（ICAM）-1 和血管细胞黏附因子（VCAM）-1 结合，白细胞便牢固地黏附在血管内皮上。不同蛋白分子发出的多种信号，可被各种白细胞选择，不同的白细胞对于相应的炎症信号作出选择性的应答。单核细胞黏附到大动脉内膜是动脉粥样硬化的早期信号，其中 VCAM-1 是关键性分子。当然这也是系统性炎症（如严重烫伤、呼吸窘迫综合征等）的早期信号。

动脉粥样硬化的中、晚期特点是粥样硬化斑块形成与破溃，造成血管阻塞。无论斑块形成或破溃，都与基质金属蛋白酶（MMPs）活性有关。MMPs 和另一种金属蛋白酶 Pappalysins，以及嗜中性粒细胞弹性蛋白酶活性在动脉粥样斑块表达增强。在血管早期损伤到斑块形成过程中，MMPs 水平一直增高，通过细胞浸润、迁移和增殖，血管形成等过程，在不断修饰斑块，所有这一切都促进斑块增长和增加斑块的不稳定性。组织学表明斑块结构在不断改变。斑块的稳定性由其中的成分决定，例如纤维化的斑块比较稳定；富含巨噬细胞和脂质的斑块只有一个薄的纤维壳顶，趋于破溃。在纤维化的壳顶边缘处，是斑块破溃的多发部位，因此处含有多量巨噬细胞。巨噬细胞是 MMPs 的重要来源，因其含有 MMP-1、MMP-3、MMP-7、MMP-9、MMP-11 和膜1型-MMP。MMP 与斑块稳定性有关。在早期，MMPs 起促粥样斑块形成作用。血中白细胞和血管壁平滑肌细胞浸入内膜下间隙，以及细胞迁移和增殖，都需要细胞外基质的分解和消化；循环白细胞穿过内皮细胞单层需要基础膜分解，这也受 MMPs 调节。MMPs 是在白细胞配体与内皮细胞表面的黏附因子相互作用时释放。斑块内经常可见新生的、走向不规则的小血管，这些小血管与斑块的不稳定直接有关，血管破裂引起斑块内出血，则斑块破溃。MMPs 对斑块的血管形成起重要作用。人动脉粥样硬化病损区内的血管生长因子与内膜血管生成直接有关，并刺激内皮释放几种 MMPs。

金属蛋白酶（MPs）是一类内肽酶，能在肽链内区水解肽键。因这类酶含有 Zn，也称之为 zincins。这一酶家族都有保守的蛋氨酸，后者在空间上与 Zn 接近，又称为 metzincins。MPs 分为 5 类：基质金属蛋白酶（metrix metalloproteinases，matrixins，MMPs）、adamalysins、pappalysins、serralysins 和 astacins。前三者表达于动脉粥样斑块。MMPs 的功能是降解与修饰细胞外基质。至少有 24 个成员，其成员的名称根据其水解的基质而定，如凝胶酶-A、-B，胶原酶等。由于在血管生成的各个阶段，如基质降解、内皮迁移和增殖、血管生成因子由胞外基质释放等都有 MMPs 参与，因此 MMPs 在发育、伤口愈合，以及各种疾病如关节炎、动脉粥样硬化症和癌症等病理过程中起重要作用。

关于 n-3 PUFA 抑制炎症细胞因子、黏附分子及趋化因子的转录活性，和细胞对炎症因子的应答，前面已有叙述，由中可了解 n-3 PUFA 抑制血管壁早期损伤及动脉粥样硬化发生的机制。至于 n-3 PUFA 对于动脉粥样硬化症晚期患者的良好作用，除 n-3 PUFA 降低心肌细胞兴奋性，抑制心律失常发生外，其他机制了解得不多。Thies F 等（2003）发现，规则服用 n-3 PUFA 的动脉粥样硬化症患者，其动脉壁上斑块破裂的危险性小于服用向日葵油的患者。还发现，服用鱼油的患者，n-3 PUFA 并入其动脉粥样斑块脂质，并伴有巨噬细胞浸润减少，纤维帽厚度减小等现象。但是他们并未进一步说明 n-3 PUFA 是通过抑制血管生成还是调节 MMPs 表达增进斑块的稳定性。然而由 n-3 PUFA 的抗肿瘤作用可得到启示。20 世纪 Rose DP 与 Connolly JM 发现，用富含 n-3 PUFA 膳食饲养的去胸腺载瘤（人乳腺癌细胞株）裸鼠，肿瘤生长被抑制。根据肿瘤中的毛细血管数，作者推测 n-3 PUFA 抑制肿瘤机制可能在于减少肿瘤血管生成和减少 PGE_2 产生。作者认为 n-3 PUFA 产物（PGE_3）替代了 n-6 PUFA 产物（PGE_2），而 PGE_2 增进 MMP 释放。Suzuki L 等发现，EPA 与 DHA 抑制肠癌细胞株的肺转移与 MMP_9 活性降低有关。其他学者也证实富含 n-3 PUFA 的膳食使大鼠子宫、胎盘和肝中的 MMP_9 活性降低。也有学者认为，n-3 PUFA 通过抑制血管内皮生长因子（vascular endothelial growth factor，VEGF），或 VEGFR 在内皮表面的表达，抑制血管生成。由此推想，不论通过哪一种（或几种）途径，n-3 PUFA 下调血管形成，使动脉粥样斑块内血管减少，纤维成分相对增多，都使斑块稳定。

n-3 PUFA 抑制具有促炎症性质的致动脉粥样硬化基因表达，降低白细胞黏附于血管内皮，阻抑动脉粥样硬化发生与发展，起着血管保护作用；在动脉粥样硬化晚期，n-3 PUFA 抑制斑块内血管生成，稳定斑块。因此由 n-3 PUFA 抗炎症角度看来，它也具有抗动脉粥样硬化作用。

五、n-3 族多不饱和脂肪酸抑制氧化应激

n-3 PUFA 是具有多双键的长链脂肪酸。双键是自由基攻击的标靶。依此推论，n-3 PUFA 并入磷脂后，将增强组织脂质过氧化，促进氧化应激。这种推论用组织匀浆的离体实验可以证实，然而在整体情况下，富含 n-3 PUFA 的磷脂抑制脂质过氧化。前列腺素（$PGF_2\alpha$、PGE_2、PGI_2）是 n-6 族的花生四烯酸（AA）、经环加氧酶（COX）途径的代谢产物。$PGF_2\alpha$ 控制几种重要的生理功能，也涉及炎症过程。15-酮-二羟前列腺素（15-keto-dihydro-$PGF_2\alpha$）系 $PGF_2\alpha$ 的主要代谢物，是为 COX-介导的炎症标志物，亦为经 COX-介导的脂质过氧化标志物。AA 也经非酶催化的、自由基介导的途径，产生各种具有生物学活性的异前列腺烯（isoprostanes）。其中 $PGF_2\alpha$ 异构体 8-异-前列腺素 $F_2\alpha$（8-iso-$PGF_2\alpha$）诱导单核细胞黏附于内皮细胞，有致动脉粥样硬化作用。学者们认为，8-iso-$PGF_2\alpha$ 是在整体情况下过氧化损伤的最准确的生物学指标。Mori TA 等（2004）与 Barden AE 等（2004）证明，摄入鱼油的患者和动物，在其血浆与经尿排出的 8-iso-$PGF_2\alpha$ 明显

减少。Nalsen C，等（2006）报道，对百余名受试者的膳食添加 n-3 PUFA 或安慰剂，3 个月后，补以 n-3 PUFA 的人，血浆中 8-iso-PGF$_2\alpha$ 明显降低，而经 COX 催化的产物 PGF$_2\alpha$ 含量不变。对 n-3 PUFA 减少 F$_2$-异前列腺素生成及抗氧化的机制并不完全清楚，Mori 认为可能与 n-3 PUFA 抑制白细胞活化有关。因活化的白细胞在吞噬过程中产生氧化剂和细胞因子，后者再刺激白细胞和内皮细胞，产生自由基，推进炎症反应，发生氧化损伤。近年来，许多学者深入研究在整体情况下，n-3 PUFA 抑制脂质过氧化的机制。已知在血浆脂蛋白和红细胞膜中，存在极少量（约500nm）的硝基烯酸（10-硝基-9，12-十八碳二烯酸和 12-硝基-9，12-十八碳二烯酸）。这些硝基烯酸是赋予人类血管结构以最丰富的、有生物学活性的、碳的氧化物的来源。Schopfer FJ 等（2005）用多种方法证实，这些硝基烯酸发生衰变，其产物为 NO。Lo'pez D 等（2008）发现，大鼠膳食补以 n-3 PUFA（menhaden oil，鲱鱼油）后，LDL+VLDL 对氧化的敏感性不增加，内皮-依赖的 NO 生成增加，α-生育酚浓度增加。Lo'pez 等提出，n-3 PUFA 并入脂蛋白后，改变了脂分子的序（n-3 PUFA 并入三酰甘油和酯化的胆固醇，位于脂蛋白髓心；油酸并入磷脂。位于脂蛋白表面）。O_2 固然易于进入脂蛋白，然而 NO 与 O_2 的物理化学性质极为相似。因此 NO 能在脂分子排列松散的 LDL+VLDL 中自由扩散。在非氧化应激情况下，NO 如同抗氧化剂，保护脂蛋白，使之不被氧化损伤，因此脂蛋白 α-生育酚浓度增加。以上为 Lo'pez 等根据他人及自己的实验结果，对 n-3 PUFA 在体内抑制脂质过氧化机制的解释。组学的引入，对于该问题的解决起着重要作用。Schmidt S 等（2012）分析补以鱼油 12 周后的正常人（9 名）及血脂异常人（7 名）的转录组学。他们发现，无论血脂正常还是血脂异常人，几种抗氧化酶（过氧化氢酶、血红素加氧酶 2）表达增强；而促氧化酶和组织酶（如细胞色素 P450 和基质金属蛋白酶）的表达减弱。Schmidt 等认为，鱼油引起涉及氧化过程基因的改变，可能是 n-3 PUFA 的抗氧化及细胞保护效应的机制。

六、n-3 族多不饱和脂肪酸的抗肿瘤作用

医学家在积极探讨 n-3PUFA 对于癌症的预防作用。Kim J 等（2009）用多元回归模式，分析韩国国立癌症中心在 2007—2008 年间，358 名乳腺癌患者（及 360 名无癌症史的对照）与摄入 n-3PUFA 的关系。结果表明，大量摄入 n-3PUFA 与停经后患乳腺癌发病率呈明显负相关。Wu S 等（2011）根据 meta 分析结果提出多量鱼餐与降低消化系统癌症发病率没有明显相关性（5323 例患者与 13000 例对照）。Szymanski KM 等（2010）对 5777 例前列腺癌患者与 9805 名对照，做鱼膳与前列腺癌发病率关系的 meta 分析。结论是鱼膳与前列腺癌发病率没有明显的相关性，但鱼膳明显降低前列腺癌死亡率。

n-3PUFA 对于癌症的预防作用并未被肯定，但大多数临床观察、整体动物实验与癌细胞培养实验都证明 n-3PUFA 确有抗肿瘤作用。结果令人兴奋，但对 n-3PUFA 抗瘤机制并不完全清楚。

胰腺癌病程短，预后极差。Shirota T 等（2005）发现，EPA 可减轻未切除癌肿的胰腺癌患者的恶液质。作者用 3 名患者的胰腺癌细胞株研究 EPA 对癌细胞增殖的影响，发现 EPA 呈剂量依赖性地抑制癌细胞增殖，与此同时 caspase 3 被激活和 COX-2 表达被抑制，癌细胞凋亡。Shirota 等认为，EPA 抑制癌细胞生长至少是由于诱发癌细胞凋亡。

乳腺癌是威胁妇女生命的癌症之一。20 个国家的流行病学资料表明，乳腺癌发病率不仅与鱼油摄入呈负相关，而且与饱和脂肪酸及 n-6 PUFA 摄入呈正相关。动物实验结果支

持膳食脂质对乳腺癌有明显影响。Yamamoto D 等（1999）、Stillwell W 等（2005）与 Schley PD 等（2005，2007）进行的人乳腺癌细胞株的离体实验，以及人乳腺癌细胞株的裸鼠异种移植实验等，都显示 n-3PUFA 有抑制癌细胞生长、促进癌细胞凋亡的作用。Stillwell 等发现，喂饲富含 n-3PUFA 膳食的荷瘤（人乳腺癌细胞株 MDA-MB-231）裸鼠，肿瘤生长受抑制，瘤内中性神经鞘磷脂酶（nSMase）活性增高，以及 p21（waf1/cip1）mRNA 表达增加。在细胞学实验中，Stillwell 等也发现 EPA 与 DHA 呈剂量依赖方式抑制 MDA-MB-231 细胞生长，并诱导其凋亡。瘤细胞 nSMase 活性增高，神经酰胺生成增加，后者诱导癌瘤细胞凋亡。作者还发现 DHA 引起癌瘤细胞"起泡"和 PS 翻至质膜外叶，这些凋亡指征都可被 nSMase 抑制剂 GW4896 抑制。因此 Stillwell 等认为，n-3PUFA 抑制裸鼠体内的、和培养的乳腺癌细胞生长和诱导其凋亡，与 nSMase 活性增强、神经酰氨增多有关。前面提到 Schley 等人的细胞学实验，EPA 与 DHA 联合应用明显抑制人乳腺癌细胞株 MDA-MB-231 生长，即使加入油酸（n-6）仍有抑制作用。EPA 与 DHA 作用后，癌细胞线粒体膜电位丧失，caspases 活性增加，DNA 断裂，细胞中 Akt 磷酸化降低，NF-κB DNA 结合活性降低。Schley 等认为，n-3PUFA 的抑癌及促凋亡作用，可能受降低 Akt/NF-κB 细胞存活的信号途径调节。他们还发现 n-3 PUFA 并入脂筏，伴有脂筏 SM、胆固醇和二酰基甘油减少，神经酰胺增多。筏中 EGFR 减少，但细胞中总 EGFR 浓度不变，EGFR 磷酸化与 p38 MAPK 磷酸化增加。根据其他学者的资料（Im E 等，2004；Reinehr R 等，2003；Cuadrado A 等，2003），EGFR 持续活化与 p38 MAPK 活化可促使细胞凋亡。因此 Schley 等提出由于 n-3 PUFA 影响癌细胞 MDA-MB-231 质膜（特别是脂筏）的结构与功能，使 EGFR 持续磷酸化与 p38 MAPK 磷酸化，成为 n-3 PUFA 抑制人乳腺癌细胞增殖和诱导其凋亡的主要机制。此外，Sauer LA 等（2005）提出，EPA 抑制裸鼠体内异种移植的人乳腺癌细胞 MCF-7 增殖是通过抑制 G-蛋白偶联的、n-3PUFA 受体介导的、百日咳毒素敏感的信号转导途径。Sun H 等（2011）发现，在由（喂饲富含 n-6 PUFA 膳食的）雌性 fat-1 小鼠乳房和肝组织提取的磷脂和三酰甘油（甘油三酯）中，n-3 PUFA 明显增高，且伴有乳腺和肝中多配体蛋白聚糖-1（syndecan-1，SDC-1）增高。说明内源性合成的 n-3 PUFA（即使在高膳食 n-6 PUFA 的情况下）上调 SDC-1。细胞学实验表明，SDC-1 抑制人乳腺癌细胞（MCF-7 细胞株）和小鼠乳腺组织中 MEK、Erk 和 Bad 磷酸化，诱导癌细胞凋亡。Sun 等人系列实验的最后结论是 DHA（而非 EPA 与 LA）通过活化 PPARγ 上调 SDC-1、抑制 MEK-Erk 途径，诱导癌细胞凋亡等。

在西方国家结肠癌发病率较高。Roynette CE 等（2004）发现，在结肠癌发展的任何阶段，给予 n-3PUFA 都有抑制癌瘤发展的作用。其机制是 n-3PUFA 抑制结肠癌细胞增殖，促使肿瘤细胞沿着腺窝轴凋亡，并促使肿瘤细胞分化。Fan YY 等（2011）揭示，膳食中的 n-3 PUFA 改变线粒体代谢，增加呼吸诱导的质子漏，扰乱氧化/还原稳态，从而促进结肠癌细胞凋亡。Chapkin RS 等（2012）提出，DHA 改变结肠细胞脂筏结构，抑制 EGFR 信号转导，并增进 EGFR 内化和降解，为该脂肪酸抑制结肠癌发展的分子基础。

肺癌的发病率及死亡率逐年增高。Yang P 等（2005）将 EPA 加到人肺癌细胞株 A549 培养液中，癌细胞生长明显被抑制。他们发现，胞外 PGE_3/PGE_2 比率增高 10 倍。若在癌细胞培养液中只加入 PGE_3，癌细胞生长也明显被抑制，若与加入 EPA 同时加入 COX-2 选择性抑制剂塞来昔布（celecoxib），PGE_3 生成减少 50%，EPA 的抑瘤细胞增殖效应逆转。Yang 等认为，EPA 抗人肺癌细胞 A549 增殖，与 COX-2 介导的 PGE_3 增高及 PGE_2 降低有关。

Sehan CN 等（2006）将黑色素瘤细胞株 B16 植入转基因技术产物 fat-1 小鼠体内。与相应野生型比较，荷瘤 fat-1 小鼠体内的黑色素瘤生长十分缓慢，在瘤组织和瘤周围组织中，n-3PUFA 及其代谢产物 PGE_3 明显增高，PTEN 明显上调。将 EPA 或 DHA 加入瘤细胞 B16 培养液中，B16 细胞生长明显被抑制，PTEN 表达增强。因此 Sehan 等认为，n-3PUFA 的抗黑色素瘤作用至少与 PGE_3 介导的 PTEN 途径活化有关。作者提出 PGE_3 起抗癌调节因子作用。

PTEN（phosphase and tensin homologue deleted on chromosome 10，在染色体 10 上删除的磷酸酶和张力蛋白同源物）是 1997 年提出的 10q 23 上的肿瘤抑制基因。PTEN 蛋白具有脂磷酸酶与蛋白磷酸酶活性。PTEN 的脂磷酸酶作用能降低胞内 PIP_3 水平及其下游的 Art 活性。PTEN 的百余种突变或失活与人类多种癌瘤（如脑、膀胱、乳腺、前列腺和子宫内膜的癌瘤）有关。

肝癌的病死率极高。学者们对于鱼油的抗肝癌效应也做出了好结果。例如，Weylandt KH 等（2011）给 fat-1 小鼠及其相应对照动物腹腔注射二乙基亚硝胺（DEN）诱导肝癌。80 天后取出肝，发现 fat-1 转基因小鼠肝中肿瘤体积及数量明显小于和少于相应对照。而且 fat-1 小鼠肝 TNF-α 水平、COX-2 活性、纤维变性活性明显低于对照动物。由肝提取的脂介质的脂组分析揭示，fat-1 小鼠经 DEN 处理后，肝中 n-3 PUFA 衍生的 18-羟二十碳五烯酸（18-HEPE）和 17-羟二十二碳六烯酸（17-HDHA）明显增加。细胞学实验表明，18-HEPE 与 17-HDHA 能有效地抑制 LPS 诱导的啮齿动物巨噬细胞 TNF-α 生成。Weylandt 等提出，肝癌往往发生在各种原因诱导的慢性炎症基础上。n-3 PUFA 抑制肝肿瘤发生，可能由于该脂肪酸的衍生物下调促炎症因子和促增殖因子 TNF-α 的缘故。多环芳香烃类（PAHs）是致癌物。经过细胞色素 P450 代谢为一些亲电物质。后者与 DNA 的亲核部位结合，形成 DNA-PAHs 加合物。Tang D 等发现，吸烟者白细胞中的 DNA-PAHs 加合物增高 3 倍。这种促进 DNA 突变的损伤，是多种肿瘤发生的关键因素。Zhou GD 等（2011）将 PAHs 给予用玉米油饲养的小鼠，肝出现严重损伤；而饲以鱼油的小鼠接受 PAHs 后，通过增进凋亡，以及抑制细胞增殖消除受损的核苷酸，使得肝病变明显减轻。说明鱼油对肝有保护作用。因此 Zhou 等提出鱼油可望发展为癌症化学预防剂等。

癌症的病因是复杂的，包括遗传、环境污染、个人生活习惯等多方面因素。近十余年来，不同实验室用不同肿瘤细胞株都得出 n-3PUFA 有抗肿瘤作用的共同结论，诸多学者根据所在实验室的研究成果对于 n-3PUFA 的抗癌机制做出了合理的解释，然而 n-3PUFA 对细胞功能的影响是多方面的，对增殖中的细胞的作用是复杂的，对功能各异的、增殖中的细胞的作用更是千差万别。有关 n-3PUFA 抗肿瘤作用的研究已经有了良好的开端。虽然 n-3PUFA 已显现出是个有希望的抗癌与抑癌的食疗要素，但对其抗肿瘤作用机制还需要深入研究。

第二节 反式不饱和脂肪酸的危害

一、反式不饱和脂肪酸及其危害

反式脂肪酸（trans fatty acid，TFA）是指脂肪酸中双键相邻的两个碳原子在相反位置上。这类脂肪酸在常温下碳氢链伸直，呈刚性，为固态。自然不饱和脂肪酸为顺式（cis），即双键相邻的两个碳原子在同侧。顺式脂肪酸碳链呈屈状，在常温下为液态。自然界中TFA含量甚低，经反刍动物胃中细菌的作用，使得在牛、羊及其他反刍动物肉、奶及奶制品中有少量TFA（约占西方人摄入总能量的0.5%）。然而由于食品工业的发展，人为地制造了TFA，含有两个以上双键的不饱和脂肪酸，经高温处理，经金属催化及有氢原子存在的条件下，使脂肪酸部分氢化（减少氢键数量），形成TFA。TFA主要存在于人造黄油（尤其是固态类型的），烧烤食品及油煎快餐中。

20世纪80年代，人们尚未认识TFA对人类健康有害。90年代开始在西方社会开展了几项流行病学调查。其结果表明，TFA对机体有严重危害。例如在"卫生职业性的随访研究（Health Professionals Fellow-up Study）"，"α-生育酚，β-胡萝卜素癌预防研究（α-Tocopherol, β-Carotene Cancer Prevention Study）"和"护理卫生研究（Nurses's Health Study）"中都涉及TFA与冠心病发病率的关系。若膳食中增加2% TFA，冠心病的相关危险率在上三项调查中分别为1.36（$P<0.05$）、1.14（$P<0.05$）和1.93（$P<0.05$），都高于消耗饱和脂肪酸的危险率。如在护理卫生研究中报道，若将摄入能量5%的饱和脂肪酸代之以不饱和脂肪酸，冠心病危险率下降42%；若将摄入能量2%的TFA代以顺式脂肪酸，则危险率下降53%。Noakes M等（2004）提出，流行病学调查表明，通过摄入人造黄油中的TFA（18∶1 n-9，18∶1 n-11），使人脂肪组织中TFA含量增加，冠心病危险因素也同时增加，且二者呈正相关。Dyerberg J等（2004）通过大范围的前瞻性研究揭示，作为缺血性心脏病的危险因素，TFA比饱和脂肪酸高2.5～10倍。RemigV等（2010）提出，若增加摄入能量2% TFA，心血管疾病危险因素增加23%。

曾报道TFA摄入增加人类及动物患前列腺癌、结肠癌和乳腺癌的危险。还发现TFA摄入与儿童超敏反应性疾病有关，同时也是成年人2型糖尿病的危险因素。

因此自2004年1月起，丹麦、挪威、芬兰、荷兰，而后美国等国政府先后决定，禁止销售含工业制备的TFA油脂及脂肪的一切食品。世界卫生组织推荐，每人每天摄入TFA不能超过总能量的1%。

二、反式不饱和脂肪酸损伤心血管功能的机制

TFA损伤心血管功能的分子机制并不完全清楚。可能有如下几个方面：（1）影响脂蛋白的胆固醇含量；（2）促进炎症反应；（3）干扰脂肪酸代谢；（4）损害内皮细胞功能。总之，TFA的作用可能由于并入细胞膜，参入膜磷脂及脂筏，影响膜物理性质及改变膜受体应答，直接影响有关信号转导途径，以及TFA并入脂蛋白并改变其结构。

TFA影响脂蛋白的胆固醇含量，是该异构脂肪酸导致动脉粥样硬化症的重要因素。根据2005年底发布的、来自524名受试者的材料，得出结论如下：将饱和脂肪酸、顺式不饱和脂肪酸，代之以等热量的TFA时，血脂明显改变。即TFA使低密度脂蛋白（LDL）胆固醇含量增高，使高密度脂蛋白（HDL）胆固醇含量降低，因此使LDL（chol）/HDL（chol）比率增高，此为冠心病的危险信号。若饱和脂肪酸与TFA都使LDL胆固醇增加到相似的高水平，但前者不影响HDL胆固醇。因此对于LDL（chol）/HDL（chol）比率而言，热量相同的（10%膳食热量）的TFA、饱和脂肪酸与油酸相应为2.58、2.34和2.02。若TFA与饱和脂肪酸使LDL胆固醇含量增加到相似浓度，而前者降低HDL胆固醇浓度，因此对于LDL（chol）/HDL（chol）比率的影响，TFA是饱和脂肪酸的2倍。如果将多位学者的研究结果综合，并进行回归分析，其结果为：增加2% TFA热量的摄入，将提高

LDL（chol）/HDL（chol）比率0.1个单位。然而，该比率若增加一个单位，冠心病的危险率增加53%。因此学者们认为，增加摄入2% TFA的热量，意味着提高冠心病的死亡率。研究还表明，TFA也增高血中三酰甘油（甘油三脂）水平，降低LDL胆固醇颗粒直径，这些改变都将进一步增加患冠心病危险性。因此TFA对血脂的影响十分恶劣。

TFA促进炎症反应。Mozaffarian D等（2006）提出，摄入TFA较多的妇女，往往TNF活性增强。超重妇女进食多量TFA可导致TNF活性进一步增强，以及IL-6与C反应蛋白（CRP）水平增高。Han SN等（2002）揭示，高胆固醇血症患者随膳食摄入豆油-人工黄油（TFA占总能量的6.7%）1个月，其单核细胞分泌的TNF-α和IL-6增加。Baer DJ等（2004）揭示，摄入含TFA占总能量8%的膳食5周，与摄入相同能量的油酸（其中TFA能量占0.6%）受试者比较，前者血浆中的IL-6和CRP水平增高。炎症是动脉粥样硬化症、心源性、糖尿病和心力衰竭导致的猝死的另一个危险因素，因此，TFA的促炎症作用也影响心血管系统健康。例如，根据CRP水平与心血管疾病危险因素呈正相关这一事实，摄入占总能量2.1% TFA，与0.9% TFA相比，造成的CRP水平差异，相当于提高心血管疾病危险因素30%。

Scheffer DJ等（2004）对怀孕母猪进行实验，观察对猪膳食添加TFA后，其后代主动脉细胞磷脂中PUFA成分的改变。他们发现，母猪在怀孕期间用氢化脂肪酸饲养，其后代仔猪（48d±2d）的主动脉细胞磷脂中，亚油酸含量较多，花生四烯酸及长链PUFA较少。说明TFA抑制亚油酸的正常代谢。因为花生四烯酸和其他长链PUFA是由亚油酸在相应酶的作用下加长及去饱和形成的。因此作者认为，膳食中TFA干扰必需脂肪酸代谢，导致主动脉磷脂成分改变。必需脂肪酸代谢为长链PUFA的正常代谢被异构脂肪酸抑制，也是发展为动脉粥样硬化症的一个危险因素。其他实验表明，TFA还可能通过以下几种途径影响脂质代谢：

1. 离体实验表明，TFA改变肝细胞产生的去脂脂蛋白B-100（apoB-100）颗粒的脂质成分、大小和分泌，这种改变与TFA摄入过多者LDL apoB-100合成代谢速率降低、LDL胆固醇颗粒减小以及apoA-1合成代谢速率增加一致。

2. TFA增加自由胆固醇与固醇脂在细胞内的蓄积及被肝细胞分泌。对人的研究表明，TFA增加血浆中固醇脂转移蛋白活性。固醇脂转移蛋白是将固醇脂由HDL向LDL和VLDL转移的关键性的酶，该酶活性增高说明为什么摄入过多的TFA后，HDL（胆固醇）降低而LDL和VLDL（胆固醇）水平增高。

TFA损害内皮细胞功能。Lopez-Garcia E等（2005）提出TFA损伤血管内皮。大量摄入TFA导致细胞间黏附分子和E-选择素浓度增加。从而妨碍NO-依赖的动脉舒张。

TFA还作用于调节基因转录的核受体，如PPARs、肝X受体、固醇调节元件结合蛋白-1等。Hotamisligil GS（2005）提出，脂肪酸直接或间接调节内质网对于代谢和炎症的应答。据此，TFA可能影响细胞的各种代谢和应答反应。

此外，TFA还可能影响心血管疾病的其他危险因素。如降低对氧磷酶（参见第七章）活性等。

Zambonin L等（2006）报道，年轻大鼠在完全不接受TFA膳食的情况下，若受自由基或辐射损伤后，动物红细胞膜及其他组织的膜磷脂中，可出现脂质双键的全反构象。说明磷脂脂肪酸双键构象（歪扭/全反）变化也可在体内发生。作者还提出维生素A可预防这种氧化应激引起的脂肪酸构象改变。

Balazy M 等（2008）揭示，内源与外源性的 NO_2 能与花生四烯酸（AA）反应。其特点是在 AA 的双键位置可逆性地加入 NO_2 自由基，形成四个反式 AA 异构体（TAA）。四个 TAA 都有三个顺式和一个反式双键，这些双键不是共轭键，不可移动，因此 TAA 稳定。这是个膳食不依赖的 TFA 合成。这种顺-反异构化涉及 NO 的病理学，如在炎症、高氧血症、高碳酸血症或暴露于香烟的烟雾时，细胞、组织及微循环中 TAA 水平都有增高。将 LPS 注入大鼠静脉，动物血浆中 TAA 由 78.6 ng/ml 增至 155.6 ng/ml。健康人血浆有少量 TAAs，平均为 68.7nM。吸烟者 TAAs 平均为 126.8nM。不吸烟的健康人与吸烟者相比，吸烟者增加 161%～225 %。由于 TAA 也结合到磷脂，吸烟者体内（自由的与结合到磷脂的）总 TAA 达 $0.3\mu M$。在此浓度下，TAA 显示许多有害的作用：内皮细胞凋亡，抑制血管生成，血管松弛，视网膜小静脉口径增宽等微血管损伤。TAA 特异性地靶向微血管内皮细胞，在离体与在体条件下，选择性地引起细胞凋亡。在糖尿病、缺血性脑病和炎症疾病时，NO_2^- 衍生的 TAA 可能介导微血管损伤。这一切说明 TAA 形成参与 NO-依赖的硝基氧化反应。TAA 可能活化目前尚不甚了解的 GPR40 受体（G 蛋白偶联受体）诱导微血管损伤。

膳食来源的 TFA 是心血管疾病的危险因素，然而对内源性的 TFA 的临床危害尚未深入研究。

第三节　氧化型胆固醇

一、氧化型胆固醇及其在机体内的来源

氧化型胆固醇（cholesterol oxides，oxysterols，ch-ox）是胆固醇的氧化产物。是一族广泛分布的化合物，不下百种，包括环氧胆固醇（epoxy-cholesterol，EC）、酮胆固醇（keto-cholesterol，EC）与羟胆固醇（hydroxyl-cholesterol）三大类。常见的 ch-ox 有 7α-羟胆固醇（7α-OH）、7β-羟胆固醇（7β-OH）、7-酮胆固醇（7-keto）、3，5-双羟胆固醇（3β，5α-diol）、α，β-环氧胆固醇（α，β-CE）、3β，5α，6β-三羟胆固醇（3-triol）、25-羟胆固醇（25-OH）和 20-羟胆固醇（20-OH）等（图 4-6）。

早在 1966 年，Brooks CJW 等用薄层和气-液色谱技术分析尸体标本，首次报道在人动脉粥样斑块内含胆固醇，从而揭开了研究胆固醇与动脉粥样硬化关系的历史。此后人们开始认识到高胆固醇血症是动脉粥硬化症的危险因素之一。20 世纪 80 年代，人们发现 ch-ox 与胆固醇同时存在，结构与胆固醇相似，亦可并入生物膜，影响膜物理性质，但其生物学作用却与胆固醇迥然不同。ch-ox 对血管壁细胞及其他多种细胞具有损伤作用，尤其对血管内皮细胞及平滑肌细胞的损害，与动脉粥样硬化症有关。20 世纪 80 年代以来，由于对 LDL，特别是氧化修饰的低密度脂蛋白（ox-LDL）与动脉粥样硬化症关系的深入研究，发现 ox-LDL 中含有大量 ch-ox，甚至有学者认为 ox-LDL 的毒性主要来自 ch-ox。从而唤起人们对 ch-ox 的注意。

在有氧情况下，经加热、脱水或辐射等处理富含胆固醇的食物（如鸡蛋、肉类及奶制品等），胆固醇中可出现多种氧化型产物。因此富含胆固醇的食物在储存和加工过程中，便产生 ch-ox。例如，新鲜未加热的奶油中不含 ch-ox，仅有胆固醇。将其加热后，便有 ch-ox 形成，且随加热温度的增高及时间的延长，ch-ox 含量渐增。奶油贮存在 -20℃ 后，也随贮存时间的延长，ch-ox 含量增高。贮存的奶油再被加热后，则 ch-ox 更多。因此在富含高胆固醇膳食中就含有一定量的 ch-ox。

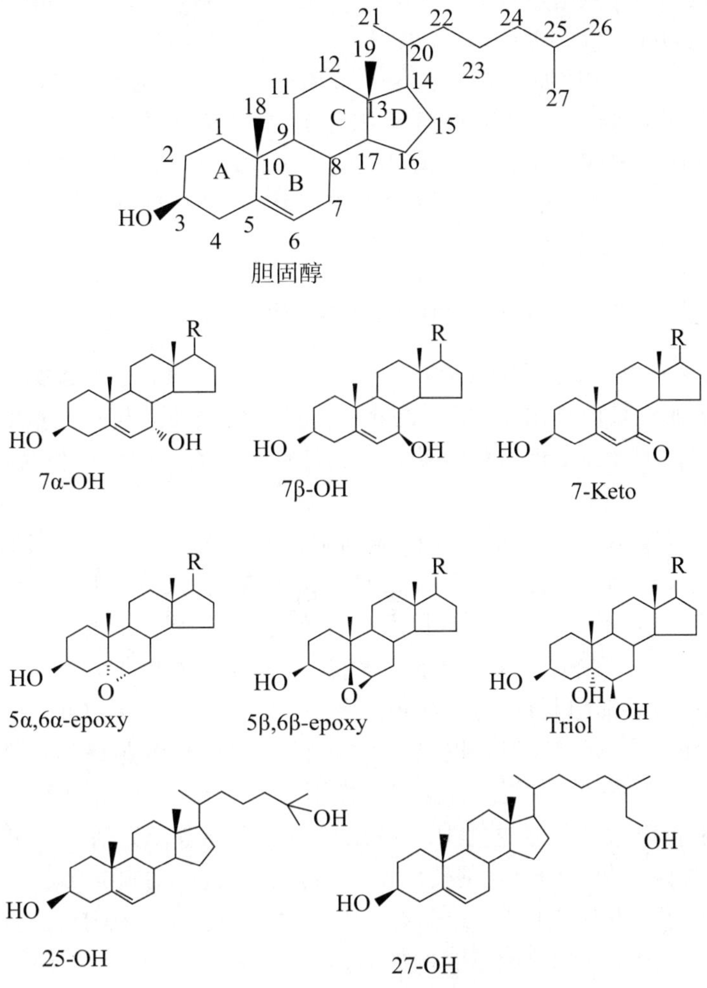

图 4-6 氧化型胆固醇的结构

ch-ox 作为食物中一种潜在的毒物，随食物被人体吸收，并被转移和蓄积到组织和细胞中。有些学者提出外源性 ch-ox 进入动物（大鼠、小鼠、仓鼠、兔）消化道后，在小肠中的吸收率远低于胆固醇。Ando M 等（2002）认为，膳食中的 ch-ox 不诱发动脉粥样硬化症。然而 Staprans I 等（2003）的实验表明，摄入富含 ch-ox 的膳食 2 h 后，乳糜微粒、LDL 和 HDL 中的 α-CE 含量增加；在 72 h，α-CE 主要存储于 LDL。Soto-Rodriguez 等（2009）观察到膳食中的 ch-ox 引起大鼠的炎症并促进动脉粥样硬化和组织萎缩。

7α/β-OH 和 7-keto 在脂蛋白中含量甚高，高出实验膳食中的浓度。因此认为这些 ch-ox 也由体内生成。ch-ox 确能在体内产生。细胞色素 P450 是生成 ch-ox 的酶。在固醇环的 C-7 被抽提氢后，形成自由基，与氧反应后，形成胆固醇过氧自由基。后者继续抽提氢，最后形成一个稳定的胆固醇 7α/β-氢过氧化物。该氢过氧化物可继续进行非酶氧化，或被酶还原为环氧胆固醇。非酶氧化最后产生 7α/β-OH 和 7-keto。在氧化应激情况下7α/β-OH 和 7-keto 生成增加。该二者便是存在于大多数组织中的 ch-ox。因此有些学者将血浆中的 ch-ox 含量作为氧化应激指标。7α-OH 和 7-keto 也由 7α-羟化酶和 7-酮脱氢酶作用产生。胆固醇的侧链可被胆固醇 24-羟化酶，胆固醇 25-羟化酶和胆固醇 27-羟化酶作用，产生 24-OH、25-OH 和 27-OH。25-OH 也能经非酶氧化生成。此外尚有 5α，6α-环氧酶，催化过氧化物还原为 5,6 CEs，后者进一步转变为其尾产物 3-triol。

正常人和动物的血浆、血清和动脉组织中存在着低浓度的 ch-ox。Sevanian A 等（1994）用色-质连用技术测得正常人血浆中 ch-ox 总量为 $21\mu M$。高胆固醇血症时，血浆 ch-ox 浓度增高，尤其是 7-keto 和 β-CE 明显增高。动脉粥样硬化症患者血浆中多种 ch-ox 的浓度比正常人高得多。

二、氧化型胆固醇的毒性和病理效应

Poli G 等（2009）和 van-ReykDM 等（2006）提出，氧化型胆固醇的毒性与病理作用至少要比高胆固醇血症效应高出 1~2 个数量级。氧化型胆固醇与一些重要的慢性疾病（包括动脉粥样硬化症、神经元变性过程、糖尿病、肾衰竭、乙醇中毒）和癌症的发生与发展密切相关。

20 余年来的研究揭示，ch-ox 对于巨噬细胞、血管内皮细胞、平滑肌细胞、成纤维细胞和癌细胞等都表现有细胞毒性。ch-ox 的细胞毒性表现为干扰细胞钙水平，增加 ROS 产生，修饰线粒体膜和溶酶体膜结构，干扰多胺代谢等。经 ch-ox 作用后，细胞内 DNA 碎裂，乳酸脱氢酶漏出，谷胱甘肽浓度下降，线粒体膜通透性增加，细胞色素 C 进入胞质，caspase 活性增加，最后细胞凋亡。据 Ryan E 等（2005）报道，7-OH、7-keto 和 3-triol 的毒性最强；Meynier A 等（2005）提出，3-triol 是对内皮细胞最具毒性的胆固醇氧化型衍生物；许多学者证明 7-keto 最具有促凋亡作用。Yoyer M-C 等（2009）揭示，7-keto 进入血管内皮细胞脂筏微区，通过使 PI3-激酶/Akt 信号途径失活、增进 Bad 丝氨酸残基 112 和（或）136 去磷酸化而活化，促使内皮细胞凋亡，造成动脉损伤。

氧化型胆固醇有促炎症效应。ch-ox 上调各种促炎症细胞因子表达，包括黏附分子、生长因子、炎症细胞因子和趋化因子。例如，Romeo G 等（2004）证明 7-OH 和 7-keto 诱导 ICAM-1、VCAM-1 和 E-选择素的表达；Leonarduzzi G 等（2001，2005）揭示，多种 ch-ox 混合物促进 TGF-β1 和单核细胞趋化因子合成与表达。

高胆固醇血症和炎症是导致动脉硬化症的两大关键因素。ch-ox 存在于直接致动脉粥样硬化的 ox-LDL 中。ox-LDL 不被 LDL 受体识别，而被附着在动脉壁上的巨噬细胞（通过清除剂受体）摄入。ox-LDL 产生的脂质衍生物（包括 ch-ox 和过氧化的脂肪酸）蓄积在血管内膜下间隙。除来自循环外，动脉壁中的 ch-ox 还来自动脉壁细胞（内皮细胞、平滑肌细胞与巨噬细胞）经非酶途径的胆固醇氧化。这些 ch-ox 引起单核细胞移位、黏附，最后成为泡沫细胞（即吞噬了大量脂质的巨噬细胞）。聚集的泡沫细胞除出现炎症反应和凋亡之外，在动脉病损处形成纤维帽（即粥样斑块）。Poli G 等（2009）认为，ch-ox 参与动脉粥样斑形成的每个关键步骤。①内皮细胞凋亡或丧失功能（通透性增加）；②单核细胞黏附和移位与泡沫细胞形成；③炎症反应和纤维帽形成；④巨噬细胞与平滑肌细胞相互作用，形成过量细胞外基质以及细胞外基质降解。经多次尸检、手术标本活检，均证实在动脉粥样斑块及脂肪纹中有多种及多量的 ch-ox。例如 Iuliano L 等（2003）发现动脉粥样斑块中的 7β-OH 和 7-keto 含量比正常动脉组织高 45 倍。

如前所述，在氧化应激的情况下 7α/β-OH 和 7-keto 等生成增加。许多学者发现，在糖尿病、高胆固醇血症，以及帕金森病患者血浆中，7β-OH、7-keto 甚至 27-OH 水平明显增高。近年来，学者们关注 ch-ox 与癌症的关系。Jusakul A 等（2011）提出，ch-ox 与癌症密切相关。除具有促氧化和促炎症性质，以及某些 ch-ox 促进 COX-2 表达与癌症发生间接有关外，ch-ox 可致核 DNA 及线粒体 DNA 突变。实验证实 α，β-CE 和 3-triol 具有基因毒性，是致基因突变分子。

三、氧化型胆固醇的生理功能

关于 ch-ox 的生理作用并不很清楚。在 Gill S 等（2008）的综述中有详细的叙述。

结合在内质网的固醇调节元件结合蛋白（SREBP）控制与胆固醇合成有关的基因表达。SREBP 与 SREBP-裂解活化蛋白（SCAP）结合。SCAP 为胆固醇感受器。如若胆固醇水平降低，SCAP 释放 SREBP 并刺激基因转录。胆固醇水平增高时，insig（胰岛素诱导的基因）蛋白将 SREBP-SCAP 复合物固着于内质网并抑制基因转录。而且内质网中胆固醇增加时，胆固醇结合到 SCAP，也停止胆固醇合成。ch-ox 能与 insig 蛋白联合并阻断 SREBP-SCAP 功能。特别是 24（S）、25-EC 与 insig 结合抑制胆固醇合成。

3-羟基-3-甲基-戊二烯-辅酶 A 还原酶是胆固醇合成的限速酶，是 SREBP 到达胞核内、基因转录启动时表达的蛋白之一。27-OH 似乎降解该酶，抑制胆固醇生成。

肝 X 受体（liver X receptor，LXR）调节许多涉及脂代谢的基因转录，包括 ABC 转运蛋白。如第一章所述，ABC 转运蛋白的成员参与固醇和氧化型固醇由细胞排泌。认为肝 X 受体对于防止动脉粥样硬化发展起良性作用。24（S）、25-EC 与 LXR 结合，因此促进胆固醇由细胞排出。

主要参考文献

[1] Bang HO, Dyerberg J, Hjoorne N. The composition of food consumed by Greenland Eskimos. Acta Med Scand, 1976, 200: 69-73.

[2] He K, Song Y, Daviglus ML, et al. Accumulated evidence on fish consumption and coronary heart disease mortality: A meta-analysis of cohort studies. Circulation, 2004, 109: 2705-2711.

[3] Iso H, Kobayashi M, Ishihara J, et al. Intake of fish and n3 fatty acids and risk of coronary heart disease among Japanese. The Japan Public Health Center-based study cohort 1. Circulation, 2006, 113: 195-202.

[4] Hooper L, Thompson RL, Harrison RA, et al. Risk and benefits of omega 3 fats for mortality, cardiovascular disease, and cancer: systemic review. BMJ, 2006, 332: 752-760.

[5] Leaf A, Xiao YF, Kang JX, et al. Membrane effects of n-3 fish oil fatty acids, which prevent fatal ventricular arrhythmias. J Membrane Biol, 2005, 206: 129-139.

[6] Xiao YF, Sigg DC, Leaf A. The antiarrhythmic effect of n-3 polyunsaturated fatty acids: modulation of cardiac ion channels as a potential mechanism. J Membrane Biol, 2005, 206: 141-154.

[7] Richardson ES, Iaizzo PA, Xiao YF. Electrophysiological mechanisms of the anti-arrhythmic effects of omega-3 fatty acids. J Cardiovasc Trans Res, 2011, 4: 42-52.

[8] von Schacky C. Omega-3 fatty acids: anti-arrhythmic, pro-arrhythmic, or both? Front Physiol, 2012, 3: 1-11.

[9] Myhrstad MCW, Retterstøl K, Telle-Hansen VH, et al. Effect of marine n-3 fatty acids on circulating inflammatory markers in healthy subjects and subjects with cardiovascular risk factors. Inflamm Res, 2011, 60: 309-319

[10] Wardhana, Surachmanto ES, Datau EA. The role of omega-3 fatty acids contained in olive oil on chronic inflammation. Acta Med Indones, 2011, 43: 138-143.

[11] Fetterman Jr JW, Pharm D. Therapeutic potential of n-3 polyunsaturated fatty acids in disease. Am J Health-Syst Pharm, 2009, 66: 1169-1179.

[12] Shaikh SR. Biophysical and biochemical mechanisms by which dietary n-3 polyunsaturated fatty acids from fish oil disrupt membrane lipid rafts. J Nutr Biochem, 2012, 23: 101-105.

[13] Wassall RS, Stillwell W. Polyunsaturated fatty acid-cholesterol interactions: Domain formation in membranes. Biochim Biophys Acta, 2009, 1788: 24-32.

[14] Shaikh SR, Jolly CA, Chapkin RS. n-3 Polyunsaturated fatty acids exert immunomodulatory effects on lymphocytes by targeting plasma membrane molecular organization. Mol Aspects Med, 2012, 33: 46-54.

[15] Serhan CN, Krishnamoorthy S, Recchiuti A, et al. Novel anti-inflammatory-pro-resolving mediators and their receptors. Curr Top Med Chem, 2011, 11: 629-647.

[16] Spite M, Serhan CN. Novel lipid mediators promote resolution of acute inflammation: impact of aspirin and statins. Circ Res, 2010, 107: 1170-1184.

[17] Mozaffarian D, Katan MB, Ascherio A, et al. Trans fatty acids and cardiovascular disease. N Engl J Med, 2006, 354: 1801-1813.

[18] Balazy M, Chemtob S. Trans-arachidonic acid: new mediators of nitro-oxidative stress. Pharmacol Theraputics, 2008, 119: 275-290.

[19] Otaegui-Arrazola A, Menendez-Carreno M, Ansorena D, et al. Oxysterols: A world to explore. Food Chem Toxicol, 2010, 48: 3289-3303.

[20] Lordan S, Mackrill JJ, O'Brien NM. Oxysterols and mechanisms of apoptotic signaling: implications in the pathology of degenerative diseases. J Nutr Biochem, 2009, 20: 321-336.

[21] Hunter JE, Zhang J, Kris-Etherton PM. Cardiovascular disease risk of dietary stearic acid compared with trans, other saturated, and unsaturated fatty acids: a systematic review. Am J Clin Nutr, 2010, 91: 46-63.

[22] Jusakul A, Yongvanit P, Loilome W, et al. Mechanism of oxysterol-induced carcinogenesis. Lipids Health Dis, 2011, 10: 44-51.

第五章 乙醇的毒性

O'Shea RS 等（2010）提出，按美国精神病学会制定的《精神疾病的诊断和统计手册》(Diagnostic and Statistical Manual of Mental Disorder-Ⅳ，DSM-4)，1994 年约 7.4%的美国成年人符合乙醇（alcohol，ethanol，EtOH）滥用和（或）乙醇依赖；2001—2002年，4.65%属乙醇滥用和 3.81%属乙醇依赖。Friedmann PD（2013）提出，约 13%的美国成年人饮酒，9%符合乙醇滥用/依赖，并因此给社会带来巨大损失。Bouchery EE 等（2011）揭示，在 2006 年，美国因饮酒死亡 79 000 人。Rosen SM 等（2008）报道，加利福尼亚州是美国最大的酒类市场。2005 年，因饮酒死亡 9439 人，因饮酒有关的各类事件（包括因过度饮酒导致的疾病、伤残治疗，生产停滞，酗酒引起的各种纠纷、各种违规及犯罪等）发生 921 929 起。在多数发达国家，与乙醇相关的疾病是引起死亡和致残的十个因素之中的第三个因素（第一与第二个因素分别为吸烟与高血压），使人的健康寿命缩短 9.2%；在中美、南美、东欧和东亚的某些发展中国家，是引起死亡和致残的第一因素（参见 Tsukamoto H，2007）。因此，除给国家、社会带来的经济损失外，乙醇是严重危害人类健康的毒物。由于乙醇的高反应活性，它可引起多器官损伤，干预机体许多生化反应途径。不论一次大量饮用，还是长期摄入，乙醇均可引起肝、骨骼肌、心脏、肾、生殖系统、胃肠、皮肤及脑等器官明显损伤。乙醇长期慢性作用的相关疾病有心脏病、阿尔茨海默病、脑卒中、肝疾患、癌症、慢性呼吸系统疾患、糖尿病、肌肉与骨疾患等。但是，乙醇的损伤机制并未完全阐明。

第一节 乙醇的代谢

乙醇代谢是个复杂的过程，个体之间差异甚大，主要与遗传因素有关。经口摄入后，乙醇主要被消化道吸收。通过被动扩散，20%通过胃壁、其余 80%通过十二指肠和小肠进入血液内。所吸收的乙醇通过代谢被清除，一小部分经呼吸道（0.7%）、汗液（0.1%）和尿液（0.3%）原封不动地被排出。乙醇对对于各器官组织的作用取决于它在血中的浓度。

在非嗜酒的成年人，大部分乙醇在肝内进行氧化代谢，主要通过乙醇脱氢酶（alcohol dehydrogenase，ADH）和乙醛脱氢酶（aldehyde dehydrogenase，ALDH）。在乙醇长期慢性作用下，位于平滑型内质网的细胞色素 P450 2E1（cytochrome P450 2E1，CYP 2E1）被诱导，使细胞氧化乙醇能力增强。此外，位于过氧小体中的过氧化氢酶（以 NAD^+ 为辅助因子）也能使一小部分（2%）乙醇氧化，形成乙醛（aldehyde）（图 5-1）。

摄入中等剂量的乙醇后，首先经肝细胞胞质中的 ADH（高亲和力 Km=0.05~0.1g/L，低反应活性）催化，氧化为乙醛。然后乙醛被线粒体中的 ALDH 异构体催化为醋酸（乙酸）。乙醛的毒性很强，一旦形成，必须立即清除。ALDH 能达到要求（低 Km，高催化效率）。醋酸（乙酸）的活化形式是乙酰辅酶 A，它在三羧循环中被氧化，生成 CO_2 和水，此为乙醇氧化的尾产物。ADH 与 ALDH 都以 NAD^+ 为辅助因子，后者被还原为 NADH。由于 $NADH/NAD^+$ 比率增加，改变了细胞的氧化/还原稳态，从而激起了与乙醇消耗有关的一系列损伤机体的效应。

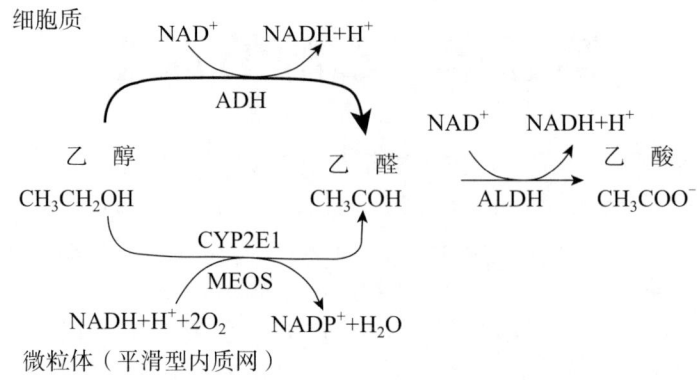

图 5-1 乙醇的代谢途径

(ADH：乙醇脱氢酶；ALDH：乙醛脱氢酶；CYP2E1：细胞色素 P450 2E1；MEOS：微粒体乙醇氧化系统)

在非嗜酒者，乙醇经细胞色素 P450 途径氧化，不及乙醇在肝细胞代谢的 10%。但在乙醇长期诱导下，位于平滑型内质网的 CYP 2E1 助以氧化乙醇。CYP 2E1 为细胞色素 P450 家族成员之一，能有效地催化乙醇氧化，因此对于乙醇耐受起重要作用。CYP 2E1 代谢各种小分子疏水底物和药物。其生理底物包括丙酮、脂肪酸（如亚油酸和花生四烯酸）等。毒理学家对 CYP 2E1 颇感兴趣，因为它使许多有毒的化合物代谢、活化。例如，四氯化碳、乙醇、对乙酰氨基酚、苯、氟烷、致癌剂亚硝胺和偶氮等，都是 CYP 2E1 的底物。以上列举的化合物，经 CYP 2E1 代谢活化后，毒性增强。分子氧是 CYP 2E1 的重要底物。相对于细胞色素 P450 家族的其他成员，CYP 2E1 具有更高的 NADPH 氧化酶活性。在重组膜结构中，对于启动 NADPH-依赖的脂质过氧化而言，CYP 2E1 要比细胞色素 P450 家族的其他 5 个成员更为有效。Liu YL, Cederbaum AI 等（1988—2008）揭示，大鼠经乙醇慢性处理后，动物肝微粒体的 CYP 2E1 活性增高 3~5 倍，产生 $\cdot O_2^-$，以及在亚铁化合物存在时，产生 H_2O_2 的能力增高 2~3 倍。

CYP 2E1 可对乙醇进行两个电子氧化，将乙醇变为乙醛，乙醛也是 CYP 2E1 的底物，再被氧化成为乙酸。因此至少从理论上来说 CYP 2E1 催化乙醇为乙酸。然而实际上在乙醇存在的情况下，这种氧化乙醛的途径几乎可被忽略。CYP 2E1 促使乙醇单电子氧化为羟乙基自由基 [$\cdot CH(OH)CH_3$]，并产生 $\cdot O_2^-$。

CYP 2E1 主要存在于肝内，也存在于其他器官（如脑）。CYP 2E1 主要表达于肝细胞，在枯否（Kupffer）细胞也大量存在。在肝细胞和枯否细胞，CYP 2E1 被乙醇诱导产生。如同代谢其他异物的细胞色素 P450，CYP 2E1 主要位于内质网，但在其他膜结构，如质膜也可检出。CYP 2E1 存在于质膜，似乎是由内质网经高尔基复合体转移至此。质膜上的 CYP 2E1，在中毒性肝病和醇性肝病时，起着免疫介导的肝毒性作用。CYP 2E1 也表达于线粒体。线粒体中的 CYP 2E1 有两种形式：由 cAMP-依赖的激酶 A 介导的高度磷酸化的形式，以及缺少 100 个氨基酸的 N-末端截短形式。线粒体 CYP 2E1 也被乙醇激活，但还需要（肾上腺）皮质铁氧还蛋白（adrenodoxin）和皮质铁氧还蛋白还原酶（NADPH）作为电子供体。

ADH 和 ALDH 基因的多型性影响乙醛的生成速率和代谢，因此也决定了乙醛的毒性。人类 ADH 至少有 8 个异构体，ALDH 至少有 4 个异构体。几个主要的 ADH 异构体编码于 ADH1A、ADH1B 和 ADH1C 基因。各种 ADH1B 和 ADH1C 等位基因，决定了 ADH 的活性差别。例如，ADH1B*2 等位基因编码的酶，其活性高 40 倍于 ADH1B*1 等位基因编码的 ADH。表达 ADH1B*2 的人摄入乙醇后，能快速代谢为乙醛，导致乙醛蓄积。这种人摄入乙醇后的临床表现为面部潮红、出汗、心动过速、恶心和呕吐。ADH1B*2 等位基因主要见于亚洲人。不但短期的应答使人不适，而且各种有害的生理学应答威慑着酗酒者的生命。ADH1C*

1等位基因编码的酶活性，比 ADH1B*1 表达产物仅高 2.5 倍，与乙醇摄入相关的生理学效应，要比表达 ADH1B*2 等位基因者轻得多。然而携带一个 ADH1C*1 等位基因者，要比 ADH1C*2 同合子发展为醇性肝病的危险率至少高 3.6 倍。由此说明 ADH 基因的多型性导致乙醛多量生成。

ALDH2 由主要由两个等位基因编码：ALDH2*1 和 ALDH2*2。ALDH2*2 是个无活性的酶。当其表达时，比 ALDH2*1 有活性的酶表达时乙醛聚集高达 10～20 倍，使得机体对乙醇消耗不耐受。亚洲人中有 ALDH2*2 酶的 10% 的纯合子与 40% 的杂合子。低 ALDH 活性使患消化道癌症的危险因素增加。

第二节　乙醇对机体的损伤

乙醇引起机体多器官损伤，叙述如下：

一、醇性肝病

醇性肝病（alcoholic liver disease，ALD）由于无节制地饮酒（乙醇滥用）造成。乙醇滥用引起糖类（碳水化合物）、蛋白质和脂质代谢改变，线粒体损伤，脂稳态被破坏，氧化应激，肝细胞自噬和肝细胞死亡。醇性肝病在酗酒者中发病率很高，占酗酒者的 15%～20%。包括脂肪变性或脂肪肝、醇性肝炎、肝硬化甚至肝癌。Frazier TH 等（2011）提出，醇性肝硬化患者中的 5%～15% 发展为肝癌。

O'Shea RS 等（2010）指出，在美国，对于 ALD 患者之多及危害之大目前未得到重视。按 DSM-Ⅳ 标准，在 1994 年，约 7.4% 的成年人符合乙醇滥用和（或）乙醇依赖；2001—2002 年，4.65% 为乙醇滥用和 3.81% 为乙醇依赖。2003 年死于肝病者中的 44% 为乙醇中毒所致。

根据组织学变化，ALD 分为三个阶段：脂肪肝或单纯脂肪变性、醇性肝炎和带有肝纤维化的慢性肝炎（肝硬化）。在摄入乙醇 60g/d（或<60g/d）的人群中，90% 有脂肪肝，无症状，戒酒后 4～6 周可恢复。然而即使戒酒，其中 5%～15% 也会发展为纤维化或肝硬化。纤维化发展与乙醇摄入量有关。平均乙醇摄入 25 年，40～80 g/d 的嗜酒者中，40%～60% 出现小静脉周围纤维化与纤连蛋白沉积。最后 ALD 终极于肝硬化。也有些嗜酒者发展为醇性肝炎（患者既往多有其他肝病史），病程短，预后不良。醇性肝炎经常发生在慢性肝病基础上。Frazier 提出严重的醇性肝炎患者 40% 只有 6 个月生存期；发展为肝硬化的概率 9 倍于单纯脂肪肝。

肝病的发展与乙醇摄入量不呈线性关系。许多危险因素影响肝病进展。

1. 乙醇摄入量是影响 ALD 发展的首要因素。

2. 摄入乙醇的方式，餐外摄入比在进餐时摄入患 ALD 的危险因素增加 2.7 倍。

3. 女性对乙醇诱导的肝毒性的敏感性大于男性，在较低的乙醇剂量以及在较短的嗜酒年限，便可能罹患 ALD。

4. 种族，醇性肝硬化发病率在非洲、美国和西班牙男性中较高，死亡率在西班牙男性中最高。这种差别似乎不与乙醇摄入量有关。

5. ALD 患者的结局与膳食有关，缺乏维生素 E 与 A 时，肝病加重。动物实验表明，富含 PUFA 的膳食促进乙醇诱导的肝损伤，而饱和脂肪酸有保护作用。肥胖与超重是 ALD 的危险因素。

6. 遗传因素，在嗜酒者的子女中，有较高比例的乙醇依赖者。

7. 涉及乙醇代谢的酶的基因多型性。乙醇脱氢酶、乙醛脱氢酶和细胞色素 P450 系统参与乙醇代谢。这些酶调节内毒素介导的炎症细胞因子释放，炎症细胞因子促进和加剧 ALD。

8. 与其他损伤因素协同作用。如丙型肝炎病毒（HCV）与乙醇协同将导致更为严重的肝损伤，特别对于年轻患者损伤更重，生存率低。

Beier JI 等（2011）总结导致醇性肝病的 5 个因素为：氧化应激、细胞炎症因子信号转导、营养不良、纤维蛋白增生和卫星细胞活化（即纤维化）。多位学者提出，尽管对醇性肝病的病理学改变已经很清楚，但对该类疾病目前尚无药可医。

二、醇性肌病

醇性肌病（alcoholic myopathy）为乙醇诱导的骨骼肌与心肌疾患，其病理变化首先由 Rubin 等（1979）揭示。醇性肌病比肝病及消化道疾病更普遍，在长期酗酒者中占 40%～60%。该病患者的骨骼肌与心肌的形态学、生物化学与机能都有明显变化。醇性肌病不是由于营养不良及维生素缺乏，也不属于神经病（neuropathy）和内分泌异常性质的疾病。一直认为醇性肌病是个多因素的疾病，因为碳水化合物、蛋白质和能量代谢紊乱，细胞周转异常，信号转导改变，基因调节失控，氧化/还原失衡等都涉及该疾患的病理机制，因此难以阐明醇性肌病的本质。

急性醇性肌病不多见，表现为肌肉肿痛、肌红蛋白尿、血清肌酸激酶活性增高，往往伴有肾功能损伤。慢性肌病表现为骨骼肌质量减少，肌萎缩、肌无力、肌痉挛、肌痛，举步艰难及容易跌倒。一般来说，所有的骨骼肌都被累及，但 Ⅱ 型纤维（属快肌、白肌，线粒体数量少，靠无氧糖酵解供给能量，如肩带及腰带肌）受累更重。形态计量测算肌肉活体，揭示 Ⅱ 型肌纤维直径缩小。骨骼肌萎缩不导致肌酸激酶活性增加。醇性肌病患者的骨骼肌（别是 Ⅱ 型肌肉）质量减少 30%，而肌肉质量占整个机体质量 40%，机体 1/5～1/4 的蛋白质周转在骨骼肌。慢性醇性肌病患者丧失肌肉，即患者整个机体的氮排出明显增多，因此慢性醇性肌病对于机体的生理过程与蛋白质动力学过程都有明显的恶劣影响。

长期过量饮酒（≥80g 乙醇/d，10 年）是导致醇性心肌病的唯一因素。患者有心脏收缩与舒张功能不全，最后发展为扩张性心肌病，出现低输出性心力衰竭，预后不良。如果继续酗酒，只有 ≤25% 的患者能够再存活 3 年。

终止酗酒是逆转醇性肌病的唯一有效治疗。若终止酗酒，醇性肌病的大部分症状可恢复。

用动物模型可完全复制出人类醇性肌病。许多醇性疾病的病理改变及其分子机制是利用动物模型得到的。

三、乙醇对神经系统的损伤

Geibprasert S 等（2010）提出，乙醇诱导的人脑变化，分为乙醇的直接效应和间接效应两类。乙醇的直接效应是由于乙醇对神经元的毒性作用导致脑体积减小（脑萎缩），这可被神经介质和（或）受体及电解质的改变代偿。间接效应是由于肝硬化，胃肠道疾患引起的维生素 B_1 摄入不足，营养不良等损伤了脑（即肝性脑病）。Wernicke（威尔尼克）脑病（Wernicke's center 是语言中枢）可能由于乙醇的毒性效应；而渗透性的髓鞘溶解可能继发于血液电解质紊乱，或直接由于乙醇的毒性作用。Geibprasert 等用磁共振成像方法证实乙醇诱导脑萎缩和渗透性髓鞘溶解。然而这些异常在临床属非特异性改变。

乙醇急性中毒抑制神经系统，出现明显的神经精神症状。痛阈升高，甚至痛觉消失（类似阿片作用）。慢性中毒表现神经认知障碍，降低机体对伤害性刺激的反应能力。总之，乙醇不论是一次性的急性作用，还是长期慢性作用，都损伤神经系统，产生神经精神症状。引起神经元死亡。在脑发育期（即突触形成期，由分娩前3个月到出生后的几年），脑组织对乙醇特别敏感。在此期间，乙醇能引起大量神经元产生具有凋亡特征的神经元变性，使大量神经元消失，出现脑萎缩。

众多嗜酒者出现神经认知缺陷和与神经元变性相关的神经损伤。在慢性乙醇作用后的动物模型，在发展为脑萎缩之前出现小胶质增生，并有明显的神经元炎症和氧化性损伤。嗜酒者死后的脑组织显示脑水肿、神经元丢失和血脑屏障功能失常，这些变化都与嗜酒者易发生出血性的和缺血性的脑卒中有关。

与毒品相似，乙醇有明显的戒断（withdrawal）症状。乙醇戒断症状表现为神经系统兴奋性增高、强直性抽搐、癫痫样发作、痛觉过敏、嗜酒等。在乙醇长期作用过程中，膜结构和运输系统的改变，信号转导和代谢方面的改变，诱发了其他方面的细胞过程，即为了维持细胞的正常状态和机能的细胞适应性的变化。这些变化构成了细胞对乙醇适应的基础。人们把乙醇看作对生物膜缺乏特异作用的毒物，许多离子通道对于乙醇（< 100mM）的急性作用敏感。乙醇对电压敏感钙通道和配体门控通道，如N-甲基-D-天冬氨酸（N-methyl-D-aspartate；NMDA）受体/通道、γ-氨基丁酸（γ-amino butyric acid，GABA）受体/通道等都有作用。在乙醇长期作用下，这些通道和受体结构与机能的改变，资助于对乙醇的耐受、依赖与戒断现象的发展（见本章第三节）。

尽管多家实验室、多位学者在坚持不懈地研究乙醇对神经损伤的机制，提出氧化应激、炎症反应、线粒体损伤（见后述）等与神经系统损伤密切有关，但是乙醇诱导神经紊乱的机制仍然不明。

四、乙醇导致机体免疫力低下

酗酒者免疫力低下，易患各种感染性疾患，如肺结核、细菌性肺炎等。在乙醇长期作用下，酗酒者中罹患各种癌症的比率，明显高于健康人群。

第三节 乙醇损伤机体的机制

一、乙醇对膜脂流动性的影响

对乙醇毒性作用机制的研究始于20世纪70~80年代。由于乙醇的脂溶性，开始人们着眼于乙醇对生物膜脂流动性的影响。多种技术对于动物研究的结果表明，急性（一次性大量）给予乙醇，乙醇（包括烷类物质）降低人工膜与生物膜的有序性（即增加膜流动性），且生物膜更敏感。用不同深度的膜脂探剂研究，发现乙醇主要降低脂双层中心疏水区的有序性。这是由于乙醇进入膜内，整个分子接近磷脂"头部"，与磷脂"头部"或膜蛋白相互作用影响乙酰链的运动。膜脂流动性增加后，对乙醇作用更为敏感，使更多的乙醇分子进入膜。长期给予乙醇，膜脂流动性基值增高，对于乙醇增加膜脂流动性的作用不敏感。即膜脂流动性对乙醇作用表现适应性和耐受性。某些膜蛋白也表现出对于乙醇作用的适应性和耐受性。

膜对乙醇的慢性作用有适应性。即长期经各种途径给予乙醇后，动物组织的膜流动性和酶活性对乙醇的反应，以及膜结构等都出现改变，这种改变表现出对乙醇的耐受。例如，长期给予乙醇后，肝线粒体膜、肝微粒体膜、神经系统突触膜、红细胞膜等流动性基值增高。再接受乙醇后，膜序参数降低的程度，比未曾给予乙醇动物相应组织的膜，在第一次接受乙醇后，序参数降低的程度少些，即经乙醇慢性作用后，对乙醇的毁序作用（disordering effect）有抵抗。这种乙醇慢性作用后，膜脂对于乙醇影响膜流动性的抵抗也是膜脂双层的疏水髓心更明显。

乙醇使膜脂流动性改变的生理学意义不清。例如，乙醇浓度为 50～100mmol/L 时，使膜脂流动性增加的程度，相当于温度增高 1℃ 时的效应。然而如果乙醇在血中达到此浓度时，机体已经严重中毒或丧失意识了。因此自 20 世纪 80～90 年代，人们着重由其他方面探讨乙醇的毒性机制。

二、乙醇诱导自由基生成及机体氧化性损伤

（一）乙醇诱导自由基生成

20 世纪 80～90 年代，有学者发现乙醇经肝代谢后出现一个具有自由基性质的中间产物，即羟乙基自由基 $\cdot CH(OH)CH_3$。Knecht KT，Thuman RG 等用 4-POBN 做电子自旋共振自旋捕集剂，从胃饲乙醇及高脂肪膳（模仿酗者膳食）数十日的大鼠胆汁中，检测到一个自由基加合物六线谱（图 5-2），是为 4-POBN 羟乙基自由基加合物信号。4-POBN/脂自由基与 4-POBN/羟乙基自由基加合物信号不可分，均为六线谱，经进一步研究，证实 $\cdot CH(OH)CH_3$ 加合物信号确主要来自乙醇。学者们认为羟乙基自由基生成与肝枯否（Kupffer）细胞有关。他们用 $GdCl_2$ 破坏动物肝枯否细胞，尔后发现高脂肪膳食＋乙醇诱导的信号减弱 50%。因此 Knecht 与 Thurman 等学者证实乙醇代谢后有羟乙基自由基形成，该自由基的生成与枯否细胞有关。

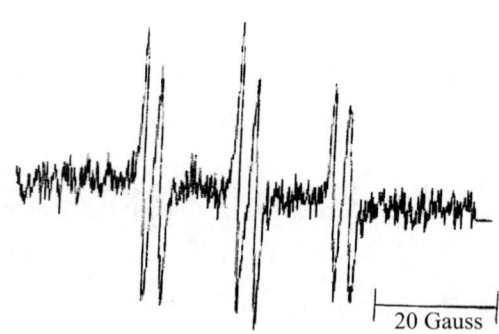

图 5-2　4-POBN-乙醇加合物 ESR 自旋共振六线谱
（引自 Thurman RG，等 1997）

Albano E 等认为 $\cdot CH(OH)CH_3$ 的生成与 CYP 2E1 系统有关。作者用乙醇喂饲大鼠，15～30 天后，制备肝微粒体，在微粒体中加入 NADPH 及自旋捕集剂 4-POBN，捕集到六线谱，而且喂饲乙醇动物肝微粒体的加合物信号强度，比相应对照高 7 倍。如若在饲乙醇动物肝微粒体制备物中加入 CYP 2E1 抗体，则信号强度减小到 50% 以下。硫化二丙烯（DAS）与异硫氰酸苯乙酯（PIC）是 CYP 2E1 表达的抑制剂。在给予乙醇的同时，若给予

DAS 或 PIC，再制备肝微粒体，则捕集到的信号强度分别降低 64% 与 57%。在给予 DAS 或 PIC 动物的血浆中，或在其微粒体中，脂质过氧化物含量明显降低。肝病理改变明显减轻。因此 Albano 认为·CH（OH）CH 的生成与 CYP 2E1 有关。乙醇的肝毒性作用也与乙醇经 CYP 2E1 代谢活化产生的羟乙基自由基有关。

Nakano M 等（1995，2002）用化学发光技术证实，NADPH 氧化酶被乙醇活化。被激活的动物肝窦内皮细胞与枯否细胞产生·O_2^-。通过继续研究，他们提出·O_2^-产生机制。乙醇分别经肝细胞中的 ADH 与 ALDH 代谢后生成乙酰辅酶 A，此二脱氢酶均以 NAD^+ 为辅酶，因而消耗 NAD^+，且生成过多的 NADH。由于维持 NADH/NAD^+ 平衡的自我调节机制，使 NADH 再氧化，导致电子流沿呼吸链增加。因此，NADH/NAD^+ 比率增高使线粒体呼吸增加，·O_2^- 生成增加。换言之，乙醇诱发肝线粒体呼吸增加，使肝呈高代谢状态，增加·O_2^- 生成。

Albano 等并不排除 CYP 2E1 中的 NADPH 氧化酶释放·O_2^- 的作用。异烟肼、色胺与辛胺降低 NADPH 氧化酶活性，但对 CYP 2E1 无作用，也不能淬熄羟乙基自由基。在肝微粒体或在含 CYP 2E1 的制备物中，分别加入上三种物质，加合物信号强度分别降低 40%、48% 与 68%。结果表明，上述三种物质抑制·O_2^- 生成与降低羟乙基自由基加合物信号是一致的，从而证明乙醇活化为羟乙基自由基的过程与·O_2^- 有关。

多家实验室提出，乙醇导致的肝损伤与 CYP 2E1 水平和脂质过氧化相关；抑制 CYP 2E1 便防止乙醇诱导的脂质过氧化升高和肝损伤。Cederbaum AI（2010）用 CYP 2E1 基因敲除（KO）及基因植入（KI）小鼠实验证实，动物接受乙醇后，KO 小鼠不发生肝损伤，而 KI 小鼠的肝损伤比相应对照（不做任何处理只接受乙醇的野生型）还要重，转氨酶明显升高。肝坏死严重。

总之，经多家实验室、用多种方法证明，在乙醇长期慢性作用后，乙醇通过肝代谢过程中，生成 ROS 与羟乙基自由基，也生成过多的 NADH 以及细胞色素 P450 系统的过度活跃而造成的氧化应激，是乙醇损害肝的重要机制。

（二）加合物形成

许多学者注意到，乙醇代谢过程中产生的各种活性物质能与细胞中蛋白质、脂及核酸形成加合物。这些加合物进一步损伤机体。

脂质过氧化产物有丙二醛（MDA）和 4-羟壬烯醛（4-HNE）。该二者都能与蛋白质、脂和 DNA 形成加合物。乙醛通过与蛋白质赖氨酸上的 ε-氨基或 N-末端氨基酸的 α-氨基相互作用，形成乙醛-蛋白加合物。这些加合物稳定，一旦形成，则改变靶蛋白构象及损伤其机能。被结合的蛋白分子量、电荷及构象改变，因此可能被降解，也可能启动免疫反应（见后）。被结合的蛋白如果是酶，则酶活性改变。例如，乙醛与 O6 甲基鸟嘌呤甲基转移酶形成加合物，则损伤 DNA 修复机制。作为乙醛-蛋白加合物形成的重要标靶蛋白，还有微管蛋白、胶原、钙调蛋白、酮固醇还原酶、CYP 2E1 和凝集因子Ⅷ和Ⅸ因子等。乙醛与≤5% 的微管蛋白形成加合物，则损伤微管功能，致使醇性肝病患者肝细胞的细胞骨架排布改变。乙醛或 MDA 与胶原加合物，可资助瘢痕组织形成，以及随后的肝纤维化或肝硬化。乙醛（或 MDA）-酶蛋白加合物损伤酶催化活性。乙醛-谷胱甘肽加合物抑制过氧化氢氧化，加剧氧化应激和脂质过氧化。重要的乙醛-DNA 加合物有 N2-乙基脱氧鸟苷（N2-Et-dG），在饲乙醇的小鼠肝和酗酒者，以及具有 ALDH2 表型的人的白细胞中，可检出 N2-

Et-dG。乙醛-DNA 的另一个加合物是 1，N（2）-丙烷-2'-脱氧鸟苷，其基因毒性和致突效应十分明显，而且还能产生继发性的损伤。因为该加合物可以以闭环形式（rc，DNA 是单链，呈闭环状）或开环形式（ro，DNA 是双链，环打开着，含有一个自由的醛基）存在。若 PdG 为 rc 状态，则引起突变；但若处于 ro 状态，便可能形成更复杂的 DNA 损伤。例如，DNA-蛋白交联和 DNA-DNA 交联。因此损伤 DNA 复制，促进细胞死亡。由于乙醛-DNA 加合物诱导癌基因和抑癌基因复制错误和突变，也具有致癌效应。MDA 和 4-HNE 与 DNA 碱基反应形成外环 DNA 加合物。MDA 与脱氧鸟苷、4-HNE 与脱氧腺苷，脱氧胞苷反应，分别形成 1，N6-乙烯脱氧腺苷和 3，N4-乙烯脱氧胞苷。后二者对于慢性乙醇诱导的肝损伤病理学有重要作用。这两个加合物有很强的致突效应，如能引起 p53 基因突变，而且还能在编码子 249 诱导 G：C 颠换为 T：A。

Setshedi M 等（2010）提出，各种醛与蛋白还能产生杂交加合物。如 MDA-乙醛-蛋白加合物等。这类加合物能协同发挥每一种加合物的恶性作用。

（三）乙醇诱导机体氧化性损伤

Di Luzio NR（1966）首次提出乙醇引起肝脂质过氧化，现已被其他学者如 Minicis S 等（2008）肯定。乙醇能在各个种（包括人类）的各个系统、组织和细胞中诱导 ROS/RNS 生成增加，细胞内抗氧化的小分子及抗氧化酶减少，酶蛋白活性下降。乙醇在代谢过程中通过多条途径诱导氧化应激，导致脂质、DNA 和蛋白质产生过氧化损伤。

1. 肝氧化性损伤

肝组织有氧化性损伤。特别是在乙醇长期与慢性作用后，肝出现明显的氧化应激。Rouach 等（1997）发现，经过 4 周的高脂肪膳＋乙醇，使大鼠血液保持高乙醇浓度（200～300mg%），导致脂肪肝。肝组织脂质过氧化明显增加，蛋白巯基含量明显下降，肝中抗氧化物质如 α-生育酚与 GSH 明显减少，谷胱甘肽过氧化物酶与谷胱甘肽合成酶活性明显下降。几个研究组都揭示出乙醇长期作用后，动物肝 Cu，Zn-SOD，过氧化氢酶，谷胱甘肽过氧化物酶的活性下降。例如，Abraham 等（2002）使大鼠自由饮用含乙醇（25%）的水 24 个月，而后发现肝蛋白羰基明显增加，含巯基的酶如谷氨酰胺合成酶、生物素酶活性明显下降，降解被氧化损伤的蛋白质的碱性蛋白酶活性明显增加，血浆中蛋白总巯基、白蛋白、生物素酶活性明显下降；Adachi J 等（2004）发现，在醇性肝病患者血浆中磷脂酰胆碱氢过氧化物（PCOOH）明显增高，血乙醇浓度高的患者 PCOOH 含量更高。PCOOH 含量与患者血转氨酶及三酰甘油（甘油三酯）水平呈正相关。乙醇戒断 6 周后，PCOOH 浓度明显降低。作者认为脂质过氧化涉及醇性肝病的肝损伤。Yang L 等（2011）报道，敲除表达 CYP2E1 的 hepG2 肝细胞胞质或线粒体硫氧还蛋白（TRX-1 或 TRX-2），细胞存活率下降 40%～60%；若 TRX-1 与 TRX-2 同时敲除，细胞存活率下降 80%～90%。细胞缺少硫氧还蛋白，则 GSH 明显下降。Yang L 等人的工作，间接证实乙醇诱导的 CYP2E1 活化导致细胞氧化应激，也说明 TRX-1 与 TRX-2 对于抗 CYP2E1 诱导的氧化应激的重要意义。

2. 骨骼肌氧化性损伤

Adachi J 等（2003）揭示，醇性肌病模型动物肌肉中存在氧化性损伤。他们发现在乙醇急性或慢性作用后，大鼠的趾肌（Ⅱ型肌）与比目鱼肌（Ⅰ型肌）中出现氧化型及过氧化型的胆固醇（如 7β-OH，7α-与 7β-OOH 等）。Adachi 等认为这是脂质过氧化的指征。这些氧化型及过氧化型的胆固醇主要与膜结构连接，具有损伤细胞黏附性、增加细胞通透性、增进细胞凋亡等细胞毒性作用。虽不知它们是否与膜微区（脂筏/膜窖）直接结合或能否在膜内移动，但可推测氧化型及过氧化型胆固醇的增多，影响骨骼肌的膜结构与功能。Adachi 等通过化学免疫和 ELISA 技术证实，在醇性肌病模型动物的跖肌，存在乙醛、丙二醛、羟乙基自由基等与蛋白质共价结合形成的加合物。加合物为乙醛-蛋白、丙二醛-蛋白等。乙醇导致肌肉的这些改变主要发生在生物膜。乙醇导致肌肉膜结构的氧化性损伤与醇性肌病有关是无疑的。然而，醇性肌病是否只因酗酒者抗氧化功能受损所致仍是疑问，因西班牙酗酒者的 α-生育酚仍在正常水平，补充 α-生育酚无益于醇性肌病动物骨骼肌蛋白的丢失。

3. 神经系统氧化性损伤

Upadhya SC（2000）等证明，在皮质、浦肯野（Purkinje）神经元或小脑颗粒细胞层的神经元，都有 CYP 2E1 蛋白结构性的表达。

Haorah J（2005-2011）等用原代人神经元研究证明，乙醇诱导人脑神经元 CYP 2E1 活性增加 3 倍。说明人神经元代谢乙醇。Haorah 等还证明乙醇经神经元 ADH 或 CYP 2E1 代谢产生乙醛和 ROS。经人神经元 CYP 2E1 形成的 ROS（62nmol/mg 蛋白）远少于人脑内皮细胞（200nmol/mg 蛋白）。神经元中乙醇的代谢物乙醛（>9nmol/mg）调节 NADPH 氧化酶/黄嘌呤氧化酶（NOX/XOX）转录，上调 NOX/XOX 的 mRNA 和蛋白水平。由于激活 NOX/XOX 途径，导致嗜酒者脑组织处于慢性氧化应激状态。此外，乙醇/乙醛也是神经元 NOS 的诱导剂。结构型的 nNOS 未明显受影响，但乙醇/乙醛使 iNOS 蛋白含量增加，NO 生成增加。最后导致在中枢神经系统中生成多量 ROS、NO 和 $ONOO^-$。Haorah 等发现，当乙醇作用于人原代神经元后，与 ROS 及 NO 增高伴行的是脂质过氧化产物 4-羟壬烯醛（4-HNE）明显增高（43%~48%）。且 4-HNE 的增高伴以神经元丝蛋白轻链减少 40%，或神经元存活下降 36%。若预给 4-甲基吡唑（CPY 2E1/ADH 抑制剂）、罗布麻宁（NOX 抑制剂）+ 别嘌呤醇（XOX 抑制剂），或乙酰-L-肉碱（抗氧化剂），则防止乙醇诱导的 4-HNE 增高，以及神经元丝蛋白减少或神经元死亡。Haorah 等（2011）的研究表明，人脑内皮细胞在乙醇作用过程中，给予乙酰-L-肉碱以稳定 SOD 活性，可防止线粒体膜蛋白损伤及膜电位降低，保护内皮细胞。因此 Haorah 等明确提出酗酒者的神经元变性，与乙醇诱导的氧化应激直接有关。乙醇诱导的氧化应激，通过活化肌球蛋白轻链激酶（MLCK），以及随后的肌球蛋白轻链和紧密联接蛋白磷酸化、1，4，5-三磷酸肌醇受体门控的胞内 Ca^{2+} 离子释放、基质金属蛋白酶被蛋白酪氨酸激酶活化，而引起血脑屏障功能失常。

三、乙醇对线粒体的损伤

线粒体是细胞的"能量供应站"。因为它具有 Krebs 循环、β-氧化和氧化磷酸化的全套酶系，以及电子传递链成分。但线粒体也是介导细胞损伤的信号途径中心。

线粒体在乙醇代谢过程中有重要作用，也是乙醇的重要标靶。20 世纪 50~60 年代已了解乙醇损伤氧化磷酸化及降低 ATP 生成。现将乙醇损伤线粒体及其机制的认识简单介绍如下。

如上述，线粒体含有催化乙醛生成乙酸的 ALDH。当此酶达到饱和时，乙醛则不再被氧化而逃脱入血流，导致脂质、蛋白与核酸损伤，造成恶性后果。

实验证明，乙醇使模型动物和人类的肝、心脏等器官的线粒体，发生结构与机能的改变，甚至产生巨大线粒体（megamitochondria）。这些改变致使线粒体呼吸效率降低，ATP 生成减少，以及 ROS 产生增加。线粒体中的几个酶系统，包括细胞色素 P450 系统（CYP

2E1)、呼吸链，以及胞质中的黄嘌呤氧化酶和醛氧化酶，都涉及 ROS 生成。实验揭示，在乙醇慢性作用下，由于线粒体 CYP 2E1 水平增高，线粒体 ROS 生成增加。Albano E（2006）提出，在人类及啮齿类动物，即使中等剂量的乙醇，但经长期慢性作用后，线粒体 CYP 2E1 活性也明显增高。此外，NADPH 氧化酶活性的高效率也导致 $\cdot O_2^-$ 和 H_2O_2 大量生成。胞质中 $NADH/NAD^+$ 的高比率，致使电子传递链复合物 I 和 III 的半醌中间物氧化/还原活性倾向于还原状态。如上述，$NADH/NAD^+$ 比率增高，使线粒体呼吸增强，加速 O_2 还原为 $\cdot O_2^-$。由于乙醇长期作用，呼吸链的全部复合物（除复合物 II 之外）活性降低，从而使得氧化磷酸化功能减退和 ATP 合成效率降低，但 $\cdot O_2^-$ 生成增多。线粒体 ROS 增多又增进对线粒体内大分子的氧化修饰，以及导致被修饰的线粒体大分子失活。由此更进一步使线粒体功能减退。功能减退的线粒体，不但 ATP 合成效率低，而且可能产生更多的 ROS，形成恶性循环。

在乙醇急性与慢性作用下，线粒体蛋白被氧化。不仅线粒体基因组编码的，分布在复合物 I、III、IV 和 V 的 13 个蛋白有缺陷，线粒体蛋白质组揭示尚有 40 个其他蛋白受累。这些蛋白是进行 β-氧化、三羧循环和氨基酸代谢的酶。

用蛋白质组技术检测大鼠经乙醇慢性作用后，肝线粒体蛋白巯基被修饰的程度。（4-碘丁基）三苯磷 [（4-iodobutyl）triphenylphosphonium，IBTP] 能选择性地聚集在线粒体。以 IBTP 标记该细胞器蛋白中的还原态巯基，线粒体蛋白巯基被修饰得越多，能被 IBTP 标记的越少。分离饲乙醇大鼠肝细胞的线粒体。将线粒体蛋白做 SDS-PAGE，再做 IBTP 分子抗体的免疫印迹。结果表明，与相应对照比较，饲乙醇大鼠的线粒体基质蛋白中，被 IBTP 标记的蛋白明显减少。表明蛋白巯基被修饰增多。巯基被修饰的蛋白包括 ALDH 和葡萄糖-调节蛋白 78 等。ALDH 的 IBTP 标记减少，并伴有酶的特异活性下降，因而进一步导致乙醇代谢不完全，即乙醇被氧化成乙醛后，有多量乙醛进入血流，产生乙醛对整个机体的毒性作用。

乙醇急性或慢性作用都可引起线粒体 DNA（mtDNA）损伤。Mansouri A 等（1999，2001）一次性给予小鼠乙醇（5g/kg），导致动物肝、脑、心及骨骼肌 mtDNA 减少约 50%，并伴有 mtDNA 形态改变，超螺旋型的 mtDNA 代之以线形的 mtDNA。然后 mtDNA 合成增加，24h 后 mtDNA 水平一过性地增高。乙醇引起的这些 mtDNA 改变，可因预给 4-甲基吡唑（抑制乙醇代谢）而防止、因预给维生素 E 等抗氧化剂而减轻。因此 Mansouri 等认为，乙醇代谢导致了小鼠心、脑、肝与骨骼肌的线粒体基因组氧化性的降解。乙醇慢性作用引起 mtDNA 数量下降。Mansouri A 等（1997）发现，在长期酗酒者的肝组织和白细胞中 mtDNA 拷贝数明显下降，mtDNA 删除数量增加。Tsuchishima M 等（2000）也发现，人在短期或长期饮入乙醇后，其白细胞至少在编码 ATP 酶区的 mtDNA 出现获得性突变。如若停止摄入乙醇，mtDNA 突变可逆转。von Wurmb-Schwark N 等（2008）研究长期酗酒者及中度或不定期饮酒者的线粒体突变。他们由酗酒者的白细胞检测到 mtDNA 中含有 4977 bp 删除。然而有些学者认为，只要停止饮酒，mtDNA 损伤可修复。

线粒体跨膜电位（mitochondrial membrane potential，$\Delta\Psi m$）起因于质子和其他离子在线粒体内膜两侧的不对称分布，形成一个对于维持线粒体功能至关重要的电位和化学梯度。线粒体内膜的内侧荷负电。线粒体 $\Delta\Psi m$ 的变化，以及膜通透性的变化，认为是细胞存活的中心调节机制。Adachi M 等（2002）发现，在乙醇急性（一次性）作用后（30min 之内），大鼠肝细胞 $\Delta\Psi m$ 明显下降。说明线粒体去极化是乙醇诱导细胞损伤的早期变化。除损害 $\Delta\Psi m$ 之外，乙醇还增加膜通透性，即线粒体膜通透性转变（mitochondrial permeability transition，MPT）。MPT是线粒体大通道（即PT孔，transition pore）开放。MPTP由围绕在线粒体内、外膜之间接触点的多蛋白复合物组成。其启闭由线粒体基质状态调节，并受很多因素影响，包括膜电位、巯基含量、氧化剂水平、pH及Ca^{2+}浓度等。MPTP开放有可逆性。MPTP开放时，快速的离子移动引起线粒体肿胀和膜电位丧失。Adachi等观察到乙醇急性作用后，肝细胞出现MPTP开放与ΔΨm下降可被抗氧化剂抑制，说明是乙醇代谢诱导的氧化应激，引发ΔΨm下降和MPTP开放。线粒体膜去极化和通透性转变是细胞凋亡的关键步骤。继之而发生的如细胞色素C释放，下游caspases被激活等，终极于细胞凋亡。

四、乙醇抑制蛋白质合成及干扰蛋白质降解

乙醇干扰机体的碳水化合物、蛋白质及脂质代谢。在此仅介绍乙醇抑制蛋白质合成及降解。不论乙醇急性或慢性作用，对于蛋白质（包括骨骼肌和心肌的收缩蛋白与非收缩蛋白）合成及降解都有明显的抑制作用。

（一）乙醇抑制蛋白质合成

1. 乙醇抑制肝蛋白质合成

Karinch AM等（2008）揭示乙醇抑制肝蛋白质合成的分子机制集中在翻译启始因子eIF2和eIF2B。乙醇无论是急性或慢性作用，都损害eIF2/eIF2B系统，使eIF2 α-亚单位（eIF2α）磷酸化，导致结合在eIF2上的-GDP与-GTP交换速率降低，因此抑制蛋白质合成。

mRNA翻译为蛋白是个多步骤过程。其中涉及核糖体40S和60S亚单位的结合，mRNA，启始的蛋氨酰-tRNA（met-tRNA），其他氨基酰-tRNA，辅助因子（GTP、ATP）和蛋白因子。上述一切总称为真核启始因子（eIFs）、加长因子（eEFs）和释放因子（RFs）。急性乙醇作用并未减少总RNA，说明用于合成蛋白质的核糖体数量未受影响。慢性乙醇作用亦未改变、或轻度减少肝RNA含量。实验表明，急性乙醇作用使翻译效率降低约24%，乙醇慢性作用也导致翻译效率降低。因此，乙醇不论急性或慢性作用，都减少蛋白质合成。mRNA翻译有三个相：

（1）启始：met-tRNA和mRNA结合到40S核糖体亚单位，然后40S与60S亚单位结合，形成一个有翻译功能的核糖体复合物。

（2）加长：根据模板mRNA，在eIF1与eIF2调控下，与tRNA结合的氨基酸并入不断延长的肽链。

（3）终止：合成多肽在核糖体亚单位释放。翻译效率降低，可能由于肽链启始、延长或终止三个相中的任何一个或多个被抑制。

许多学者揭示乙醇诱导核糖体解聚为单体。由于自由核糖体亚单位数量增加与蛋白质合成速率降低相伴，提示乙醇降低蛋白质合成在于降低肽链启始速率。

肽链启始受各种启始因素数量和活性的变化调节。肽链启始途径中的两个调节部位，包括eIF2/eIF2B系统（控制43S促启始复合物形成），以及eIF4F系统（调节43S复合物与mRNA的5'-帽结合、形成48S促启始复合物）。43S促启始复合物形成是启始的第一步，涉及met-tRNA附着到40S核糖体亚单位。该反应由eIF2介导。eIF2是GTP-结合蛋白，在启始过程中，eIF2循环于与GTP-和与GDP-结合之间。当48S促启始复合物与60S结合、形成能使肽链延长的80S启始复合物时，eIF2-GDP从其他启始因子释放，形成eIF2-GTP-met-tRNA三元复合物，以活化启始因子met-tRNA和40S核糖体、开始下一个翻译周期。在每一个周期之末，eIF2由与GDP形成的复合物中释放，再与GTP结合。结合在eIF2上的GDP与GTP交换，须经核苷酸交换因子eIF2B催化。乙醇无论是急性或慢性作用，都损害eIF2/eIF2B系统。细胞中eIF2B含量的变化，以及该分子在其ε-亚单位（eIF2Bε）的Ser^{535}被糖原合成酶激酶-3

(GSK-3)信号途径磷酸化,都将影响 eIF2B 活性。目前尚不知乙醇在肝中是否调节 GSK-3 活性。此外,eIF2B 的交换活性,也被 eIF2 α-亚单位(eIF2α)磷酸化抑制,因 eIF2α 磷酸化将导致形成一个稳定的 eIF2-eIF2B 复合物。而乙醇的急性或慢性作用,都增进 eIF2α 磷酸化,结果则是 eIF2B 交换活性降低,抑制蛋白合成。乙醇急性作用不改变 eIF2 或 eIF2B 在细胞中的含量。在乙醇持续性地作用下,eIF2α 磷酸化一直保持在高水平,细胞中的 eIF2 与 eIF2B 含量降低。eIF2B 含量降低可能与其催化交换活性降低有关。eIF2α 持续磷酸化是(急性或慢性)乙醇毒性作用的标志。在急性或慢性乙醇作用下,eIF2α 磷酸化增加 2 倍。然而乙醇急性作用则导致蛋白质合成被抑制 24%,长期乙醇作用下,蛋白合成将不再继续降低。因此,Karinch 等认为,在肝内,eIF2 与 eIF2B 含量降低不足以说明乙醇对与蛋白质合成的抑制作用,而 eIF2α 磷酸化便足以最大限度地抑制肝蛋白质合成。

动物实验表明,长期乙醇作用导致的肝蛋白质合成抑制,在乙醇戒断 3 日后不能恢复。因虽然 eIF2α 磷酸化恢复得快,但 eIF2 含量仍处于低水平。然而,乙醇戒断 3 日后,骨骼肌和心肌的蛋白质合成系统完全恢复。说明乙醇抑制骨骼肌和心肌蛋白质合成的机制不同于抑制肝蛋白质合成。

2. 乙醇抑制骨骼肌蛋白质合成

大鼠进食含乙醇的、营养全面的膳食 6 周后出现醇性肌病。Reilly ME 等(2000)的一项详细的研究表明,乙醇作用 6 个月后,大鼠足底肌(Ⅱ型肌肉)总肌纤维蛋白、总肌球蛋白明显减少。在肌球蛋白中 Ⅰβ、Ⅱa、Ⅱx 与 Ⅱb 特异性地减少。其他如肌间线蛋白(desmin)、肌动蛋白与肌钙蛋白-1(troponin-1)在足底肌中也都明显减少。通过模型动物的研究,作者认为醇性肌病主要累及 Ⅱ 型肌纤维,并伴有多种蛋白的改变。大多数学者认为,醇性肌病主要因蛋白质合成减弱,不是核糖体数量减少。似乎也不是蛋白质加速降解。蛋白质合成减弱的原因主要是翻译效率降低。

Lang CH 等(2004—2011)等提出,胰岛素样生长因子-1(IGF-1)通过促进 mRNA 翻译,刺激心肌合成。给予大鼠 IGF-1 20min 后,增进心肌中有翻译活性的真核类起始因子 eIF-4G—eIF-4E 复合物的装配。该复合物能快速装配是由于 eIF-4G 磷酸化,以及 eIF-4E 的可利用性增加。给予 IGF-1 后,由于 eIF-4E 结合蛋白-1(4E-BP1)磷酸化,致使失活的 eIF-4E—4E-BP1 复合物减少,因此有利于 eIF-4E 与 eIF-4G 结合。而且 IGF-1 通过 PKB 和 mTOR(见后)促进核糖体 S6 激酶 1(S6K1)磷酸化。因此,IGF-1 通过 PKB/mTOR 信号途径,促使 eIF-4G—eIF-4E 复合物装配与 S6K1 活化,以促进 mRNA 翻译起始。乙醇长期作用于大鼠,使大鼠腓肠肌 IGF-1 浓度下降,蛋白质合成速率下降,并伴以降低 4E-BP1 磷酸化,降低 mTOR 活性,增加 mTOR 与其调节相关蛋白 raptor 结合,使 eIF-4E 由有活性的复合物 eIF-4E—eIF-4G 分布到没有活性的 eIF-4E—4E-BP1 复合物中。总之,Lang 等认为,乙醇降低肌蛋白合成首先由于 4E-BP1 磷酸化减弱,后者选择性地抑制 mTOR 活性,以及增加 mTOR-raptor 结合所致。

哺乳动物雷帕霉素靶(mammalian target of rapamycin,mTOR)是个在进化中保守的 Ser/Thr 激酶,调节细胞生长和代谢。mTOR 因应答生长因子和某些氨基酸刺激而活化;被能量不足和环境应激抑制。mTOR 整合各种信号,控制 mRNA 翻译,核糖体生物发生。而核糖体直接调节蛋白质合成。mTOR 由两个多蛋白复合物构成:mTORC1(mTOR 复合物 1)和 mTORC2(mTOR 复合物 2)。mTORC1 包括 mTOR 催化亚单位及其相关蛋白:raptor(mTOR 的调节相关蛋白)、PRAS40(富含脯氨酸的 Akt 底物 40kDa 蛋白)、mLST8/GβL(G-蛋白 β 亚单位样蛋白)与 Deptor(含有 DEP 微区的 TOR 伴随分子)。mTORC2 也含有 mTOR 催化亚单位和

mLST8/GβL，此外还含有其他蛋白如 rictor、Sin1 和 protor。mTORC1 通过使核糖体蛋白 S6 激酶 1 和 4E-BP1 磷酸化，刺激蛋白合成与细胞生长；mTORC2 应答生长因子信号，通过使其下游效应分子 Akt、PKCα 和血清糖皮质激素诱导蛋白激酶 1 磷酸化，调节细胞生长、分化、存活、代谢和细胞周期。mTORC2 还调节肌纤蛋白细胞骨架。

（二）乙醇干扰蛋白质降解

蛋白酶体（proteasome）系统为真核细胞蛋白降解的主要途径。蛋白酶体活性影响细胞各方面功能，它不仅水解无活性的、被氧化的蛋白质，以防止后者的细胞毒性作用，而且通过销毁短寿命的信号因子，控制细胞死亡及调节细胞信号转导。蛋白酶体的另一功能是产生 MHC-1-结合肽，参与机体免疫学反应。近来又提出蛋白酶体通过降解隐花色素蛋白（cryptochrome，一种在植物和动物机体中广泛存在的生物钟调节蛋白）调节昼夜节律。在哺乳动物，蛋白酶体主要位于胞质与胞核。

Bardag-Gorce F 等（2010）详尽地描绘了蛋白酶体的结构（图 5-3），并述说其各组分的功能。蛋白酶体是个蛋白复合物，约 2.5MD。它聚集着有催化活性的，以及能促进酶解但无催化活性的大量蛋白。被降解的蛋白必须共价附着在遍在蛋白（泛素，ubiquitin）链上，以便被 26S 蛋白酶体识别。底物必须首先被识别，并结合到调节颗粒（RP，19S）上的遍在蛋白受体上。然后底物去折叠，当朝向核心颗粒（CP，20S）的门开放时，通过孔进入 CP。无活性的蛋白被降解。在降解前的某个时相，将底物靶蛋白引向蛋白酶体的遍在蛋白分子释放。

在哺乳动物，蛋白酶体位于胞质与胞核。（在出芽的酵母细胞）至少由 23 个亚单位组成。用生物化学方法可将蛋白酶体分解为两个复合物，一个是 670kD 的核心复合物（CP，亦称 20S），另一个是 调节复合物（RP，即 19S）。当 CP 与 RP 结合时，该复合物为 26S。CP 是个来自 14 个不同基因产物的桶状复合物，含四个压挤在一起的环状物，每个环由 7 个蛋白组成。朝外的两个环、与内侧的两个环分别相同，使 CP 沿纵轴具有 "αββα" 构象。蛋白酶体裂解肽的部位便在两个内（β）环中心形成的腔穴内。有三种不同的酶活性：胰蛋白酶样活性（裂解碱性键，即在碱性残基后裂解）、糜蛋白酶样活性（裂解疏水键）和 caspase 样活性（裂解酸性键）。每种活性表达两次。蛋白底物通过每个 CP 轴末端（即 α 环的 n-末端）的小孔与 CP 接触。通至 CP 内部的小孔通常处于关闭状态。打开通向 CP 内部的 "门" 由 RP 实现。RP 为近 1MD 的复合物，至少含有 19 个蛋白。RP 与 CP 轴末端相连。

蛋白质降解有两个步骤：首先被降解的底物蛋白在酶的催化下与多聚遍在蛋白结合（遍在蛋白化，polyubiquitination），再与 26S 蛋白酶体对接并被后者识别，然后被降解。底物蛋白共价附着在多聚遍在蛋白链的过程中涉及多种酶，如遍在蛋白-活化酶 E1、遍在蛋白-携带蛋白酶 E2、遍在蛋白-蛋白连接酶 E3 等。至少有 4 个不同的 E1s，24 个不同的 E2s 和 100 个不同的 E3s。经几次遍在蛋白化循环后，产生一个至少含有 4 个遍在蛋白残基的遍在蛋白链。一旦遍在蛋白化的靶蛋白被释放到 26S 蛋白酶体后，多聚遍在蛋白链散开，遍在蛋白开始新的循环。去遍在蛋白化也涉及一些酶。由此可知，若遍在蛋白化循环改变或受到干扰，应被清除的蛋白将聚集在细胞内，损伤细胞功能。例如，曾报道 E3 连接酶突变和遍在蛋白密码读错。都严重地改变了蛋白酶体活性。

在蛋白质降解的遍在蛋白-蛋白酶体途径中，20S 蛋白酶体与调节复合物 PA28 结合（见后）；与热重复蛋白（heat-repeat protein）PA200 结合有助于打开 "门"，促使肽链进入被降解。20S 还与热休克蛋白（Hsps）、加长因子、核糖体蛋白等结合，调节蛋白酶体的活性。Hsc70/Hsp70 有助于将倾向聚集的底物蛋白去折叠，以便于降解。此外，Hsp90 与 26S 相互作用有助于维持蛋白酶体的结构完整。还有与蛋白酶体相互作用大量未知的蛋白，等待揭示和确认。

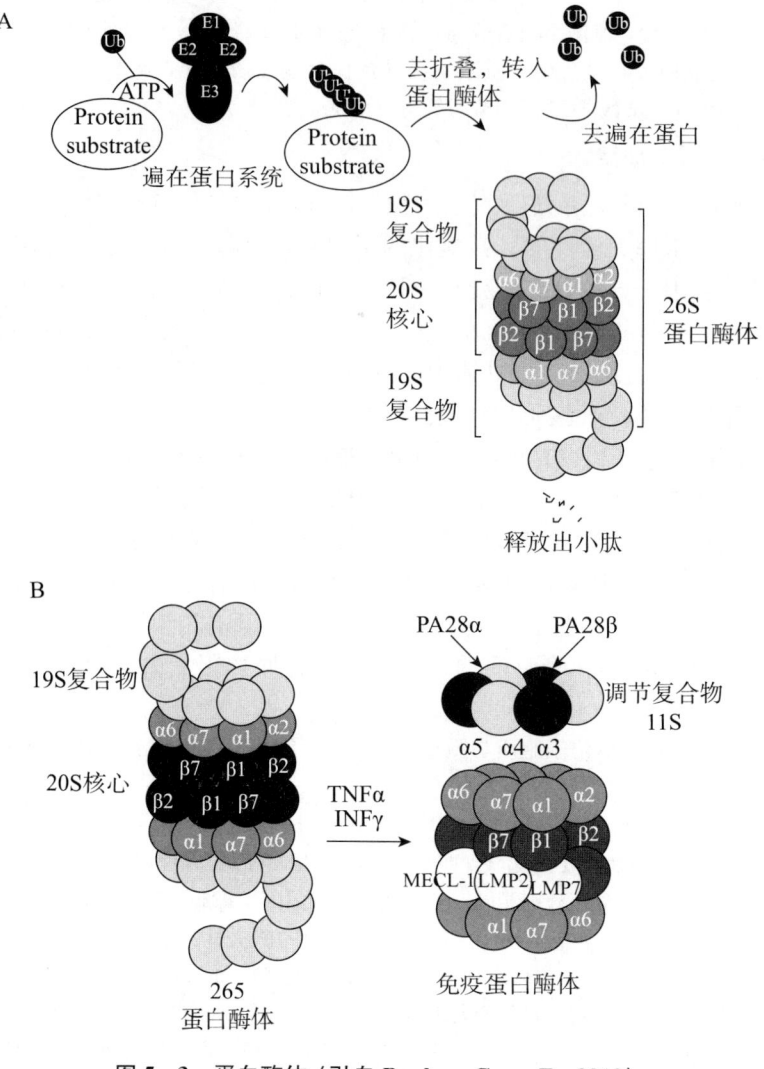

图 5-3　蛋白酶体（引自 Bardag-Gorce F，2010）
A. 蛋白酶体各组分及蛋白质降解的蛋白酶体途径
B. 免疫蛋白酶体

乙醇对蛋白酶体功能有明显的抑制作用。Osna NA 等（2007，2010）提出，在乙醇慢性作用下，明显抑制动物肝细胞 26S 蛋白酶体，导致氧化损伤的和遍在蛋白化的蛋白聚集。遍在蛋白化的蛋白质聚集，便构成了醇性肝病肝中的 Mallory-Denk 样小体，其中含有遍在蛋白化的细胞角蛋白（cytokeratin）和 P62 等聚集物。对乙醇抑制蛋白酶体活性的机制并不很清楚。Osna 等认为，26S 蛋白酶体不能移除被氧化和被损伤的蛋白，是由于 20S 不能与调节复合物 19S 结合。该二者的结合，需通过 20S α-亚单位和 19S ATP 酶亚单位之间，磷酸化/去磷酸化-依赖的相互作用，才能打开 α-亚单位的通道，促使蛋白底物进入 β-亚单位构成的催化腔并被降解。20S 蛋白酶体的 α-亚单位，在遍在蛋白-蛋白酶体途径介导的蛋白酶解途径中，起着关键性的作用，因为它构成催化腔的"门"。因此，改变 α-亚单位磷酸化的任何成分，如乙醇作用，都将导致蛋白酶体关闭。

Bardag-Gorce F 等（2005）实验表明，CYP 2E1 水平和蛋白酶体功能呈负相关。他们连续给予大鼠乙醇，在第 15 日，CYP 2E1 含量增加 3.5 倍，而 26S 蛋白酶体活性一直无明显改变。1 个月后，CYP 2E1 含量增加，同时蛋白酶体活性明显降低，说明蛋白酶体活性变化滞后于 CYP 2E1 增高。他们还发现给大鼠乙醇一个月后，脂质过氧化产物 4-羟壬烯醛明显增加，并与 26S 中的 Rpt 4 亚单位形成加合物。因此抑制蛋白酶体功能。

Donohue TM Jr 等（2007）也揭示乙醇诱导 CYP 2E1 增加与蛋白酶体功能被抑制的关系。他们将 CYP 2E1 诱导剂，如乙醇、丙酮、咪唑或 4-甲基吡唑，给予培养的肝细胞，导致细胞 CYP 2E1 含量增加，细胞色素 b5 水平、NADPH-细胞色素 P450 还原酶，或 NADH-细胞色素 b5 还原酶活性未受影响，提示乙醇等选择性地作用于 CYP 2E1。CYP 2E1 m-RNA 水平不变，说明乙醇等 CYP 2E1 诱导剂增加 CYP 2E1 含量和活性，而不影响其 m-RNA。这种乙醇增加 CYP 2E1 蛋白稳定性现象，在大鼠肝、脑、肾及小肠都是如此。作者进一步用多种方法实验证明，乙醇和其他诱导剂升高 CYP 2E1 水平，是通过稳定 CYP 2E1 抗蛋白酶解。降解 CYP 2E1 的主要细胞器是蛋白酶体。在乙醇长期作用下蛋白酶体功能降低，水解被氧化的蛋白能力下降，而 CYP 2E1 被乙醇稳定不被降解，更增加乙醇代谢物生成，再进一步阻断蛋白酶体功能。这已在细胞水平与整体动物实验中证明。因此，CYP 2E1 水平和蛋白酶体功能呈负相关。

五、乙醇对免疫系统的损伤

Szabo G 等（2009）提出，临床与实验室多条线索表明，无论一次急性、中度间断性，还是长期慢性乙醇摄入，都对免疫系统功能造成多方面损伤。

20 世纪 40 年代就已发现嗜酒者中肺结核发病率高，尔后流行病学调查肯定了该事实。动物实验表明，乙醇加重肺结核病，肺中结核菌量多，CD_4^+ 和 CD_8^+ T 淋巴细胞应答反应迟钝，淋巴细胞增殖和 CD_4^+ T 细胞中干扰素-γ 水平降低。Happel KI 等（2005）揭示，经乙醇慢性长期作用的人群，易患各种革兰阴性菌（如肺炎球菌、克雷伯菌、流感嗜血杆菌及嗜肺军团菌）引起的细菌性肺炎。临床观察表明，嗜酒者患肺炎后的治愈率较低，因为这些患者的固有免疫和适应性免疫应答都受到了损害。

近年来人们关注，乙醇摄入与感染人类免疫缺陷病毒（HIV）危险性的关系。值得注意的是，在感染 HIV 的人群中，酗酒者的比例大于一般群体。还有研究指出。酗酒者在感染 HIV 的 3 个月内，便出现获得性免疫缺陷症状，且存活期缩短；而感染 HIV 患者如若戒断乙醇，则其 CD_4^+ T 细胞计数增加。

一般的概念是摄入乙醇将加重任何一种类型的病毒性肝炎，特别是慢性感染乙型和丙型肝炎病毒的患者，摄入乙醇使肝损伤更为严重。动物实验揭示，长期摄入乙醇损伤机体对丙型肝炎病毒的免疫应答。然而，乙醇和丙型肝炎病毒相互作用对免疫应答的影响尚需进一步研究。

乙醇滥用人群易遭受各种创伤性（包括烧伤）的伤害。一旦发生创伤，这类患者在临床上的症状严重，恢复慢。临床及动物实验揭示，乙醇作用后再发生创伤时，机体应答应激性刺激的能力降低，免疫细胞增殖能力下降，炎症细胞因子生成减少。

Szabo G 等（2009）、Gramble L 等（2006）将乙醇损伤机体免疫功能归纳如下：

1. 单核/巨噬细胞是应答病原微生物入侵、吞噬病原微生物和产生促炎症细胞因子的主要细胞。乙醇不论急性或慢性作用，都抑制单核/巨噬细胞的吞噬功能，抑制巨噬细胞吞噬后 ROS 生成，抑制单核/巨噬细胞生成促炎症细胞因子。

2. 乙醇抑制血中嗜中性粒细胞的趋化性，抑制该细胞迁移至感染灶，抑制该细胞黏附（即嗜中性细胞活化后，抑制细胞表面黏附因子糖蛋白 Mac-1 的表达）。

3. 骨髓产生的树突状细胞是重要的抗原呈递细胞。单核/巨噬细亦属抗原呈递细胞。对人和实验动物的在体或离体研究表明，乙醇不论是急性或慢性作用，都抑制各种类型抗原呈递细胞的抗原呈递功能。

正常人在炎症或感染情况下，促炎症细胞因子（如 TNFα、IFNγ）促使 20S 蛋白酶体 CP 的三个催化亚单位（具有糜蛋白酶样活性的）β5、（具有胰蛋白酶样活性的）β1 和（具有 caspase-样活性的）β2，分别被 IFNγ-诱导的对应物 LMP7、LMP2 和 MECL1 置换，而变成免疫蛋白酶体（图 5-3B）。后者的蛋白酶解作用增强。免疫蛋白酶体结构性地表达于抗原呈递细胞（包括 B 细胞），通过蛋白酶解生成 MHC-1 结合肽，以供有效地抗原呈递，激活免疫应答反应。然而，在乙醇长期作用下，尽管免疫蛋白酶体亚单位被诱导生成，但 α-亚单位被修饰，催化核心 20S 与调节复合物的结合受阻，因而减少抗原呈递。

4. 乙醇影响 T 淋巴细胞功能。曾报道，酗酒者体内辅助 T 细胞、毒性 T 细胞或抑制 T 细胞数量减少。动物实验表明，饲以乙醇的啮齿类动物胸腺重量及胸腺细胞数量减少，可能由于在乙醇作用下，人 T 细胞不能利用诱导 T 细胞增殖的细胞因子 IL-2，也可能由于 II 型主要组织相容抗原复合物在 T 细胞表面表达减少，使 T 淋巴细胞活化受抑制。

5. 自然杀伤细胞（natural killer，NK）可杀伤感染病毒及突变的肿瘤细胞。乙醇使 NK 细胞功能异常。饲乙醇小鼠的 NK 细胞杀伤功能下降。慢性乙醇作用后，NK 细胞数量减少。学者们认为，在酗酒者中癌症的高发生率与乙醇损伤 NK 细胞可能有关。

6. 乙醇影响 B 淋巴细胞功能。B 细胞由骨髓生成，迁移到周围淋巴组织，并在此处阻断异性抗原而被活化。B 细胞活化后，成为长寿命的记忆细胞，或分化为成熟的浆细胞，针对病原体产生特异的免疫球蛋白。摄入乙醇 2 周的小鼠脾中，B 细胞数量减少，但脾结构正常。在酗酒者的外周血中，B 细胞数量未见明显改变，但血清抗体（特别是 IgG 和 IgA）升高，提示细胞免疫应答移向体液免疫应答。

7. 经乙醇长期作用，机体的器官组织中有乙醛-蛋白（-脂）、丙二醛-蛋白（-脂）等加合物形成。这些加合物改变了靶蛋白（脂）的结构与性质，因此诱导抗体形成。这些加合物诱导的抗体，不识别结合前的原蛋白（脂），但与乙醛-蛋白（-脂）、丙二醛-蛋白（-脂）等加合物发生抗原-抗体反应。因此乙醇代谢物与蛋白（-脂）形成的加合物，起着免疫原作用。Vidali M 等（2008）提出，在长期乙醇摄入者的循环中发现有靶向淋巴细胞、脑、DNA、血清脂蛋白和肝中各种蛋白的自身抗体产物。Laskin CA 等（1990）发现，免疫球蛋白 A 沉积在许多酗酒者的皮肤、肝和肾中。学者们认为这是酗酒者自身免疫性肝损伤、骨骼肌损伤的部分原因，是醇性肝病、醇性肌病的又一个机制。

六、乙醇诱导炎症

细胞因子（cytokines）是一类分子量在 8~45kD、具有多方面功能（除调节免疫和炎症外，还涉及细胞发育、细胞通讯、细胞增殖和迁移、死亡和损伤修复等过程）的多肽和糖蛋白。根据对免疫系统的作用，细胞因子又分促炎症（Th1）型和抗炎症（Th2）型两类。

Crews FT 等（2006）在其综述中提出，一次性饮入中等剂量乙醇，受试者（正常人）血中单核细胞产生促炎症细胞因子减少。甚至在急性乙醇作用后 16h，与不饮用乙醇的正常人比较，LPS-诱导的单核细胞 TNF-α 和 IL-1β 生成依然明显减少。离体实验证明，25mM（相当于 1g/L 体内血乙醇浓度）急性乙醇作用明显抑制 LPS-诱导的（虫荧光素酶标记的）NF-κB 启动子活化。提示乙醇急性作用抑制 NF-κB 介导的胞内信号途径，下调促炎症细胞因子生成。在生理情况下，固有免疫对病原体应答首先产生促炎症细胞因子，然后在同样病原体存在的情况下，产生抗炎症细胞因子，以提供炎症缓解机制。IL-10 有抗炎症性质，因为它抑制 TNF-α 生成，也通过抑制抗原呈递细胞产生 IL-12，下调抗原特异的 T 细胞活化。实验表明，摄入中等剂量乙醇增进 LPS-诱导的单核细胞产生 IL-10。因此，急性、适量乙醇摄入有双重抗炎症效应：抑制单核细胞促炎症细胞因子生成与促进其抗炎症细胞因子生成。

然而慢性乙醇作用促进单核细胞产生促炎症细胞因子。离体实验表明，将 25mM 乙醇加到人单核细胞介质中，温育 5~7d（相当于乙醇慢性作用）时，LPS-诱导的 TNF-α 生成明显增多，同样的单核细胞，在乙醇急性作用下 LPS-诱导的 TNF-α 生成却明显减少，NF-κB 活性被抑制。与慢性乙醇处理增加 TNF-α 生成一致的是，NF-κB 活性被 LPS 上调。因此实验表明，乙醇急性作用与慢性作用对促炎症细胞因子生成的效应相反。Crews 等人的综述还提到 Toll-样受体（TLRs），特别是 TLR4 与 TLR2，也参与调节乙醇介导的炎症细胞因子生成。

乙醇摄入可改变血浆和肺、肝、肠和脑等各器官的细胞因子水平。在长期与慢性乙醇作用下，各器官的损伤无不与乙醇介导的促炎症细胞因子大量生成有关。如醇性肝炎患者的血浆及肝组织中，TNF-α、IL-1 和 IL-6 明显增高，这三个促炎症细胞因子的水平与肝损伤的生化指标密切相关。目前最关注的是乙醇导致的神经系统损伤与乙醇介导的促炎症细胞因子产生的关系。有多量证据表明，乙醇诱导星形胶质和小胶质细胞分泌促炎症细胞因子。神经炎症是乙醇导致神经变性和脑萎缩的机制之一。在中枢神经系统中，星形胶质细胞是为支持神经元活性提供营养、保护神经元及主动参与免疫功能的一类胶质细胞。活化的星形胶质细胞产生炎症介质（如 IL-1β、TNF-α）或趋化因子（如单核细胞趋化蛋白，MCP-1），这些都能引起神经元损伤，甚至死亡。曾有报道，酗酒者各脑区的小胶质细胞也分泌 MCP-1。对于脑星形细胞 IL-1β、TNF-α 和 MCP-1 水平增高的机制，并不很清楚，可能通过有丝分裂原激活的蛋白激酶（MAPK），NF-κB，人脑内皮细胞的基质金属蛋白酶（MMP）-1、-2 和 9，以及 TLRs 等途径活化。例如，Floreani NA 等（2010）提出，星形细胞表达代谢乙醇的酶 ADH、CYP2E1。在原代培养的人星形细胞，乙醇的代谢物乙醛和 ROS 活化 Src（非受体酪氨酸激酶），Src 补充到膜表面的 TLR4，自磷酸化。作为衔接蛋白的 Src，引发胞内各种信号途径活化。因此，由于 Src 补充到膜，便通过胶质细胞启动了神经炎症反应。Floreani 等还揭示 Src 活化 PLA2，生成的花生四烯酸经 COX-2 代谢为有促炎症作用的前列腺素。因此，星形细胞接触乙醇后，经 TLR4—Src 激酶自磷酸化调节 PLA2/COX-2 相关的促炎症应答。

七、乙醇影响离子通道的功能

乙醇影响脑功能，乙醇耐受，以及乙醇戒断征候，都与乙醇改变离子通道功能有关。乙醇对电压门控 Ca^{2+} 通道的作用研究得最早。自 20 世纪 90 年代，发现乙醇能改变几种配体门控离子通道（如 NMDA-、GABA-、5-HT-、甘氨酸-，以及 ATP-受体/通道等）的功能。最近几年开始注意乙醇对 Ca^{2+} 激活的 K-通道的作用。乙醇对离子通道作用的研究虽有不少成果，但由于应用乙醇剂量不同，特别是缺少低浓度乙醇作用的试验，在不同脑区和不同神经元，配体门控通道的亚单位组成不同，蛋白激酶和钙的调节作用不同等，因此脑内不同的神经元对乙醇的敏感性也不同。因此，目前难以得出乙醇调节（或改变）某些（个）离子通道与乙醇神经毒性特异性的关系（也许没有这种特异性的关系，乙醇就是一种非特异性的毒品）。下面仅介绍研究得较多的几种离子通道对乙醇的应答。

(一) 乙醇对电压门控 Ca^{2+} 通道的作用

20 世纪 90 年代初，用模型动物研究证明，乙醇的神经毒性和乙醇诱导的行为表现，与改变电压门控 L-型 Ca^{2+} 通道有关。乙醇在发挥其毒性作用的浓度下，抑制 L-型 Ca^{2+} 通道。乙醇抑制大鼠神经垂体释放加压素而使血中加压素水平下降，此与乙醇抑制神经垂体细胞 L-型 Ca^{2+} 通道有关。由大鼠神经垂体分离的神经末梢的单通道记录表明，一次性接触乙醇（10~50mmol/L），使 L-型 Ca^{2+} 通道开放概率下降（由于缩短了通道开放时间）。将同样浓度乙醇作用于 PC_{12} 细胞（嗜铬细胞瘤细胞），也出现抑制 L-型 Ca^{2+} 通道现象。在钳住去极化膜电位、诱发钙电流的情况下观察乙醇的作用，发现乙醇对这种钙电流的抑制作用更强，说明乙醇作用于通道的失活状态。乙醇慢性作用增加 L-型 Ca^{2+} 通道的密度与功能，也增强 L-型 Ca^{2+} 电流。这可能是补偿乙醇对该通道的抑制。说明乙醇长期作用可增加 L-型 Ca^{2+} 通道的表达。L-型 Ca^{2+} 通道上调似乎与戒断时出现的神经元过度兴奋有关。戒断时对乙醇有强烈要求。由于 L-型 Ca^{2+} 通道数量增加，因而增加对乙醇的需要。戒断症状重的鼠，乙醇诱发的 DHP（双氢吡啶类药物，钙通道拮抗剂）结合位点数量的增加要比戒断症状轻的鼠多。L-型 Ca^{2+} 通道拮抗剂能减轻啮齿动物对乙醇的依赖，以及戒断时出现的戒断症状和死亡率。

进入 21 世纪以来，学者们提出，嗜酒者乙醇戒断时出现的心动过速、收缩压与舒张压增高等心血管征候与 L-型 Ca^{2+} 通道上调密切有关。FatjoF 等（2007）将死于慢性乙醇中毒志愿者的心脏，与死于非乙醇中毒的、相应对照志愿者心脏，做形态计量学比较，发现无醇性心肌病的慢性乙醇中毒患者的心肌中，L-型 Ca^{2+} 钙通道上调（通道密度增加）。Fatjo 等认为这是嗜酒者心脏的适应机制。然而合并醇性心肌病的患者心肌中，L-型 Ca^{2+} 通道未见上调。可能由于失代偿而发展为醇性心肌病。

(二) 乙醇对 Ca^{2+} 激活的 K-通道的作用

在神经元及其他可兴奋细胞，Ca^{2+} 激活的 K-通道控制神经元兴奋性和激素、神经介质释放。Ca^{2+} 激活的 K-通道有小电导（SKCa）、中电导（IKCa）和大电导（BKCa）三种。SKCa 表达于海马、皮质、丘脑、下丘脑和腹侧被盖区等脑区。SKCa 通道蛋白不具有 Ca^{2+} 结合位点，但与钙调蛋白形成机能上的复合物，被胞内瞬间 Ca^{2+} 浓度增高而活化，其单通道电导约为 10pS。BKCa 遍存于中枢神经系统，通道蛋白上，至少有三个亲和力达微摩尔级的 Ca^{2+} 结合位点。BKCa 因胞内 Ca^{2+} 浓度增高和跨膜电压移向正的方向而活化，在生理情况下，其单通道电导达 100 pS。BKCa 的主要功能，除资助延长动作电位后超极化外，还调节激素和神经介质释放。

近十年来的研究表明，不论乙醇急性或长期慢性作用，SKCa 与 BKCa 都是乙醇的标靶。Mulholland PJ 等（2009）揭示，乙醇慢性作用导致腹侧被盖区的多巴胺能神经元的 SKCa 机能降低。因此，当乙醇戒断时，在海马区，便可能增加腹侧被盖区神经元的脉冲发放，并可能出现异常的超兴奋性。乙醇直接调节各个系统（包括大鼠垂体神经部的神经末梢、初级交感神经节、伏隔核神经元、大鼠垂体细胞、脑血管肌细胞和人脐静脉内皮细胞）的 BKCa 活性。与其他电压门控 K^+ 通道不同的是，BKCa 对低浓度（10～50mM）乙醇作用敏感，表现为乙醇浓度-依赖地通道开放概率增加。由于 BKCa 通道由多个亚单位组成，不同的亚单位对乙醇的敏感性也不同。例如乙醇增加 α 和 αβ4BKCa 开放概率，而不改变 αβ1BKCa 活性。乙醇急性作用使 BKCa 活性增加，但并非全部 BKCa 通道都是如此。如大鼠的视上神经元中的 BKCa，对 100mM 浓度以下的乙醇无反应；大鼠主动脉和脑血管肌细胞表面的 BKCa，接受乙醇刺激后活性被抑制，即乙醇导致血管收缩。不同部位对乙醇的应答反应不同，与通道蛋白复合物的组分及其周围脂环境有关。Treistman 等（2008）发现，BKCa 周围的脂环境影响通道对乙醇的应答。关于通道结构与对乙醇敏感性的关系可参阅本章参考文献 [18]。

（三）乙醇对于 NMDA 受体/通道的作用

N-甲基-D-天冬氨酸（NMDA）受体/通道是被神经介质谷氨酸活化的、通透 Ca^{2+} 的受体/通道。NMDA 受体与对 Ca^{2+} 有高亲和力的通道偶联，因此称之为 NMDA 受体/通道。该受体/通道在脑的谷氨酸能突触中起重要作用。它涉及兴奋氨基酸引起的致死性的神经元过度兴奋。

乙醇对啮齿类动物 NMDA 受体/通道引出至少两种不同的反应。乙醇短期作用（几分钟～几天）是抑制谷氨酸作用后引起的通道开放，即抑制谷氨酸引起的 Ca^{2+} 内流。但是，乙醇长期作用（5 天～数月）导致 NMDA 受体上调。可能以此补偿乙醇对该受体的抑制作用。然而这种上调是可逆的。乙醇突然戒断，导致超兴奋性戒断，即表现为抽搐、颤栗等戒断发作症状。认为是由于谷氨酸作用于上调的 NMDA 受体，导致过多的 Ca^{2+} 流入神经元的结果。

细胞学实验表明，在预给乙醇的细胞培养液中加入 NMDA（0.01～1mM），引起 NMDA 剂量依赖地乳酸脱氢酶（LDH）漏出增加，而且在每一个 NMDA 剂量下，细胞的 LDH 漏出都比未经乙醇预处理的细胞（空白对照）的 LDH 漏出明显增多。若产生 50% 的 LDH 最大量漏出，对乙醇预处理的细胞只需加入 NMDA 42μM，而空白对照则需加入 167μM 的 NMDA。在乙醇预处理的细胞培养液中加入大剂量的 NMDA（40μM），引起胞内 Ca^{2+} 浓度高达 352±45nM，而在空白对照加入同样剂量 NMDA，胞内 Ca^{2+} 浓度只达 208±9nM。说明预给乙醇的细胞对于神经兴奋毒的敏感性增高。此外，在乙醇预处理后的细胞，乙醇能降低 NMDA 的细胞毒效应，例如，在乙醇预处理后的细胞培养液中若有乙醇 100mM 存在，能抑制加入 NMDA 后引起的 45%～60% 的 Ca^{2+} 升高，但对于空白对照的抑制作用则 <40%。

Nagy J 等（2002～2004）用皮质神经元原代培养系统地研究乙醇对 NMDA 受体/通道的作用。他们在皮质神经元原代培养液中加入乙醇（25～200mM）24h（在培养液中加一次乙醇）或 72h（每 24h 在培养液中加一次乙醇，连续三次）后，细胞在显微镜下无明显形态学改变，培养液中未见 LDH。这是 NMDA 受体/通道对乙醇的适应。如若细胞连续接触乙醇 50 mM，然后去除乙醇（即戒断）24h，便出现 LDH 漏出，细胞死亡。若于戒断期间再加入乙醇，LDH 漏出呈乙醇剂量-依赖地降低，甚至恢复到正常对照水平。这是 NMDA 受体/通道在对乙醇适应的基础上发展的乙醇依赖和乙醇戒断现象。在预给乙醇的细胞，给予 NMDA（0.01～1mM），则诱发胞质 Ca^{2+} 浓度明显升高和出现兴奋毒性现象。在此情况下，若给予钠通道激动剂藜芦碱（0.01～1mM），则在预给乙醇的细胞和正常对照细胞，引起程度相似的损伤与 Ca^{2+} 升高。接触乙醇的细胞在戒断时，若给予 NMDA 受体阻断剂（MK801 等）和再给予乙醇一样，可明显减轻戒断症状。因此作者认为是 NMDA 受体系统参与乙醇的适应、依赖和戒断。根据上述结果可得结论，重复给予乙醇可诱发细胞有力的适应性变化，从而导致严重的戒断现象，引起比乙醇慢性作用，或一次性给予乙醇，出现更严重的细胞损伤。谷氨酸能神经介质，特别是 NMDA 受体系统参与对乙醇的适应、依赖和戒断。

NMDA 受体由多个亚单位组成，如 NR1、NR2（A-D）、NR3……至于乙醇作用于哪个亚单位，许多学者一直在研究。细胞学水平及动物实验结果如下：Smothers CT 等（2003）实验表明，NR1 与 NR2（A-D）亚单位参与乙醇的毒性作用，NR3 似乎关系不大。将 NR1 与 NR2（A-D）构成的 NMDA 受体转染给 HEK293 细胞，该细胞含有或不含有 NR3 亚单位。在无 NR3 的细胞，即细胞仅有 NR1 与 NR2 组成的受体，可被 100mM 乙醇抑制，含有 NR1、NR2 与 NR3 的受体也同样被 100mM 乙醇抑制。此外，NR1/NR2 受体被 NR2B 亚单位拮抗剂的抑制作用也不因 NR3 是否存在而改变。Ren H 等（2003，2004）进行的鼠类实验揭示，NMDA 受体 NR2A 亚单位的第四个跨膜微区上的蛋氨酸（Met 823）影响通道闸门脱敏，推想该处可能也是乙醇敏感部位。他们用机能置换突变与电生理测定方法证明，NMDA 受体 NR2A 亚单位的第四个微区 Met 823 是受体与乙醇相互作用的部位，或是乙醇作用部位的一部分。Peoples RW 等（2008）用分子生物学技术和单通道技术证明，NR2A 第 3 跨膜段 Phe 637 和第 4 跨膜段 Met 823 的相互作用，可能涉及谷氨酸的亲和力、脱敏和对乙醇的敏感性。Woodward JJ 等（2008）用 NMDA 受体亚单位 cDNA 重组于人胚肾细胞，用全细胞膜片箝技术发现 NR3A 在生理情况下可调节 NMDA 受体对乙醇的敏感性。Feng HJ 等（2007）将一种 NMDA 拮抗剂 AP7 注入动物脑杏仁核，可减轻戒断后的听源性惊厥，说明杏仁核对于乙醇戒断症状也起关键性作用等。

对于乙醇滥用的嗜酒者而言，Rogawski MA 等（2005）推测，全身性、强直性、阵挛性抽搐症状的乙醇戒断综合征起源于脑干。Rogawski 等认为，乙醇戒断中毒使介导抑制强直的 NMDA 受体 δ 亚单位暴露。而其他学者都同意戒断时的兴奋是由于 NMDA 受体活化，特别是慢性乙醇作用增进 NR1、NR2A 和 NR2B 亚单位的表达。然而，Rujescu D 等（2005）揭示，NR1 被乙醇慢性作用改变；而 Tadic A 等（2005）强调 NR2B 亚单位对于戒断更敏感。Roh M-S 等（2011）发现，大鼠经受乙醇急性作用后，乙醇诱导其皮质和海马 NMDA 受体 NR2A 与 NR2B 亚单位表达和 NR1 磷酸化增加。Bleich S 等（2004）还提出 NMDA 受体的过度活化将增加同型半胱氨酸生成，后者可能导致神经元损伤和死亡。

总之，多数学者认为 NMDA 受体/通道是乙醇作用的重要标靶。乙醇的一次性、急性作用是拮抗 NMDA 受体功能，慢性作用是增加 NMDA 介导的神经传递功能，其原因不是 NMDA 受体密度增加，而是 NMDA 受体某些亚单位上调，导致 NMDA 受体复合物组成和功能起变化。NMDA 受体由许多亚单位组成。亚单位不同，受体的药理学性质也不同，因此形成了受体的异质性。例如乙醇对于含有 NR2A 及 NR2B 的 NMDA 受体要比含有 NR2C 及 NR2D 的受体抑制作用强。在不同脑区，NMDA 受体亚单位组成不同，因此对乙醇敏感性也不尽相同；在发育过程中，NR2C 的表达逐渐增加，而 NR2A 及 NR2B 的表达逐渐减少（这似可说明随着脑的发育，神经细胞对乙醇的敏感性下降）。

（四）乙醇对于 GABA 受体/通道的作用

γ-氨基丁酸（γ-aminobutyric acid，GABA）受体/通道是脑抑制性神经介质的主要调节者，也是神经调节性药物如地西泮（安定）、苯巴比妥、乙醇和麻醉药物的重要标靶。GABA 是抑制性神经介质，GABA 受体接受相应刺激后，通道开放，Cl^-内流。历经多年研究，人们认为 GABA（A）受体是乙醇的镇静作用及动机效应的主要调节者。一个人由有节制的乙醇消耗，变成无节制的狂饮，其神经生物学机制虽不甚清楚，但人们认为 GABA（A）受体起重要作用。人们也认为该受体与乙醇耐受、依赖与戒断有关。乙醇作用于 GABA（A）受体 α4 和 δ 亚单位。当 GABA 受体受到超刺激时，便产生减少刺激的适应性改变，即增加亚单位的表达。Liang J 等（2004）提出 α4 亚单位给出一个小 GABA 应答，增加突触、但减少突触外 GABA（A）受体应答。Rogawski MA 等（2006）认为，嗜酒者戒断的抽搐症状，是由于 GABA（A）受体 α4 亚单位的快速增加，从而降低抑制功能。Fehr C 等（2006）和 Soyka M 等（2008）认为，GABA（A）受体 α2 亚单位基因与乙醇依赖有关，也与乙醇戒断综合征有关。他们都肯定 α2 亚单位是认为有基因素质的嗜酒者乙醇依赖的易感基因。Kohnke M 等（2006）提出乙醇戒断也涉及 GABA（B）受体，编码 GABA（B）受体的基因可能也是乙醇戒断综合征的易感基因。

乙醇直接诱导某些神经类固醇形成，是这些神经类固醇在影响 GABA（A）调节的认知、学习、记忆、饮酒行为，甚至戒断效应。神经类固醇别孕烷醇酮调节 GABA（A）受体，而非那雄胺（finasteride）阻断别孕烷醇酮形成。Gorin-Meyer RE 等（2007）报道，非那雄胺增加雌性小鼠、但减轻雄性小鼠戒断症状，说明对戒断应答有性别差异。

此外，蛋白激酶参与乙醇（慢性作用）对于 GABA（A）介导的 Cl^- 内流的调节。例如，PKCγ 直接与 GABA（A）受体 α1 和 α4 亚单位连接，乙醇慢性作用后，PKCγ 与 α1 连接减少 44%，而与 α4 连接增加 32%。

主要参考文献

[1] Fridmann PD. Alcohol use in adults. N Engl J Med，2013，368：365-373.

[2] Lu Y，Cederbaum AI. CYP2E1 and oxidative liver injury by alcohol. Free Radic Biol Med，2008，44：723-738.

[3] Cederbaum AI，Lu Y，Wu D. Role of oxidative stress in alcohol-induced liver injury. Arch Toxicol，2009，83：519-548.

[4] Manzo-Avalos S，Saavedra-Molina A. Cellular and mitochondrial effects of alcohol consumption. Int J Environ Res Public Health，2010，7：4281-4304.

[5] Femandez-Sola J，Preedy VR，Lang CH，et al. Molecular and cellular event in alcohol-induced muscle disease. Alcohol Clin Exp Res，2007，31：1953-1962.

[6] Setshedi M，Wands JR，de la Monte SM. Acetaldehyde adducts in alcoholic liver disease. Oxid Med Cell Longev，2010，3：178-185.

[7] Szabo G，Mandrekar P. A recent perspective on alcohol，immunity，and host defense. Alcohol Clin Exp Res，2009，33：220-232.

[8] Karinch AM，Martin JH，Vary TC. Acute and chronic eyhanol consumption differentially impact pathway limiting hepatic protein synthesis. Am J Physiol Endocrinol Metab，2008，295：E3-E9.

[9] Lang CH，Frost RA，Summer AD，et al. Molecular mechanisms responsible for alcohol-induced myopa-

thy in skeletal muscle and heart. Inter J Biochem Cell Biol, 2005, 37: 2180 - 2195.

[10] Bardag - Gorce F. Effects of ethanol on the proteasome interacting proteins. World J Gastroenterol, 2010, 16: 1349 - 1357.

[11] Haorah J, Ramirez SH, Floreani N, et al. Mechanism of alcohol - induced oxidative stress and neuronal injury. Free Rad Biol Med, 2008, 45: 1542 - 1550.

[12] Hughes JR. Alcohol withdrawal seizures. Elilepsp & Behavior, 2009, 15 : 92 - 97.

[13] Haorah J, Floreani NA, Knipe B, et al. Stabilization of superoxide dismutase by acetyl - L - carnitine in human brain endothelium during alcohol exposure : Novel protective approach. Free Radic Biol Med, 2011, 51: 1601 - 1609.

[14] Zoethout RWM, Delgado WL, Ippel AE, et al. Functional biomarkers for the acute effects of alcohol on the central nervous system in healthy volunteers. Br J Clin Pharmacol, 2011, 71: 331 - 550.

[15] Kumar S, Porcu P, Werner DF, et al. The role of GABAa receptors in the acute and chronic effects of ethanol: a decade of progress. Psychopharmacology, 2009, 205: 529 - 564.

[16] Roh M - S, Cui FJ, Kim HK, et al. Regulation of NMDA receptor subunits after acute ethanol treatment in rat brain. Alcohol Alcohol, 2011, 46: 672 - 679.

[17] Seitz HK, Stickel F. Molecular mechanisms of alcohol - mediated carcinogenesis. Nat Rev Cancer, 2007, 7: 599 - 612.

[18] Zahs A, Cook RT, Waldschimdt TJ, et al. Alcohol and inflammation and infection: clinical and experimental systems - summary of the 2010 Alcohol and Immunology Research Interest Group Meeting Alcohol, 2012, 46: 147 - 153.

[19] Mulholland PJ, Hopf FW, Bukiya AN, et al. Sizing up ethanol - induced plasticity: The role of small and large conductance calcium - activated potassium channels. Alcohol Clin Exp Res, 2009, 33: 1125 -1135.

第六章 肺表面活性剂与呼吸窘迫综合征

肺是机体进行气体交换的器官。肺又是个独特的器官，它要终生面对压力和容积周期性的改变，以及接受外界各种有害物质的刺激。

呼吸窘迫综合征（respiratory distress syndrome，RDS）是肺疾患和早产儿死亡的常见原因。对于早产儿而言，出生时月份越小该病发病率越高，不足32周的早产儿发病率达35%～50%。现已明确，早产儿RDS的病因是由于肺泡表面活性物质（pulmonary surface active material，SAM或pulmonary surfactant）异常或不足，特别是其中的双饱和PC不足，导致在呼气末肺表面张力（surface tension）异常增高，甚至出现肺塌陷。对于这样的早产儿若不给予换气支持或补给人工SAM制剂，则无法克服严重的呼吸困难。据Zuo YY等（2008）报道，2002年，美国有24 000个早产儿出现RDS。成人呼吸窘迫综合征可发生在任何年龄。往往继肺重度感染（如SARS）、肺广泛性的炎症、败血症、胰腺炎、重度创伤、射线损伤等之后出现，表现为急性呼吸衰竭。1967年，Ashbaugh等对这类患者的呼吸功能障碍及肺的病理改变做了系统研究，发现其临床症状与病理特点与未成熟儿RDS相似，并认为肺泡SAM异常或缺少为其病因。Petty和Ashbaugh称此类疾患为成年人呼吸窘迫综合征（adult respiratory distress syndrome，ARDS）。Zuo YY等（2008）报道，美国每年约有15万人患ARDS，病死率甚高，达30%～40%。除未成熟儿的RDS和ARDS外，尔后发现许多肺疾患与SAM异常有关，如特发性的肺纤维化、肺气肿、囊性纤维化、慢性阻塞性肺疾患（COPD）等，以及由于SAM组分遗传性的改变引起的许多严重的肺疾患，如COPD、间质性肺疾患、癌症、肺感染、先天性肺泡蛋白沉积症、进行性支气管-肺发育不良等。将外源性的SAM（人工合成或由牛、猪肺中提取）经呼吸道滴入患者肺中，是对未成熟儿RDS有效的干预性治疗方法，但对ARDS效果不一。

因此，研究肺SAM不仅是生理学问题，也和临床治疗有关，是个生物医学热点。实际上，对SAM的研究包括生物化学、生物物理学、胶体和界面科学、生物医学和临床应用等诸多方面。本章拟以肺表面活性物质的组分、结构形态及其功能为重点，逐一介绍。

第一节 正常人的肺泡表面活性物质

成人肺的表面积约$150m^2$，如网球场般大小。肺有3×10^8个肺泡。肺泡是气体交换场所。肺泡由上皮层和布满毛细血管的胞外基质组成。肺泡直径约0.1mm，壁厚$0.2\mu m$。肺泡壁是吸入气体中的O_2入血液及组织中的CO_2排出，进行气体交换的场所。在生命过程中，肺不仅发生压力和容积周期性的变化，还要受到大气中各种有害物质的刺激。肺之所以能在回击物理学上的与生物学上的这两个挑战中，完成气体交换功能，是由于在肺泡及终末支气管表面的液体上，覆盖着一层表面活性物质（SAM）。SAM调节肺泡表面张力，也主动地抑制和抗击各种外源性的致病微生物。若说得直接些，SAM的两个主要功能是降低在呼吸过程中，随着肺容积的不断变化、不断变化着的气-液表面张力，特别是在呼气末防止肺塌陷，以及调节免疫功能。这两个重要功能由组成SAM的脂质和蛋白质共同完成。

人类肺泡壁有两型上皮细胞：占95%以上的Ⅰ型与占所余5%的Ⅱ型细胞。Ⅰ型细胞形成肺泡壁，Ⅱ型细胞（图6-1）合成与分泌SAM。SAM含有脂质与蛋白质。

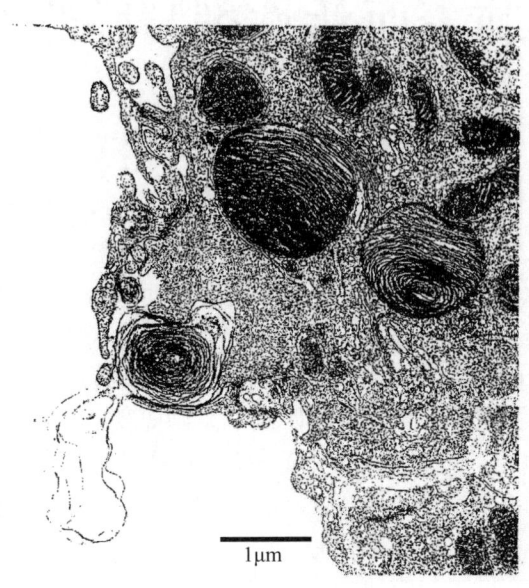

图6-1　成熟大鼠肺泡Ⅱ型细胞（该照片由Rooney SA赠予）
胞质中含有多个片层体，其中一个正在向肺泡腔中排泌

肺表面有表面张力。在37℃时，当离体大鼠肺容积为40%时（相当于呼气末的肺容积），肺表面张力低于9mN/m，当肺容积保持在40%时，表面张力<9 mN/m可维持一段时间，30min后升至9mN/m，2h后达20mN/m。肺容积最大时，表面张力可达29.7 mN/m，说明肺表面张力随肺体积变化。SAM降低肺表面张力。在呼气末，SAM使肺表面张力降低近于0mN/m，便增加吸气时肺的依顺性，减小吸气时肺泡张开的力，降低呼吸功，使呼吸易化。由于充有液体的肺泡容易张开，便不会出现肺水肿。

平均每人每天吸入10 000 L气体，空气中的细菌、病毒、氧化剂、致敏源及污染物等各种有毒及有害物质随之进入呼吸道。Mulugeta S等提出，平均每人每分钟吸入8个微生物，或每天吸入10 000个微生物。因此气道是导致宿主疾病和死亡的主要的感染和炎症部位。然而大部分吸入的微生物被阻留于覆盖在鼻和上呼吸道上皮表面的黏膜层，被纤毛的移动推至咽，然后随痰咳出或吞咽。少部分微生物进入肺泡。进入肺泡的微生物，沉积在SAM液层上。SAM使病原体与肺泡上皮隔开，并可杀伤病原体，因此构成机体固有免疫系统的一部分。SAM的第二个重要功能是调节肺免疫功能。

以下分别介绍SAM中脂质和蛋白质的结构，SAM的正常形态，以及SAM中脂和蛋白的相互作用。在此基础上才能了解SAM如何执行上述两项功能，以及SAM的改变与疾病的关系。

一、表面活性剂的成分

比较生物学研究揭示，SAM存在于一切在空气中呼吸的脊椎动物。哺乳动物的SAM组成十分相似，即90%的脂质和10%的蛋白质（重量比）。脂质组成中，按重量比磷脂占90%～95%，中性脂仅有5%～10%，主要是胆固醇（和α-生育酚）。在SAM磷脂中，PC

占 80%。在 PC 类型分子中，双饱和 DPPC 与 PMPC 按摩尔比占 30%~60%（人、猪、大鼠与小鼠约占 55%；牛、兔和山羊约占 40%）。不饱和磷脂主要为 POPC。带负电荷磷脂 PG 和 PI 多为不饱和磷脂。按重量比不饱和磷脂占 SAM 总磷脂的 8%~15%。其他磷脂如 PE、SM 和溶血磷脂含量甚微。不同种动物的 SAM 磷脂成分有些区别，与进化过程、发育过程、呼吸率、体温、环境因素、个体的病理生理因素及疾病的影响等都有关系。

SAM 中的四种蛋白质也是执行 SAM 功能的关键。这四种非血浆源性的 SAM 蛋白通称为表面活性剂结合蛋白（pulmonary surfactant associated proteins，SPs）。关于 SPs 的结构与功能将在下面详述。

二、肺泡发育与 SAM 的细胞动力学

人胎儿肺到妊娠 35 周后才有临床上的成熟。人肺泡形成在妊娠 36 周到出生后 36 个月期间。在肺泡形成过程中，肺泡体积减小，但数量增多。许多因素如激素（甲状腺素、皮质激素等）、生化物质（视黄酸）和物理因素（机械性刺激，如扩张肺）都调节肺泡形成。肺泡 II 型上皮细胞的分化，尤其受皮质激素和转化生长因子 β（TGF-β）信号转导之间平衡的调节，而肺泡 II 型上皮细胞转分化为肺泡 I 型上皮细胞受 TGF-β/Smad 2，3，4 信号转导的影响。TGF-β 信号转导必须被精确调控，因为 TGF-β 信号的上调或下调都会伤害肺泡形成过程。在肺上皮超表达 TGF-α、IL-6 或 11 和 TNF-α 的转基因小鼠，肺泡发育受影响；删除 FGF-9 和 10 可导致肺发育不全。

SAM 脂及全部蛋白在 II 型上皮细胞内质网合成，在高尔基体被修饰后，组装成一种独特的分泌细胞器，即片层体（lamellar body）（图 6-1）。片层体内容物被排泌到覆盖在肺泡及终末支气管表面的薄液层中。片层体可转变成另一种结构形式，即管髓体（tubular myelin）。形成管髓体需要表面活性剂结合蛋白 A 和其他表面活性剂结合蛋白，以及 Ca^{2+}。表面张力测定、放射自显影、原子力显微术和中子反射等技术揭示，SAM 膜由表面单层膜与一个或多个脂双层结构构成，后者与单层膜接连，在功能上起着"表面活性剂贮备库"的作用（图 6-2）。

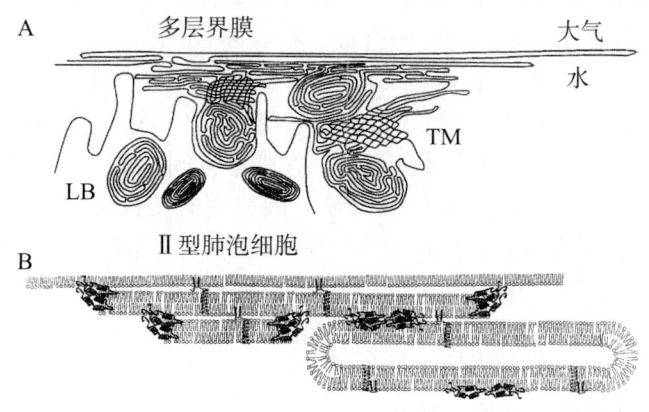

图 6-2　肺泡表面的膜结构（引自 Perez-Gil J，2008）

A. 示 SAM 在肺泡中形成一个膜表面相。覆盖着肺泡表面的薄液层下有多种彼此连接着的膜结构，包括片层体、管髓体（呈十字形的网状）和多层膜。整个膜表面相，能以最佳状态同时完成气体交换、表面生理学的稳定和防御微生物侵袭功能。

B. 示肺泡表面单层膜（通过 SP-B 与 SP-C）与储备池连接。

SAM合成、组装、转移和被排泌到肺泡，然后在肺泡降解，或经受一种复杂的调控机制再循环。该过程在新生儿比在成年人慢些。SAM合成速率及其半寿期受许多因素影响。Bunt JE等（1998）用稳定放射性核素[13]C标记的葡萄糖注入给未成熟儿，以此作为体内SAM-PC中棕榈酸的前体，研究未成熟儿的SAM-PC合成及转换，发现注入标记葡萄糖19h后，葡萄糖[13]C开始进入SAM-PC，70h达高峰。PC的绝对形成速率为4.2mg/(kg·d)，其半寿期为113（±25）h。SAM-PC由血浆中棕榈酸的合成速率比由醋酸或葡萄糖合成棕榈酸、再由后者最终合成要快得多。

SAM分泌受多重机制调节。Ⅱ型上皮细胞有β-肾上腺素能受体，应答β-肾上腺素刺激后增加SAM分泌。嘌呤类物质，如三磷腺苷（ATP）是SAM分泌的有力刺激物，可能对于出生时SAM的分泌起重要作用。机械性刺激，如肺扩张、过量换气等都刺激SAM分泌。运动时的肺张力增加加强SAM分泌，以防止肺泡SAM丢失。激素也影响SAM的分泌。甲状腺素不仅促进Ⅱ型上皮细胞分化，且与皮质激素协同作用可增强肺扩张能力与促进DPPC合成。

Ⅱ型上皮细胞、巨噬细胞和肺泡内皮细胞对于SAM循环起重要作用。一方面Ⅱ型上皮细胞合成的SAM排泌到肺泡，成为富含表面活性剂结合蛋白的、具有活性的SAM聚集物，另一方面缺少蛋白的、丧失功能的SAM脂囊泡被巨噬细胞和Ⅱ型上皮细胞摄入，即被移出肺泡空间。SAM磷脂也可通过胞饮作用进入Ⅱ型上皮细胞。在Ⅱ型上皮细胞中，磷脂可与SAM蛋白重新组成片层体再被排泌到肺泡腔。SAM的循环周期很短，只有4~11h。

三、肺表面活性剂结合蛋白

SAM含有肺表面活性剂结合蛋白SP-A（单体分子量26~28kD）、SP-B（8.7kD）、SP-C（4.2kD）与SP-D（43kD）四种蛋白质。SP-B与SP-C是低分子量的疏水肽，主要起维持SAM正常结构与形态和降低肺表面张力作用。最近了解SP-C具有肺固有免疫功能。SP-A与SP-D为亲水糖蛋白寡聚体，分子量较高，是钙依赖的、与碳水化合物结合的类胶原凝集素（collagen-like lectins, collectins）家族成员，结构和功能都比较复杂。这四种表面活性剂蛋白主要在肺泡Ⅱ型细胞合成。在这些SAM蛋白中，按质量SP-A含量最高，约占SAM的5%，而SP-D仅占0.5%，SP-B与SP-C共占2%。若按摩尔比，SP-A含量并非最高。以牛SAM为例，每个十八聚体SP-A，大约有3个SP-B二聚体，45个棕榈酰化的SP-C和12 500个磷脂分子。在肺泡空间，十八聚体的SP-A，约为十二聚体SP-D含量的一半。SP-D是可溶性分子，因此仅有少部分结合在SAM上。SP-A、SP-B与SP-D也在肺气道细胞，包括Clara细胞和黏膜下细胞合成。但不知被气道细胞合成并分泌的这些蛋白的功能，是否与Ⅱ型细胞合成与分泌的蛋白相似。由于气道细胞合成的蛋白不伴有脂质，说明它们合成的蛋白不参与降低细胞表面张力功能。

SPs也存在于肺以外的其他器官（见后）。

下面分别叙述这几种表面活性剂蛋白。

（一）疏水的肺表面活性剂蛋白SP-B与SP-C

疏水的SP-B与SP-C为低分子量蛋白。在气-液界面，它们错综复杂地与SAM各种形态的脂结构结合，并执行以下功能：①启动脂界面吸附；②可逆的将脂扣留于SAM储存池（在水相中与界膜相连的多层膜聚集物，即SAM的片层体形式）；③将脂由SAM储存池补充到界膜，并铺展为一单层膜表面。这两个蛋白在执行上述功能的同时，调节SAM脂膜的结构形态、完整性和组成,以最宜方式控制界膜的表面张力(详见第二节)。首先介绍 SP-B 与 SP-C 的结构与功能。

1. SP-B

人类 SP-B 基因位于 2 号染色体短臂,由 9.5 kb DNA 的 10 个外显子组成。SP-B 转录受甲状腺转录因子-1(TTF-1)调节,含量随妊娠周数增加。SP-B 是 17.4kD 的同二聚体蛋白(图 6-3A)。每个单体由 79 个氨基酸组成,每 79 个残基的肽链中含有 7 个-Cys,形成 3 个分子内二硫键,另一个-Cys 48 与另一个 SP-B 单体相应的-Cys 残基形成分子间二硫键,成为同二聚体。对 SP-B 全长的三维结构高分辨解析并未完成,但根据人工合成的 SP-B 分子片断(如 N-末端 1-25 或 1-34 残基)分析,该蛋白属于 saposin-样蛋白家族成员。SP-B 分子可能含有 4 个 α-螺旋,其间被无规的环式结构连接。整个分子呈 saposin 样折叠。然而,SP-B 是个单中心的蛋白,它以双亲性螺旋的主轴平行于磷脂平面的取向,插入磷脂双层或单层中,与之牢固结合。SP-B 能与各种形态的 SAM 脂结构交联。SP-B 与磷脂极性头部相互作用,有增加磷脂单层膜侧向稳定性、抵抗表面张力的作用。SP-B 是形成片层体的关键蛋白,在有其他 SAM 蛋白、磷脂和钙存在时形成管髓体(tubuler myelin figure)。SP-B 活性丧失不仅片层体形成异常,并出现 SP-C 翻译后剪切异常。SP-B 对于呼吸功能绝对必要。SP-B$^{(-/-)}$ 动物和 SP-B 基因突变的婴儿,出生后死于呼吸窘迫。对于缺乏 SP-B 婴儿的治疗,除进行肺移植外无其他任何办法。SP-B 是由肺表面提取物制备的人工 SAM 的重要成分。

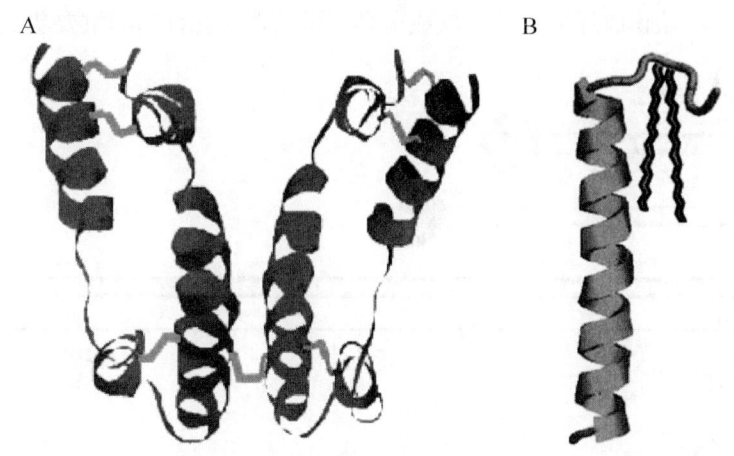

图 6-3 SP-B 与 SP-C

A. SP-B 二聚体的结构模式 B. SP-C 的结构模式

2. SP-C

SP-C 含有 33~35 个氨基酸残基(图 6-3B)。人类 SP-C 基因位于 8 号染色体短臂,由 3.5kb DNA 的 6 个外显子组成。SP-C 转录受 TTF-1 调节。SP-C 前体蛋白分子量 21 kD,在其 N-及 C-末端经多次蛋白酶解后,成为成熟的、分子量为 3.7kD 的 SP-C 分子,与 SAM 磷脂一同贮存于肺泡 II 型细胞片层体,直到被排泌入肺泡。与其他 SAM 蛋白不同,在出生后 SP-C 仅表达于肺泡 II 型细胞。SP-C 蛋白高度疏水,有一个硬韧的、主要由缬氨酸组成的单跨膜 α-螺旋及一个短的膜外微区,即 N-末端。疏水的 α-螺旋结构埋入磷脂脂肪酸,并呈 24°倾斜。在该蛋白 N-末端膜外微区与其跨膜 α-螺旋之间,有两个带正电荷的氨基酸,赖氨酸和精氨酸。N-末端的两个半胱氨酸残基,是为棕榈酰化部位。α-螺旋微区与半胱氨酸-连接的棕榈酸,能与单层和(或)多层磷脂结合。

SP-C 的 N-末端微区能与磷脂多层膜及单层膜相互作用,并干扰磷脂膜的紧密排布,促进磷脂由多层的脂囊泡(片层体)转变为气-液界面上的单层膜。两个带正电荷的氨基酸对于完成该功能起重要作用。呼吸过程中,肺泡压缩/膨胀循环不断变换时,SP-C 使气-液表面 SAM 膜稳定,这归功于该蛋白 N-末端微区的两个半胱氨酸残基上的棕榈酸链。这两条棕榈酸链能使 SP-C 与高度压缩的、又是高度有序的 SAM 膜直接作用。因为将 N-末端去棕榈酸化的模拟肽高度压缩时,它便由 SAM 单层膜脱离。棕榈酸链能稳定各种形态的磷脂膜结构,介导由双层到单层的转变,或双层-双层融合。

人和动物在缺乏 SP-C 时仍表现出正常的呼吸功能。似乎仅有 SP-B 便可维持 SAM 压缩-扩展的正常循环。近年来的研究揭示,SP-C 对于肺的固有免疫功能起重要作用(见后)。

(二)肺表面活性剂蛋白 SP-A 与 SP-D

如前所述,SP-A 与 SP-D 属胶原凝集素家族成员(图 6-4A)。人类胶原凝集素家族成员中,还包括存在于血清中的甘露糖结合凝集素(mannose-binding lectin, MBL,一种急性相的血清反应物)和分别表达于肝和血管内皮细胞的胶固素(亦称共凝集素,conglutinin, CL)CL-P1 与 CL-L1。若追溯历史,第一个胶原凝集素是牛胶固素,发现于 100 多年前。直到 20 世纪 50 年代,才开始认识胶原凝集素家族成员具有识别碳水化合物的重要功能。

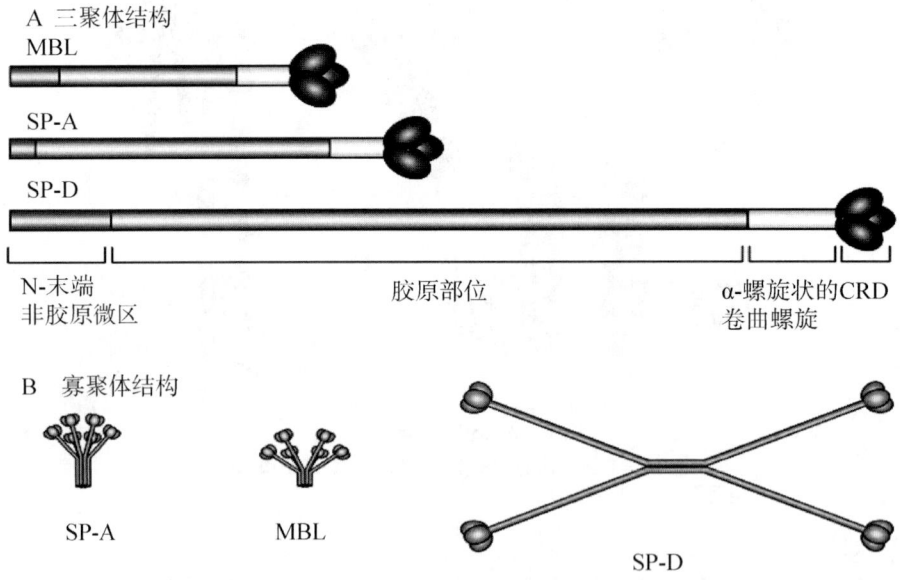

图 6-4 SP-A、SP-D 与 MBL 的寡聚体结构模式(引自 Wright JR, 2005)

A. SP-A、SP-D 与 MBL 的三聚体结构模式
B. SP-A、SP-D 与 MBL 寡聚体结构模式

在人类,表达 SP-A、SP-D 与 MBL 的基因都位于染色体 10q22-23。SP-A 与 SP-D 的水平是肺成熟的重要标志。胶原凝集素的结构特点是在其 N-末端都具有卷曲螺旋型结

构的类胶原微区。类胶原微区由"Gly-X-Y"（X为任意氨基酸，Y为羟脯氨酸）三个一组的多个重复套构成，但其长度不等；MBL只有19个"Gly-X-Y"，而组成SP-D类胶原微区的"Gly-X-Y"则有59个重复套之多。胶原凝集素的羧基末端都具有C-型（Ca-依赖的）凝集素活性的碳水化合物-识别微区（carbohydrate recognition domain，CRD，亦称凝集素微区）。CRD首先被Drickamer K（1988）确定为一切凝集素共有的结构，其中有4个-Cys，后者形成一种保守的二硫键形式。SP-A（与MBL）与补体的第一个成分C1q相似，后者虽在其N-末端有三股螺旋的类胶原微区，但不具有凝集素微区。

肺胶原凝集素的CRD微区赋予其多种功能。SP-A与-D以其CRD微区能与多种配体结合，如革兰阴性菌表面的脂多糖（LPS）、脂磷壁（酸）质（lipoteichoic acid）和甘露聚糖等都是肺胶原凝集素的配体。然而，动物和人类的组织细胞表面也被碳水化合物覆盖，肺胶原凝集素通过识别己糖羟基的特异取向，能够区别自我与非自我。动物和人类组织表面的大部分碳水化合物终端是半乳糖或涎酸，它们几乎不被肺胶原凝集素识别。甘露糖、岩藻糖、N-乙酰-D-葡糖胺和葡萄糖，以重复的结构形式分布在微生物表面，每个肺胶原凝集素单体分子的CRD微区都具有与上述糖分子的低亲和力结合部位，而寡聚体形式的CRD则表现出高亲和力的结合。肺胶原凝集素CRD微区与碳水化合物结合有特性和共性两个方面。共性表现于SP-A与SP-D都与甘露糖和葡萄糖结合，很少结合半乳糖；人SP-A倾向于结合N-乙酰甘露糖胺和L-岩藻糖，而SP-D结合肌醇、麦芽糖和葡萄糖。肺胶原凝集素除共同具有碳水化合物结合活性外，也能与脂结合，如SP-A与DPPC和半乳糖神经酰胺结合；SP-D与PI和葡糖神经酰胺结合。肺胶原凝集素与脂的结合对于保证它们在气-液界面上的最宜取向具有重要的功能意义；SP-A识别DPPC对于该蛋白与管髓体结合很重要（见后）。肺胶原凝集素结合核酸的能力，是移除凋亡细胞的前提。

1. SP-A

SP-A转录受TTF-1调节。因羊水和肺组织中SP-A含量随妊娠周数增加，因此SP-A水平是肺成熟的标志。SP-A的初级翻译产物为26~36 kD。SP-A的功能取决于该蛋白与脂、碳水化合物与蛋白质的结合能力，这种结合能力与SP-A结构有关。有活性的SP-A蛋白由18个SP-A分子的寡聚物构成。每个SP-A分子包含四个结构微区：

（1）7~10个残基的N-末端，与分子间二硫键形成有关，对于稳定寡聚体的装配起重要作用。用SP-A与SP-D分子N末端互换的分子嵌合技术表明，SP-A的N末端对于与SAM脂质结合和管髓体形成至关重要。

（2）79个残基的类胶原微区，其中是23个"Gly-X-Y"3个氨基酸一组的重复套。

（3）35个残基构成的、高度具有α-螺旋倾向的颈部。

（4）115个残基组成的、球状的C-末端，即CRD。CRD调节肺胶原凝集素与磷脂、脂A以及亲脂类物质和各种病原体相互作用，肺胶原凝集素还能借助于CRD与肺泡巨噬细胞和Ⅱ型细胞相互作用。

SP-A经过翻译后修饰（信号肽裂解，脯氨酸羟基化和N-末端糖基化），然后装配成具有花束样外观的寡聚物。SP-A装配是个胞内进行的两步过程：单体亚单位（即单个SP-A分子）聚集成三聚体，6个三聚体再聚集为18聚体（图6-4B）。SP-A三聚体的进一步装配与分子间二硫键形成和N-末端分子间的非共价键结合有关。哺乳动物SP-A在Ca^{2+}存在的条件下自我聚集，形成寡聚体。分子中完整的类胶原微区是该蛋白形成超三聚体之所需，也是该蛋白吸附于SAM膜和形成管髓体的结构基础。哺乳动物SP-A和其他胶原凝集素超三聚体寡聚物的形成，是履行其功能的关键。单个SP-A植物凝集素微区对碳水化合物的亲和力低，而SP-A寡聚物形式的植物凝集素，对于载有碳水化合物的表面有较高的亲和力。SP-A的抗微生物活性也需要超三聚体（至少需要六聚体）。人SP-A全分子三聚体能抑制LPS-诱导的巨噬细胞活化，但不能抑制T细胞分泌白介素，只有18聚体结构才有如此功能。总之，人类SP-A超三聚体寡聚物结构形式对宿主的防卫功能，及其免疫抑制活性十分重要。可推测，如若SP-A基因突变，不利于超三聚体寡聚物形成，将会对病原体敏感，导致慢性感染性肺疾患。然而，尽管SP-A的N-末端具有如上所述的重要功能，目前对于SP-A分子超三聚体寡聚物N-末端的三维结构并不很清楚。有关胶原凝集素结构的研究，已积累许多资料，大多集中于其球状的植物凝集素微区。有兴趣的读者可参见Head JF等的工作（J Biol Chem, 2003）。

将SP-A主要功能归纳如下：①SP-A能结合聚集状态的PC，与SP-B一同资助管髓体形成。②保护SAM膜免被渗出的血清蛋白失活。③SP-A与SP-D及其他蛋白，通过直接杀灭或增强巨噬细胞对微生物的吞噬间接杀灭微生物，共同发挥肺泡固有免疫功能。④SP-A与SP-D对于肺泡SAM动力学、调节肺泡巨噬细胞和Ⅱ型细胞摄入变性的SAM、促进SAM周转起着重要作用。

2. SP-D

1988年，在Crouch E实验室初步解析SP-D结构，认为它是个亲水的SAM蛋白，其一级结构与SP-A类似。SP-D转录被活化的T细胞核因子直接与TTF-1相互作用调节。与SP-A相似，SP-D蛋白分子由4个微区组成；短的N-末端非胶原序列，很长的由59个"Gly-X-Y"重复套构成的类胶原微区，短的"颈部"，以及C-末端碳水化合物识别微区（CRD）。与有着花束状外观的SP-A不同的是，4个SP-D同三聚体在N-末端彼此相连接，形成一个十字形的结构。SP-D蛋白是SP-D单分子的12聚体（图6-4B）。SP-D这种聚集方式使其CRD比SP-A长约100nm。SP-D也可能以三聚体、二聚体和单体形式存在。

虽然SP-A与SP-D都有相似的结构形式，相似的类胶原微区，但二者在机体中的功能不可相互替代。例如，对于SAM结构形态的转变，SP-A在大的聚集状态的SAM中促进形成管髓体，而SP-D与PI结合，促进大的聚集物转变为小的片层体形式，以便使后者被Ⅱ型细胞代谢。此外，SP-A与SP-D在肺组织固有免疫中的作用也不尽相同。

有4个新胶原凝集素蛋白表达于鸟类呼吸道：鸡肺植物凝集素（chicken lung lectin, c LL, SP-A的同源物，缺乏胶原的类SP-A蛋白），以及3个鸡胶原凝集素（chicken collectins, c CL-1-3）。c CL-1-3分别与人类CL-L1、CL-K1、CL-P1同源。此外还有防卫素（defensins）与cathelicidins两个主要家族的一系列抗微生物肽。抗微生物肽是古老的分子，见于植物、昆虫、哺乳动物和鸟类。是一些带正电荷、常常是两亲性的小分子，显示保卫宿主、直接抗击各种微生物的活性。人类气道分泌物中含有防卫素家族的许多成员与cathelicidin家族中的一个成员hCAP-18/LL37。这些具有抗击微生物能力的肽类物质，对于保护人类肺结构及功能的作用尚有待揭示。

第二节 肺表面活性物质降低肺表面张力的功能

表面张力是分子间的内聚力（即分子之间的吸引力）。肺表面张力起源于在气-液界面上分子间内聚力的差别。因此，在肺泡表面存在一种抵抗肺泡膨胀、使肺泡表面收缩的力。这便是肺泡表面张力。在37℃，纯水的表面张力约为 70 mN/m（或 70 dyne/cm）。

一、表面张力的检测

在阐述 SAM 降低肺表面张力作用之前，先扼要介绍测定表面张力的方法。首先必须介绍的是在 20 世纪由 Clements J（1957）提出、并沿用至今的 Langmuir 槽。早期所用的装置如图 6-5A 所示，水槽由聚四氟乙烯或表面覆以聚四氟乙烯的材料制成。将 SAM 或其他表面活性物质悬浮体分散在水面上，形成一个脂单层。用一粗糙的铂箔与脂单层接触，并与力传感器相连以检测表面张力。水槽内有一严丝合缝的可动隔板，通过移动隔板可改变膜表面积（即压缩或牵拉脂膜），表面张力表现在将箔片拉向下的力，通过压力传感器，记录在与之相连的记录器上。用该装置测得的兔 SAM 表面张力等温线如图 6-5B。该图显示，表面张力在一定温度下是表面积和时间的函数。

也可以用脉冲发泡枪测定表面张力，脉冲发泡枪结构如图 6-5C。一支由不可湿材料制成的毛细管与空气相通，样品室通过一种不可压缩的液体与活塞和压力传感器相连。毛细管末端形成一泡。通过移动活塞调节小泡体积。大气与液体的压力差随小泡体积而变，并可通过压力传感器监测。根据以下公式算出表面张力：

$$\Delta p = 2\gamma/r \quad (\Delta p\ \text{压力差}，\gamma\ \text{表面张力}，r\ \text{小泡半径})$$

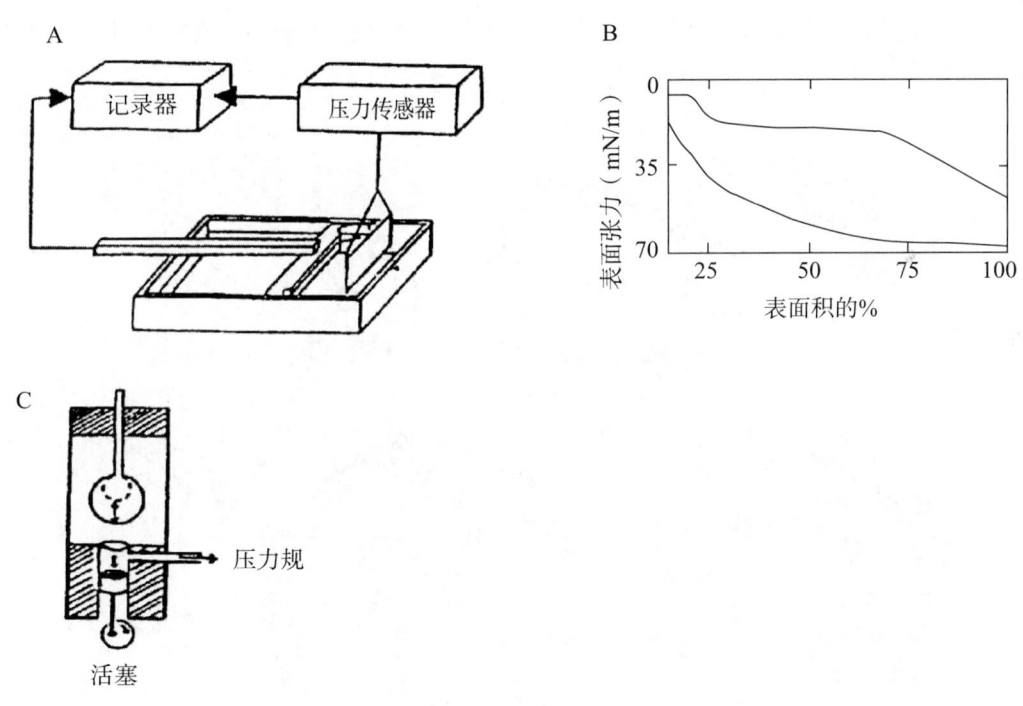

图 6-5 表面张力检测

A. Langmuir 平衡装置
B. 提纯的兔 SAM 用 Langmuir 装置绘出的等温线
C. 脉冲发泡枪表面活性剂检测器

二、表面活性剂磷脂在降低肺泡气-液表面张力中的作用

肺 SAM 在肺泡Ⅱ型上皮细胞合成、装配成称做片层体（lamelle bodies，LB）的细胞器

(图6-1),贮存于胞内。然后 LB 被排泌到肺泡腔。SPs 也同时被排泌出去,SP-A 与排泌到肺泡中的 LB 结合,形成一种称做管髓体(tubular myelin)的特殊结构,可能是表面单层膜的来源。由于表面膜重复性的压缩-扩展,便形成许多非片层体形式的小囊泡,后者被 II 型细胞摄取后降解,用以重新合成 LB。

在完成正常呼吸生理学过程中,肺 SAM 至少具有三个重要的生物物理学性质:①快速吸附到界面形成单层膜;②被压缩时单层膜能达到最低的表面张力;③铺展时单层膜迅速恢复。下面作简单介绍。

(一) 表面活性剂脂的生物物理学性质

SAM 包含多种磷脂,有饱和或单不饱和 PC、PE 与带负电荷磷脂 PG 等。由生物物理学角度分析,在 37℃,SAM 磷脂在液态环境中可能具有单层或多层脂囊泡、以及 PE 形成的反式六角相(H_{II})形态。单层或多层脂囊泡的横截面,呈现为脂双层或叠在一起的多个脂双层。由于 PC 的"头部"与其乙酰链的横截面相等,因此 DPPC 在任何压力下都可形成双层结构。PE"头部"截面比其疏水的乙酰链横截面小,因此当含有这种形如锥状的磷脂单层被压缩时,它们自然地形成一种负曲率结构形式,即出现 H_{II}。当 PE 的乙酰链不饱和时,形成 H_{II} 特别有效。SP-B 及-C 能助以 H_{II} 形成。H_{II} 脂聚集物呈柱状。PE"头部"将水围在柱的中心,脂肪酸链伸向外暴露于水相。由于降低疏水的乙酰链在液相中的自由能,许多疏水的柱状物相互作用,成为六角星状。因此,SAM 的多种脂,在液相中便可能形成多种形态的聚集物(图6-6)。

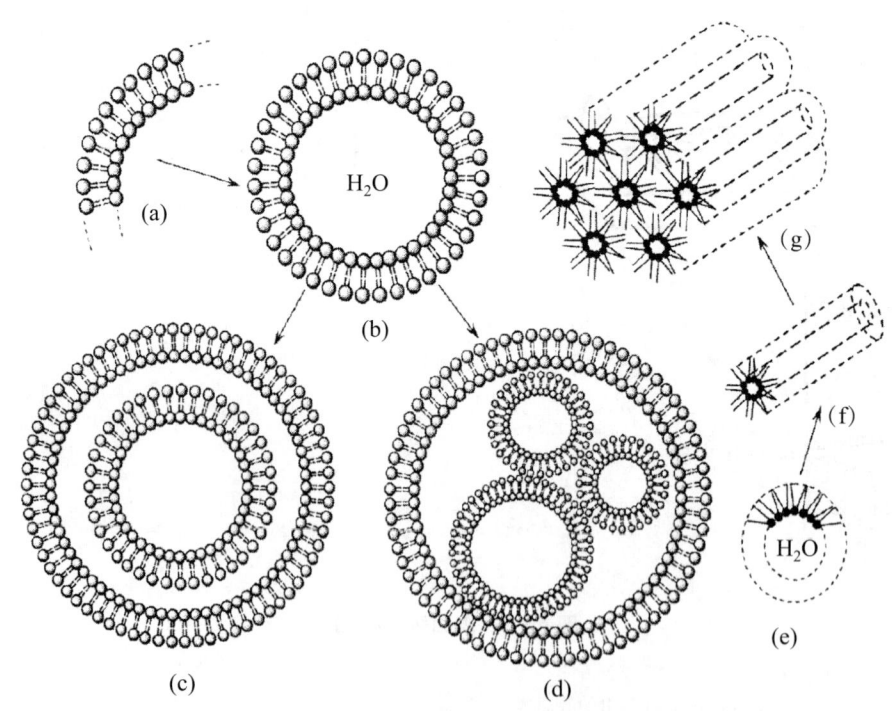

图6-6 SAM 中脂质在水相中的结构形态

在水相中,DPPC 形成双层结构(a~d),而 PE 则形成柱状及六角星状(e~g)

在第一章曾提到脂双层的相(phase)。相变温度是指脂双层由凝胶相转变为液晶相的温度。由于肺 SAM 含有多种脂，它们的相变温度不同，在肺泡表面单层膜的相行为也不相同。DPPC 相变温度约为 41℃，因此，在 37℃，由于 DPPC 棕榈酸链的紧密排布，允许该脂分子在二维表面形成稳定的凝胶相。在生理温度下的 DPPC 单层脂膜，分子紧密靠拢，乙酰链运动受限，人们惯称为凝聚-液相。SAM 中的不饱和磷脂单层膜，在 37℃乙酰链松散排布，运动自由度大，为扩张-液相。处于凝聚-液相的磷脂单层，以任何速度的测向压力被压缩后，膜表面张力可趋近于 0。而扩张-液相的单层磷脂膜被压缩时，膜单层不连续，侧向压力约在 20 mN/m 时膜崩溃。DPPE 相变度约 64℃，其单层膜在 23℃被压缩时依然崩溃。这是由于该分子形如锥状所致。

DPPC 是 SAM 中的主要双饱和磷脂，对 SAM 的降低肺表面张力功能承担重要作用。在气-液界面 DPPC 浓度越高，暴露于空气的水分子越少，表面张力越低，吸气时扩张肺泡和扩展表面所需能量越低。然而，DPPC 吸附在气-液界面的速率很慢，在液面扩展成单层的速率也慢，而天然 SAM 不仅能使表面张力降低到＜6dyne/cm，又能快速吸附到气-液界面并迅速扩散为单层。原因何在？

SAM 的吸附分两步：首先是 SAM 聚集物（即大小不一、三维多层的 LB）分散在紧邻气-液界面的水相，然后 SAM 聚集物与界面融合。融合涉及磷脂囊泡在界面散开（unzipping）和扩展。磷脂囊泡被弱范德瓦尔力维持，因此囊泡在疏水脂肪酸链暴露于空气之前，需要克服在水中散开的能障。离体实验表明，不饱和脂肪酸磷脂增加 DPPC 囊泡的无序性，有助于克服能障。带负电荷磷脂对于降低能障也非常有效。PG 是 SAM 的主要带负电荷磷脂，数量仅次于 PC。在胎儿发育后期出现。离体实验表明，若 SAM 无 PG，必须有另一种负电荷磷脂替代。说明负电荷磷脂的必要性。实验表明，SAM 中 10% 的带负电荷磷脂 PG 与 Ca^{2+} 增进 SAM 在液面上的吸附。牛肺 SAM 的快速吸附可被 EDTA 抑制，说明 Ca^{2+} 的重要性。混合磷脂中加入 Ca^{2+} 与 PG 后，可改变脂的水化作用及磷脂的结构形态。离体实验还表明，SP-B 与 SP-C 能降低有碍于吸附的能障，特别是在带负电荷磷脂存在时效果更明显。SP-B 与 SP-C 明显促进吸附。当膜扩展时，这两个蛋白促使囊泡由多层的 SAM 聚集物进入界膜磷脂单层，并稳定多层的磷脂囊泡与磷脂单层的连接。然而 Zho YY 等 (2008) 提出，目前尚不能直接证明这两个蛋白促使负曲率或 HⅡ相形成。

（二）肺表面活性物质降低肺泡表面张力的机制

肺表面活性物质的生物物理性质，似乎来源于其所包含的各成分之间相互矛盾的作用。相变温度约为 41℃ 的 DPPC，被认为是在生理学条件下能使单层膜表面张力趋近于 0 的唯一脂。其他成分如单烯酸磷脂，在生理学温度下虽能促进 SAM 吸附和扩散在界面，其单层在模仿肺呼吸动作（即膨胀-压缩循环）的装置（Langmuir 槽）中被压缩后，表面张力不能趋于 0。20 世纪 80 年代，多位学者分别证明，在磷脂混合物中当 DPPC 达 60%～65% 时，在 Langmuir 槽被压缩后表面张力才能趋近于 0。有些学者们认为，虽然 SAM 混合磷脂含有多量被压缩后不使表面张力趋于 0 的成分，但混合脂单层在 37℃ 被压缩时，选择性地将处于扩张-液相（妨碍表面张力趋近于 0）的成分暂时地排挤在单层外，而几乎全部由 DPPC 构成的单层持续存在，从而达到压缩时表面张力降到最低。这经典的"挤出（squeeze-out）"模式，似乎解释了这些性质相互矛盾的脂降低肺泡表面张力的作用机制。

自 20 世纪末，一些学者用薄膜成像技术（将含有各种脂成分的 SAM 铺在 Langmuir 槽成一单层，对单层膜施以侧向压力，用荧光显微术或原子力显微术 AFM，直接观察单层表面的形貌）研究揭示，几乎全部由 DPPC 构成的单层膜无需高度压缩也形成凝聚-液相。而具有混合脂质的 SAM 表面不是均质的。在 < 45mN/m，以及甚至高达 70mN/m（表面张力趋近于 0，相当于呼气末）压力的情况下，SAM 单层中凝聚-液相与扩张-液相持续共存。在无 SP-A，或提取出疏水蛋白 SP-B 与 SP-C 后，两相共存仍然存在，说明凝聚-液相与扩张-液相的形成只取决于 SAM 中的脂质。凝聚-液相微区含有大部分 DPPC 和其他饱和 PC（DPPG 和少量 PMPC）。而扩张-液相微区则含有大部分不饱和磷脂。凝聚-液相微区占单层膜总面积的 30%～40%，大致相当于双饱和磷脂在 SAM 中的比例。Duncan SL 等（2011）揭示，胆固醇存在于两相之间的界面。Perez-Gil J 研究组（2009）将天然 SAM（来源于猪）、只含脂质的 SAM，经疏水提取后的 SAM（含脂与两个疏水蛋白）制备成巨大囊泡，用荧光染料标记 SAM 中的 DPPC 和不饱和磷脂，用表面共聚焦和双光子激发荧光显微术观察囊泡表面的侧向结构时发现，在 22～40℃ 范围内，在天然 SAM、只含脂质的 SAM 和经疏水提取后的 SAM 巨大囊泡表面，凝聚-液相与扩张-液相共存。扩张-液相如同基质，微米直径的凝聚-液相均匀地分布在基质中，酷似合金样的复合物。这是在最佳试验状态下，以及在 Langmuir 平衡状态下，SAM 脂质被压缩成亚稳态薄膜，其行为如同"固体"。然而，当温度达 41℃ 以上时，大部分凝聚-液相的微米微区消失。因此，两相共存可能出现在生理温度（36～37℃）下，在发热的情况下减退。SAM 蛋白明显降低脂分子运动，降低磷脂分子在膜中扩散。将胆固醇及蛋白质提取后，凝聚-液相性状不规则，且两相界面模糊。

扩张-液相与凝聚-液相微区共存的 SAM 膜如何达到低表面张力？在近 70mN/m 状态下，凝聚-液相微区因富含 DPPC 有保持自身稳定的能力，而占有大面积的扩张-液相为什么还持续存在于单层膜中？对于这种怪现象最有说服力的解释还是依赖于 AFM 的观察。高分辨的原子力显微术揭示，在含有 DPPC 和 DPPC/DPPG 单层中，纳米直径的凝聚-液相微区被包埋在扩张-液相中。纳米微区的大小取决于 SAM 蛋白是否存在，以及蛋白的浓度。对含有 SP-A、或不含 SP-A 的 BLES（牛 SAM 脂提取物，一种人工 SAM）单层膜，侧向压力增加时，原来微米直径的凝聚-液相微区，分解成许多纳米微区。最后在 40mN/m 时，BLES 单层仅含有几个微米微区，但有许多纳米微区均匀地包埋在扩张-液相中。凝聚-液相的微米与纳米微区的面积之和占总面积的 40%，与 BLES 中双饱和磷脂所占比例一致。拓扑结构分析也表明，这些纳米微区，及其类似物前身的微米微区，由双饱和磷脂构成。由于这种复合结构，使得 SAM 单层膜既柔韧又稳定。

单层膜被压缩时能达到低表面张力的第二个机制是三维多层结构的存在（图 6-2）。当混合物单层被压缩时，形成许多三维多层结构，后者与单层膜连接。这种三维结构由界面单层膜和与之密切相连的多个双层膜构成。这种三维结构起着骨架或支架的作用，为高度压缩时稳定单层提供支撑能力。SP-B 及 SP-C 对于磷脂三维结构形成、以及使其与单层膜连接起关键作用。当 SAM 磷脂高度被压缩时（相当于在呼气末），发生压力驱动的单层膜→多层膜的过渡。片层体吸附过程中也有多层膜形成。学者们将多层膜（即片层体）视为 SAM 的贮备池。在这两种情况下，多层膜结构形成具有同样的分子基础，即过多的 SAM 物质蓄积在气-液表面。换言之，如果自由界面不足以受纳界面单层全部的磷脂，则多余的磷脂便形成与单层连接的多层结构。分子动力学模拟试验揭示，被压力驱动形成的多层结构进入水相，形成折叠的双层，而不是伸向空气。这也表明在压缩时形成的多层结构，与吸附过程中形成的与单层膜表面连接的贮备池，在结构与功能上具有类似性。

Zuo YY 等（2008）等认为，在压缩时 SAM 单层膜达到最低表面张力的三维结构形成机制（即单层膜→多层膜的转变），与经典的挤出学说不同。按挤出学说，在40～50mN/m时SAM膜选择性地挤出非DPPC成分，而单层膜完全由凝聚-液相的DPPC构成，因此而维持单层膜稳定。但AFM等技术证明，即使在"挤出"之后的单层膜仍然是凝聚-液相与扩张-液相共存。

还需说明，这种单层-多层的转变，不同于在临近70mN/m时SAM膜崩溃，在后者情况下，磷脂分子不可逆地进入水相，成为小囊泡，不可能再回到单层。因此进一步压缩单层膜时，膜表面压力不再增加。Zuo等还认为，单层-多层的转变，似乎是界面单层在高度压缩时的一种可逆性的部分崩溃。所形成的多层结构紧密附着于单层，当单层膜扩展时，这些多层结构很容易地再扩展为单层。

三、表面活性剂蛋白与脂质相互作用

SAM蛋白与脂质相互作用对于稳定单层膜及降低气-液表面张力可能起重要作用

Langmuir槽实验及在体研究充分表明，SAM中的蛋白成分，特别是两个疏水蛋白SP-B与SP-C，是介导SAM界面吸附、维持压缩后单层稳定，以及能再扩展的必要成分。早在20世纪Poulain FR等人的工作揭示，SP-A能与DPPC-卵PG脂质体结合并促进脂质体聚集，但不促进其融合；SP-C，特别是SP-B促进该脂质体融合。若三者同时存在，并加入Ca^{2+}时，则明显促进该脂质体聚集与融合。但是Ca^{2+}与上述蛋白不促进只由DPPC单一磷脂构成的脂质体融合。令人遗憾的是，时至今日尚未能直接观察到SAM蛋白（特别是SP-B与SP-C）与脂的相互作用，未能直接观察到天然SAM在呼吸状态下脂与蛋白相互作用的动力学过程。

如前所述，在天然SAM单层膜中凝聚-液相与扩张-液相共存。含有多种成分的SAM单层膜实验表明，SP-B与SP-C促进压缩驱动的膜结构形态进行可逆性的转变。压缩不含蛋白的脂单层，使某些脂进入水相，导致不可逆的膜崩溃；若膜中SP-B存在，压缩后则形成与单层连接的双层结构，当单层再扩展时，双层结构的脂又回到单层中。因此SP-B保证脂分子双向、快速地在各种SAM膜结构间流动。由此可理解为什么SP-B$^{(-/-)}$动物和SP-B基因突变的婴儿出生后便死于呼吸窘迫。含有脂与SP-C的单层膜被过度压缩时，也能形成与单层连接的多层结构。SP-C的棕榈酰化对于维持与单层膜的联系起关键作用，提示棕榈酰化的SP-C对于连接两个相邻的膜结构，稳定多层膜的完整性以抵抗对膜的压缩起重要作用。根据AFM成像的记载，根据SP-B与SP-C的结构与性质，多位学者设计了这两种SAM蛋白的作用模式。图6-2B便是Pérez-Gil J（2008）提出的模式。

Nag K等（1999）用生理盐水灌洗新鲜屠宰的牛肺，将灌洗液中含有泡沫的部分做特殊处理，即用低温包埋材料包埋，再进行超薄切片，用AFM与透射电子显微镜（EM）联合观察（图6-7）。AFM揭示，切片上有5～10nm高、彼此间隔为50nm的管状突起。管状物约有40nm宽。在电子显微镜下，与在用AFM观察的同一区内，可见有一套排列有序的方格子。格子内"装饰"着十字花样，这相当于管髓体。如果将超薄切片浸于丙酮以去除脂质，则在电子显微镜下方格子的四框不见了，格子中的十字更加清晰。如果切片与标有5nm金颗粒的抗SP-A抗体温育，金颗粒集中在十字花样上，同时也散乱地分布在它处。说明方格子的四框由脂质组成，SP-A主要位于格子中心。SP-A$^{(-/-)}$小鼠虽然表达正常水平的SP-B、SP-C和SP-D mRNA与蛋白，但其肺泡中没有管髓体。这种动物出生时未见明显的呼吸功能异常。据此，Pérez-Gil认为，管髓体对于肺SAM的生物物理学功能重

要性不大。SP-A 主要涉及固有免疫功能，因此推测管髓体结构可能有助于清除病原体。然而对于主要由 SP-A 参与组成的管髓体——这种特别的结构形式，如何在免疫功能中发挥作用，目前尚未提出合理的模式。

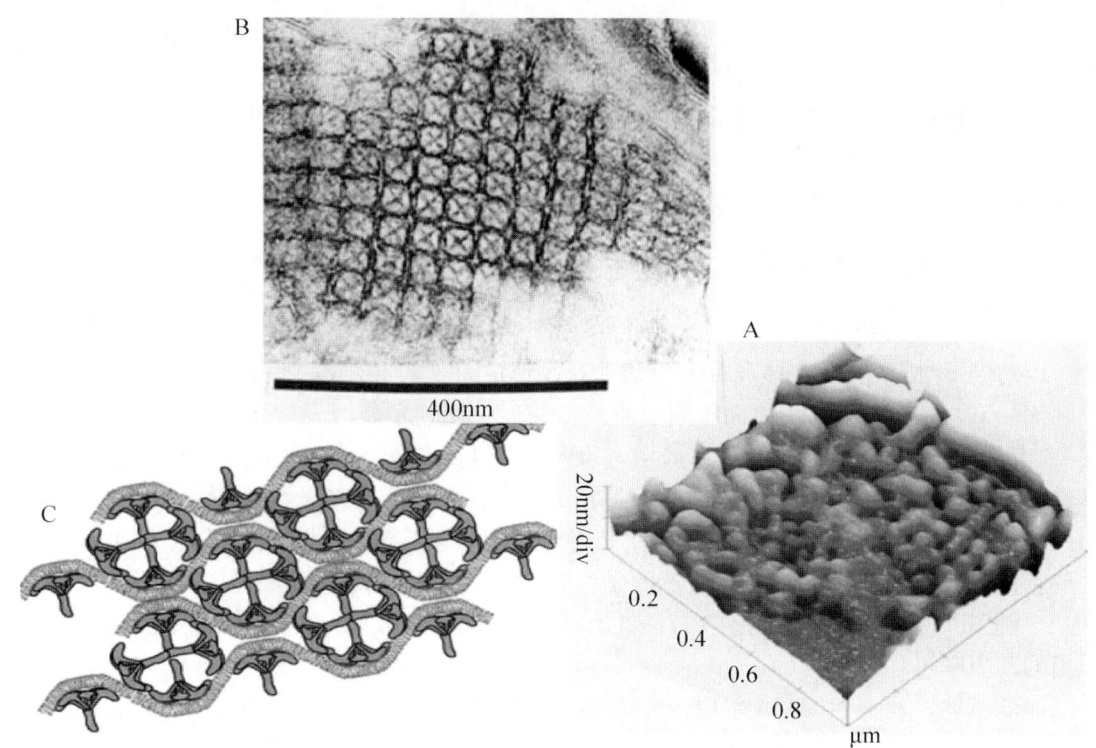

图 6-7 管髓体的结构（A、B 引自 Nag K 等, 1999。A、B 两张照片由 Possmayer F 教授惠赠）
A. 在原子力显微镜下的三维形貌
B. 在高倍率透射电镜下的二维形态
C. 管髓体的装配模式。推测 SP-A 和 SP-B 促进管髓体装配。SP-A-SP-A 通过该分子 N-末端相互作用形成十字形，而 CRD 微区和脂双层相互作用形成网格状的横截面结构。SP-B 促进双层之间结合。

SP-D 与 SAM 脂相互作用的资料甚少。Ikegami M 等（2009）用脂质体、新生羊肺与成年羊肺的离体与在体实验表明，SP-D 倾向于与新分泌的 SAM 磷脂中的 PI 结合。各年龄段动物，在其新分泌的片层体中含有较多的 PI。SP-D 与富含 PI 的片层体结合，并促进其"分解"为更小的片层体结构，以利于被 Ⅱ 型细胞摄入，从而维持 SAM 稳态。SP-D$^{-/-}$ 小鼠 SAM 的异常结构，可被给予外源性的 SP-D 矫正。

第三节 肺表面活性剂的固有免疫功能

肺固有免疫机制包括覆盖在气道上皮表面、起着物理屏障作用的黏液，调理素（免疫球蛋白及补体等），吞噬细胞（肺泡巨噬细胞及中性粒细胞等）以及属于机体固有免疫系统的肺表面活性剂蛋白 SP-A 与 SP-D。它们处于肺的第一道防线。对于 SP-A 与 SP-D 功能的认识，是近 30 年来通过分子、细胞乃至整体动物多层次的反复实验达到目前的水平。特别是对 SP-A 与 SP-D 的肺固有免疫功能的认识，主要是通过对各种品系的小鼠，做多种基因处理（使 SP-A 或 SP-D 低表达、不表达或暂时不表达等）、以制备各种疾病模型，以及通过对病人的临床观察得到的。近来发现 SP-B、SP-C 以及 SAM 中的某些脂质成分也具有免疫调节功能。

一、SP-A、SP-D 基因删除动物模型的启示

利用删除 SP-A 和 SP-D 基因的动物模型，使我们了解这些蛋白分子在正常肺中的生理功能，并提供在各种肺疾患情况下它们可能发挥的作用。

如前所述，基因敲除 SP-A（SP-A$^{-/-}$）小鼠具有正常的肺表型，但肺中管髓体缺如，SAM 表面活性似乎未受影响。虽然离体实验揭示，SP-A 抑制 Ⅱ 型细胞分泌 SAM 和促进肺泡中的 SAM 被重吸收与再循环，以维持 SAM 池稳态，然而，SP-A$^{-/-}$ 的整体动物，肺泡 Ⅱ 型细胞可借助肌纤蛋白与网格蛋白介导的磷脂内化途径摄取 SAM，但在应激状态下这种机制不稳定。SP-A$^{-/-}$ 小鼠 SAM 物质容易被血浆中的蛋白失活，动物对于吸入的病原体更敏感。临床治疗发现，患者支气管灌洗液中 SP-A 含量减低，先于急性呼吸窘迫综合征的出现，说明 SP-A 丢失可能助以 SAM 失活。这一切说明 SP-A 对于维持 SAM 稳态起重要作用。此外，SP-A$^{-/-}$ 小鼠清除病原体（细菌如 B 型链球菌、流感嗜血杆菌；病毒如呼吸道合胞病毒、腺病毒和 A 型流感病毒等）能力下降，炎症反应与促炎症因子合成增强，表明 SP-A 有抗击病原体、抑制炎症功能。

SP-D$^{-/-}$（但非 SP-A$^{-/-}$）小鼠出生后发展为 SAM 稳态失衡，导致肺泡脂蛋白沉积和 SAM 胞内池增大（这些异常在离体研究时不可预见），并出现肺固有免疫功能紊乱，肺处于慢性炎症状态。表现为在肺泡和气道空间，巨噬细胞与树突状细胞结构性的活化，且凋亡细胞增多。表明宿主不但出现剧烈的炎症反应，而且防御能力被伤害。提示 SP-D 除维持 SAM 稳态外，还有更重要的免疫保护功能。具体叙述如下：

在 SP-D$^{-/-}$ 小鼠，肺泡 Ⅱ 型细胞增生与肥大，胞内片层体数量增多。SP-D$^{-/-}$ 动物肺发展为肺气肿样表型。如前所述，SP-D 具有修饰新分泌的 SAM 成分的功能。SP-D$^{-/-}$ 小鼠失去了对 SAM 必要的修饰，导致肺泡中脂蛋白沉积。后者有碍于肺泡空间内超微结构异常的 SAM 被 Ⅱ 型细胞摄入。人类肺泡脂蛋白沉积症与缺少 SP-D 并没有因果关系。但最近发现，溶素尿蛋白不耐受相关的肺泡蛋白沉积症（lysinuric protein intolerance-related alveolar proteinosis）患者的气道中，SP-D 生物活性降低，并伴有大量被降解的、或扣留在形态异常的 SAM 脂结构中的 SP-D。

LeVine AM（2001）揭示，与野生型动物比较，SP-D$^{-/-}$ 小鼠清除某些细菌的能力可能变化不大，但清除病毒能力明显下降。具有慢性炎症特征的囊性纤维化（特别是在急性恶化时），以及与吸烟相关的慢性阻塞性肺疾病（COPD）患者的支气管灌洗液中，SP-D 含量下降。但 SP-D 降低在这些肺疾患中的作用并不明确。临床研究发现，当儿童患频发性的支气管-肺感染时，其支气管灌洗液中 SP-D 减少，说明缺少 SP-D 导致对感染敏感性增高。这在对 SP-D$^{-/-}$ 小鼠的观察实验中也得到了证实。

SP-D$^{-/-}$（或 SP-A、SP-D 双敲除）动物出现严重的免疫系统结构性活化的征象。SP-D$^{-/-}$ 小鼠肺泡免疫细胞出现多方面异常，包括形态学上的变化和结构性的促炎症因子释放。在 SP-D$^{-/-}$ 小鼠大而呈泡沫状的肺泡巨噬细胞中，炎症介质和基质金属蛋白酶水平增高。SP-D$^{-/-}$ 小鼠对炎症性刺激、过敏性刺激，以及对病原体感染的敏感性增高。具体表现为促炎症介质如粒细胞-巨噬细胞集落刺激因子（GM-CSF）水平增高，以及由于诱导型一

氧化氮合成酶（iNOS）超表达，致使肺泡巨噬细胞因氧化-硝基化应激而过度活化。GM-CSF/SP-D双敲除动物模型表明，肺泡Ⅱ型细胞肥大与增生，以及胞内SAM稳态受扰至少由GM-CSF介导。给予iNOS抑制剂，则减轻炎症标志，若将SP-D$^{-/-}$小鼠的iNOS基因删除，则减轻肺气肿症状。说明iNOS对于SP-D$^{-/-}$模式动物的病理学起重要作用。

SP-D（与SP-A）都有控制气道中辅助T细胞（Th）2型炎症介质释放的功能。由被卵白蛋白敏化的小鼠分离出肺泡巨噬细胞，将其与SP-D及致敏源共同温育，生成免疫抑制介质IL-10、IL-12及INFγ，不利于Th2型效应；由被烟曲霉敏化的小鼠分离出脾单核细胞，虽然其培养液中存在致敏源，SP-D也能直接抑制Th2细胞因子释放。SP-A$^{-/-}$或SP-D$^{-/-}$小鼠对烟曲霉过敏原的敏感性增强。在SP-A$^{-/-}$或SP-D$^{-/-}$小鼠，IL-13和IL-5增高7倍，肺中嗜酸性粒细胞明显增多，肺组织受损伤。说明SP-A与SP-D都有抗击肺过敏反应的作用。

在SP-D$^{-/-}$小鼠肺中，具有促炎症作用的、表达INFα的、骨髓表型树突状细胞种群增生。若将SP-D注入SP-D$^{-/-}$小鼠骨髓，由该动物分离的、再培养的树突状细胞，则抑制INFα表达。提示肺SP-D抑制具有促炎症作用的树突状细胞成熟与活化。当气道炎症发作或消散时，经趋化因子介导，树突状细胞迁移到上皮或淋巴结。SP-D$^{-/-}$小鼠肺中的树突状细胞不迁移到局部淋巴结，而是异常地聚集在气道黏膜下组织，可能是趋化因子CCL17表达增强所致。

在SP-D$^{-/-}$小鼠气道灌洗液中，CD4$^+$和CD8$^+$T细胞百分比增高，以及活化的标志分子CD95和CD25表达增加。诸多离体实验也表明SP-D直接抑制T细胞功能。

因此，虽然SP-A、SP-D基因删除（特别是SP-D$^{-/-}$）动物炎症反应剧烈，但清除病原体的功能受到损害。

总之，SP-A、SP-D基因删除动物实验提示，在正常机体中，肺胶原凝集素参与调节肺泡SAM稳态及肺免疫系统活性。对于调节肺固有免疫功能，SP-D显得更为重要。SP-D直接调节巨噬细胞，树突状细胞与T细胞活性，调节炎症细胞因子生成。SP-A与SP-D的协同作用对于维持正常肺功能十分重要。

二、SP-A与SP-D介导宿主肺泡表面防御功能

在肺泡中，肺胶原凝集素既能结合各种病原体，结合致敏源，抑制病原体生长，损伤细菌膜，也能结合肺泡巨噬细胞与凋亡细胞。肺胶原凝集素蛋白在肺固有免疫机能中起着多重作用：降低炎症反应，促进病原体由呼吸道清除，但不刺激继发性的免疫应答，清除致敏源，促进对凋亡细胞的稳态清除，保持肺无炎症反应。但当病原体存在时，适当的促炎症应答。

Betsuyaku T等（2004）对不同年龄段的正常人，以及吸烟历史长短不同的烟民，做支气管肺泡灌洗。他们发现，在正常老年人群，以及在中年和老年烟民的灌洗液中，SP-A水平下降。SP-D水平不随年龄改变，但中年和老年烟民的SP-D水平明显降低。这与老人、特别是中年和老年烟民易患感染性肺疾患的现象一致。由此也证明肺胶原凝集素对于机体肺防御功能的重要作用。

（一）SP-A和SP-D和病原体结合

诸多实验表明，SP-A与SP-D能通过多种机制与革兰阳性及革兰阴性细菌结合。脂多糖（LPS）是革兰阴性细菌细胞壁的主要成分，是SAM蛋白的配体。LPS有光滑型与粗

糙型两类。光滑型 LPS 具有 O-特异抗原，完整的核心寡糖和内毒素区。粗糙型 LPS 血清型缺乏 O-特异抗原，但有脂 A 微区和明显变短的核心寡糖，这种具有粗糙型 LPS 的细菌，见于某些不能合成 O-抗原的突变株（有关细菌的细胞壁结构参见 SihavyTJ, Kahne D, Walker S. Cold Spring Harb Perspect Biol, 2010, 2: 1-16)。

SP-A 与 SP-D 都能结合粗糙型 LPS。SP-A 结合在脂 A 微区；SP-D 通过其三聚体 CRDs 微区，结合铜绿假单胞菌和肺炎克雷伯杆菌的粗糙型 LPS。SP-D 能与大肠埃希菌和沙门菌属光滑型或粗糙型的 LPS（但非脂 A）牢固结合，提示核心的终末糖残基（如庚糖和葡萄糖）可能是 SP-D 与 LPS 结合的重要部位。SP-D 还能与光滑型 LPS 的 O-抗原碳水化合物链上的甘露糖相互作用。缺乏 SP-A 与 SP-D 的小鼠，不能缓解被革兰阴性细菌或 LPS 引起的炎症反应。SP-A 与 SP-D 结合到粗糙型 LPS 后，介导细菌被吞噬或被杀伤。此外，SP-A 通过与 A 型流感嗜血杆菌外膜蛋白 P2 相互作用，聚集和调理该病原体；通过肺炎支原体表面的双饱和 PG 与该病原体结合，并抑制其生长。SP-A 能通过与克雷伯杆菌属的夹膜聚糖与该细菌结合，以及通过表达在结核分枝杆菌表面的糖蛋白 Apa 结合结核分枝杆菌，并促进其被宿主细胞吞噬。SP-A 不与由革兰阳性细菌分离出的肽聚糖，或由酵母分离出的酵母聚糖相互作用。SP-D 与革兰阳性细菌的细胞壁上的脂磷壁（酸）质和肽聚糖相互作用。SP-D 也能结合结核分枝杆菌和鸟型结核分枝杆菌表面的脂阿拉伯甘露聚糖，以及肺炎支原体表面的脂。

SP-A 与 SP-D 和多种病毒（如 A 型流感病毒、单纯疱疹病毒、腺病毒、HIV 等）都有特异的相互作用，中和病毒的毒性并促进其被吞噬。SP-A 与 SP-D 的抗病毒效应是通过不同机制调节的。例如，SP-A 与 SP-D 都抑制 A 型流感病毒的血细胞凝集素结合活性，而且 SP-D 还降低其神经氨酸酶活性。SP-A 的抗流感病毒功能是钙不依赖的，而 SP-D 的作用是钙依赖的。SP-D 通过其 CRD 微区，与病毒的血细胞凝集素和神经氨酸酶上的糖类相互作用；SP-A 则通过其 CRD 微区 N-连接的寡糖与流感病毒蛋白相互作用。呼吸道合胞病毒的呼吸 G 蛋白被 SP-D 识别，而 SP-A 则以 Ca 依赖的方式与该病毒 F-蛋白的 F2 亚单位结合。SP-A 与 HIV 糖蛋白 gp120 结合，并抑制直接感染 $CD4^+$ 细胞，但增进树突状细胞结合 gp120、吞噬 HIV，以及转染给 $CD4^+$ T 细胞。表明 SP-A 呈双向调节作用；抑制直接感染 $CD4^+$，但促进树突状细胞介导的病毒转染给 $CD4^+$ T 细胞。SP-D 与 HIV gp120 结合并抑制其复制。SP-D 识别 SARS 冠状病毒上的峰状糖蛋白，并激活巨噬细胞。

SP-A 与 SP-D 与真菌结合并抑制其生长。SP-A 与 SP-D 通过增加荚膜组织胞浆菌细胞膜通透性抑制其生长。SP-D 能聚集去被膜的新型隐球菌和烟曲霉菌，并促进病原体被吞噬。SP-D 结合白假丝酵母菌（白色念珠菌），使之聚集，抑制其生长，但抑制其被肺泡巨噬细胞吞噬。SP-D 结合皮炎芽生菌，其结合部位是菌体表面的 β-葡聚糖。SP-A 与 SP-D 结合烟曲霉菌的分生孢子，促进其被吞噬和被中性粒细胞杀伤。曲霉病动物模型试验揭示，SP-D（非 SP-A）有保护免疫抑制小鼠、抵抗烟曲霉菌分生孢子致动物死亡的作用（SP-$A^{-/-}$小鼠抵抗烟曲霉菌，提示 SP-A 可能促进烟曲霉菌的致病作用。SP-A 识别烟曲霉菌分泌的 45kD 与 55kD 的糖蛋白）。SP-D 结合有荚膜和无荚膜的新型隐球菌，对无荚膜的新型隐球菌有高亲和力，并使之聚集。SP-A 的 CRD 微区还能与卡氏肺孢子虫分泌的 120kD 的表面糖蛋白结合。SP-D（非 SP-A）结合酿酒酵母细胞表面的酵母葡聚糖，β-(1-6)-葡聚糖等。

不论 SP-A 还是 SP-D，其 CRD 微区都能识别病原体表面碳水化合物的羟基。哺乳动物细胞表面的碳水化合物也有羟基。前面曾提到动物组织大部分碳水化合物的终端是半乳糖或涎酸，它们几乎不被肺胶原凝集素识别。肺胶原凝集素通过识别己糖羟基的特异取向，能够区别自我与非自我。此外，哺乳动物细胞表面碳水化合物上的羟基分布较密集，而病原体表面碳水化合物羟基之间距离较宽。十八聚体SP-A的CRD集中分布，但十二聚体SP-D的几个CRD间距达100nm。SP-D CRD微区的几何形状，使其能与距离较长的羟基反应，从而增强对病原体的识别。这也是肺胶原凝集素区别自我与非自我的一个机制。

为了深入研究肺胶原凝集素与病原体的结合，曾观察SP-D与模式靶病原体流感嗜血杆菌相互作用。存在于嗜血杆菌表面，以及细菌表面的LPS是个重要的病理因素。Mackay RM等（2006）用流感嗜血杆菌Eagan突变株研究发现，肺胶原凝集素对流感嗜血杆菌LPS的亲和力，取决于由LPS核心区的庚糖支链伸出到表面单糖的分支情况（图6-8）。他们发现，人类的SP-D，或含有SP-D颈部及CRD微区头部，以及（必需包含）短胶原微区的人工制备物，与突变株Eagan 4A结合得最好。Eagan 4A只有一个庚糖支链，因此SP-D容易接近核心区庚糖。与具有两个庚糖支链的突变株（Eagan CA7），或与天然的三个庚糖支链的Eagan的结合都较弱，具有四个支链庚糖的7004 Eagan抵抗与SP-D的结合。Wang L等（2008）用红外反射吸收波谱术探讨重组SP-D三聚体颈部+CRD微区与LPS单层相互作用，并以此作为蛋白质-脂质相互作用的模式。他们证实CRD与LPS核心区域的庚糖有特异性的结合。Wang等和Mackay等的实验都揭示SP-D的CRD头部与LPS核心区庚糖有特异性地结合。同时也提示当细菌突变、出现更多的庚糖分支时，细菌抵抗与SP-D结合，并能顺利地在肺中繁殖，导致宿主肺感染。

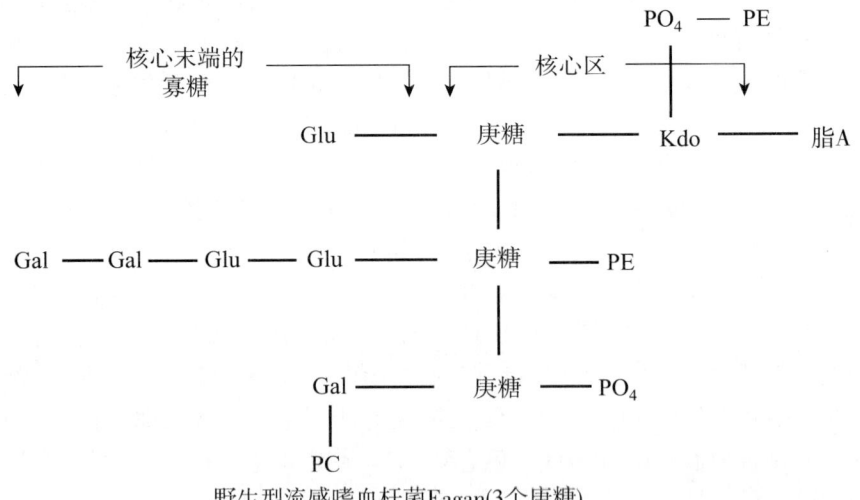

图 6-8 人 SP-D 的 CRD 微区与流感嗜血杆菌 Eagan 的相互作用

流感嗜血杆菌Eagan野生型有三个庚糖支链。这三个支链连接着单糖。SP-D与一个庚糖的Eagan 4A菌株，甚至两个庚糖的Eagan CA7菌株，都有较大的结合能力。因为相对野生型而言，SP-D较容易接近靶庚糖残基，后者被终末寡糖遮盖较少。(Glu：葡萄糖；Gal：半乳糖；Kdo：3-脱氧-d-甘露-辛酮糖酸；PE：磷脂酰乙醇胺；PC：磷脂酰胆碱)

肺胶原凝集素与病原体结合后有多方面效应：调理病原体及促进其被巨噬细胞吞噬，直接杀伤病原体等。下面简要叙述。

离体与在体实验均表明，SP-A、SP-D以及MBL与病原体（或致敏颗粒）结合后，以多种机制促进其被吞噬细胞摄入。

第一种机制是调理病原体，有充分证据说明，SP-A和SP-D在肺中充当"广谱"调理素角色。肺胶原凝集素CRD微区结合到病原体表面，同时胶原凝集素又与免疫细胞（肺泡巨噬细胞、单核细胞、中性粒细胞和树突状细胞等）相互作用，导致胶原凝集素结合的病原体被吞噬。胶原凝集素使病原体聚集，也同样促进对病原体的清除（参见Shepherd VL，2002）。然而，肺胶原凝集素也能抑制病原体被免疫细胞摄入，如SP-D通过一个与细菌聚集无关的过程抑制结核分枝杆菌被巨噬细胞摄入。在此需说明，据不同作者的观察实验，SP-A与SP-D对促进肺泡巨噬细胞摄入结核分枝杆菌的作用是相反的。前面提到SP-A与结核分枝杆菌结合并促进其被吞噬。Nayak A等（2012）认为，这是SP-A与SP-D以不同的方式消除结核分枝杆菌感染。SP-D抑制结核分枝杆菌被摄入，但能与该细菌直接作用。

第二种机制是胶原凝集素的功能如同配体，直接活化免疫细胞，使覆以调理素（如IgG而非SP-A）的病原体被摄入。胶原凝集素的这种激活免疫细胞——配体功能，是通过其与补体成分C1q同源的结构微区介导的。

第三种机制是上调免疫细胞表面识别病原体的受体，间接增强吞噬机制。曾发现肺胶原凝集素与巨噬细胞作用后，巨噬细胞受体在细胞表面表达上调。SP-A与SP-D增加甘露糖受体定位于巨噬细胞表面。Behanka AA等（2002）报道，SP-A通过上调人巨噬细胞甘露糖受体，致使覆盖有结核分枝杆菌脂阿拉伯甘露聚糖的微球摄入，而SP-A$^{(-/-)}$小鼠肺泡巨噬细胞甘露糖受体表达比相应野生型明显减少。Kuronuma K等（2004）报道，SP-A通过刺激酪蛋白激酶2的活性，提高清除剂受体A$_2$在肺泡巨噬细胞表面表达，且增进对肺炎球菌的摄入。该应答反应被芹菜（苷）配体（酪蛋白激酶2抑制剂）抑制。SP-A的该效应是细胞特异的，因周围巨噬细胞不因SP-A作用而增加该受体的表达，也不增加对肺炎球菌的吞噬。到目前为止，认为肺胶原凝集素上调免疫细胞表面受体的机制，可能是调节受体加速胞内循环，而不是刺激新蛋白合成而增加受体数量。

SP-A与SP-D能直接杀灭细菌。Wu H等（2004）及McCormack FX等（2005）发现，SP-A与SP-D抑制某些革兰阴性细菌生长，并有直接杀伤作用。其机制是增加细菌膜通透性。他们使细菌与SP-A或SP-D温育，出现细菌胞核碘化丙锭染色加深（说明细菌被杀伤），细菌细胞膜对放线菌素D通透性增加，以及蛋白质由细菌中漏出增多等现象。他们推测肺胶原凝集素分子CRD微区和细菌表面糖萼的相互作用与杀伤病原体有关。肺胶原凝集素也直接杀伤真菌。例如SP-A与SP-D抑制荚膜组织胞浆菌的生长和活力；SP-D抑制白假丝酵母菌（白色念珠菌）的菌丝分枝。肺胶原凝集素也抑制A型流感病毒的血液凝集活性。SP-D通过与病毒表面的、连接在神经氨酸酶上的寡糖结合，而降低其神经氨酸酶活性。

由于真菌的被膜呈酸性，其免疫原性差，并抑制吞噬作用，因此真菌是肺组织的重要致病因素。

（二）SP-A与SP-D和致敏源结合

各种致敏源不断进入宿主呼吸道，诱发宿主呼吸系统过敏反应。吸入的花粉颗粒是重要的致敏源。SP-A容易与经水相提取的各种花粉颗粒结合；SP-D的CRD能结合与聚集多种花粉淀粉颗粒，并促进其被人或小鼠肺泡巨噬细胞吞噬。外源性的SP-A和SP-D也有消除机体高敏反应的作用。

过敏性支气管肺曲霉病（ABPA）是常见的烟曲霉菌相关的呼吸系统疾病。感染此病与免疫状态和遗传因素有关。ABPA 患者经常出现 IgE-介导的哮喘。如前所述，肺胶原凝集素抗击烟曲霉菌感染。将重组胶原凝集素给予疾病模型动物，不仅防止其死亡，而且能抑制 Ig、嗜酸性粒细胞和 Th2 细胞因子的应答。

在西方世界，居室灰尘中的螨虫是过敏性疾病的主要致敏原。80% 对螨虫敏感的病人，螨虫致敏原 Der p1 能诱导其 IgE 抗体应答，因此认为这是表达 IgE 介导的、对灰尘螨虫敏感的主要免疫显性过敏反应。这种过敏反应的本质，可能是螨虫的半胱氨酸蛋白酶作祟，该蛋白酶裂解宿主树突状细胞的 CD40，导致白介素 12 生成减少，裂解 B 细胞的 CD23（IgE 受体），上调 IgE 和 T 细胞 CD25（白介素 2 受体亚单位），减弱 T 细胞增殖和干扰素 γ 产生。这一切都有利于 Th2-介导的应答。Reid KB 实验室的系列工作揭示，致敏原的半胱氨酸蛋白酶，在生理条件下能将 SP-A 和 SP-D 在多个部位裂解。肺胶原凝集素降解及随后失活，可能也是螨虫致敏原强致敏作用的一个机制。Reid 实验室还证明，肺胶原凝集素以碳水化合物-特异的、Ca^{2+} 依赖的方式与全螨提取物，以及与提纯的螨虫致敏原结合，离体实验还证明，肺胶原凝集素对于螨虫致敏原诱导的哮喘儿童的淋巴细胞增殖，以及组胺释放有抑制作用。因此肺胶原凝集素有一定的抗哮喘功能。

（三）SP-A 与 SP-D 和凋亡细胞结合

在肺中，炎症导致巨噬细胞释放趋化物质，引起中性粒细胞迁移并聚集于炎症部位。正常肺灌洗液中的细胞成分 75% 为巨噬细胞，当出现炎症时，在 6～12 h 之间，灌洗液中的细胞数增加 10 倍，其中 85%～95% 为新补充的中性粒细胞。后者是细胞炎症介质的贮存库。这些细胞寿命短，寿命终止时跟随出现凋亡与清除。在肺部炎症消散时细胞凋亡是个关键因素。因此通过吞噬作用移除凋亡的中性粒细胞、免其毒性内容物释放以损伤纤弱的肺泡上皮十分重要。研究表明，由于 SP-A、SP-D 与 MBL 都能结合各种来源的核酸（如来源于宿主和细菌的 DNA，细胞崩溃后碎片上携带的，以及释放到细胞表面的 DNA），可能是肺胶原凝集素介导增强吞噬凋亡细胞的一个机制。研究还表明，SP-D 能更有效地结合与聚集肺泡巨噬细胞 DNA、并促使单核细胞将其摄入。Vindivier RW 等（2002）离体实验表明，SP-A、SP-D 与 C1q 都能增强小鼠和人肺泡巨噬细胞对凋亡细胞的摄入，但是只有 SP-D 促进小鼠肺泡巨噬细胞吞噬凋亡的中性粒细胞。Clark H 等（2002）报道，在缺乏 SP-D 的小鼠，其肺泡中凋亡的巨噬细胞数量比相应野生型高 5～10 倍；若经气道给予重组人 SP-D，可减少凋亡细胞数，并部分减少脂质蓄积。因此，Haczku A 等（2010）认为，在肺胶原凝集素中，SP-D 识别与结合凋亡细胞、并促进其被清除更为有效。肺胶原凝集素可能通过 CRD 微区、类胶原微区、或分子中的其他部位识别受损伤的细胞。至于介导移除凋亡细胞的受体，诸多学者认为是钙网蛋白/CD91 复合物。

凋亡细胞被吞噬的结果是诱导吞噬细胞的抗炎症应答。如巨噬细胞吞噬凋亡细胞后，导致抗炎症介质 TGF-β、IL-10 和前列腺素 E2 释放。这种应答与吞噬病原体后释放促炎症介质的作用相反。说明肺胶原凝集素在清除凋亡细胞过程中还促进炎症消散。

（四）SP-A 与 SP-D 和免疫细胞相互作用

SP-A 与 SP-D 与免疫细胞有多方面相互作用，产生多方面效应。SP-A 与 SP-D 调节免疫细胞生成炎症介质。如 TNF，可被 SP-A 与 SP-D 上调或下调。曾报道，SP-A 抑制肺泡巨噬细胞被 LPS 或细菌诱导的 TNF 释放；又有报道，SP-A 本身、或当 LPS 存在时增进免疫细胞 TNF 生成。对于 ROS 与 RNS 生成，SP-A 与 SP-D 同样具有增强或抑制其产生的双面效应。出现这种双面效应的原因也是多方面的。例如对于由无菌动物分离出的、未被激活的肺泡巨噬细胞，SP-A 抑制 LPS 诱导的 RNS 生成；然而 SP-A 对于被 IFN-γ 活化的细胞，则增进 LPS 诱导的活性氮产生。肺胶原凝集素这种复杂而矛盾的效应，与病原体种类或刺激类型、细胞状态、细胞类型以及与病原体接触时间的长短等都有关系。Gardai SJ 等（2003）认为，SP-A 与 SP-D 的效应，取决于细胞表面的受体，还取决于 SP-A 与 SP-D 是和宿主细胞，还是和病原体相互作用。

对上述肺胶原凝集素的复杂行为，也许这样的解释可认为恰如其分：在非炎症的正常情况下，吸入的病原体经调理后被清除，不致引起剧烈的炎症应答；当细菌或病毒大量侵入、越出常态的情况下，肺胶原凝集素动员补充炎症介质以攻击病原体，执行正当的防御功能。由宿主角度看来，肺胶原凝集素对炎症应答能够产生不同的调节作用是有利的。

SP-A 与 SP-D 这种特有的双向功能，一方面诱导杀灭病原体；另一方面控制炎症反应，提示这些蛋白对于预防或治疗慢性气道炎症，有可期待的良好的应用前景，绝不像传统的免疫抑制剂那样损伤或减弱宿主防御功能。

肺胶原凝集素具有如此复杂的效应，使人禁不住要问：肺胶原凝集素的受体是什么？探讨肺胶原凝集素的受体已有 20 余年，但一直未确定。一直认为可能有以下几种：CD91/钙网蛋白、SIRPα、Toll-样受体和 SP-R210。以下分别叙述。

1. CD91/钙网蛋白、SIRPα

曾报道作为内质网伴侣的钙网蛋白（calreticulin）出现在正常与恶性细胞表面。Gagnon E 等（2002）提出，钙网蛋白原为具有滞留于内质网序列的胞质蛋白分子。当巨噬细胞吞噬时，内质网膜与质膜融合，它便有可能表达至细胞表面。尔后证明 C1q 受体即为钙网蛋白。还报道胶原凝集素（SP-A、SP-D 和 MBL）结合钙网蛋白。钙网蛋白没有跨膜微区，它通过巨噬细胞上的 LDL-受体相关蛋白 CD91 介导信号转导。因此 C1q 受体实际包括 CD91 和钙网蛋白两个部分（钙网蛋白/CD91）。Gardai SJ 等（2003）的离体与在体实验表明，钙网蛋白将覆有 SP-A 的凋亡细胞和细菌桥连到 CD91，导致 SP-A 运载的"货物"被摄入，并同时刺激细胞因子和其他活性分子生成，上调识别病原体的有关受体表达，诱导趋化作用。总之，诱导促炎症应答。Gardai 等还揭示，SP-A 或 SP-D（而非 MBL 与 C1q）分子的 CRD 微区结合巨噬细胞上的信号抑制调节蛋白-α（或信号抑制受体-α，SIRP-α），则抑制细胞活化与抑制吞噬，即介导胶原凝集素的抗炎症活性。换言之，肺胶原凝集素（collectin）通过与钙网蛋白/CD91 结合，活化免疫细胞，导致适宜的促炎症应答；如果 SP-A 与-D 结合 SIRP-α 则抑制炎症反应。SP-A 与 SP-D 结合同一种免疫细胞的不同受体，产生相反的免疫应答，其意义何在？Gardai 等提出、并得到多位学者支持的解释是：SP-A 与 SP-D 选择钙网蛋白/CD91 抑或 SIRP-α 两个途径中的哪一个，取决于其凝集素微区是否与靶分子结合。肺胶原凝集素未结合病原体时，SP-A 与 SP-D 通过其分子中的 CRD 与巨噬细胞 SIRP-α 结合，抑制炎症反应。当微生物、凋亡细胞或细胞碎片存在时，肺胶原凝集素的 CRD 与这些成分作用，因此不能刺激 SIRP-α，而是代之以分子中自由的类胶原区与巨噬细胞的钙网蛋白/CD91 结合。总之，SP-A 与 SP-D 引发不同的甚至是相反的功能取决于分子的结合取相；CRD 结合介导抑制信号，类胶原结合诱导细胞活化。这种作用模式能解释为什么 SP-A 与 SP-D 既增强又抑制炎症因子生成的复杂现象，也为对肺胶原凝集素的应答受调控的机制提供信息。

在此应提出，SP-D结构是个十字型的十二聚体，难以想象当病原体存在时，该分子如何结合钙网蛋白/CD91。而且如果 SP-A 与 SP-D 以同样方式执行功能，为什么 SP-A$^{-/-}$ 与 SP-D$^{-/-}$ 动物肺表型的差别如此之大？Haczku A 等（2010）发现博来霉素诱导急性肺损伤时，SP-D 出现氧化损伤，表现为 SP-D 的十二聚体结构形式减少，伴以三聚体增多。当小鼠吸入 O_3 后，出现气道过敏性变化。与此同时三聚体形式的 SP-D 形成，以及气道中肺泡巨噬细胞和树突状细胞高度活化。因此作者提出炎症情况下活性氧生成增加，导致SP-D 构象改变。虽然炎症反应也损伤 CRD 功能，但由于 SP-D 去寡聚化使"躲藏的"类胶原微区暴露，便易于和巨噬细胞或树突状细胞的钙网蛋白/CD91 结合，启动促炎症信号转导。Haczku 等提出的 SP-D 分子翻译后的氧化修饰仍为假说，尚需进一步研究。

由于钙网蛋白、CD91、SP-A 与 SP-D 都能以极为复杂的方式与多重配体结合，该受体-配体机制的重要性与特异性尚需深入研究。虽然钙网蛋白/CD91 复合物能解释 SP-A 或 SP-D 介导的某些生物学效应，但仍不清楚内质网补充，以及钙网蛋白结合到质膜，是否为吞噬功能的必需（或必要）条件。

SIRP-α（亦称 SHPS-1，SIRPA，p84 和 BIT）属 SIRPs 家族，系跨膜糖蛋白。胞外有免疫球蛋白（Ig）-样的微区；胞内部分有被假定的酪氨酸磷酸化部位。SIRP-α 的磷酸化部位，与含有蛋白酪氨酸磷酸酶（SHP）-1 和 SHP-2 的 SH2 微区结合，从而被活化。SIRP-α 行使对接蛋白的功能，将 SHP-1 或 SHP-2 补充到细胞表面并使之活化，以应答细胞外界刺激。磷酸酶介导 SIRP-α 特异的生物学功能。SIRP-α 也结合衔接分子，如 55kD 同系物的 Src 激酶结合蛋白与酪氨酸激酶 PYK2 等。SIRP-α 在神经元、巨噬细胞、树突状细胞和中性粒细胞表面非常丰富，抑制 LPS 或 H_2O_2 诱导细胞因子和其他活性分子生成，抑制吞噬作用。有关该受体的详细资料，可参阅 van Beek EM 等，J Immunol，2005，175：7781-7787。

2. Toll-样受体

研究表明，SP-A 和 SP-D 的抗炎症作用，也通过其与 LPS 受体 CD14 和 Toll 样受体（Toll-like receptor，TLRs）TLR2、TLR4 以及 TLR4 衔接分子 MD-2 相互作用。SP-A 和 SP-D 通过其 CRD 微区与这些固有免疫受体结合。SP-A 与 SP-D 的结合，便阻断病原体免疫活化分子再与 TLR 的作用。SP-A 还能直接调节人肺泡巨噬细胞 TLRs 的表达和机能。再者，除 SP-A 与 SP-D 外，SAM 中的其他蛋白和脂质也能直接或间接调节气道中 TLRs 的活性。

TLRs 是个保守的细胞受体家族中的一员，识别病原体上的分子结构，如细菌的鞭毛和含 CpG 的 DNA、革兰阳性菌的肽聚糖、革兰阴性菌的 LPS、病毒的 RNA 与酵母菌的酵母聚糖等。TLRs 被这些配体活化，启动一系列应答反应，导致炎症反应和炎症细胞因子生成与释放。Guillot L 等（2002）发现，在转染 TLR$_4$ 的中国仓鼠卵母细胞，出现 SP-A 激活的、TLR$_4$-依赖的 NF-κB 信号途径活化，以及炎症细胞因子合成上调。不表达 TLR$_4$ 的中国仓鼠卵细胞无此应答。酵母聚糖诱导免疫细胞释放促炎症因子。Sato M 等（2003）揭示，肺泡巨噬细胞 TLR$_2$ 能与酵母聚糖结合，而 SP-A 能改变酵母聚糖-TLR$_2$ 相互作用，下调 TLR$_2$-介导的信号转导和酵母聚糖诱导的 TNF-α 分泌。

3. SP-R210

210kD 的细胞表面蛋白（SP-R210）曾认为是存在于肺泡 II 型细胞与肺泡巨噬细胞上的 SP-A 受体。用亲合层析将其纯化，SP-R210 多克隆抗体可封闭 SP-A 与肺泡巨噬细胞和肺泡 II 型细胞结合，也阻断 SP-A 抑制 II 型细胞分泌 SAM 磷脂的功能。因此提示 SP-R210 涉及 SAM 代谢。进一步研究肯定了 SP-R210 的免疫应答功能。Weikert LF 等（2000）揭示，SP-R210 促进大鼠肺泡巨噬细胞吞噬 SP-A 调理的结核分枝杆菌，并有细胞 iNOS 活化和 NO 生成，以及释出 TNFα。结核分枝杆菌被 NO-依赖的途径杀伤。有趣的是，在周围血单核细胞 SP-R210 抑制 T 细胞增殖。SP-R210 抑制淋巴细胞增殖，是通过介导抗炎症因子 IL-10 和 TGFβ 生成。因此说明 SP-R210 也有抑制炎症功能。Yang CH 等（2005）证明，表达于巨噬细胞的 SP-R210 乃是肌球蛋白 18A 的短跨膜形式的异构体。肌球蛋白 18A 基因表达两种主要的剪切变体，这两种变体表达于体细胞和免疫细胞。除肺泡 II 型细胞外，非免疫细胞和组织表达胞内长微区（含有 PDZ 微区）的异构体（SP-$R210_L$），短异构体（SP-$R210_S$）不含 PDZ 微区，表达于脾、骨髓系的细胞和其他造血细胞。表达于巨噬细胞表面的 SP-$R210_S$ 即为 SP-A 受体。此外单核细胞还表达第三种剪切变体 SP-$R210_{S1}$。因此 Chroneos ZC 等（2010）认为，原本存在的和后来补充的巨噬细胞表面的 SP-R210 异构体，可能介导 SP-A 两种相反的炎症应答。

4. 340kD 糖蛋白

曾认为 340kD 糖蛋白（gp-340）是 SP-D 的 CRD 结合蛋白，随后发现当 Ca^{2+} 存在时 gp-340 也能结合 SP-A，而且是 CRD-不依赖的。gp340 位于巨噬细胞表面。尔后证实，gp340 系涎酸凝集素，是唾液中的一种高分子成分，能结合链球菌突变株（一种引起龋齿的细菌）。gp340 以可溶性及与膜结合两种形式存在。Haczku A 等（2010）认为，gp-340 的机能如同各种病原体调理素的受体。

总之，肺胶原凝集素在肺泡内在固有免疫机能中起着多重作用；降低炎症反应与促进病原体由呼吸道清除但不刺激继发性的免疫应答，胶原微区通过促进对凋亡细胞的稳态清除，保持肺无炎症反应。SP-A 与 SP-D 通过这两个蛋白分子中的 CRD 与巨噬细胞上的信号抑制肽（SIRP-α）结合，抑制促炎症细胞因子释放。然而，在病原体存在时，这两个蛋白便不能刺激 SIRP-α，而是 CRD 与病原体作用，其胶原尾部和钙网蛋白/CD91 结合，导致适宜的促炎症应答。

（五）肺胶原凝集素在机体其他器官和部位的功能

1. 免疫组织化学技术揭示，SP-A、SP-D 也表达于肺以外的器官和组织。SP-D 高水平地存在于人的气管、脑、睾丸、唾液腺、心脏、前列腺、肾、小肠、胰腺和胎盘；在脾、肾上腺、子宫和乳腺，也有低水平的表达。在腮腺管道、汗腺、胆囊和肝胆管上皮、胰腺外分泌导管上皮、食管、小肠、也可检出 SP-D。在人小肠、大肠、肠系膜、唾液腺、前列腺、胸腺、羊水和囊层被膜都有 SP-A，泪腺、鼻泪管、眼结膜和角膜、眼泪中也有 SP-A。SP-A、SP-D 的免疫组化活性还存在于胎膜（羊膜上皮和绒毛膜）和晚期妊娠子宫的绒毛蜕膜层。SP-A 和 SP-D 还存在于人的泌尿生殖道（阴道、宫颈、子宫、输卵管上皮细胞及胎盘）等处。SP-A、SP-B、SP-C 和 SP-D 都存在于人的皮肤和皮肤衍生的细胞系。最近 Braue L 等（2012）发现，健康人的齿龈与唾液中存在 SP-A、SP-B、SP-C 和 SP-D；健康人齿龈表达这四种 SPs 的 mRNA。他们认为口腔中的 SPs 与保护口腔直接有关。

肺以外、特别是在暴露于病原体的器官表面存在的 SP-A 和 SP-D，可能具有重要的固有免疫功能。Fisher J 等（1995）和 Rubio S 等（1995）首次报道肺外存在肺表面活性剂蛋白，即胃肠道存在 SP-A 和 SP-D，还揭示 SP-A 表达于胃表面绒毛的近腔面。胃肠道也是直接与病原体接触的器官。SP-D 作为一个重要的调理素，促进进入胃肠中的病原体被巨噬细胞吞噬。Lichtenberger LM 等（1983）曾报道，在疏水的消化道表面覆有一层类似于肺 SAM 的、以 PC 为主的脂质。SP-A 很可能起着稳定消化道表面活性剂的作用。最近还发现 SP-A 和 SP-D 表达于人鼻窦黏膜和咽鼓管上皮。因此，Nayak A 等（2012）预示，SP-A 和 SP-D 在黏膜免疫学中的重要作用将成为一个新的研究领域。

2. SP-A 是分娩的介导物

Condon JC 等（2004）报道，胎儿肺分泌的 SP-A 是分娩的信号。作者发现，妊娠后期 SAM 在羊水中明显增多。在小鼠交配后第 17 日，羊水中可检出 SP-A，第 19 日 SP-A 水平明显增多。羊水巨噬细胞中 IL-1β mRNA 的表达和母体子宫 NF-κB 活化，与 SP-A 并行增加。作者用 Lac-z 小鼠实验证明，胎儿羊水巨噬细胞迁移到子宫与羊水 SP-A 增加一致。若将 SP-A 注入子宫则引起巨噬细胞迁移，NF-κB 活化和启动早产。将 SP-A 抗体或 NF-κB 抑制物注入，则分娩延迟 24 h 以上。以上实验结果符合如下假说，即临产与分娩都与炎症应答相关。在妊娠后期，SP-A 分泌至羊水中，诱导炎症细胞向子宫迁移，并活化。NF-κB 的活化导致子宫收缩增强和分娩。Wright JR 推测，SP-A 通过"炎症受体"钙网蛋白/CD91 或 Toll-样受体（TLR2 或 TLR4）启动炎症反应和分娩信号。总之，Condon JC 等发现 SP-A 有调节子宫炎症的作用，而子宫炎症反应启动分娩。

三、SP-B、SP-C 以及表面活性剂脂质的免疫调节功能

近来，诸多证据表明，两个疏水蛋白 SP-B、SP-C 也涉及免疫调节功能。利用可诱导的、表达人 SP-B 的转基因小鼠证明，降低 SP-B 表达不仅发展为严重的呼吸衰竭，而且肺泡巨噬细胞和 II 型细胞出现炎症应答。SP-B 缺乏也损伤肺抗击 LPS 诱导炎症的能力。与相应对照比较，在 $SP-C^{-/-}$ 或 $SP-C^{-/+}$ 小鼠的支气管肺泡灌洗液中，中性粒细胞和巨噬细胞计数增多，病毒滴度和病毒 F 与 G 蛋白增多。表明 $SP-C^{-/-}$ 小鼠未感染时中性粒细胞浸润肺组织，肺泡巨噬细胞活性异常，肺组织处于潜在性的炎症状态。这类小鼠容易被细菌或病毒感染，出现严重的炎症反应。如 $SP-C^{-/-}$ 小鼠对呼吸道合胞病毒、假单胞菌属细菌的敏感性增高，炎症细胞浸润异常增多，巨噬细胞吞噬活性降低，炎症反应剧烈。Glasser SW 等（2009）发现，编码 SP-C 的基因突变，导致人类家族性的间质性肺疾患。SP-C 的抑制炎症作用，部分与该蛋白的氨基末端能结合 LPS 有关。含有 SP-C 的 SAM 囊泡能结合 Toll 样受体，并干预该受体调节巨噬细胞炎症应答。SP-B 与 SP-C 的抑制炎症作用似乎不同，Survanta（来源于牛 SAM、用于治疗早产儿呼吸窘迫综合征的表面活性剂脂蛋白，含有 SP-B 与 SP-C，但无 SP-A 或 SP-D）中的 SP-B，而不是 SP-C，对于抑制 LPS 诱导的肺泡巨噬细胞 NO 生成更为重要。

外源性的 SAM 和 SAM 脂质（不含 SAM 蛋白）同样表现有抗炎症作用。含有 POPG 的 SAM 囊泡能阻断 LPS 在巨噬细胞诱导的炎症反应。POPG 是 SAM 中唯一的酸性磷脂，能结合 CD_{14}、TLR_4 和 MD-2，与结合 LPS 有拮抗作用，从而阻断 LPS 诱导的炎症。此外，磷脂酰甘油还能促进肺泡巨噬细胞清除 SAM 磷脂，调节 SAM 代谢。SAM 脂中的 DPPC，明显阻断表达于上皮细胞的 TLR4 移位入脂筏微区而被活化。与纯化的 SP-A 和 SP-D 相似，含有 DPPC 的磷脂囊泡诱导巨噬细胞表达几种固有免疫受体；如 DPPD 和 SP-A 诱导补体受体 CR3（CD11b）、清道夫受体 SR-A、CD36 和 LOX-1、甘露糖受体、Toll 样受体、Fc 受体和补体受体 CR1。随之，SAM 脂与蛋白便成为其中一个或几个受体的配体。

主要参考文献

[1] Keough KMW. Lipid fluidity and respiratory diseases syndrome in Aloia RC: "Membrane Fluidity in Biology Vol 3, Disease and Processes" New York: Academic Press Inc. 1985, 39-81.

[2] Zuo YY, Veldhuizen RAW, Wilhelm NA, et al. Current perspectives in pulmonary surfactant—Inhibition, enhancement and evaluation Biochim Biophys Acta, 2008, 1778: 1947-1977.

[3] Wright JR. Immunoregulatory functions of surfactant proteins. Nat Rev Immun, 2005, 5: 58-68.

[4] Sano H, Kuroki Y. The lung collectins, SP-A and SP-D, modulate pulmonary innate immunity. Mol Immunol, 2005, 42: 279-287.

[5] Nayak A, Dodagatta-Marri E, Tsolaki AG, et al. An insight into the diverse roles of surfactant proteins, SP-A and SP-D in innate and adaptive immunity. Front Immunol, 2012, 3: 1-21.

[6] Orgeig S, Hiemstra PS, Veldhuizen EJ, et al. Recent advances in alveolar biology: evolution and function of alveolar proteins. Respir Physiol Neurobiol, 2010, 173S: S43-54.

[7] Possmayer F, Hall SB, Haller T, et al. Recent advances in alveolar biology: Some new looks at the alveolar interface. Respir Physiol Neurobiol, 2010, 173S: S55-64.

[8] Nkadi PO, Merritt TA, Pillers DM. An overview of pulmonary surfactant in the neonate: Genetics, metabolism, and the role of surfactant in health and disease. Mol Gen Met, 2009, 95-101.

[9] Chroneos ZC, Sever-Chroneos Z, Shepherd VL. Pulmonary Surfactant: An Immunological Perspective Cell Physiol Biochem, 2010, 25: 13-26.

[10] Pastva AM, Wright JR, Williams KL. Immunomodulatory roles of surfactant proteins A and D: implications in lung disease Proc Am Thorac Soc, 2007, 4: 252-257.

[11] Forbes LR, Haczku A. SP-D and regulation of the pulmonary innate immune system in allergic airway changes. Clin Exp Allergy, 2010, 40: 547-562.

[12] Ikegami M, Grant S, Korfhagen T, et al. Surfactant protein-D regulates the postnatal maturation of pulmonary surfactant lipid pool sizes. J Appl Physiol, 2009, 106: 1545-1552.

[13] Nag K, Munro JG, Hearn SA, et al. Correlated atomic force and transmission electron microscopy of nanotubular structures in pulmonary surfactant. J Struct Biol, 1999, 126: 1-15.

[14] Serrano AG, Pérez-Gil J. Protein-lipid interactions and surface activity in the pulmonary surfactant system. Chem Phys Lipids, 2006, 141: 105-118.

[15] Pérez-Gil J. Structure of pulmonary surfactant membranes and films: The role of proteins and lipid-protein interactions. Biochim Biophys Acta, 2008, 1778: 1676-1695.

[16] Casals C, Cañadas O. Role of lipid ordered/disordered phase coexistence in pulmonary surfactant function. Biochim Biophys Acta, 2012, 1818: 2550-2562.

第七章 衰老与生物膜

各物种都有衰老（senescence，aging）。什么是衰老？

衰老原是指无任何疾病的、以基因确定的程序决定的、种特异的速率进行的过程（Szibor M and Holtz J，2003）。

衰老是随时间进展、结构与机能的各种变化进行性地积累，这些积累起来的变化似乎不可逆，逐渐逼近疾病与死亡（Giusto NM 等，2002）。

总之，衰老是个过程。在此过程中，结构与功能发生各种改变。对于这些变化的性质一直在进行各种推测，试图给予这些变化过程一个总的解释，因此出现衰老的各种假说。

在动物（包括人类）机体，衰老时组织与细胞结构和功能的改变，与生物膜的变化密切相关。线粒体呼吸链是细胞能量供应站，也是氧自由基的主要来源，又是自由基的标靶。呼吸链损伤直接与许多衰老时的生理与病理生理变化有关。衰老的大脑生理功能显著衰退，其原因不明。一个可检测到的变化是中枢神经系统膜组分及代谢改变与衰老伴行。许多结合在膜上的酶和转运蛋白，都受到脂双层组分与性质改变的影响，因此许多学者在关注在衰老过程中，各种膜磷脂的合成、降解及其有关的酶的变化，以及这些变化对于脑衰老的影响。肌肉质量、肌力和氧化能力随年龄增长下降，因而明显影响老人生活质量。在健康老人，与肌肉收缩功能密切相关的肌细胞质膜（肌膜）、肌质网和供给能量的线粒体等胞内膜系，都发生年龄依赖的变化，因此有"衰老的膜假说"。该假说的主旨是：衰老系细胞膜组分及物理性质的损伤性变化的总和。至于目前被大多数学者接受的"衰老的自由基学说"也直接与生物膜相关。

第一节 生物膜成分、结构、性质、代谢及功能的年龄依赖性变化

一、生物膜磷脂的年龄依赖性变化

对心血管系统及神经系统的膜脂年龄依赖性变化研究较多。若用一句话概括便是：膜中 SM 与胆固醇含量随年龄增加。

Shmeeda HR 等发现，在主动脉及动脉细胞（包括内皮细胞、平滑肌细胞）中，质膜及平滑型内质网膜的 SM 及胆固醇随年龄协同增加。如果就 SM 和 PC 两种脂而论，衰老时，SM 可达 55%（图 7-1），在动脉粥样硬化病损区，SM 可高达 70%～80%。膜内增多的 SM 来源于血浆脂蛋白。若以富含胆固醇膳食喂家兔，兔血清中 SM 进入主动脉壁的速度呈指数增加，说明生物膜中 SM 与胆固醇有协同存在的关系。人动脉组织由血浆摄取胆固醇。在任何血浆胆固醇水平，人动脉组织由血浆摄取胆固醇速率都呈年龄依赖性增加。衰老，它取消了动脉组织发生动脉粥样硬化的速率受血浆胆固醇水平调节这一规律。

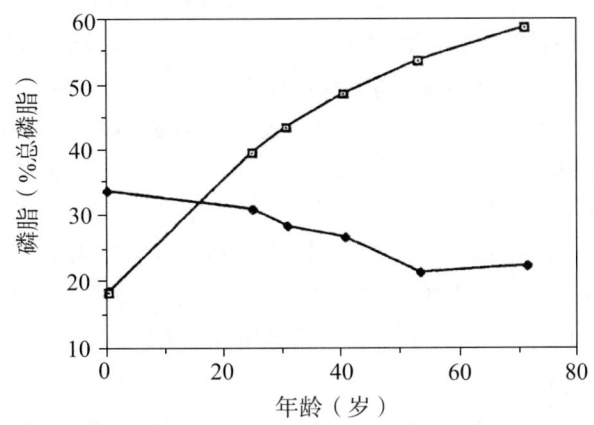

图 7-1　人主动脉 SM (-□-) 与 PC (-■-) 年龄依赖性的改变

Araki K 和 Rifkind JM（1980）分析 19～95 岁健康男性红细胞膜脂质组成，发现膜脂中胆固醇含量随年龄增加，但总磷脂无明显变化。Caprari P 等（1999）揭示，15 名百岁以上（平均年龄 103 岁）意大利健康老人红细胞膜中胆固醇/磷脂（摩尔）比率明显增加。至于磷脂脂肪酸的分析结果，则不尽相同。Caprari 等发现这 15 名百岁健康老人红细胞中，PC 与 PE 的 PUFA 增多，且前者所含的 PUFA 明显增多；还发现膜骨架蛋白肌纤蛋白和整合蛋白 4.2 也明显增多。因此 Caprari 等认为，特别长寿与红细胞膜的完整有关，PUFA 与肌纤蛋白增多能改善红细胞膜流动性与膜结构的张力。然而，Kawabata T 等（2011）揭示，在 104 名日本人志愿者（年轻人与健康老人）中，老年人红细胞膜磷脂脂肪酸中的 C20：4（n-6）明显少于年轻人，尽管膳食中补充 EPA+DHA。Lishinevs'ka VIu 等（2003）发现，60～74 岁的 17 名乌克兰健康老人红细胞膜脂中不饱和脂肪酸（UFA）及 PUFA 明显减少，在 PUFA 中，n3 族比 n6 族减少更明显。在老人血浆低密度脂蛋白（LDL）与高密度脂蛋白（HDL）中，UFA 与 PUFA 也明显减少，他们认为这是红细胞膜脂 UFA 减少的原因。Puca AA 等（2008）分析 41 名 90 岁以上的意大利人后裔的红细胞膜脂肪酸，拟找寻长寿的生物标志。与 30 名相应对照比较，长寿者的红细胞膜中，C16：1（n-7）、反式 C18：1（n-9）与全反脂肪酸明显增高，而 C18：2（n-6）与 C20：4（n-6）含量降低。Puca 等认为，90 余岁长寿者红细胞膜的脂质成分有别于一般人，其特点在于有利于降低脂质过氧化和增加膜的完整性。除 Caprari 等对 15 名意大利百岁老人得出的结果外，其他学者的结果大致相同，即老龄人群红细胞膜磷脂 PUFA 趋于减少。然而，就 Caprari 等对意大利百岁老人红细胞膜脂肪酸成分的分析结果、即 PUFA 明显增多及膜骨架蛋白肌纤蛋白和整合蛋白 4.2 明显增多而论，是有利于维持红细胞的正常流变学性质的。

眼中的硬组织如角膜、晶体和腱索（但不是视网膜）中 SM 与胆固醇明显增加。人眼中膜脂组分的年龄依赖性变化很大。晶体中 SM 含量在老年时可增至 70%，甚至成为磷脂中的主要成分，而 PC 可减至 5%。老年性白内障的晶体中 SM 增高，PC 及 PE 降低，而且 SM 中脂肪酸的饱和程度高。角膜也有类似变化，但角膜中心部与周边部脂质组成不同，角膜周边有个暗环，为老人环，此处脂质成分比"年轻的"中心"衰老"些。

对于中枢神经系统膜脂成分的年龄依赖性变化的研究，Giusto NM 等（1995—2002，2009）在多篇文章中揭示老龄（21.5～28 月龄）大鼠大脑皮质、延脑/脑桥、小脑、皮质下白质的膜脂成分改变。与成年（3.5～4月龄）大鼠相比，胆固醇/磷脂摩尔比在老龄鼠皮质下白质、小脑和延脑/脑桥，分别增加17%、17%和16%。增加的原因是胆固醇含量净增，而不是磷脂含量改变。但在大脑皮质胆固醇/磷脂比率未见明显改变。在老龄大鼠脑，除PA与PE外，总磷脂和其他甘油磷脂未见改变。在老龄鼠脑的皮质部分PA增高，可能因PLD活性增强。老龄鼠脑皮质和小脑中缩醛磷脂分别增加53%和21%，且在富含白质的皮质部分缩醛磷脂含量非常高，由4月龄的0.61增加到28月龄的0.86。缩醛磷脂的变化在皮质比在小脑明显，该磷脂在神经组织中的作用并不十分明确，它所含的PUFA对突触膜上受体功能会有影响。大量离体与在体实验揭示，缩醛磷脂可能有抗氧化作用。缩醛磷脂的脂肪酸组成不同于PE，提示它可能具有特殊的生物学和生理学作用（如影响神经元膜的稳定性、流动性和通透性等）。

缩醛磷脂（Plasmalogens，1-O-alk-1′-enyl-2-acyl glycerophospholipids）是一类甘油磷脂，其结构特征为甘油骨架sn-1位置以醚代替酯键。有两类醚-磷脂：醚与脂肪酸联结和乙烯基-醚与脂肪酸联结。前者如血小板活化因子，后者为缩醛磷脂。

论及磷脂脂肪酸，就总磷脂而言，在老龄鼠脑皮质中18：1（n-9）和20：1（n-9）分别增高10%和70%；20：4（n-6）和22：6（n-3）分别减少10%和13%。在老龄鼠小脑部分18：1（n-9）和20：1（n-9）分别增加12%和48%；20：4（n-6）、22：4（n-6）和22：6（n-3）分别减少26%、10%和23%。至于个别磷脂，其中PE变化最大。老龄鼠小脑PE的18：1（n-9）和20：1（n-9）增高最显著，在皮质也观察到单不饱和脂肪酸（MUFA）含量增加，且伴有PUFA（主要是22：6 n-3）减少，特别在海马和前额部位PE中的22：6（n-3）和20：4（n-6）减少。PS的改变主要在老龄鼠小脑；MUFA增加，PUFA（20：4 n-6，22：4 n-6与22：6 n-3）减少。在老龄鼠皮质PS所含脂肪酸的改变小。老龄鼠脑中PI与PC的脂肪酸改变，也是小脑中这两种磷脂的PUFA明显减少，皮质变化不大。总之，在脑皮质部分，年龄对于磷脂脂肪酸影响不甚大，但在老龄大鼠小脑，磷脂脂肪酸改变较明显。由于老龄动物小脑中，多种磷脂所含22：4 n-6减少，可能影响突触的信号转导，以及几种离子通道的功能和多种神经介质的释放。

对于老龄动物肝、肾等器官生物膜的变化也有报道。实验结果虽不完全一致，但可总结出一个规律，即机体衰老时，膜磷脂总量变化不大，但PC下降，SM与胆固醇增加。

机体衰老时膜脂组分变化的原因并不很清楚，可能与膜脂代谢改变有一定关系。膜脂代谢包括脂合成与降解、入胞与出胞转移、脂交换蛋白的活性，以及脂转移后的修饰等多个方面和多种过程。

首先介绍磷脂合成年龄依赖性的改变。Gaiti A等（1982，1989）将^{3}H-甘油、^{14}C-胆碱，或^{3}H-甘油、^{14}C-乙醇胺分别注入各年龄段大鼠的侧脑室，检测磷脂前体并入及PC与PE的合成。发现在脑皮质和纹状体，这两种磷脂的合成在9月龄大鼠明显降低，但在9月龄后合成不再下降。PC与PE合成在小脑无明显改变。因此Gaiti等提出，甘油和含氮的碱基参入鼠脑受动物年龄的影响。Gaiti等将加有标记的丝氨酸注入鼠脑，发现在老龄大鼠皮质和海马部位，丝氨酸并入甘油磷脂降低，但PS形成后、再形成PE，PC的碱基交换和脱羧基的相继代谢反应，则不改变。Gaiti等认为，丝氨酸并入甘油磷脂减少是因神经元摄取丝氨酸减少。

Giusto NM研究组将磷脂前体^{3}H-甘油、^{3}H-胆碱、^{14}C-丝氨酸、^{3}H-棕榈酸和^{3}H-花生四烯酸等，分别加到分离的并切碎（约1mm^{3}大小，保持细胞完整）的鼠脑各个部分（如皮质、小脑等）的悬液中，分析其中的磷脂及脂肪酸成分。在脑皮质部分，老龄鼠的^{3}H-甘油参入稍高于成年鼠，说明在老龄鼠大脑皮质总磷脂合成未见明显改变。在每种磷脂中，PC的合成（^{3}H-胆碱参入）似乎受抑制。然而PS的合成速度（^{14}C-丝氨酸参入）在老龄动物的脑皮质与小脑都很快。PS合成需要进行碱基交换，因此说明老龄鼠大脑皮质碱基交换酶的功能尚好。如上述，老龄鼠脑中的MUFA含量增加，PUFA明显减少。然而Giusto等揭示，对于作为甘油磷脂前体的脂肪酸并入而言，不论^{3}H-棕榈酸、^{3}H-油酸，还是^{3}H-花生四烯酸，并入老龄鼠脑的PC、PE和PI都高于成年鼠脑。说明在离体情况下，老龄鼠脑组织能够比成年鼠更有效地利用外源性的各种脂肪酸，将其并入磷脂，以及老龄鼠脑^{3}H-棕榈酸、^{3}H-花生四烯酸的酰化不亚于成年大鼠，也说明老龄鼠脑PUFA减少不是由于PUFA并入减少。

二、胆固醇的年龄依赖性变化

细胞胆固醇稳态的维持不同于磷脂，调节机制的特点除胆固醇的生物合成，还涉及与胞外胆固醇交换以及细胞胆固醇出胞。此外，胆固醇降解也不如同磷脂完全降解，只是自由胆固醇分子通过质膜移至胞外，即胆固醇逆向运输（RCT）。高密度脂蛋白（HDL）是胆固醇的主要接受者之一。HDL介导胆固醇RCT。细胞内过多的胆固醇排到肝。在肝内，胆固醇转变为胆酸最终被排出。

在此扼要叙述细胞胆固醇出胞，以及涉及的脂蛋白。

RCT是维持机体胆固醇稳态的重要机制之一，涉及有关蛋白主要是去脂脂蛋白A-1，(apoA-1)。胆固醇排出包括非特异性的、特异性的和主动的过程。胆固醇排出历经三个途径：

（1）水相扩散，自由胆固醇分子自动地从质膜逸出，在水相中扩散，通过分子间碰撞被"接受者""接受"。

（2）B-型清除剂受体（scavenger receptor，SR）-B1介导的自由胆固醇分子双向交换（取决于胆固醇浓度梯度的方向）。

（3）含有ATP-结合序列的跨膜运输蛋白（ATP-binding cassette，ABC）亚家族成员ABCA1和ABCG1/4介导的胆固醇单向运输到apo A-1或前-β-HDL（pre-β-HDL）等。

（一）高密度脂蛋白的抗氧化性质

低密度脂蛋白（LDL）对氧化的敏感性随年龄增长急剧增加，其中所含的维生素E浓度径直下降。然而，经常补充维生素E的老人，LDL氧化速度慢些。但由于许多年龄依赖性的生理学改变（如消化道排空、小肠吸收、激素应答等方面的改变）使得不断补充抗氧化剂的老人，LDL的氧化速度仍高于年轻人。LDL氧化导致apoB-100发生氧化型修饰，因而被表达在巨噬细胞表面的清除受体识别。巨噬细胞摄入多量胆固醇后便形成泡沫细胞。氧化型-LDL（ox-LDL）集聚在动脉壁，启动炎症反应，并发展为动脉粥样硬化症。这就是老年人高发动脉粥样硬化的原因之一。

HDL通过抑制磷脂氧化和降低ox-LDL的促动脉粥样硬化效应，起抗氧化剂的作用。一直认为这种抗氧化剂作用与HDL所含的维生素E有关。然而HDL的维生素E含量远低于LDL和极低密度脂蛋白（VLDL）。Shih DH等（1998）提出HDL中的对氧磷酶（paraoxonase，PON）1具有抗氧化活性。PON1保护LDL和HDL、防止自由基损伤的抗氧化作用。自由基一旦形成，PON1便立即使其水解，因此抑制脂质过氧化产物生成。然而HDL

和 LDL 对氧化作用的敏感性随年龄而增加。Jaouad L 等（2006）揭示 PON1 活性随年龄增长明显下降。PON1 活性降低不是由于浓度降低、合成减少或循环 HDL 浓度降低，而是因为 PON1 所含的-SH 数量随年龄增长而减少。在带有心血管疾患危险因素的人群，PON1 活性明显降低（PON1 是 Ca^{2+}-依赖的酯酶，与含 apo A-1 的 HDL 紧密结合。HDL 的抗氧化及内皮细胞保护作用，与 PON1 的功能部分有关。（有兴趣者可读 Précourt L-P, et al. Atherosclerosis, 2011, 214: 20-36.）

（二）胆固醇的逆向运输

胆固醇 RCT 存在于一切周围细胞，因此视其为周围细胞的生理过程。胆固醇 RCT 有如下几种形式。

1. HDL-依赖的胆固醇外排

HDL 穿梭于周围细胞和肝之间，将前者多余的胆固醇移至肝细胞，并在此清除。RCT 的第一步涉及圆盘状的小的脂颗粒，称作前-β-HDL（在肝和小肠合成，或由富含三酰甘油的颗粒水解生成）。前-β-HDL 是细胞胆固醇的第一个接收者。胆固醇转移到前-β1-HDL 是 ABCA1 依赖的。由周围细胞摄取胆固醇后，前-β1-HDL 转变为前-β2-HDL。前-β2-HDL 中的自由胆固醇，在卵磷脂-胆固醇酰基转移酶（LCAT）作用下转变为固醇酯，然后形成大的圆形的 α3-HDL。当富含更多的固醇酯后，再转变成更大的 α2-HDL 及 α1-HDL。因为后二者富含酯化的胆固醇，在结构形式转变过程中，PON1 活性大为降低，α-HDL 的 PON1 活性只及 β-HDL 的 1/10。在胆固醇被肝摄取过程中涉及一些转运蛋白和酶，如介导固醇酯与三酰甘油交换的固醇酯转移蛋白（CETP），催化磷脂转运的磷脂转运蛋白（PLTP）和水解三酰甘油与磷脂的肝脂酶（HL）等，都与形成 α3-HDL 和 apoA-1 有关（关于 HDL 的亚种，如前-β-HDL，α3-、α2-及 α1-HDL 等是根据分离技术命名的。前-β-HDL 最小，直径约 5.58nm；几种 α-HDL 逐渐增大，α1-HDL 最大，直径约 11.0nm（有兴趣者请参阅 Asztalos BF, et al. Metabolic and functional relevance of HDL subspecies. Curr Opin Lipidol, 2011, 22: 176-185）。

2. 胆固醇的水相扩散

根据在水相扩散模式，胆固醇分子自发地脱离质膜，在水相中扩散，通过与 HDL 简单的碰撞，并入其中。磷脂囊泡、磷脂/白蛋白复合物、三酰甘油/磷脂乳状物，都能以这种机制移除细胞的胆固醇。这种移除胆固醇方式不需要特异的受体，胆固醇转移是被动的，是被胆固醇浓度梯度驱动的。在细胞质膜和 HDL 之间，胆固醇被动的水相扩散涉及双向交换机制，即胆固醇离开的量与进入细胞质膜是相等的。只有当质膜或 HDL 富含胆固醇时，胆固醇的量才出现净转移。细胞胆固醇通过水相扩散的移除速率取决于接受者的结构和大小、磷脂的乙酰链、SM/PC 比等。

3. B-型清除受体依赖的自由胆固醇运动

SR-B1 可视为 HDL 受体，它介导选择性地摄入 HDL 的固醇酯，将固醇酯由脂蛋白的髓心转移到细胞，而非将整个脂蛋白颗粒内化、降解。如同胆固醇水相扩散，SR-B1 依赖的自由胆固醇运动是双向的，净转移取决于胆固醇的浓度梯度方向。SR-B1 主要表达于肝和生成类固醇的组织。SR-B1 乃细胞表面糖蛋白，属 CD36 家族成员。该蛋白的胞外微区介导自由胆固醇双向移动。SR-B1 也调节其他脂蛋白脂质（如固醇酯、磷脂和三酰甘油）选择性的摄入。SR-B1 与 HDL、LDL、ox-LDL、乙酰化的 LDL 以及小脂囊泡都能相互作用。SR-B1 位于膜窖，将结合的脂质经非溶酶体、非内吞小体途径内化。SR-B1 外排胆固醇取决于接收者中是否有磷脂，以及磷脂的性质。例如，富含 PC 的 HDL 增进 SR-B1 介导的胆固醇外排。用 PLA2 处理 HDL 则减少外排。富含 SM 的 HDL 使胆固醇外排稍有增加，但大大减少 SR-B1 介导的胆固醇内流。胆固醇的净入胞或出胞流动，与胞外脂转移酶 LCAT、PLTP 和 CETP 以及某些胞内的酶的相对活性有关。如 CETP 和 HL 将大的 HDL2 转变为小的 HDL3，并释放 apo A-1。

(三) ABC 转运蛋白和胆固醇外运

与水相扩散和 SR-B1 介导的胆固醇运动不同，自由胆固醇被 ABCA1 和 ABCG1 运输是单向的。ABCA1 表达于很多器官，但在胎盘、肝、肺和肾上腺中表达最高。ABCA1 也表达于小肠细胞的基底外侧表面。在这些部位，ABCA1 将胆固醇释放到 HDL 颗粒。磷脂（主要是 PC）和胆固醇的排出有高度相关性，说明 ABCA1 介导自由胆固醇和磷脂二者外运。ABCA1 表达与胆固醇外运受胆固醇、氧化型固醇、维 A 酸等调节。ABCA1 与 apo A-1 结合，与小 HDL3 颗粒结合，但不与大的 HDL2 亚种结合。ABCA1 还与其他胆固醇受纳蛋白（如 apo A-Ⅱ、apo C、apo A-Ⅳ和 apo E）结合。对于 ABCA1 的跨膜运输分子机制并不很清楚。Chambenoit O 等 (2001) 认为，ABCA1 诱导脂双层分布改变，PS 暴露到外叶，然后 apo A-1 结合到膜表面，与被运输的脂质结合。Burgess JW 等 (2002) 认为，apo A-1 结合到细胞外基质，ABCA1 蛋白将脂分子跨膜运输到质膜外叶，然后与 apo A-1 结合。Denis M 等 (2004) 提出，如同作用于受体，apo A-1 以高亲和力直接与 ABCA1 蛋白的膜外微区结合，导致 ABCA1 活化，刺激细胞胆固醇和磷脂主动转移到胞外，与去脂脂蛋白结合。apoA-1 结合到 ABCA1 是 HDL 形成的关键步骤。Hassan HH 等 (2007, 2008) 进一步提出，开始 apo A-1 快速地直接与 ABCA1 结合，导致 apo A-1 插入临近的脂双层中，从而可能启动 ABCA1 的跨膜运输活性。apo A-1 结合在 ABCA1 高亲和力的位点，才能使得磷脂和自由胆固醇外运。该过程对于维持和形成 HDL 在血浆中的适当浓度十分重要，认为 ABCA1 是 HDL 生成的限速因子。

Wang N 等 (2004)、Kennedy MA 等 (2005) 提出，ABCG1 促胆固醇外流至成熟的 HDL 颗粒（HDL2 和 HDL3），而不是 apo A-1。ABCG1-依赖的胆固醇外运不需要其与脂蛋白直接相互作用。ABCA1 与 ABCG1 能够协同移除细胞胆固醇。ABCA1 将去脂的 apo A-1 变为部分脂化的"新生的"脂蛋白，而这"新生的"脂蛋白则为 ABCG1 排出的胆固醇的有效受纳者。

胆固醇外运也取决于 HDL 的磷脂成分。富含 PC 的 HDL 增进胆固醇流出，而富含 SM 的 HDL 则减少胆固醇被巨噬细胞摄入。然而 Fournier N 等 (1997) 报道，富含 PE 的 HDL 减少胆固醇流出，但富含 SM 的 HDL 促使胆固醇流出。脂蛋白磷脂脂肪酸成分对于磷脂层流动性的影响也影响胆固醇外运。

(四) 胆固醇外运与对氧磷酶 1 活性

如上所述，PON1 的抗氧化性质防止 LDL 与 HDL 氧化。实验证明，PON1 增强巨噬细胞的胆固醇由 HDL-介导的、经 ABCA1 途径排出。PON1 活性抑制实验证实，PON1 活性是 HDL 介导的胆固醇外运之所需。将巨噬细胞暴露于 c-AMP 类似物，或用抗 SR-B1 抗体抑制 SR-B1 受体，致使 ABCA1 超表达，则增进 PON1-介导的 HDL 与 ABCA1 结合，以及 HDL-介导的胆固醇外运。Rosenblat M 等 (2005) 对上述现象的解释是 PON1 诱导巨噬细胞溶血磷脂酰胆碱 (LPC) 含量增加。由于巨噬细胞质膜富含 LPC，便增加 HDL 与细胞结合和 HDL 介导的胆固醇外流。

总之，HDL 通过逆向转移胆固醇及其抗氧化性，抵抗动脉粥样硬化症。HDL 的结构及其组成的完整，对于抗击动脉粥样硬化极其重要。

（五）衰老减退胆固醇外运

高 HDL 水平与动脉粥样硬化症的低危险率，以及有效地助以胆固醇 RCT 相联系。然而，HDL 介导的胆固醇外运因衰老而减弱。在老年人，HDL3，而不是 HDL2 对于降低胆固醇外运起重要作用。小而致密的 HDL3 具有很强的促使胆固醇流出能力。它富含 PC，磷脂双层流动性高，富含固醇酯，亚油酸/亚麻酸比率高。年龄依赖的、HDL3 介导的胆固醇外运减退的原因，是由于 apo A-1 与 ABCA1 相互作用的缺陷。apo A-1 分子年龄依赖的变化，以及 ABCA1 表达的缺陷，都影响 HDL 介导的胆固醇排出。apo A-1 的功能有赖于其结构和在血液中的浓度。apo A-1 浓度随年龄增长而下降；该分子中羰基数量及负电荷含量（蛋白质氧化的两个标志）随年龄增长明显增加，因此 apo A-1 的分子结构改变。apo A-1 的结构改变可能由于年龄依赖的氧化应激的结果。这种改变，可能部分说明 ABCA1 介导的、HDL 外运胆固醇的能力是年龄的函数。此外，HDL 氧化也改变 apo A-1 和降低 HDL-磷脂的流动性。胆固醇由巨噬细胞外排取决于 HDL 亚种的物理及生化结构。与 ABCA1-介导的胆固醇外排需要 apo A-1 不同的是，ABCG1，ABCG4 和 SR-B1 介导的胆固醇外运，以及胆固醇自发性地转移需要 HDL2。HDL2 与 HDL3 的组成都随年龄改变；其磷脂中 PC/SM 比率随年龄增长明显下降。因此，HDL 磷脂组成及结构随年龄增长的改变，也同样影响 RCT。

糖尿病、家族性 HDL 缺乏症（丹吉尔病，Tangier 病）患者胆固醇外排降低，与 HDL 浓度和结构的改变，HDL 亚种的分布、组成都密切有关。吸烟等不良生活习惯也降低 HDL-依赖的酶活性和 HDL-依赖的胆固醇外排。在此不予赘述。

三、膜蛋白的年龄依赖性改变

老年机体中蛋白质结构与功能都有改变。细胞中蛋白氧化损伤随年龄而增加。据报道，蛋白质氧化速率在生命的后 1/3（人 60~90 岁）剧增，几乎是三个蛋白质中的一个被氧化修饰。因此胞内氧化修饰的蛋白含量是年龄的函数。虽然蛋白氧化损伤有多种，目前公认蛋白质氧化损伤的标志是羰基与硝基增多。

Levine RL 利用多种动物模型证实，组织中蛋白质羰基数量随年龄而增加（图 7-2）。人成纤维细胞中的羰基含量是人年龄的函数，因此可作为人衰老的标志。在人脑、心脏、肌肉、肝和晶体中，蛋白羰基含量也随年龄增加。蛋白质羰基化是由于赖氨酸、脯氨酸、精氨酸与苏氨酸残基侧链氧化，以及脂质过氧化产物 4-羟壬烯醛通过 Michael 加成反应加到蛋白质上。

蛋白质硝基化一般是被 ONOO$^-$ 氧化。3-硝基酪氨酸是被 ONOO$^-$ 氧化导致的氧化损伤的特异标志。并非一切蛋白质在机体衰老时都被氧化修饰，其中有一些蛋白质，如线粒体腺嘌呤核苷酸移位酶、谷胱甘肽合成酶、肌酸激酶是容易被氧化修饰的蛋白质。Sohal RS 等提出线粒体乌头酸酶与腺嘌呤核苷酸移位酶是慢性氧化损伤的重要标靶。

蛋白质的蛋氨酸和半胱氨酸残基对 ROS 特别敏感。然而这些含硫的氨基酸氧化是可逆的。蛋氨酸残基氧化形成两个立体异构体，R-蛋氨酸和 S-蛋氨酸亚砜。立体结构特异的亚砜还原酶，以硫氧还蛋白依赖的方式，催化蛋氨酸亚砜还原为蛋氨酸。Stadtman ER 等（2005）揭示，在各种衰老动物模式，都出现蛋白质的蛋氨酸亚砜含量随年龄增长而增多。

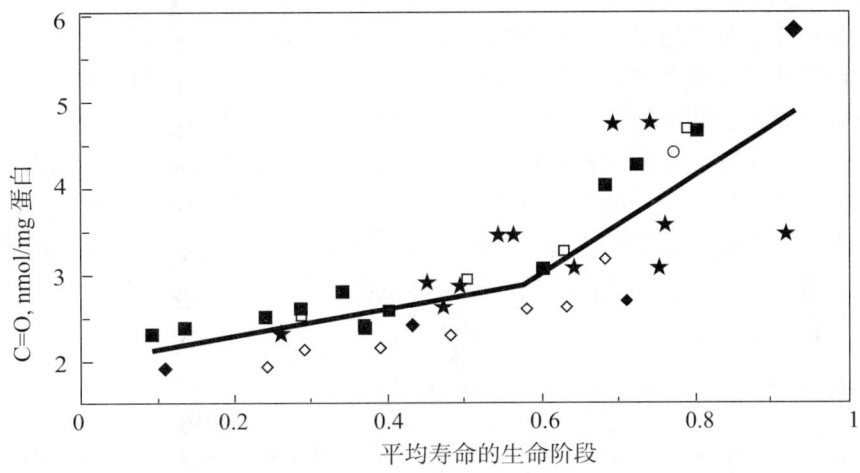

图 7-2 蛋白质羰基含量年龄依赖性的变化
■ 人上皮成纤维细胞 ◆ 大鼠肝 ★ 人晶体 ◇ 家蝇 □ 线虫

被氧化修饰的蛋白质功能减退或丧失。如线粒体 Mn-SOD 在 Tyr-34 硝基化后失活；前列环素合成酶经极低剂量的 ONOO⁻ 作用后失活；谷胱甘肽合成酶中的 Tyr 被硝基化后失活等。衰老时，重要的信号转导蛋白如钙调蛋白与肌质网/肌膜中的 Ca^{2+}-ATP 酶易被氧化修饰，导致运输 Ca^{2+} 能力下降，使胞内 Ca^{2+} 浓度增高。被氧化修饰的蛋白在热力学上不稳定，呈现局部伸展的三维构象，且疏水性增加，因此容易形成难以被降解的聚集物。这种被氧化的蛋白的聚集物，不但丧失功能，且有毒性。有证据表明，氧化修饰的蛋白可能是形成淀粉样纤维的中间物。衰老的组织或细胞中氧化修饰蛋白增多，使细胞功能减弱或丧失，使老龄机体抵抗各种生理应激的能力、以及适应环境的能力降低。

Zaidi A（2010）在其综述文章中，总结出神经元突触膜 Ca^{2+}-ATP 酶的年龄依赖性变化。酶活性及酶蛋白水平随年龄增长进行性地下降。突触膜 Ca^{2+}-ATP 酶对氧化应激敏感，该酶蛋白暴露于氧化剂后，其结构与功能都发生改变。突触膜 Ca^{2+}-ATP 酶氧化修饰后，酶活性丧失，构象改变、聚集，由质膜内化并被降解。Ca^{2+}-ATP 酶的表达减少，不仅改变了细胞内 Ca^{2+} 的动力学，而且 Ca^{2+} 诱导的各种细胞功能也发生改变。Zaidi 认为，年龄-与氧化应激-诱导的神经元质膜 Ca^{2+}-ATP 酶下调，对于衰老时脑功能减退，甚至对于神经变性性疾病起着重要作用。

为什么这些丧失功能、有毒性的氧化蛋白积聚在衰老的细胞中？有下列几种可能：

（1）氧化剂生成增加；
（2）对氧化剂的清除减少；
（3）蛋白质对氧化的敏感性增加；
（4）对氧化修饰的蛋白清除减少。

Sohal RS 发现，线粒体产生的 ROS 随年龄而增。众所周知，在衰老细胞中，基因转录及翻译的错误增多。基因转录及翻译错误表达的蛋白对氧化更敏感。因此，衰老细胞内氧化损伤的蛋白增多。细胞中有多种蛋白分解系统，如溶酶体组织蛋白酶、钙依赖的蛋白酶以及蛋白酶体等。蛋白酶体选择性地识别及降解大部分被氧化修饰的蛋白，是在氧化应激状态下，主要降解氧化损伤蛋白的蛋白分解酶体系。因此蛋白酶体是细胞抗氧化系统的一个重要环节。由微生物到哺乳动物，在年轻、健康的细胞中，不论是因氧化应激，还是在代谢过程中被氧化的蛋白质，都能通过该蛋白分解系统有效地被降解。Kastle M 等（2011）提出老龄机体的蛋白酶体活性明显减退。由于普遍存在蛋白质-蛋白酶体系统因年龄增长而受损伤，导致蛋白质聚集物蓄积和细胞死亡。Kastle 等举出许多老年征象（如皮肤衰老）和老年性疾病（如动脉粥样硬化症、年龄依赖的黄斑变性、白内障形成，以及某些神经变性性疾病）与蛋白酶体功能下降直接有关。虽然未见衰老细胞溶酶体酶活性降低的报道，但自噬能力随年龄增长确有下降。因此，清除氧化的、交联的，以及未折叠的蛋白的能力，随年龄增长而降低。总之，衰老伴随多种维持蛋白质代谢稳态的机制失衡，最终导致较多的氧化损伤的蛋白存留于细胞，损伤细胞功能，甚至导致细胞死亡。

四、膜物理性质的年龄依赖性变化

Zs-Nagy I 等（1984—1999）用 FRAP 探测不同月龄的大鼠与小鼠肝、肌肉及脑细胞抹片中膜蛋白的侧向扩散速率。发现在这两种动物各器官的细胞质膜中，蛋白侧向运动速率呈月龄依赖性减慢。作者还揭示，长寿种动物的蛋白侧向运动速率减慢，要比短寿种动物来得慢些。Zlatanov IV 等（1987）用脂探剂 AF18 检测脂质在质膜上的侧向扩散。所用细胞为各月龄段的大鼠睾丸间质细胞。他们发现，脂质在细胞质膜表面扩散速率由 1～15 月龄呈下降趋势，并认为扩散速率下降是由于膜中胆固醇/PL 比增高。

Yechil 等用脂质体与大鼠心肌细胞或心肌成纤维细胞温育，在温育前后分别测定细胞质膜脂或蛋白的侧向扩散速率。他们发现老龄细胞（15 天）质膜成分扩散速率低，加入卵黄 PC 脂质体，使质膜 PC/SM 比率增加，降低胆固醇含量，则老龄细胞质膜成分扩散速率增加，与培养 5 天的年轻细胞扩散速率接近。若加入 SM 脂质体，使细胞质膜胆固醇下降，但 PC/SM 比例不变；或用 PC∶胆固醇为 1∶0.9（mol%）脂质体处理，使细胞质膜 PC/SM 增加，但胆固醇含量不变，都仅有部分效果。该实验说明，老龄细胞质膜组分运动速率减慢，胆固醇含量增多不是唯一的因素。在老龄机体，蛋白及脂质在细胞质膜表面扩散速率降低与膜中 SM 及胆固醇含量同时增高有关。第一章已讲述，SM 与 PC 在结构上相似，但这两种磷脂在脂双层界面及疏水区的差别，决定了它们赋予双层脂膜截然不同的性质。膜中 SM 易于与胆固醇相互作用。胆固醇-SM 膜的可压缩性、对水的通透性都小于胆固醇-PC 膜，说明胆固醇-SM 膜有侧向紧密的结合。富含 SM 膜的侧向组装密度（lateral packing density）也较大，认为这都是胆固醇分子难以由富含 SM 的膜向外转移的原因，也是富含胆固醇-SM 膜刚性较高、流动性较低的原因。

关于红细胞膜物理性质的年龄依赖性改变，在 20 世纪许多学者做过研究，得出较一致的结论，即随年龄增加，膜脂流动性降低，红细胞变形能力下降，渗透脆性增加。

五、线粒体的年龄依赖性变化

许多学者提出，在一切物种，线粒体机能对于衰老过程有重要调节作用。

线粒体功能减低可能损伤健康和缩短寿命，无脊椎动物和哺乳动物都是如此。如蠕虫的线粒体功能严重下降则其寿命明显缩短；用基因工程技术使小鼠快速蓄积突变的线粒体基因，则出现呼吸链功能降低和寿命缩短。加之，在衰老时线粒体功能减退，与哺乳动物和人类的许多衰老征象甚至老年疾病密切相关。然而对于提高线粒体功能是否延长寿命，则有不同认识。

(一) 线粒体 DNA 与衰老

线粒体呼吸链是细胞 ROS 的主要来源，也是 ROS 的主要标靶。ROS 攻击线粒体蛋白质、脂质及线粒体 DNA（mtDNA）。Wei Y 等（2002）提出，线粒体 ROS 诱导的 mtDNA 突变蓄积，导致机体衰老。由于 mtDNA 紧邻呼吸链，且缺乏组蛋白保护，因此比核 DNA（nDNA）对氧化损伤更为敏感。如体细胞 mtDNA 8-oxo dG 比 nDNA 高 10 倍。因此体细胞 mtDNA 易突变。在生命过程中，体细胞 mtDNA 的突变，资助于随年龄增长出现的生理机能减退。在研究得最多的 mtDNA 突变中，随年龄增长不断蓄积的突变，主要有大片段碱基对删除和特异的 mtDNA 控制区的点突变。在分裂期后的细胞（心肌细胞、神经元及骨骼肌细胞）中，线粒体的寿命为几周。线粒体正常周转时，需要线粒体基因组与核基因组之间的协调。线粒体基因组包括编码呼吸链 13 个蛋白的 mtDNA、2 个 mt rRNA 和 2 个 mt tRNA。mtDNA 编码呼吸链 13 个蛋白，分布在复合物 Ⅰ（7 个）、Ⅲ（1 个）、Ⅳ（3 个）与 Ⅴ（2 个）。mtDNA 仅含很少的非编码区。核基因组编码 99% 以上线粒体蛋白。ATP 形成时，mtDNA 暴露于呼吸链产生的 ROS，便有可能产生 mtDNA 损伤/突变。细胞含有上千个 mtDNA，任何一个初始的体细胞 mtDNA 突变仅为单拷贝，一个单拷贝突变分子不会影响细胞功能。高数量的线粒体基因组（每个线粒体约有 10 个）允许一定程度的异质性存在而不影响其表型。但是 DNA 修复功能差，因此 mtDNA 损伤/突变呈年龄依赖性地积累，从而影响 mtDNA 编码的蛋白。因此，mtDNA 损伤年龄依赖性的增加到一定程度，便出现一种附带现象（epiphenomenon）。此外，细胞分裂时，mtDNA 的损伤亦将被扩增，即 mtDNA 损伤的生理后果将被扩大。这就说明 mtDNA 突变在细胞中积累到一定数量，便影响细胞功能。因此在衰老时，仅就线粒体大分子氧化损伤而言，氧化损伤 mtDNA 牵涉到的线粒体功能，比损伤线粒体蛋白、脂质要大。已证实，mtDNA 突变的年龄依赖性增加和积累，与衰老过程中的某些变化有关。如在 51 岁人群中，心肌细胞线粒体的细胞色素氧化酶活性有不同程度的缺陷，而该年龄段的多数人有 mtDNA 删除，71 岁以上者全部存在 mtDNA 删除。再如，Nekhaeva E 等（2002）与 Aiken J 等（2003，2002）用单细胞序列分析技术，证明在人口腔上皮细胞与心肌细胞中，各有由一个 mtDNA 分子的起始突变，成为单一品系扩展的 mtDNA 突变（clonal expansion of mtDNA mutation）。他们对 2～93 岁人口腔上皮，以及 0.3～109 岁人尸体心肌标本进行单细胞 mtDNA 分析，证实在不断分裂的口腔上皮细胞，与分裂后期的心肌纤维中，都存在多量的、起始于一个 mtDNA 分子突变扩展的、单品系的 mtDNA 突变。在老人这两类组织中，单品系扩展的 mtDNA 突变含量大。Szibor M 与 Holtz J（2003）认为，这就是为什么微小的、年龄依赖性的 mtDNA 改变，可导致老年心，即心肌细胞丢失及心肌细胞的异质性（heterogeneity）。Nekhaeva 等认为，体细胞 mtDNA 突变能扩展，以及这种突变的高发生率可能涉及如衰老和变性性疾病等过程。神经细胞和肌细胞属分裂期后细胞，因此脑和肌肉对于有缺陷的线粒体特别敏感。提示线粒体功能的正常减退可能造成年龄依赖的神经元和肌肉功能不良。脑线粒体功能减退可能选择性地影响生物能需求大的神经基团，如大锥体神经元。因此线粒体功能降低助长脑衰老，并使神经元脆弱，容易出现年龄依赖的病理变化。

(二) 线粒体蛋白、脂质与衰老

体细胞 mtDNA 突变，以及突变的蓄积，可能损伤呼吸链复合物。Boffoli D 等（1994）在 63 例矫形患者中发现，人线粒体呼吸链功能由 17～91 岁明显减退。呼吸链电子漏增加，ROS

生成增加，以及随后更多的 mtDNA 突变。这种恶性循环进一步损伤线粒体脂质、蛋白及 mtDNA，通过伤害几个线粒体能力学过程（如电子传递、线粒体膜电位和 ATP 生成），可引起致死性的细胞损伤。Navarro A 等（2004）报道，老年大鼠脑与肝的线粒体质量与年轻动物无明显差别，但在衰老过程中，脑和肝细胞线粒体中的多不饱和脂肪酸氧化产物 MDA 与蛋白质羰基含量，分别增加 61%～69% 与 36%～45%。在衰老过程中，线粒体一氧化碳合成酶（mtNOS）、Mn-SOD、复合物 I 与复合物 IV 活性进行性地下降（在脑分别下降 73%、37%、29% 和 28%，在肝分别下降 47%、46%、30%、和 24%）。Navarro 等（2004）在另一篇文章提出 mtNOS、NADH 脱氢酶与细胞色素氧化酶活性作为衰老标志酶。在老龄小鼠脑线粒体中，这些酶的活性明显下降，并与增高的 MDA 与蛋白质羰基含量呈负相关性的线性关系。Paradies G 等（2011）提出年龄相关的线粒体蛋白氧化不是普遍性的，而是特异性的。如正常衰老时腺苷酸移位酶出现明显的羰基化。这是因为该蛋白含有多量的精氨酸、脯氨酸和赖氨酸，这些氨基酸残基容易被氧化。当然，含有反应活性羰基的、被氧化而丧失功能的蛋白聚集在线粒体内，将与其他蛋白或脂分子交连，进一步损伤线粒体功能。

Lee J 等（1999）及 Chen JJ 等（1994）报道，老龄大鼠心肌与肝的线粒体膜流动性明显降低。该二作者还指出，这是由于线粒体脂质过氧化所致。线粒体含量最多、最重要的磷脂是心磷脂（CL）。后者富含不饱和脂肪酸，大量证据表明，CL 含量随年龄增长不断减少或被氧化。

（三）线粒体心磷脂的功能与衰老

1. 线粒体心磷脂的功能

CL 几乎是线粒体独有的磷脂。近期研究表明，位于线粒体内膜的 CL，通过使执行氧化磷酸化功能的线粒体内膜蛋白保持最佳活性、参与调节多种线粒体能力学过程。线粒体内膜的许多蛋白，特别是涉及氧化磷酸化的电子传递链复合物，都以高亲和力与 CL 结合。CL 为复合物 I（NADH-泛醌氧化还原酶），复合物 III（泛醌-细胞色素 C 氧化还原酶）、复合物 IV（细胞色素 C 氧化酶）和复合物 V（ATP 合成酶）维持最宜活性之所需。蛋白结构晶体学研究表明，复合物 III、IV 和 ADP/ATP 载体的晶体结构中，都存在少量的 CL。CL 与这些蛋白复合物结合得甚牢，说明 CL 是这些蛋白复合物的内在成分。CL 的存在对于每种蛋白的正确折叠甚为关键。

Paradies G 等（2010）根据诸多实验结果提出，线粒体呼吸链复合物装配成高度有序的、大的呼吸超复合物。将线粒体溶解在毛地黄皂苷溶液中，再做非变性电泳，可证明有由复合物 I 与复合物 III 二聚体，以及 1～4 个复合物 IV 形成的超复合物存在。CL 似参与超复合物的组成，并使之稳定于具有机能活性的、高度有序的复合结构状态。虽然呼吸链超复合物存在是经电泳技术证实，分离线粒体的复合物 III/IV 的动力学研究，也支持 CL 在超复合物形成中的作用。由于超复合物的形成，无需反应底物和产物在每个电子传递链成分之间扩散，因而提高了氧化磷酸化效率。在呼吸链超复合物中，CL 的作用如同黏胶，在几个蛋白复合物之间，通过与蛋白跨膜微区的交织错叉，整合/或加固呼吸链超复合物。在一个超复合物中，复合物 III 与 IV 之间的联接，不仅增效复合物之间的电子流，而且也增进质子运输能力，因而形成一个局部高电化学梯度的微环境。CL"头部"磷酸根的机能如同质子陷阱，将泵出的质子局限在其"头部"微区，为线粒体膜电位（$\Delta\psi$）的形成提供结构基础，同时也为 ATP 合成酶提供质子。CL 靠近呼吸质子泵，它的缓冲作用增加了超复合物内的电化学梯度的电压成分 $\Delta\psi$。因此，CL 除黏合蛋白与增强电子流效率外，还有助于建立一个局部的高 $\Delta\psi$，此为定向地跨线粒体膜输出

ATP，以及输入 ADP（通过 ADP/ATP 载体）之所需。

线粒体除通过氧化磷酸化合成 ATP 外，还有许多其他重要功能，如三羧酸循环、脂肪酸氧化、氨基酸合成与降解，以及铁-硫簇和血红蛋白合成等。要完成这些功能，溶质分子必须连续不断地在线粒体基质和胞质之间交换。这需要线粒体载体家族成员的帮助，以促进线粒体内膜的运输。CL 也是维持线粒体阴离子载体蛋白，如腺苷酸移位酶（ANT）和肉碱-乙酰肉碱、枸橼酸、磷酸和丙酮酸载体最宜活性之所需。CL 与许多线粒体载体蛋白相互作用。线粒体磷酸盐载体需要 CL 维持其活性；在脂质体中，肉碱/乙酰肉碱转移酶、丙酮酸载体都只有在 CL 存在的情况下，才显示出最高效率；线粒体内膜最丰富的蛋白 ADP/ATP 载体，只有当 4-亚油酸-CL 存在时才显示出最宜活性，其他类型 CL，如 4-油酸-CL、1-溶血-CL 以及其他磷脂都不能激活 ADP/ATP 载体。Beyer K 等（1985）用 ^{31}P 核磁共振技术测得 CL 分子与 ANT 以 3∶1 的化学计量关系、紧密相互作用。Hoffmann B 等（1994）发现纯化的 ANT 与 6 个以上的 CL 分子牢固地结合，此与 ANT 的腺苷酸转移功能至关重要。移除 CL 将使 ANT 失活，再加入 CL 则恢复其活性。Nury H 等（2005）揭示，两个 ANT 单体之间经 CL 介导形成一个稳定的、能参与 ADP/ATP 交换的二聚体构象。CL 与载体蛋白相互作用的机制，可能有赖于该磷脂独有的、带两个负电荷的"头部"与上述蛋白紧密结合，"钳住"这些蛋白，使后者充分发挥载体作用。

CL 还能将肌酸激酶（mtCK）和二磷酸腺苷激酶（NDPK）结合到线粒体膜。这两个激酶位于内膜/嵴间隙，对于维持线粒体呼吸十分重要。例如 NDPK 通过与 CL 高亲和力结合，方能与结合在内膜上的 ANT 相互作用，进行代谢物交换（ADP 与 ATP 在线粒体基质间隙和胞质之间的交换），调节呼吸（有兴趣者请参阅 Lacombe ML et al, Biochimie, 2009, 91: 779-783）。

2. 线粒体心磷脂的变化与衰老

心磷脂结构和含量的改变与许多病理状况下的线粒体功能失常和细胞死亡有关。由于 CL 的高不饱和脂肪酸含量（在心脏和肝线粒体 CL 富含亚油酸，脑组织富含 22∶6），且靠近 ROS 生成部位，因此它毫无例外地成为 ROS 标靶，并启动产生脂质过氧化物的自由基连锁反应。膜磷脂过氧化是各种病理状态下和衰老时，线粒体丧失功能的主要原因之一。脂质过氧化改变膜脂结构，扰乱脂双层的正常排布，改变膜流动性和通透性，从而影响线粒体呼吸和氧化磷酸化、破坏内膜的屏障性质以及线粒体膜电位和线粒体的 Ca^{2+} 缓冲能力。Petrosillo G 等（2008，2009）与 Skulachev VP 等（2009）的实验结果均表明，老龄鼠脑和心肌线粒体 CL 含量下降，氧化的 CL 增加。Paradies G 等（2009）与 Shigenaga MK 等（1994）认为，各种组织的年龄依赖的线粒体功能衰退，与 CL 氧化/减少密切有关。

由分离的大鼠和小鼠的线粒体实验揭示，呼吸链活性随年龄增长而下降。在 5 个呼吸复合物中，复合物 I 和 IV 的酶活性选择性地下降，而复合物 I 似乎最为敏感，其活性呈年龄依赖性地明显下降。13 个 mtDNA 编码的呼吸链多肽中的 7 个在复合物 I，因此该复合物受累最甚。也有报道复合物 III 和 IV 的活性呈年龄依赖性地减退。全部由核 DNA 编码的复合物 II（琥珀酸脱氢酶）活性几乎未见年龄依赖性的变化。许多学者证明，CL 特异地与呼吸链复合物 I 和 IV 结合，以维持其酶活性。Paradies G 等（2002）用牛心肌亚线粒体颗粒模式证实，线粒体呼吸链产生的 ROS 对复合物 I 和 IV 活性的损伤，是由于 CL 过氧化。Petrosillo G 等（2008，2009）揭示，老龄动物线粒体 CL 含量下降，与老龄大鼠线粒体呼吸链复合物 I 和 IV 的酶活性下降密切相关，将富含 CL 的脂质体加到由老龄大鼠分离的线粒体中，酶复合物活性几乎恢复到年轻动物对照水平。CL效应不能被线粒体其他磷脂（如PC、PE）替代，被氧化的CL也不再执行CL功能。因此，老龄大鼠线粒体复合物Ⅰ和Ⅳ的活性缺陷，至少部分是由于ROS攻击CL的不饱和脂肪酸，致使线粒体CL出现氧化性损伤的结果。此外，复合物Ⅰ活性缺陷也可能与Fe-S簇的氧化损伤有关。相对于其他复合物而言，复合物Ⅰ活性较低，因此认为它是氧化磷酸化的重要调节因子，也是线粒体呼吸链的"限速因子"。复合物Ⅰ也是ROS的生成部位。在衰老过程中，该复合物是ROS的主要发源地。由于CL分子的氧化/减少，复合物Ⅰ功能受损，线粒体呼吸链的电子漏增加，产生更多的ROS，造成一个ROS-诱导损伤的恶性循环，最终导致衰老时线粒体能力学衰退。

如前所述，CL对于呼吸链成分装配为超复合物起重要作用。Gómez LA等（2009）报道，大鼠心肌线粒体超复合物年龄依赖性的减少。其原因可能由于CL含量年龄依赖性的减少，CL脂肪酸成分随年龄增长而改变，导致线粒体呼吸链超复合物不稳定，及其机能减退。因此，线粒体呼吸链超复合物的不稳定性，是衰老状态下线粒体能力学衰退的另一因素。

同样，当机体衰老、CL含量降低或其脂肪酸成分改变，或被其他磷脂置换时，与CL相互作用的载体蛋白功能也受到很大影响。这已被许多实验室证实。

3. 线粒体心磷脂的变化、凋亡与衰老

生理情况下线粒体内膜不通透。然而当基质高Ca^{2+}，特别是还伴有ROS生成增加、高磷酸盐与低腺苷时，非特异的线粒体通透转变孔（MPTP）打开，使得<1.5kD的任何分子被动地扩散进出线粒体，从而破坏了线粒体内膜的通透屏障，搅乱了离子稳态，使氧化磷酸化失偶连，引起线粒体不可逆性的损伤，以细胞死亡告终。诸多实验证实，MPTP在细胞的凋亡或死亡途径的早期阶段起重要作用。细胞色素C及其他蛋白由线粒体释放到胞质，是终极于程序性细胞死亡的核心步骤。细胞色素C为呼吸链的一个成分，结合在线粒体内膜的外表面，主要结合在CL上。细胞色素C与线粒体的结合强度取决于CL的分子性质。含饱和脂肪酸链的CL，要比含有多不饱和脂肪酸链的CL，与细胞色素C的结合力弱得多。CL上有两个细胞色素C结合部位：A部位，促进细胞色素C与带负电荷CL的静电相互作用（强结合）；C部位，细胞色素C与CL脂肪酸链以疏水力相互作用（弱结合）。这种疏水结合促使细胞色素C参与由复合物Ⅲ和复合物Ⅳ的电子传递，同时也抑制ROS生成、起抗氧化剂作用。细胞色素C与CL的强结合具有过氧化物酶样的活性，线粒体产生的H_2O_2促使CL过氧化，促进细胞色素C脱离线粒体。已明确，在凋亡过程中，细胞色素C释放分两个步骤：首先是该血红素蛋白由线粒体内膜外表面脱离，然后线粒体外膜可通透，细胞色素C释放。CL过氧化还可能通过与Bax和Bid相互作用，参与外膜通透。

Phaneuf S等（2002）发现，与6-月龄大鼠比，在16-与24-月龄大鼠心脏左室心肌细胞胞质中，细胞色素C含量明显增加，抗凋亡蛋白Bcl-2年龄依赖性下降，但促凋亡蛋白Bax水平未变。实际上衰老机体的许多器官，如脑、心脏、骨骼肌、免疫系统、肠、眼内黄斑、前列腺及卵巢等细胞凋亡增多。丢失很多细胞的器官功能减弱。因此，许多学者们认为，这种细胞清除机制年龄依赖性的增强，似乎突出了衰老时组织与器官的功能恶化。

离体实验揭示，高浓度的Ca^{2+}是MPTP开放的主要诱导剂。在分离的线粒体悬液中，须加入相当高浓度的Ca^{2+}方能诱导MPTP开放。然而活细胞难以达到能够诱导MPTP开放的高Ca^{2+}浓度，提示需有附加因素参与。例如ROS或其他氧化剂攻击线粒体组分（特别是

CL）的产物，可使 MPTP 对于 Ca^{2+} 敏感。Petrosillo G 等（2006）揭示，当 Ca^{2+} 存在时，将过氧化的 CL（μ mol）与大鼠心肌线粒体膜相互作用，出现浓度依赖性的线粒体基质肿胀，$\Delta\psi$ 崩溃，线粒体内 Ca^{2+} 释出，以及线粒体细胞色素 C 释放。但是加入未被过氧化的 CL 则无此效应。若加入 MPTP 抑制剂环孢素 A 和米酵菌酸，上述效应均被抑制。该实验说明，过氧化的 CL 除促进细胞色素 C 脱离线粒体内膜和释放到胞质外，还起着 MPTP 诱导剂的作用。Petrosillo 等（2009）在线粒体悬液中加入脂溶性的、促进脂质过氧化的叔-丁氢过氧化物（tert-butylhydroperoxide，t-BuOOH），发现当有低浓度 Ca^{2+} 存在时，CL 氧化和 MPTP 开放。若加入抗氧化剂褪黑素，则 Ca^{2+}-t-BuOOH 对 MPTP 的诱导效应及 CL 氧化都被抑制。Ca^{2+} 和氧化的 CL 对于 MPTP 开放的协同效应提示，前二者都与 MPTP 的组分（可能是 ANT）相互作用，导致 MPTP 开放。氧化的 CL，使发挥最宜功能的 ANT 二聚体丧失稳定性，形成一种利于 MPTP 开放的 ANT 构象。二价阳离子 Ca^{2+} 可能参与 ANT 构象的转变。

在衰老、缺血/再灌注损伤和某些变性性疾病的情况下，当 Ca^{2+} 稳态改变和线粒体内过氧化的 CL 蓄积时，Ca^{2+} 及过氧化的 CL 对促进 MPTP 开放、以及细胞色素 C 释放的协同效应，便具有重要的病理生理意义。已有充足证据表明，在缺血/再灌注过程中，MPTP 对于心肌细胞死亡起关键作用。

Goodell S 等（1998）、Mather M 等（2000，2002），以及 Jahangir A 等（2001）报道，在各类衰老细胞，包括淋巴细胞、神经元、肝细胞和心肌细胞，MPTP 的活性增高。还有学者报道，大鼠心肌线粒体对 Ca^{2+} 诱导的 MPTP 开放的敏感性随年龄而增。虽然这些都是细胞水平的实验结果，但提示在整体情况下，老龄机体的心脏、骨骼肌及神经元中 MPTP 活性增加。在老龄机体，对于 Ca^{2+} 诱导 MPTP 开放的敏感性增强的机制，并不很清楚。可能由于在老龄机体线粒体 ROS 形成速率增高，以及 Ca^{2+} 稳态被打乱，而 MPTP 一直在接受这些刺激是重要的原因。Yan LJ 等（1998）揭示，衰老时 ANT 对于 ROS 的攻击十分敏感。而 ANT 是 MPTP 的组分之一。在线粒体高 Ca^{2+} 和氧化应激情况下，线粒体内膜上的 ANT，由其作为 MPTP "把口（介导 ADP/ATP 交换）"的固有结构形式，变为非选择性的孔，允许小的代谢物和离子跨线粒体内膜通透。ROS 产生随年龄增长增加，可能是 ANT 结构形式改变和丧失稳定性的重要因素。ANT 在伸向线粒体基质的环状部分含有 3 个对氧化/还原敏感的-Cys。在氧化应激状态下，当线粒体 GSH/GSSG 比率不再维持正常时，这 3 个-Cys 很容易被氧化。衰老时 GSH/GSSG 比率明显下降，ROS 可能氧化多不饱和脂肪酸，产生高反应活性的脂肪酸碎片如壬烯醛（HNE），后者特异地修饰 ANT 分子的-SH，并抑制其活性，因此有利于使其转变为非选择性的孔。此与 Kristal BS 等（1996）提出"HNE 是个有力的 MPTP 诱导剂"的结论相一致。

MPTP 的开放概率可能因线粒体膜脂成分的氧化，特别是 CL 的氧化而增加。前面曾提到 ANT 与 CL 分子牢固结合，与 ANT 结合的 CL 和 Ca^{2+} 似乎协同控制 MPTP 的开放。CL 带负电荷的"头部"与 ANT 的赖氨酸侧链之间的静电相互作用，稳定该蛋白作为 MPTP "把口"的固有构象。Ca^{2+} 是 MPTP 孔形成的关键诱导剂。它一旦结合在 CL 的"头部"，便扰乱了 CL 与 ANT 的相互作用，因而有利于 MPTP 变为非特异通透性孔。氧化的 CL 可能破坏使发挥最宜功能的 ANT 二聚体的稳定性，并有助于非特异通透性孔形成。

前面提到 CL 氧化/减少 随年龄增长而增加。还提到氧化的 CL 使大鼠心肌线粒体对于 Ca^{2+}-诱导 MPTP 开放的敏感性增高。因此不难得出结论：线粒体对于 Ca^{2+}-诱导

MPTP 开放的敏感性随年龄增长而增加。这已被 Paradies G 等（2010，2011）的大鼠心肌线粒体实验证实。老龄动物心肌线粒体对 Ca^{2+}-诱导 MPTP 开放的敏感性增高，至少部分与氧化的 CL 数量增加有关。此外，Ca^{2+}-诱导 MPTP 开放的敏感性随年龄增加，也和老龄线粒体趋于释放细胞色素 C 一致。如前所述，氧化的 CL 与细胞色素 C 结合减弱，有利于该血红素蛋白脱离线粒体膜，并通过 MPTP 孔释出。这些观察所见，可能牵连到老龄动物由于心肌细胞凋亡增多，正常心肌细胞减少，所剩余的正常细胞因功能代偿而肥大，但终极于心功能损伤等现象。Ca^{2+}-诱导 MPTP 开放的敏感性及细胞色素 C 释放随年龄增长而增加，也与年龄依赖的心血管疾患、神经系统变性性疾病和老年性的肌弱症（见后）所涉及的线粒体能力学减退、坏死和凋亡性的细胞死亡密切相关。由于 CL 氧化/减少似乎牵涉到多方面的年龄依赖的线粒体能力学改变，因此设计针对抗击 CL 过氧化的药物，将有益于防治和衰老有关的疾病。

第二节　骨骼肌年龄依赖性的改变

老年人各器官系统都有改变。最明显的、最影响生活质量的是骨骼肌的变化。与肌肉收缩有关的膜系有肌细胞质膜，即肌膜（sarcolemma），肌质网（sarcoplasmic reticulum，SR）和供给能量的线粒体。它们与肌肉的年龄依赖性变化都直接相关。

一、肌弱症的概念

肌肉质量（mass）、肌力和对能量的利用呈年龄依赖性地下降。因此，老年人肌肉发生明显改变，如肌肉萎缩（atrophy）、肌力减退、收缩速度减慢、松弛时间延长等。在国外书刊中，将这些改变称为"sarcopenia"（目前对于该名词尚无公认译法，曾有作者译为"少肌症"。因为该病的特点除肌纤维，即肌细胞数量减少外，还有尚存肌纤维收缩力减弱，功能减退，因此总的表现为骨骼肌无力。笔者以为将"sarcopenia"译为"肌弱症"更贴切)。近年西方国家统计，人过 50 岁后，肌肉质量每年减少 1%～2%。在 70 岁以下的人群中，肌弱症患者约占 25%；80 岁以上达 40%。Carmeli E 等曾提出，人从 20～80 岁，骨骼肌质量丢失 20%～30%。衰老以各种方式在影响着人的不同部位的肌肉。不同部位的肌纤维减少，影响老人不同器官的功能。如老年妇女膀胱颈部（尿道后壁）肌纤维减少会引起尿失禁，甲勺软骨肌的年龄依赖性减少将影响老人的喉部运动。因此肌弱症是一种相当普遍的老年疾患。西方国家将其视为老年人群中的一个危险因素，因为肌弱症患者体力虚弱，容易导致丧失独立生活能力，增加意外伤残率和死亡率。由于肌肉占机体质量的 40%，肌弱症也必然牵涉整个机体的蛋白质代谢。

骨骼肌肌纤维大致分 I 型（红肌，慢收缩肌，以氧化磷酸化供给能量，疲劳慢）与 II 型（白肌，快收缩肌，以无氧糖酵解供给能量，疲劳快）。肌弱症患者这两型肌肉都受累及。肌肉萎缩（肌肉质量下降）主要由于肌纤维（即肌细胞）数量减少以及肌纤维蛋白（包括肌原纤维，即肌丝）减少两个方面。在解剖学上表现为肌纤维减少，及其直径变细。

二、肌弱症的机制

肌弱症的机制是多因素的。经过 20 余年来诸多学者的潜心研究，比较一致的认识是在衰老过程中，骨骼肌线粒体丧失功能，最终导致肌细胞凋亡，是为肌弱症的主要机制之一。

再明确些，老年人肌纤维不断减少，主要由于年龄依赖性的细胞凋亡增多。即使是在健康机体中，肌肉线粒体损伤也明显地呈年龄依赖性增加，因此骨骼肌细胞（与神经细胞）凋亡数量不断增加。此为老龄机体肌纤维数量减少的主要原因。

骨骼肌纤维（细胞）为合胞体细胞，或称为多核细胞。其凋亡过程不同于一般细胞。这种细胞的凋亡称作肌核凋亡（myonuclear apoptosis）。其特点为凋亡信号启动后，移除个别肌核及其相关的部分肌质（sarcoplasm）。此外，凋亡信号还可能刺激肌肉蛋白（通过遍在蛋白-蛋白酶体系）降解，除核移除外，导致肌纤维萎缩。这种凋亡途径最终导致肌纤维萎缩，而不是整个细胞死亡（参见 图 7-4 的 C~E）。

（一）肌弱症的线粒体 DNA 突变机制

Drew B 等 (2003)、Short KR 等 (2005) 先后报道，肌纤维 mtDNA 点突变和删除的蓄积随年龄而增，导致呼吸链功能和氧化磷酸化受损。曾有学者分析人、猕猴和啮齿类动物肌肉组织中的呼吸链复合物活性，结论是复合物活性随年龄增长而下降。例如，细胞化学和组织化学研究揭示，在 25 岁猕猴的骨骼肌、膈肌、心肌和眼外肌中，复合物 Ⅲ、Ⅳ 和 Ⅴ 的缺陷比 10 岁龄的猕猴明显增多。也有学者报道小鼠腓肠肌复合物 Ⅰ 活性随月龄增长降低。未见复合物 Ⅱ 活性随年龄改变的报道。

Bua E 等 (2006) 揭示，人骨骼肌单个纤维线粒体删除突变积累到超过 mtDNA 基因组的 90%，则细胞色素 C 氧化酶 (cytochrome C oxidase，COX) 活性下降。线粒体呼吸链异常的标志是 COX 活性下降，与此同时伴有琥珀酸脱氢酶 (SDH) 活性增加。复合物Ⅳ有 10 个亚单位，其中 3 个由 mtDNA 编码。任何一个 mtDNA 编码的亚单位的损伤或缺失，都导致 COX 活性下降或活性丧失（COX$^-$）；而复合物Ⅱ全部由核 DNA 编码，因胞核出于对（COX$^-$）补偿性的应答，导致 SDH 活性增强（SDH^{++}）。在老年机体肌肉组织中，见到的呼吸链异常表型是 COX$^-$ 与 SDH^{++} 同时存在，即 COX$^-$/SDH^{++}。Aiken J 研究组（Mc Kenzie D 等，2002；Wannagat J 等，2001；Cao Z 等，2001；Gokey NG 等，2004；Herbst A 等，2007；McKiernan SH 等，2009）将老龄机体骨骼肌年龄依赖性减少、与肌纤维呼吸链功能缺陷年龄依赖性蓄积并列研究。例如，做大鼠股直肌与猕猴股外侧肌的形态计量，计算肌纤维数量，并用组织化学方法，在冰冻横切片上检测 COX 在线粒体呼吸链复合体 Ⅳ，以及 SDH 在复合体Ⅱ的活性，以揭示呼吸链活性的改变。因呼吸链异常不波及整个肌纤维，必须做连续切片，沿肌纤维长轴连续观察，以精确计算含有呼吸链异常的肌纤维数。结果如下：

（1）老龄动物肌肉质量明显下降，如大鼠在 18~36 (38) 月龄间，股直肌质量减少 45%；肌纤维数由 10 358 个减至 7606 个肌纤维。

（2）大鼠股直肌与猕猴股外肌含呼吸链异常的肌纤维数随年龄增加，且与 mtDNA 删除数呈一致性地年龄依赖性增加（图 7-3，7-4）。

（3）根据猕猴股外肌长度的测算，30 岁以上的猕猴，60% 肌纤维含有异常的呼吸链，且连续切片上 COX$^-$/SDH^{++} 区域沿肌纤维的长度随年龄增长扩展，甚至可延至上千微米。

在纵切片上还可观察到肌原纤维萎缩和崩解与 COX$^-$/SDH^{++} 同在。COX$^-$/SDH^{++} 区域越长，肌纤维内原纤维的破坏越严重。但在同一个肌纤维内，与之邻近的、呼吸链正常区附近的肌原纤维形态正常。用来源于 5 个不同线粒体基因组的 mtDNA 探针做原位杂交，发现 >90% 含有 COX$^-$/SDH^{++} 的肌纤维，未与一个或数个探针反应，说明在这些肌纤维中存在 mtDNA 删除突变。用激光捕集微区分析（laser capture microdissection）和 PCR 技术对 mtDNA 删除点进行定位，发现在老龄动物的呼吸链异常区，mtDNA 删除范围大

（6.6~11.9kb），都位于 mtDNA major arc，在该区内几乎未见野生型 mtDNA 的扩增产物。在两张不同的切片上，作者见到相同的 mtDNA 删除突变，因此认为在某一肌纤维中，删除突变有克隆性。

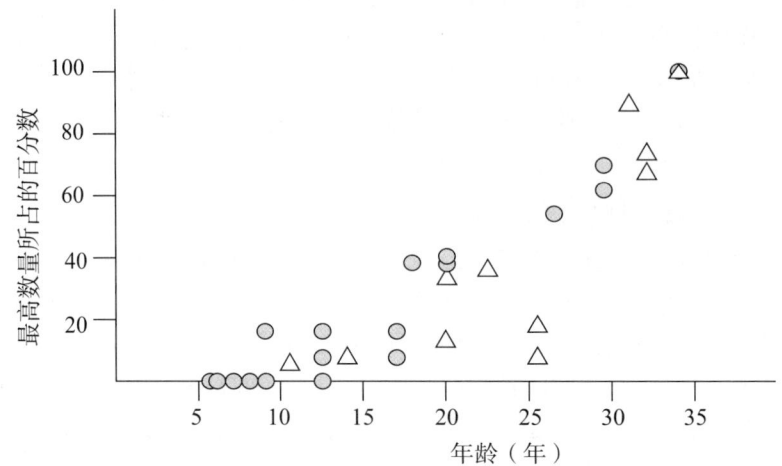

图 7-3 猕猴股外侧肌 mtDNA 删除突变数（白色三角）与肌肉线粒体呼吸链异常数（灰色圆圈）之间的关系（引自 McKenzie D 等，2002）

每个 mtDNA 删除突变数与线粒体呼吸链异常数，都是观察所见的最高数量的百分数。对 COX 和 SDH 活性做组织化学染色，呼吸链异常用 COX$^-$/SDH^{++} 表示。

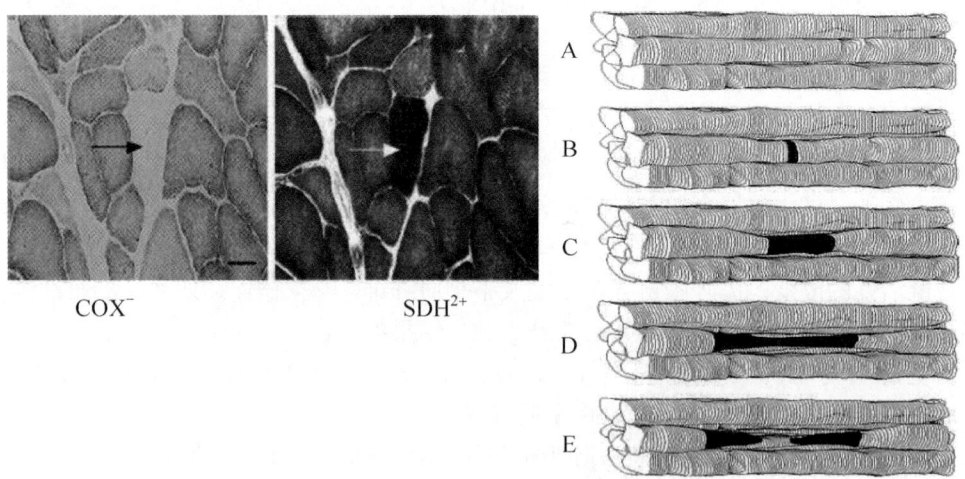

图 7-4 猕猴股外侧肌 mtDNA 删除突变与肌肉线粒体呼吸链异常（引自 AikenJM 等，2002）

肌纤维模式中的灰色部分为 mtDNA 删除突变与肌肉线粒体呼吸链异常区。
A. COX^{正常}/SDH^{正常}
B. COX$^-$/SDH^{正常}
C~E. COX$^-$/SDH^{++}

对人类的研究也得出同样结果。人股外侧肌含有线粒体呼吸链异常的肌纤维数，在 49 岁时方为 6%；而当 92 岁时达 31%。Chabi B 等（2005）对人骨骼肌活体研究表明，在 80

岁以上的人群，出现 mtDNA 随机删除，高达 70% 的 mtDNA 受累，且伴有呼吸链复合物 Ⅲ 和 Ⅳ 活性降低。Wang Y 等（2001）发现在 26 例（53～92 岁）人骨骼肌有两个点突变（T408A 和 A189G），这两个点突变在 19 岁的年轻人几乎不存在。在 22 例（64～101 岁）人的成纤维细胞中未见 T408A，仅 3 例出现 A189G。说明肌肉 mtDNA 突变具有明显的组织特异性。

Aiken 根据自己研究组，以及其他学者 20 年来的研究成果，将老龄机体骨骼肌缺失及出现肌弱症的分子基础总结如下：早期变化是一个 mtDNA 复制错误将导致线粒体基因组大片段删除。所生成的这小基因组显然复制不出野生型基因组。由于它们在肌纤维某区不断复制，便导致这种删除突变积累，待积累到一定程度，便造成肌纤维某部位发生局部的 COX 活性降低。胞核用上调线粒体能力学应答呼吸链效率降低，出现 COX^-/SDH^{++} 表型，进一步加重损伤。这个过程随年龄增长沿肌纤维长轴不断扩展，最后导致能量缺乏，进而引起肌纤维萎缩，肌原纤维破碎。最后肌纤维丢失。

（二）肌弱症的快肌向慢肌转变机制

近年来，Gelfi C 等（2006），Capitanio D 等（2009），Ohlendieck K（2011），Gannon J 和 Ohlendieck K（2012）通过对人股外侧肌、大鼠腓肠肌及其他肌肉的蛋白质组研究揭示：

1. 与年轻机体比较，关键性的糖酵解酶的表达明显减少，如烯醇化酶（enolase）、三磷酸甘油醛脱氢酶、丙糖磷酸异构酶和丙酮酸激酶等明显减少；而线粒体进行氧化代谢的酶，如琥珀酸脱氢酶、异柠檬酸脱氢酶、顺乌头酸酶、细胞色素 C 还原酶、ATP 合成酶等明显增高。

2. 与年轻机体比较，老龄机体肌纤维司收缩的蛋白成分明显改变。如起 ATP 水解作用的肌球蛋白重链（MHC）增多；肌球蛋白轻链（MLC）中，MLC 2（慢肌）增多，MLC 2（快肌）减少，肌钙蛋白与原肌球蛋白-α1（快肌）减少；心肌-α-肌纤蛋白增多。

根据上述结果，学者们一致得出如下结论：即肌肉收缩能量由 ATP 供给。由于衰老时骨骼肌中有关糖代谢的酶出现变化，提示 ATP 的产生由无氧糖酵解转变为以三羧循环和氧化磷酸化为主；肌纤维类型由以糖酵解供给能量的 Ⅱ 型（快收缩肌）转变为以氧化供给能量的 Ⅰ 型（慢收缩肌）。

然而，由病理生理学观点看来，肌纤维类型的转变，或能力学的变化，不可能是肌弱症的病因，只能是肌肉废置不用的结果。实际上老年人肌力减退也与运动减少有部分关系。在病理情况下，如心力衰竭、手术后或创伤后长期卧床的老人，肌肉萎缩。Lawler JM 等（2003）发现，由于高空飞行或肢体不动可导致肌肉萎缩和无力。Lawler 等制备动物模型，使大鼠后肢悬空，不负重（hind limp unloading）。28 日后动物后肢比目鱼肌匀浆中 Mn - SOD 略有降低，Cu，Zn - SOD 增高，但过氧化氢酶与移除过氧化物的 GSH - Px 明显降低。即动物后肢无负载 28 日，使肌肉抗氧化酶系紊乱，总抗氧化能力降低，脂质过氧化水平增高，出现氧化应激。Bar - Shai M 等（2008）揭示，在肌肉制动的情况下，氧化/还原敏感的核因子 NF - κB 被激活，产生炎症应答反应。总之，不运动的老龄机体加重肌弱症。改善老年人肌力的主要措施是增加运动。

（三）肌弱症的其他因素

肌弱症的机制是多因素的。

Jang YC 等（2011）提出，运动神经元变性，随之神经-肌肉接头结构和功能完整性的变化，功能上的去神经和运动单位丧失，都助以骨骼肌进行性的衰老。

老龄机体骨骼肌中能量分子，如 ATP 与磷酸肌酸等明显减少。肌细胞线粒体呼吸链是肌肉能量的重要供给者。呼吸链功能年龄依赖性的降低，致使老龄机体肌肉能量供应减少。许多营养因子、生长因子、生长激素、突触调节蛋白（集聚蛋白、神经调节蛋白）等，对于运动神经元，以及神经-肌肉接头调节的年龄依赖性改变，都与肌弱症有关。

老年肌肉兴奋-收缩偶联过程的改变，胞质 Ca^{2+} 离子浓度的瞬间改变，氯通道与钾通道的改变，收缩时间拖长及松弛时间延长等都与老人骨骼肌功能减退有关。松弛的限速步骤由 Ca^{2+} 跨肌质网膜主动运输调节，具体执行者是 Ca^{2+}-ATP 酶。该酶分解 ATP，自身构象改变，将胞质 Ca^{2+} 运输到肌质网腔，使胞质 Ca^{2+} 浓度降低，肌肉松弛。老年动物骨骼肌显微定量分析表明，肌质网膜面积减少，肌质网体积减小。肌质网膜上的 Ca^{2+}-ATP 酶易被氧化修饰，导致该酶运输 Ca^{2+} 能力下降。肌质网膜与 Ca^{2+}-ATP 酶活性的改变，也是老年肌肉收缩速度减慢，松弛时间延长的原因。

老年肌肉收缩速度减慢与肌膜的兴奋性改变有关。在正常情况下，肌膜的高氯电导有稳定静止膜电位的作用，老年动物骨骼肌肌膜氯电导下降，因而导致膜阻抗增大。老年动物 ATP 敏感的钾通道活性下降，钙激活的钾通道活性增高，其净效果是肌膜钾电导增大。老年动物 L-Ca^{2+} 电流下降。用电压箝技术研究通过肌膜的 Ca^{2+} 电流，与年轻人比较，发现老人肌膜 Ca^{2+} 电流峰值明显降低，说明老人骨骼肌用以引发收缩活动的胞内 Ca^{2+} 浓度降低，使得老人肌肉收缩强度降低。此外，学者们还发现老年动物骨骼肌肌膜钠通道也有改变。

第三节　神经系统年龄依赖性的改变

认知障碍是 21 世纪对健康的威胁。在美国，85 岁以上的老人中约 50% 罹患阿尔茨海默病。在老年人中阿尔茨海默病和认知障碍的最大危险因素是高龄。

经过十余年的研究，对于衰老的分子机制已有一定的了解。功能基因组分析表明，由酵母、线虫、蝇，到哺乳动物，调节衰老和寿命的主要信号途径是保守的。然而通过对这些模式系统的分析，提示衰老速率不是固定的，而是可改变和可调节的。同样，与哺乳动物脑衰老相关的认知障碍似乎也不是必然的，也是可改变的。在模式动物，与年龄相关的认知能力的改变，是否也被调节衰老与寿命的主要调节因素调节？最近，对涉及控制年龄依赖的脑病理学途径的研究揭示，调节衰老的基本机制的改变，可能资助于神经变性性疾病的病理学。

通过两个基本技术，微阵列（即基因芯片）和机能核磁成像，使脑衰老的生物学得以深入研究。当然，最重要的是将这两个水平差别甚远的分析结果统一起来。

人衰老伴有脑的立体结构和神经生理学改变，以及程度不等的认知缺陷。人脑的机能成像揭示，衰老时，促进较高层次的认知功能相互作用的不同脑区的协同活动减少，提示全脑整合功能减弱。脑活动的协同能力降低，与各认知微区的功能减退有关。老年人应答与执行某项功能时，神经元活性不是定位在几个脑区，而是局限化，特别是在前额皮质更为明显。相反，年轻人则出现几个分立的脑区活化，并将这些脑区紧密地整合，以完成同一项工作。表现活性非局限化的老人，比活性局限化的老人有更好的认知功能。老年人脑整合功能减弱提示，脑的较高层次的系统生物学，在不伴有疾病的情况下发生了改变。这种改变可能与连接不同脑区神经元之间的有髓纤维的崩解有关。虽然正常老人脑的大部分皮质区神经元丢失不多，但老人神经元突触生理学的改变，可能也与高层次的整合，以及不同脑区神经元之间的连接改变有关。老龄小鼠、大鼠、猴及人脑的基因表达分布表明，突触的基因表达有明显改变。在人和猕猴的前额皮质，抑制γ-氨基丁酸介导的反应的许多神经介质的基因，随年龄增长而下调，因而改变了抑制与兴奋神经介质之间的平衡，助以老龄机体前额皮质神经原的兴奋性增加。这种全局性的变化，可能启动补偿机制，然而这种机体易出现兴奋毒性的，以及神经变性性的病理改变。

脑机能磁共振成像提示，大多数老龄机体的上述功能变化，与神经变性性疾病（如阿尔茨海默病）的病理改变有明显区别，主要表现在海马和有关皮质区的活性变化。例如，正常衰老与齿状回和海马回下角代谢活性下降相关；而内嗅皮质的活性降低可能是阿尔茨海默病的早期征候等。

不同种的基因组研究揭示，有几大类保守的功能基因，其表达有年龄依赖性的改变。例如，老年人涉及线粒体能量代谢的基因表达下调，有认知障碍者以及阿尔茨海默病患者更为明显。有关应激应答途径的基因表达增强。在转录水平，老龄小鼠、短尾猴和人类脑皮质最大的变化是去脂脂蛋白D（apo-D）基因年龄依赖性的上调。在果蝇，apo-D表达延长寿命，该蛋白的功能如同抗击氧化应激的脂质抗氧化剂。在阿尔茨海默病患者脑中，apo-D被诱导增高。因此当衰老时，抵抗应激的保守机制，可能也被脑用来对抗神经变性性疾病的病理学改变。

最近对三个种（小鼠、短尾猴和人类）衰老时的脑基因表达进行比较研究，发现存在重要的进化趋异。这三种机体中的150个以上的基因，其表达有年龄依赖的变化。在不同的种之间，这些基因表达不是朝同一个方向改变。这些受年龄调节的基因大部分参与神经元功能，它们随小鼠鼠龄上调，但随人类年龄增长下调。这是一种进化上的转变。由于啮齿类和人类系统的进化趋异，导致衰老时很多神经元基因协同抑制，而非活化。老年人的脑皮质生物化学和神经元立体计量学研究提示，老人不可能有神经元丧失。若考虑这些基因表达在进化途径中的变化，就会认识到这些基因的改变，资助人类特有的神经变性性疾病，如阿尔茨海默病。

基因表达研究提示，由果蝇到人类，机体衰老时，线粒体基因表达减退有明显的保守性。特别是对衰老的大鼠、短尾猴和人脑进行器官特异性的分析，发现线粒体基因表达进行性的减退。在一切种，线粒体机能似乎对于衰老过程有重要的调节作用，对于寿命有正性的或负性的作用。

如前所述，脑和肌肉对于有缺陷的线粒体特别敏感。人脑线粒体功能减退，可能选择性地影响生物能需求大的神经集团，如大锥状神经元。因此线粒体功能降低助长脑衰老，并使神经元脆弱，容易出现年龄依赖的病理改变。

然而，在某些情况下降低线粒体功能可延长寿命。这种看法最早来自对clk-1突变的蠕虫的分析。CLK-1为合成呼吸链中的泛醌之所需。clk-1突变的蠕虫呼吸率降低，发育变慢，行为迟缓，寿命延长。序列RNA干扰筛查揭示，影响呼吸链的许多基因的功能降低，都能延长寿命。在成熟的果蝇，降低神经元呼吸链成分的表达，足以延长寿命。哺乳动物可能也存在这种现象，因为Coq7突变杂合子小鼠是长寿的（Coq7是小鼠clk-1的同原基因）。细胞色素C氧化酶复合物活性降低的模型小鼠也是长寿的，而且这种小鼠脑具有抗击神经兴奋毒的能力。然而这种效应是剂量依赖的，适度降低呼吸链活性延长寿命，而呼吸链活性严重降低则缩短寿命。虽然对于上述动物调节延长寿命的信号途径暂不明，一个可能机制是作为信号分子的 ROS 轻度增高，从而激活生存途径和促进长寿。近期研究表明，寿命延长似乎受核转录对线粒体缺陷应答的调节，即"逆向应答（retrograde response）"，牵涉到诱导抵抗氧化应激和异物解毒基因的表达。从适度降低线粒体功能可活化长寿途径引发一个联想，即脑衰老时基因表达减弱，可能解释为激活增进抵抗应激能力的补偿机制。这种补偿性的应答，对抵抗应激会暂时奏效，然而若应激性刺激随年龄增长而持续存在时，则导致线粒体功能进一步降低，进入自我促进衰退的恶性循环。

来自多途径的证据表明，进行性的氧化损伤，是年龄依赖的功能减退的主要机制。对蠕虫和蝇整个机体衰老的基因表达，以及对小鼠、大鼠、黑猩猩，以及人类特异的、衰老的脑的基因表达研究揭示，这些种都存在年龄依赖的氧化应激应答基因上调。在老年人脑前额叶，介导氧化应激和 DNA 损伤修复的基因，是一类最大的上调基因。富含抗氧化剂的膳食能抑制小鼠脑许多年龄依赖的基因表达改变，以及降低老龄大鼠脑认知障碍和预防氧化性损伤。

第四节　衰老的自由基假说及延缓衰老

衰老的自由基假说是在 50 余年前由 Harman D（1956）提出。他认为机体中的自由基反应是引起衰老的简单而基本的原因。该假说首先得到 Fridovich L 等人的支持，他们发现了 SOD，证明机体中有 $\cdot O_2^-$。虽然线粒体行使细胞能源发生器的功能，但也是 ROS 的主要来源，因此线粒体是衰老过程的主要操作者。Harman 又将衰老的自由基学说改作衰老的线粒体学说，并得到了 Miquel J 等（1983）的支持。Miquel 等认为，线粒体对衰老起关键作用。线粒体既是氧化剂产生的主要来源，也是氧化剂损伤的主要标靶。ROS 及其产物，如过氧化物和醛类物质对生物大分子的直接损伤，随年龄增长，机体抗氧化与促氧化之间逐渐丧失平衡，导致氧化损伤的各种生物大分子蓄积，细胞逐渐丧失功能，出现衰老表象。由于氧化大分子的这些过氧化物和醛类物质不属于自由基，因此衰老的自由基假说又称作衰老的氧化应激假说。

衰老的自由基/线粒体/氧化应激假说吸引着许多学者的关注。学者们开始从抗氧化酶活性与各种（species）的最长寿命之间关系，证实衰老的自由基/氧化应激理论。Cutler RD（1980）测定最长寿命不同的 12 种灵长类（包括人）和 2 种啮齿类代谢率和组织中 SOD 活性，提出动物最高寿命与机体抗自由基能力呈正相关。Sohal RS（1993）测定 7 种哺乳动物的主要脏器线粒体 $\cdot O_2^-$ 与 H_2O_2 产率，发现心、肾与肝线粒体 $\cdot O_2^-$ 与 H_2O_2 产率与动物最高寿命呈明显负相关。他们还提出鸽子与大鼠体重近似，但它们的寿命相差很多，这是由于这两种动物线粒体产生氧化剂的速率不同。这两个种之间最长寿命的差别与氧化剂产生速率的关系，要比与抗氧化剂防御能力的差别要大。一般认为高氧耗与短寿命相对应。然而鸟类特殊。它们将高能耗与长寿命结合在一起。Barjia G 等（1994）发现鸟类线粒体每消耗一个单位氧，生成的自由基速率比大鼠线粒体小一个数量级。Kapahi 等（1999）将百草枯、H_2O_2、砷酸钠等 5 种应激物加到 8 种最高寿命不同的哺乳动物的原代成纤维细胞培养液中，发现这 5 种应激物对于各种细胞的 LD_{90}（抑制核 DNA 合成 90% 所需的应激物剂量）与种的最高寿命的对数呈正相关。再将这 5 种应激物作用于这 8 种不同寿命的哺乳动物的淋巴细胞，也发现淋巴细胞对各种应激物的抗击能力与种的最高寿命呈正相关，因此 Kapahi 等提出种的最高寿命与自由基生成量呈负相关，与抗自由基能力呈正相关。

进入 21 世纪，不少学者用分子生物学方法修饰抗氧化剂基因，观察机体寿命的变化。对一些无脊椎动物（如果蝇、线虫等）的实验得到明确的结果，即抗击氧化能力与寿命延长呈正相关。当然也有些实验不能得出这两个呈正相关的结论。啮齿类动物的实验结果不一。Liang H 等（2003）叙述，近几年内用分子生物学方法修饰各种促氧化与抗氧化基因，共制造出 7 种长寿小鼠模型。这些实验室模型小鼠衰老延缓，寿命延长。引人注目的是 Trifunovic A 等（2004）与 Kujoth GC 等（2005）两个研究组分别报道：载有 mtDNA 聚合酶 γ 的校读核酸外切酶活性遗传缺陷（mtDNA 聚合酶催化亚单位点突变）的"线粒体 DNA 诱变因子"的小鼠（$Polg^{mut/mut}$鼠），出现进行性的 mtDNA 点突变蓄积，早衰（寿命缩减70%）并有多种病患。$Polg^{mut/mut}$鼠表现出多种衰老表象，如体重减轻、听力减退、毛色变灰、骨质脱钙、贫血和肌肉萎缩等，成为 mtDNA 突变驱动衰老过程的重要证据。Schriner SE（2005—2008）将靶向过氧小体、胞核或线粒体，超表达过氧化氢酶的转基因小鼠（mCAT 鼠，基因背景为纯种 C57BL6），作为观察 DNA 氧化和寿命之间关系的模式动物。他们揭示，分离的 mCAT 鼠心肌线粒体 H_2O_2 浓度降低，乌头酸酶失活的程度减轻，mCAT 鼠骨骼肌 DNA 氧化和 mtDNA 删除减少，mCAT 鼠年龄相关的病理改变（如恶性肿瘤和心肌损伤）减少和减轻。因此，这些动物不仅有比较健康的生命过程，而且寿命延长。该实验也是支持衰老的线粒体学说。然而，Pérez VL 和 Van Remmen H（2009）发现，敲除线粒体硫氧还蛋白基因的杂合子（$Trx2^{+/-}$）小鼠有明显的线粒体损伤，但寿命不减。Van Remmen H 等（2009）与 Hu D 等（2007）分别设计了一组转基因小鼠实验，观察小鼠生命过程中，各组织 Mn-SOD 超表达是否会降低氧化性损伤并延长寿命。Hu 等报道，约 3 倍高表达转人 Mn-SOD 基因的小鼠寿命延长 4%，18% 的小鼠鼠龄超过 40 个月，而相应野生型的最长鼠龄为 36 个月。在 Van Remmen 等所用的小鼠模型中，各种组织 Mn-SOD 活性比相应野生型高 2~2.5 倍，动物寿命并不延长。这两个实验所用转基因动物的最长寿命是相似的（Van Remmen 等所用小鼠为 1245 天，Hu 等为 1290 天），但野生型对照的平均寿命不同（Van Remmen 等为 1260 天，Hu 等为 1095 天）等。

Pérez 等将进行了历经 8 年的较大规模的、拟直接证明抗氧化活性与寿命关系的试验，做个总结。他们用分子生物学方法修饰小鼠 Mn-SOD、Cu，Zn-SOD、谷胱甘肽过氧化物酶（GPx）等基因，长期观察这些处理后的动物的变化。发现缺乏 Mn-SOD（Mn-SOD$^{-/-}$）小鼠出生数日或数周后死于心肌病或神经变性性疾病，死因与其基因背景有关。Mn-SOD$^{+/-}$小鼠机体各种组织线粒体 Mn-SOD 活性降低 50%，线粒体功能降低（乌头酸酶活性降低，复合体 I 功能降低，ATP 合成减少），其胚胎成纤维细胞对于氧化应激敏感，小鼠组织中氧化损伤的 DNA 明显增多，nDNA 与 mtDNA 氧化增高 30%~80%。但寿命与相应野生型无明显差别。Cu，Zn-SOD$^{-/-}$小鼠出生时正常，但组织有明显的病理学改变，寿命缩短约 30%；与相应野生型比较，Cu，Zn-SOD$^{+/-}$小鼠无任何异常，寿命不减。GPx$^{-/-}$小鼠存活、发育均正常，然而对百草枯和杀草快（两种除草剂）高度敏感。这些动物组织 DNA 损伤增多，年轻时白内障发病率高，为衰老加速表型，但寿命不减。与相应野生型比较，GPx$^{+/-}$小鼠寿命亦未改变。磷脂氢过氧化物谷胱甘肽过氧化物酶（PHGPx）是催化生物膜磷脂过氧化物和固醇酯过氧化物还原的主要抗氧化酶，以较低浓度广泛表达于胞质、线粒体和胞核。PHGPx$^{-/-}$小鼠因发育异常死于胚胎。PHGPx$^{+/-}$小鼠各种组织胞质及线粒体中的 PHGPx 蛋白及活性下降，其胚胎成纤维细胞对氧化应激十分敏感，DNA 氧化损伤明显。据衰老的自由基/氧化应激假说，因 PHGPx$^{+/-}$小鼠修复损伤能力差，其寿命理应缩短，但 PHGPx$^{+/-}$ 小鼠的寿命中值延长。在 Pérez 等进行的转基因试验中，PHGPx 转基因（PHGPx Tg）小鼠组织中的 PHGPx 蛋白表达（比相应野生型）高达 2～3 倍。胚胎成纤维细胞能抗击叔丁基氢过氧化物和杀草快的损伤。在 PHGPx Tg 小鼠，杀草快诱导的肝损伤和脂质过氧化明显减轻，杀草快诱导 caspase3 活化和细胞色素 C 由线粒体释放也大大降低，说明超表达的 PHGPx Tg 可保护细胞、抵抗氧化应激诱导的凋亡。然而 PHGPx Tg 小鼠寿命与相应野生型无明显差别。同样，虽然 Cu，Zn-SOD 与过氧化氢酶（CAT）基因同时超表达（Cu，Zn-SOD/CAT Tg）小鼠与 Cu，Zn-SOD/Mn-SOD Tg 小鼠都有很强的抗击氧化损伤能力，但这些动物的寿命并不比相应野生型延长。Pérez 等根据 8 年内、18 项各种类型的基因操作的结果提出，只有 Cu，Zn-SOD 对于寿命的影响符合衰老的自由基/氧化应激假说。

Page MM 等（2010）测定最长寿命（MLSP）为 3～100 年以上的 14 种哺乳动物和鸟的脑、心和肝中的 Cu，Zn-SOD、Mn-SOD、CAT、GPx 和谷胱甘肽还原酶（GR）活性。发现这三个器官的 Cu，Zn-SOD、GPx 和 GR 与这 14 种哺乳动物和鸟的 MLSP 没有关系，只有脑组织线粒体的 Mn-SOD 和 CAT 活性与哺乳动物和鸟的 MLSP 呈正相关。因此作者认为，特异性地增高脑组织的抵抗氧化应激能力，与延长寿命有一定关系。

上述的几个用转基因和敲除基因技术研究衰老的自由基/氧化应激/线粒体学说的结果相当矛盾。某些学者提出不少疑义。例如 Miller RA（2005）认为，加速衰老的模型 $Polg^{mut/mut}$ 鼠出现的上述现象，类似于老龄人类的表象，但绝不是正常的老龄鼠应该出现的现象。Vermulst M 等（2007）用一种敏感性较高的突变检测方法（随机突变捕集，RMC）证实，正常衰老小鼠的 mtDNA 突变量实际上远低于曾报道的数值。体细胞的突变水平很低，很难测准，通常用 PCR 方法将 mtDNA 扩增，然后再克隆、测序。但是程序本身就会生成 1 个或几个突变/10^4 bp。Vermulst 等用 RMC 技术检测正常小鼠脑和心脏中 mtDNA 突变率，其结果为年轻小鼠约 10^{-6}/核苷酸，明显低于以前发现的 mtDNA 突变率随年龄增长呈指数增加、最后达 10^{-5}/核苷酸。Vermulst 等用 RMC 分析杂合子 $Polg^{mut+/-}$ 鼠的 mtDNA 突变量，发现这类动物的 mtDNA 突变量确比老年野生型高一个数量级，但不早衰。由此说明鼠类能耐受比衰老时高得多的 mtDNA 突变，而不损伤健康状况。Khrapko K 等（2007）提出，将对鼠 mtDNA 突变研究所得结果不能简单地推论到人。鼠 mtDNA 突变对功能的影响不同于人，例如，某些类型的突变，如大片段删除对于人类衰老很重要，罹患黑质变性和帕金森病者，往往有线粒体 DNA 聚合酶的聚合酶微区遗传性缺陷，导致 mtDNA 删除增多；人某些 mtDNA 突变率虽比 $Polg^{mut+/-}$ 鼠无害效应的相应 mtDNA 突变率低，但却涉及老人结肠腺窝部位的线粒体氧化磷酸化的缺陷。

Van Remmen 等（2009）指出，以前的研究结果，使我们对于作为衰老的线粒体学说核心的"mtDNA 突变、ROS 生成和两者间恶性循环"之间的联系产生怀疑。关于 mtDNA 不稳定性对于衰老过程的影响，仍存在许多回答不出的问题。近来的许多转基因和敲除基因研究，都没有考虑氧化应激对发育的影响。基因修饰可能影响发育，而不影响衰老过程。例如在 Trifunovic 等学者的载有"线粒体 DNA 诱变因子"的小鼠实验中，各组织中突变的一致性，说明大部分突变的蓄积发生在胚胎或出生后发育阶段。Pérez VI. 等认为，长寿模型动物除氧化应激/损伤减轻外，机体内还有许多其他过程发生改变，实验室生产的小鼠寿命延长，其机制复杂，不能就此得出抗击氧化能力与寿命相关的结论。Van Remmen 等还指出，对于线粒体生物学我们不知甚多。对于线粒体与其他细胞器的关系、对于线粒体生物发生、线粒体分裂与融合、在衰老过程中受损伤的线粒体自噬性的（mitophagy-autophagic）移除等都没有彻底地进行研究。

线粒体·O_2^-毒性对细胞功能和寿命有重要的影响。但是这并不能证明线粒体原位产生的·O_2^-加速衰老。如果照衰老的线粒体学说预断，增加·O_2^-水平和增加线粒体氧化应激是衰老的直接原因，则应部分降低 Mn-SOD 活性后，也能表现出衰老过程的"剂量"应答。如上所述，在 Mn-SOD$^{+/-}$小鼠的整个机体、或其胚胎成纤维细胞，对于氧化应激敏感，但寿命不减。虽然 Mn-SOD$^{+/-}$小鼠某些氧化应激指标（如 8-oxo-dG）增高，但并不是一切氧化应激指标都高。与鼠龄匹配的野生型比较，不同鼠龄的 Mn-SOD$^{+/-}$小鼠的血浆 F_2-异前列腺烯（F_2-isoprostanes，此为氧化应激的总指标），蛋白质羰基与分离线粒体的 H_2O_2 生成速率无改变，衰老的标志如白内障形成、免疫应答缺陷和糖氧化产物（glycoxidation）形成也没有变化。然而 Mn-SOD$^{+/-}$鼠的癌症发病率较高。

到目前为止，也许我们应该认为机体抗击氧化应激能力不是决定寿命的唯一因素。再回到本章开篇时引用的 Szibor M 与 Holtz J（2003）的衰老定义："衰老（primary ageing）是指无任何疾病的、以基因确定的程序决定的、种特异的速率进行的过程。"衰老也是个多因素的过程，受多方面调控。一方面衰老受基因主动过程的影响，如呼吸链的效率及抗氧化酶的活性等，另一方面，一生中，许多引起机体体质变坏的随机事件（如疾病、药物、环境污染等）在分子水平上的积累，即各种应激因素造成躯体的某些重要改变的逐渐积累，可导致或加速衰老。因此，衰老的自由基/线粒体/氧化应激学说，应包括遗传与后天损伤两方面因素的作用。

衰老是不可阻止的，但可以延缓。因此"抗衰老"一词是不正确的。

曾由衰老的自由基/氧化应激假说的角度，试图用限制热量（caloric restriction，CR，在保证营养的前提下，限制热量 20%～40%）延缓衰老。最早的 CR 延长寿命的证据，由 1935 年的大鼠试验提供。此后用大鼠、小鼠这些短寿命的哺乳动物，进行了数十年的 CR 对于延缓衰老过程的实验研究。

自 20 世纪 80 年代以来的大部分实验结果表明，不同品种的大鼠与小鼠终生限食，或一段时间限食，可降低肝脂质过氧化，降低肝 MDA 含量，也降低肝三酰甘油与胆固醇含量，明显减少线粒体生成 H_2O_2，明显减少 mtDNA 损伤，衰老延缓。Goto S 等发现老龄小鼠 CR 数月后，肝、肾、脑等重要脏器中的变性蛋白减少，肝线粒体蛋白的羰基数量减少，蛋白酶体活性增强。说明 CR 可加快蛋白周转。节食尚可诱导动物肝合成 apoA-Ⅳ，以有效地动员贮存的脂肪。CR 动物抗氧化酶活性增强。CR 大鼠机体中，GSH 水平降低，过氧化氢酶和谷胱甘肽过氧化物酶活性增强。Zs-Nagy I 还发现，限食能使衰老-依赖的膜的物理性质改变部分逆转。有些学者认为，CR 可能通过维持细胞稳态的自我调节机制延缓衰老；或降低生长激素（GH）-IGF-1 轴的功能，表现为增强自噬，增强被损伤的细胞膜、细胞器（包括被自由基损伤的线粒体、过氧小体）的修复等延缓衰老进程。总之，啮齿动物 CR 延缓衰老的机制似乎是减少 ROS 生成及减少细胞损伤与增强修复。对于非人类灵长类动物的 CR 延缓衰老研究表明，CR 可减少腹部和腹腔内脂肪，降低躯干与肢体的脂肪含量比率（此二项为心血管病危险因素），降低空腹血糖水平和增加胰岛素的敏感性，使骨骼肌年龄依赖性的改变速度减慢等。CR 猕猴除寿命延长外，外貌年轻，脑萎缩减轻，糖尿病、心血管疾病和肿瘤发生率降低。对于人类的初步观察揭示，CR 可防止年龄依赖的疾病。

通过广泛的、各种的实验证明 CR 可延缓衰老。但 CR 的有益作用并不是 100%。Roth

LW 等（2012）提到，CR 可使啮齿类动物寿命延长 60%，但有 30% 的 CR 动物（其相应对照仅有 6%）死于非年龄依赖性疾病。有报道人类 CR 降低生育能力。

对于老龄人口进行性增多的当今世界，大家都在寻找延年益寿的途径。CR 可能是唯一有效的延长各物种寿命的环境干预措施。限食可影响许多年龄依赖的生理机能变化和疾病易感性。然而必须深入研究 CR 延缓衰老的机制，例如，Someya S 等（2010）提出，线粒体去酰化酶 Sirt3（属 sirtuins 家族成员）-依赖的、线粒体对于 CR 的适应，可能是哺乳动物衰老延缓的中心机制。此外，食物中某种特异成分（如糖、脂肪、蛋白质，以及蛋白质中某种氨基酸）所涉及的代谢途径与 CR 延缓衰老的关系也值得研究。曾报道限制膳食蛋氨酸含量可延长动物寿命，因为导致动物肝 GSH 排泌入血增多，血 GSH 浓度增加，以抗击肝氧化性损伤。但未见继续研究的报道。虽然自然衰老的机制和年龄依赖的疾病（如神经系统变性性疾病等）机制不同，但研究人类衰老时应该与老年性疾病联系，以了解年龄依赖性疾病的病因。如 Caballero B 等（2012）提出，长寿因子（如 sirtuins）和氧化/还原敏感性转录因子（如 NF-κB、p53）参与调节细胞的基础自噬，直接影响长寿和许多年龄依赖的疾病。

主要参考文献

[1] Pamplona R. Membrane phospholipids, lipoxidative damage and molecular integrity: a causal role in aging and longevity. Biochim Biophys Acta, 2008, 1777: 1249-1262.

[2] Giusto NM, Salvador GA, Castagnet PI, et al. Age-Associated changes in central nervous system glycerolipid composition and metabolism. Neurochem Res, 2002, 27: 1513-1523.

[3] Berrougui H, Khalil A. Age-associated decrease of high-density lipoprotein-mediated reverse cholesterol transport activity. Rejuvenation Res, 2009, 12: 117-126.

[4] Levine RL. Carbonyl modified proteins in cellular regulation, aging, and disease. Free Radic Biol Med, 2002, 32: 790-796.

[5] Zaidi A. Plasma membrane Ca-ATPases: Targets of oxidative stress in brain and neuro-degeneration. World J Biol Chem, 2010, 1: 271-280.

[6] Paradies G, Petrosillo G, Paradies V, et al. Oxidative stress, mitochondrial bioenergetics, and cardiolipin in aging. Free Radic Biol Med, 2010, 48: 1286-1295.

[7] Paradies G, Petrosillo G, Paradies V, et al. Mitochondrial dysfunction in brain aging, Role of oxidative stress and cardiolipin. Neurochem Int, 2011, 58: 447-457.

[8] Bishop NA, Lu T, Yankner BA. Neural mechanisms of ageing and cognitive decline. Nature, 2010, 464: 529-535.

[9] Aiken L, Bua E, Cao Z, et al. Mitochondrial DNA deletion mutation and sarcopenia. Ann NY Acad Sci, 2002, 959: 412-423.

[10] Nekhaeva E, Bodyak ND, Kraytsberg Y, et al. Clonally expanded mtDNA point mutations are abundant in individual cells of human tissues. Proc Natl Acad Sci USA, 2002, 99: 5521-5526.

[11] Herbst A, Pak JW, McKenzie D, et al. Accumulation of mitochondrial DNA deletion mutations in aged muscle fibers: evidence for a causal role in muscle fiber loss. J Gerontol A Biol Sci Med Sci, 2007, 62: 235-245.

[12] Lang T, Streeper T, Cawthon P, et al. Sarcopenia: etiology, clinical consequences, intervention and assessment. Osteoporos Int, 2010, 21: 543-559.

[13] Ohlendieck K. Proteomic profiling of fast-to-slow muscle transitions during aging. Front Physiol, 2011, 2: 1-5.

[14] Pérez VI, Bokov A, Van Remmen H, et al. Is the oxidative stress theory of aging dead? Biochim Biophys Acta, 2009, 1790: 1005-1014.

[15] Khrapko K, Vijg J. Mitochondrial DNA mutations and aging: a case closed? Nature Genetics, 2007, 39: 445-446.

[16] Genova ML, Merlopich M, Bernacchia A, et al. The mitochondrial production of reactive oxygen species in relation to aging and pathology. Ann NY Acad Sci, 2004, 1011: 86-100.

[17] Page MM, Richardson J, Wiens BE. et al. Antioxidant enzyme activities are not broadly correlated with longevity in 14 vertebrate endotherm species. AGE, 2010, 32: 255-270.

[18] Roth LW, Polotsky AJ. Can we live longer by eating less? A review of caloric restriction and longevity. Mutation, 2012, 71: 315-319.

[19] Valacchi G, Sticozzi C, Lim Y, et al. Scavenger receptor class B type I: a multifunctional receptor. Ann N. Y. Acad Sci, 2011, 1229: E1-E7.

第八章　血液凝集与生物膜

血液凝集系统由一系列的促凝集因素与抗凝集因素组成，维持该二者的平衡是血液正常流动的保证。反之，促凝集因素与抗凝集因素平衡的破坏，将导致出血或血栓形成。具体说来，维持血液凝集系统平衡的任何一种成分的量或质的变化，都会引起出血性疾病，或血栓性疾病。在血液凝集系列反应中，启动反应的蛋白复合物，及其按化学计量的调节作用物，所涉及的成分有10个之多；然而当凝集反应扩展开来时，近30种成分在凝集过程的不同阶段起多重调节作用。参与凝集和抗凝集反应的蛋白质的结构，已于20世纪80~90年代被揭示，凝集过程与生物膜的关系也被肯定。近年来，对于上述诸多蛋白在膜表面的装配、凝集过程中蛋白-蛋白、蛋白-脂质之间的相互作用，以及凝集蛋白异常与出血或血栓性疾病的关系等方面，都在进行深入地研究。特别是21世纪以来，揭示出凝集反应与炎症、抗凝集与抗炎症和细胞保护之间的关系，对于推进生物医学理论、开拓新的治疗思路与发展新的治疗手段具有重要意义。

第一节　血液凝集要素

参与血液凝集反应的主要成分有维生素 K 依赖的酶原（vitamin K-dependent zymogen）与凝集辅助因子（coagulation cofactor）。前者为一组丝氨酸蛋白酶原（serine zymogen），包括凝血酶原（prothrombin，factor Ⅱ，Ⅱ因子）、Ⅶ因子、Ⅸ因子、Ⅹ因子与蛋白 C（protein C）等。凝集辅助因子包括血浆辅助因子及膜辅助因子。血浆辅助因子有Ⅴ与Ⅷ因子，膜辅助因子包括组织因子（tissue factor，TF）和血栓调节蛋白（thrombomodulin，TM）。

几十位学者历经数十年的研究表明，血液凝集反应是通过维生素 K 依赖的丝氨酸蛋白酶（serine protease）、凝集辅助因子，在含有带负电荷磷脂（主要是 PS）的膜表面装配成几个酶复合物进行的。复合物的装配需要 Ca^{2+} 的参与。复合物的成分、底物及相应产物表示如下（罗马数字系凝集因子，其右下角"a"表示被活化）：

凝血酶原致活酶（Ⅹa，Ⅴa，底物为Ⅱ）⟶ α-凝血酶（Ⅱa）
内部Ⅹ因子致活酶（内部Ⅹase，Ⅺa、Ⅷa，底物为Ⅹ）⟶ Ⅹa
外部Ⅹ因子致活酶（外部Ⅹase，Ⅶa、TF，底物为Ⅸ及Ⅹ）⟶ Ⅹa，Ⅸa
蛋白 C 致活酶（α-凝血酶、TM，底物为蛋白 C）⟶ 活化的蛋白 C（APC）

前三个为凝集复合物，第四个是抗凝集复合物。前三个复合物中，凝血酶原致活酶（prothrombinase）复合物是核心。因为凝集反应的最终产物是 α-凝血酶（α-thrombin，Ⅱa）。α-凝血酶是多功能蛋白，活化Ⅴ及Ⅷ，以进一步扩展凝集反应；α-凝血酶还活化血小板及促进血小板聚集；活化纤维蛋白原，生成不溶性的纤维蛋白。纤维蛋白交织成网，将活化的血小板及白细胞、红细胞网络住，以阻塞伤口，达到止血的目的。α-凝血酶还活化蛋白 C（protein C），启动抗凝集。

虽然凝集过程所涉及的酶复合物及调节蛋白对其天然底物有严格的特异性，但这几个复合物有很多相似之处：

（1）都含有维生素 K 依赖的丝氨酸蛋白酶与相似的辅助因子。

(2) 酶复合物成分的结构、复合物装配框架及其活性相似。

(3) 酶复合物在膜表面装配，都明显增进丝氨酸蛋白酶对其天然底物的酶解活性。

此外，血浆中的蛋白，如抗凝血酶Ⅲ（antithrombin Ⅲ，AT-Ⅲ）、组织因子途径抑制蛋白（tissue factor pathway inhibitor，TFPI）、蛋白S（protein S）等虽然不参与上述复合物的组成，但它们参与血液凝集的调节作用。

下面对于参与血液凝集反应和在血液凝集各阶段起调节功能的主要成分进行介绍。

一、维生素K依赖的丝氨酸蛋白酶原

维生素K依赖的丝氨酸蛋白酶原包括凝血酶原（Ⅱ因子）、Ⅶ因子、Ⅸ因子、Ⅹ因子、Ⅺ因子、蛋白C和蛋白S。

维生素K依赖的丝氨酸蛋白酶原有相似的结构形式（图8-1 A，B）；NH_2-末端有由数个γ-羧基谷氨酸残基（Gla）构成的GLA微区［γ-carboxylglutamic acid (Gla)-rich domain，GLA domain］，接着是上皮生长因子组件［epidermal growth factor (EGF) model］。Ⅶ、Ⅸ、Ⅹ、Ⅺ因子和蛋白C具有EGF组件，而凝血酶原具有环柄样（Kringle，K）结构。在羧基端，每个蛋白有一个丝氨酸蛋白酶原微区，在结构上与胰凝乳蛋白酶原相似。

凝血酶原在循环血中浓度为1.4μmol/L，N末端GLA微区包含10个Gla。凝血酶原在凝血酶原致活酶复合物中，在Ⅴa的辅助下，被Ⅹa两次裂解。首先在Arg-320裂解，产生一个不稳定的、具有酯酶性质的中间产物（meizothrombin），进一步再在Arg271部位裂解，生成α-凝血酶及片段1，2。α-凝血酶由两条链组成，两条链之间以二硫键共价连接。如果在损伤部位只有Ⅹa结合于膜表面，Ⅹa单独裂解凝血酶原时，则出现顺序为Arg271及Arg320的两次裂解。Ⅴa的存在，不但增加凝血酶原致活酶与膜的结合，而且由于Ⅴa-Ⅹa的相互作用，改变了酶复合物构象，大大提高酶解效率。

Ⅶ因子也是个多微区蛋白，也由GLA微区、EGF微区与丝氨酸蛋白酶微区组成。GLA微区有10个Gla和一个β-羟基天冬氨酸。活化的Ⅶ因子（Ⅶa）也是以二硫键共价连接的两条链。虽然Ⅶ因子以酶原形式存在于循环中，但是健康机体的血液中也有极少量的Ⅶa，仅占Ⅶ的≤1%。已存在于血浆中的Ⅶa可能是凝集反应的启动者。Ⅶ因子一旦与TF结合，通过限制性的酶解作用，快速转变为有活性的Ⅶa（自活化）。离体实验表明，许多凝集蛋白酶，如α-凝血酶、Ⅸa、Ⅹa、Ⅺa与纤维蛋白溶酶，都能在Ⅶ因子的Arg-152部位将其裂解活化为Ⅶa。但目前尚不知在体内上述蛋白酶中的哪一个对于Ⅶ的活化起主要作用，也不知循环中的Ⅶ因子在何时与在何处活化。B型血友病患者（缺乏ⅨⅨ因子功能）血浆中的Ⅶa因子水平是正常人的1/10，提示Ⅸa可能是活化循环中Ⅶ因子的重要蛋白分解酶之一。与其他丝氨酸蛋白酶不同的是Ⅶa因子不易被蛋白抑制剂破坏，这是它能较长时间地存留于血液的原因。

Ⅸ因子GLA微区有12个Gla；Ⅹ因子有11个Gla。它们相应被外部Xase及内部Xase复合物裂解活化为Ⅸa与Ⅹa因子。

蛋白C的N末端有11个Gla。血管内皮表面有蛋白C受体（endothelial protein C receptor，EPCR）。蛋白C通过其上的GLA微区与EPCR结合。蛋白C被α-凝血酶裂解活化，成为活化的蛋白C（activated protein C，APC）。在两个辅助因子——蛋白S与Ⅴ因子的作用下，APC对Ⅴa，Ⅷa因子进行限制性裂解使它们失活。APC是通过使Ⅴa及Ⅷa因子失活、导致Ⅹa及α-凝血酶生成减少的主要抗凝物质。有关蛋白C功能在第五节叙述。

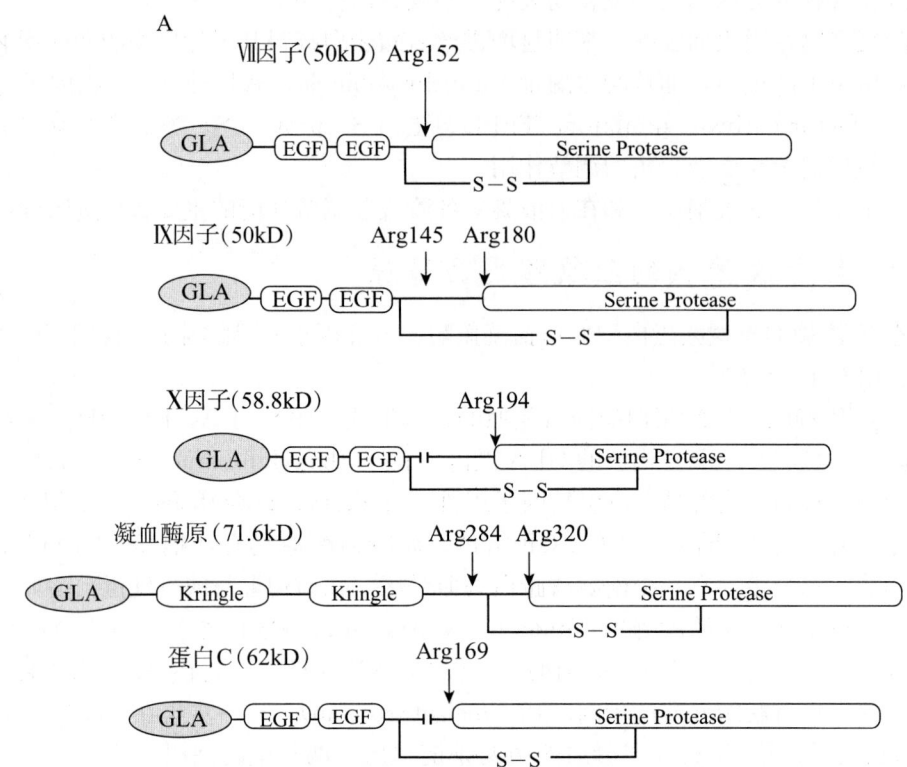

图 8-1A 维生素 K 依赖的酶原的结构模式（仿 Zwaal RFA 等，1998）

酶原分子包括 GLA 微区、EGF 微区和丝氨酸蛋白酶微区。箭头表示酶原的活化裂解位置。

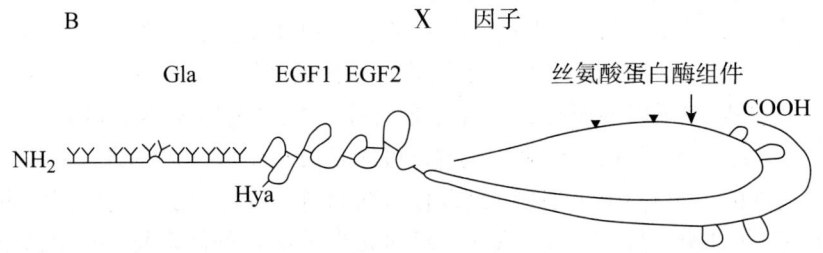

图 8-1B Ⅹ 因子的结构模式（仿 Stenflo J 等，2000）

Ⅹ 因子由 GLA 微区（11 个 γ-羧基谷氨酸残基，用"Y"表示）、两个 EGF 组件及一个丝氨酸蛋白酶微区组成。EGF 组件上的"Hya"表示羟基化的 Asp。丝氨酸蛋白酶微区中的两个黑三角表示醣基化部位，箭头示该酶原活化时的裂解部位。

人们将凝集蛋白酶原习惯称之为"维生素 K 依赖的蛋白酶原"。维生素 K 依赖的蛋白酶原都具有 GLA 微区。GLA 微区对蛋白功能至关重要。因而在此介绍 GLA 微区的形成，也需对于"维生素 K 依赖的蛋白酶原"这一惯称进行解释。

凝集蛋白酶原合成后通过肝细胞内质网时，γ-羧基化酶使蛋白中的 Glu 转变为羧基化的 γ-羧基谷氨酸（Gla）。只有这些蛋白中的 Glu 全部羧基化，才能与磷脂双层结合，行使功能。该类蛋白中的 Glu 羧基化，为表达其生物学活性所需。羧基化酶修饰凝集蛋白酶原是典型的自由基反应。该反应需要分子氧、CO_2 及氢醌型维生素 K（KH_2）参与。在羧化酶作用下，蛋白谷氨酸残基的 γ-氢被抽提，出现一个以碳为中心的自由基中间物，再经过亲核攻击并入 CO_2，形成 Gla。在每一个 Glu 变成 Gla 时，一个分子的 KH_2 被氧化成环氧维生素 K，而羧化酶也是环氧酶。通过 NAD（P）H：醌氧化还原酶 1 催化、以二硫苏糖醇为还原剂，将环氧维生素 K 还原为 KH_2。已证明在该反应中有 $·O_2^-$ 产生。羧化反应通过凝集蛋白酶原与羧化酶的结合进行。凝集酶原分子存在羧化酶识别序列，它紧邻 GLA 微区。在羧化反应过程中，该识别序列与羧化酶紧密结合。当凝集蛋白酶原合成为前体蛋白而未被修饰时，该识别序列为一前肽。当羧化作用完成、蛋白进入高尔基区时，前肽被删除。凝集蛋白酶原有多个 Glu 残基，如 IX 因子有 12 个 Glu 残基。这 12 个 Glu 都需被依次羧化。羧化作用是通过一种连续机制完成的，这需要蛋白与羧化酶依次并单次结合。蛋白羧化过程的驱动力是羧化酶对 Glu 与 Gla 的分辨与识别。由于凝集蛋白酶原的 Glu 残基被羧化时，KH_2 必不可缺，因此人们将凝集蛋白酶原惯称为维生素 K 依赖的酶原。临床所用的抗凝药物华法林（warfarin）就是通过使凝集蛋白酶原羧化作用减弱而达到抗凝治疗作用。

维生素 K 依赖的 γ-谷氨酰羧基化是一种古老的翻译后修饰，它广泛存在于各门动物。对于人类而言，除凝集酶原外，骨钙蛋白（osteocalcin）、齿质蛋白（dentin）等也存在翻译后维生素 K 依赖的 γ-谷氨酰羧化。因此，蛋白质翻译后维生素 K 依赖的 γ-谷氨酰羧化，涉及机体多方面功能，除血液凝集外尚有骨骼钙化及信号转导等。

二、凝集辅助因子

（一）V 因子与 VIII 因子

人 V 因子系大分子单链糖蛋白，分子量约为 300 kD。由 2196 个氨基酸残基组成。血浆中的 V 因子浓度约为 20nM。V 因子由肝脏合成，少部分由血小板前体巨核细胞合成。血小板中的 V 因子位于 α-颗粒，有些学者认为血小板中的 V 因子也主要来自血浆，而 α-颗粒仅有 V 因子储存功能。当血小板活化时 V 因子释放。未活化的血小板表面便有 V 受体（将近 2000～3000 结合位点，其中 900 个为高亲和力结合位点），未活化的 V 因子与血小板结合较弱，只有低亲和力结合位点，而活化为 Va 后，与血小板的结合增强。

人 VIII 因子分子量约 280 kD，含有 2332 个氨基酸残基。VIII 因子由肝合成后分泌到血浆，它在血浆中浓度极低（约 $3×10^{-10}$ M），与大分子糖蛋白 von Willebrand 因子（分子量约 $15×10^6$）非共价结合，为失活状态。凝集反应发生时，VIII 因子被 α-凝血酶活化而释出 von Willebrand 因子。

V 因子与 VIII 因子为顺序同系性的两种蛋白，它们都有 A1-A2-B-A3-C1-C2 6 个微区（图 8-2A）。V 因子能被许多酶活化，如 α-凝血酶、Xa、蛇毒酶和纤溶酶等。在凝集启动相，α-凝血酶将人 V 因子在 Arg1545、Arg1018 和 Arg 709 部位裂解，释出一个大的 B 微区，形成有活性的 V 因子，即 Va（图 8-2A，图 8-3 A）。α-凝血酶将人 VIII 因子在 Arg1689、Arg740 和 Arg372 部位裂解，同样释出 B 微区，形成 VIIIa。因此，Va 及 VIIIa 只有 A_1-A_2-A_3-C_1-C_2 5 个微区。Va 与 VIIIa 的 A_1-A_2 微区构成重链，A_3-C_1-C_2 为轻链。

因此，Va 与 VIIIa 都可视为由异二聚体组成的蛋白。Va 的重链（残基 1～709，分子量 105kD）由 A1、A2 两个 A 微区组成（残基 1～303，317～656），两者由一个富含碱性氨基酸的区域连接。重链的羧基端（残基 657～709）富含酸性氨基酸残基，并具有蛭素样结构。Va 轻链（残基 1546～2196）由一个 A 微区（残基 1546～1877）和两个 C 微区（残基 1878～2036，2037～2196；分子量 74kD 或 71kD）组成。Va 重链和轻链都与 Xa 因子结合，重链仅与凝血酶原结合，轻链与带负电荷磷脂结合。学者们认为，重链与轻链之间通过二价金属离子非共价连接。Ⅷa 重链分子量在 90～200kD 之间，轻链约 80 kD。Ⅷa 的轻链，特别是 C2 微区与带负电荷磷脂结合，也是与 von Willebrand 因子相互作用部位。

Va 及 Ⅷa 因子的三个 A 微区约有 40% 的序列同源，并与血浆中的铜蓝蛋白 A 微区有 30% 的同源性，且这三个蛋白的 A 微区都结合 Cu。V 与 Ⅷ 因子的两个 C 微区（约 150 个残基）有 43% 的同源性，与盘状蛋白（discoidin-like protein，一种黏附蛋白）有较弱的同源性。Va 及 Ⅷa 因子被酶裂解后释出的 B-微区长度不等（平均分子量为 90～200kD），彼此无同源性，也不与其他任何蛋白序列同源。例如由人 V 因子释放的 B 微区是两个糖蛋白片段（残基 710～1018，1019～1545），分子量分别为 71 kD 和 150 kD。

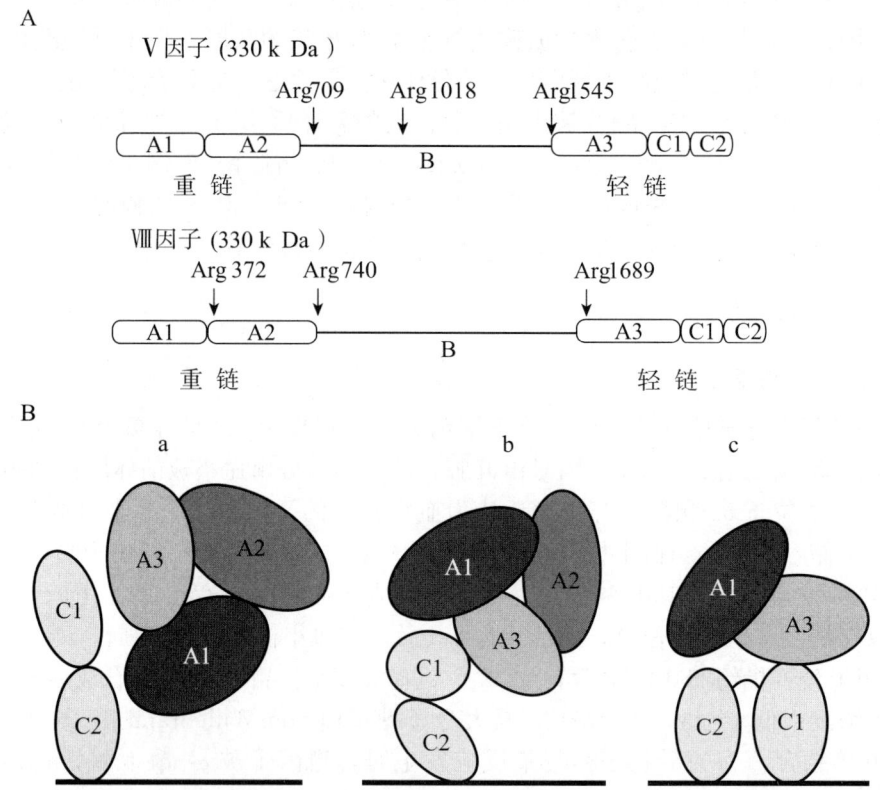

图 8-2　V 因子与 Ⅷ 因子的结构模式及 V 因子与 Ⅷ 因子各微区之间的关系
A. V 因子与 Ⅷ 因子的结构模式（箭头表示活化裂解部位）
B. V 因子与 Ⅷ 因子各微区之间的关系
Va（a），Ⅷa（b）及失活的 V 因子 Vai（c）同源微区的取向

对于 V 与 Ⅷ 各微区的三维结构已有详尽报道。如 Pratt KP 等（1999）对 Ⅷ 因子 C_2 微区结构的解析；Adams TE 等（2004）对于 Vai 中各微区三维结构 2.8Å 的解析；Chi Ki Ngo J 等（2008）对无 B 微区的 Ⅷ 因子晶体三维结构 X-衍射研究；Shen BW 等（2008）对 Ⅷ 因子三级结构和微区组成的研究等。在此不予赘述。对于 Va 及 Ⅷa 因子各微区结构之间的关系也有许多报道。例如，Pellquer JL 等（2000）与 Stoilova-McPhie S 等（2002）分别绘出 Va 与 Ⅷa 因子同源微区模式图（图 8-2 B）。

在凝集反应扩展相（见后），一方面凝血酶大量生成，另一方面抗凝集反应同时进行。

Ⅴa 与Ⅷa 因子被 APC 裂解失活，以使其不再发挥辅助因子功能，终止凝集反应。这天然的负反馈调节，可防止凝集反应无限制地扩展。APC 在 Ⅴa 因子 Arg306、Arg506 与 Arg679 三个部位裂解，使其失活。在 Arg506 裂解，对磷脂及对蛋白 S 的依赖性都不强，裂解后的中间产物仍有部分凝集活性；在 Arg306 裂解使 Ⅴa 的活性全然丧失。一般认为 Arg 679 裂解对于 Ⅴa 因子失活重要性不大。Ⅴa 因子失活后，其 A2 微区与 Ⅴa 因子脱离，该蛋白不再能与Ⅹa 结合（图 8-3B）。

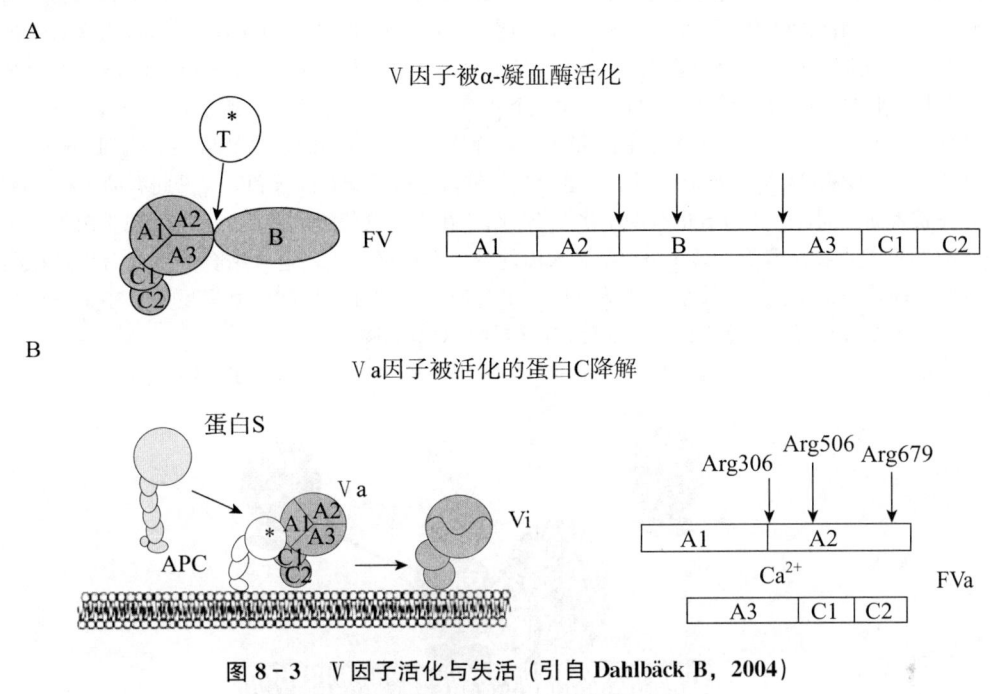

图 8-3 Ⅴ因子活化与失活（引自 Dahlbäck B，2004）
A. Ⅴ因子被 α-凝血酶活化（T*，α-凝血酶）
B. Ⅴ 因子被活化的蛋白 C 降解

Griffin JH 等（2007）揭示，Ⅴa 重链残基 311～325 是 APC 的结合部位。这个片段靠近 APC 裂解 Arg306 部位，也邻近结合Ⅹa 的区域 493～509。Griffin 等（2009）还提出，凝血酶原有保护Ⅴa、不使被 APC 裂解失活的功能，其机制是在凝血酶原分子中，与环柄结构 1 和 2 相连的 GLA 微区，抑制 Ⅴa 与 APC 分子间蛋白-蛋白相互作用。因此在装配好的凝血酶原致活酶复合物中，凝血酶原保护Ⅴa 不使其被裂解，即在 α-凝血酶形成过程中Ⅴa 不受 APC 影响。但 α-凝血酶一旦形成、其分子中 GLA 微区与酶复合物脱离后，Ⅴa 被 APC 失活，下调凝集反应。

APC 介导的Ⅷa 裂解要比Ⅴa 裂解复杂。这是由于Ⅷ因子在血浆中的浓度约为Ⅴ因子的 1/100（内部Ⅹase 复合物浓度也远低于凝血酶原致活酶），以及 APC 介导的Ⅷa 裂解需辅助因子参与。在内部 Xase，Ⅷa 抵抗 APC 介导的裂解，但是若有辅助因子存在，Ⅷa 便被裂解失活。APC 的主要辅助因子是蛋白 S 与未活化的Ⅴ因子，该二者协同作为 APC 裂解Ⅷa 的辅助因子。如前所述，Ⅴ因子可在多个部位被 APC 裂解。曾报道Ⅴ因子在 Arg 506 裂解后，是为 APC 裂解Ⅷa 因子的辅助因子（图 8-4A）。分子生物学研究表明，Ⅴ因子 B 区的最后部分对作为 APC 的辅助因子是重要的。Ⅴ因子被 α-凝血酶活化后（B-A3 连接在 Arg1545 裂解后被破坏），只能作为凝集的辅助因子，而丧失 APC 的辅助因子功能。因此，与 α-凝血酶相似（见后），Ⅴ 因子也属于两面（Janus faced）分子，既有促凝集活性，也有抗凝集作用；既作为凝集酶的辅助因子，又作为抗凝集酶的辅助因子。这是Ⅴ因子在凝集反应中颇受重视的一个原因。

蛋白 S 也是维生素 K 依赖的蛋白，但在凝集反应中以 APC 的辅助因子起作用，蛋白 S 含有 N-末端的 GLA 微区、凝血酶敏感微区（TSR）、4 个串连的 EGF 样微区、两个 G-型层粘连蛋白微区（LamG）及一个与血浆中固醇激素结合蛋白同源的 C 末端。蛋白 S 属多功能蛋白。GLA 微区对带负电荷磷脂有高亲和力，蛋白 S 与 APC 形成一个与膜结合的复合物。GLA 微区、TSR、EGF_1 和 EGF_2 对于与其他分子相互作用很重要。蛋白 S 使 APC 的活性部位与磷脂膜之间的距离降低，因而能针对裂解 Ⅴa 与 Ⅷa 调节 APC 位置。当 APC 裂解 Ⅷa 时，LamG 微区对于蛋白 S 和 Ⅴ 的协同辅助也起重要作用。当 Ca^{2+} 存在时，蛋白 S 与补体调节因子 C_4BP 高亲和力结合。C_4BP 结构独异，有 7 个相同的 α-链和一个 β-链，这些 α-链以二硫键与 β-链连接，形成章鱼状外观（图 8-4B）。蛋白 S 结合在 β-链上。人血浆 60%～70% 的蛋白 S 结合在 C_4BP 分子上，另外 30%～40% 作为 APC 的辅助因子。蛋白 S 与带负电荷磷脂有高亲和力，因此有助于将 APC 结合在膜表面。同样，蛋白 S 也有助于将 C_4BP 结合在带负电荷的磷脂表面。已发现蛋白 S 与蛋白 S-C_4BP 复合物结合于暴露在凋亡细胞表面的带负电荷磷脂上。这种结合的生理后果是在凋亡细胞表面，凝集反应与补体系统都被下调。由此说明凋亡细胞周围无凝集反应，亦无炎症过程。蛋白 S 结合在凋亡细胞表面，可能促进巨噬细胞对其吞噬。

Hackeng TM 等（2009）提出，蛋白 S 以组织因子途径抑制因子的辅助因子起抗凝作用。

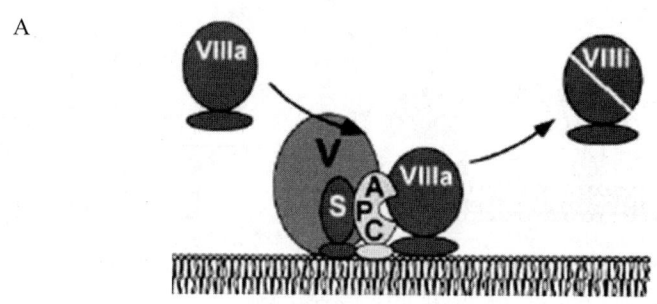

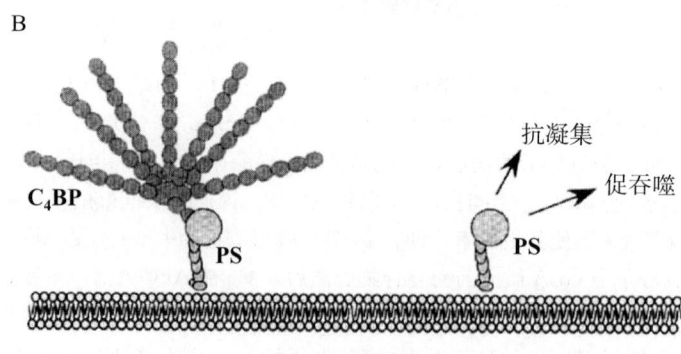

图 8-4　Ⅷ 因子失活与凋亡细胞表面的蛋白 S

A. Ⅷ因子失活（仿 Esmon CT，2000）
B. 凋亡细胞表面的蛋白 S 与补体调节因子 C_4BP（引自 Dahlbäck B，2004）

磷脂酰丝氨酸暴露在凋亡细胞表面。蛋白 S（PS）的 Gla 微区以高亲和力与磷脂酰丝氨酸结合。因此凋亡细胞表面存在自由的 PS 和蛋白 S-C_4BP 复合物，从而调节凝集与补体系统两个方面。所结合的 PS 还促进凋亡细胞被巨噬细胞吞噬。

(二) 血栓调节蛋白

血栓调节蛋白 (thrombomodulin, TM, fetomodulin, CD141) 存在于一切血管 (包括动脉、静脉、毛细血管和淋巴管) 内皮表面。在肺泡周围的毛细血管内皮表面非常丰富。TM 也存在于人类胎盘合胞体滋养层、星形胶质细胞、角质细胞、间皮细胞、滑膜内层细胞、成骨细胞、软骨细胞、单核细胞、中性粒细胞、肺泡上皮细胞、眼的睫状非色素上皮细胞、树突状细胞等。TM 是个抗凝蛋白，在调节细胞增殖、细胞黏着与炎症过程中也起重要作用。conway EM (2012) 将该蛋白的结构与功能的对应关系总结如图 8-5。TM 为单跨膜段蛋白。该分子含有 5 个微区；由 N 末端辨认，植物凝集素样微区；6 个 EGF 微区；34 个氨基酸的片段 (其中有 8 个含羟基的氨基酸，在富含色氨酸与丝氨酸残基的区域内有几个 O-连接的糖链结合区)；一个疏水跨膜段和一个延伸到胞质的尾部 (图 8-5 A, B)。植物凝集素样微区有抗炎症活性。α-凝血酶与 TM 在其 EGF 微区 5 与 6 呈 1:1 结合。α-凝血酶结合到 TM 后机能改变。α-凝血酶不与 TM 结合时，将纤维蛋白原活化为纤维蛋白，活化 V 与 Ⅷ 因子及活化血小板。α-凝血酶与 TM 结合后构象改变，封闭了 α-凝血酶与上述底物的结合部位，因而使其对纤维蛋白原、V 因子、Ⅷ 因子及血小板的活化能力减弱，但与蛋白 C 反应增强。蛋白 C 结合于 EPCR 需要 TM 分子的 EGF 微区 4-6。结合到 TM 上的 α-凝血酶将蛋白 C 活化，成为 APC。如前所述，APC 在辅助因子作用下，将 Va 与 Ⅷa 裂解失活，终止凝集反应。TM 结合 α-凝血酶不仅促进蛋白 C 活化，还有抑制 α-凝血酶的促凝集的作用。与 TM 结合的 α-凝血酶能迅速被抗凝血酶和蛋白 C 抑制因子失活。因此，TM 起着控制血液凝集甚至血栓形成的作用。TM 加速对 α-凝血酶的抑制作用还需要共价附着在 TM 紧邻跨膜区 (即 34 个氨基酸片段) 上的硫酸软骨素 (CS)。缺乏 CS 则大大削弱了 TM 对于活化蛋白 C 的辅助因子作用。CS 还有加速肝素-抗凝血酶、肝素辅助因子 Ⅱ 和蛋白 C 抑制因子中和凝血酶，以防止进一步产生 APC 和凝血酶活化的纤维蛋白溶解抑制因子 (TAFIa) 的作用。

TM 在毛细血管床的密度高。Esmon CT (2003) 推算，每个内皮细胞平均有 10 万个 TM 拷贝，因此在毛细血管 TM 的浓度应在 100~500nM 之间。TM 与 α-凝血酶的解离常数 Kd 为 1~10nM (取决于是否存在硫酸软骨素)。因此，当 α-凝血酶随血流经过毛细血管床时，高浓度的 TM 几乎将其全部"捕获"，阻断 α-凝血酶的促凝集反应，并迅速活化蛋白 C，保证微循环通畅。这是 TM 最重要的生理作用。

血浆中出现少量可溶性的 TM，是由于蛋白水解酶将内皮表面 TM 的胞外部分水解，使其释放到血液循环，经常以此作为内皮损伤的标志。

(三) 组织因子

组织因子 (TF，图 8-5A) 为 47kD 的膜内在蛋白，在血管外的细胞表面非常丰富。这些细胞包括大血管的外膜细胞、皮肤角质细胞等。血管外膜的成纤维细胞结构性地表达 TF，血管中膜平滑肌细胞的外层也有含量不定的 TF，从而保证血管损伤后快速启动凝集反应。在中枢神经系统，肺、脑、心脏、睾丸、子宫和胎盘细胞中，均有高浓度的 TF，以防机械性损伤导致出血不止。TF 也存在于内皮细胞、单核/巨噬细胞、血小板和微粒 (microparticles，见后述)。TF 还能以可溶性的蛋白形式存在于循环血中。Bach RR 等 (2008) 检测到正常人血液中也有 TF。正常人血液中 TF 含量远小于血管外细胞。

新合成的 TF 主要位于高尔基复合体。该细胞器含有占细胞总量 75% 的 TF。TF 由此分泌至细胞表面的脂筏/膜窖微区。Bach RR 认为 TF 在膜表面被局限在脂筏。TF Cys^{245} 的

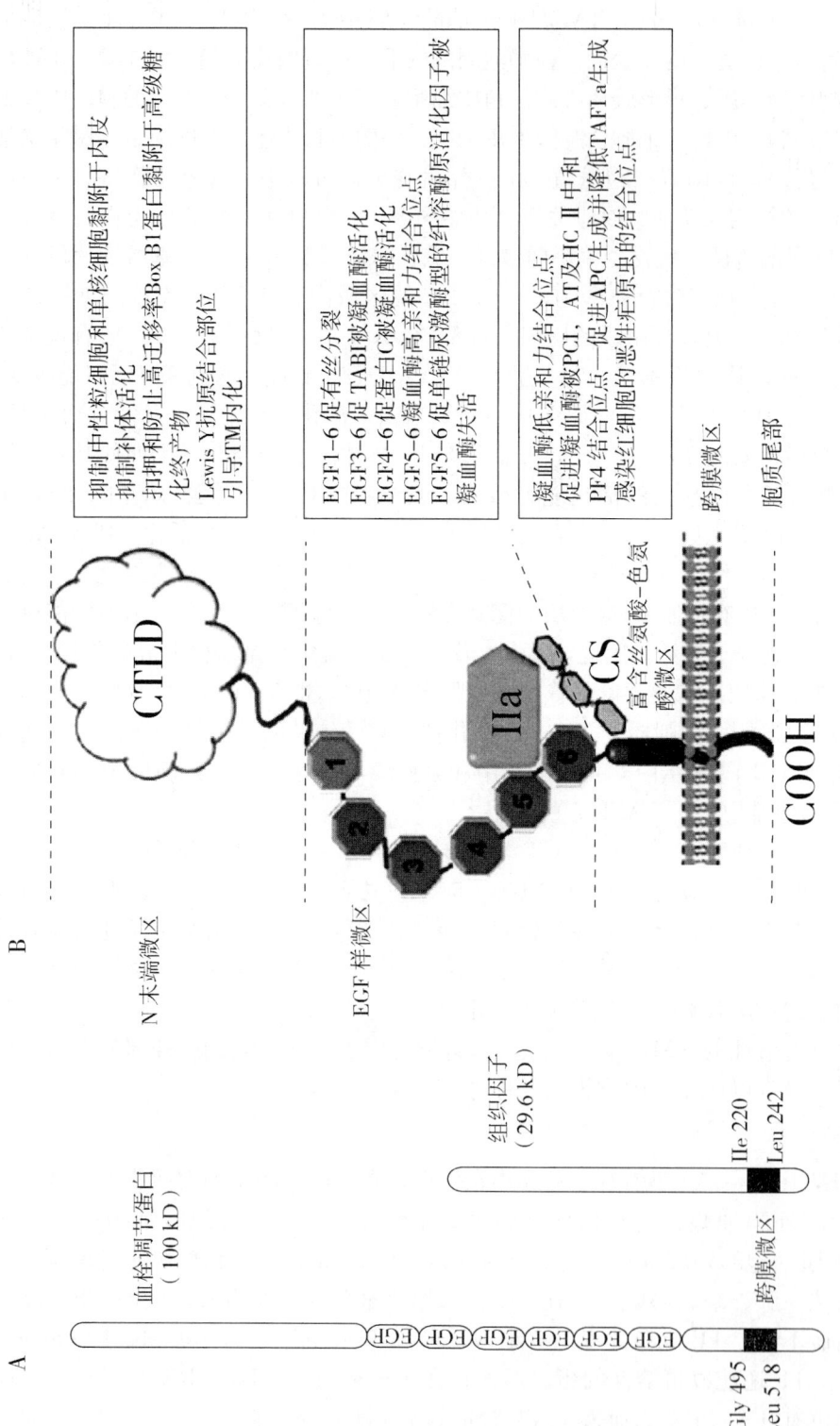

图 8-5 血栓调节蛋白与组织因子的结构模式

A 血栓调节蛋白与组织因子的结构模式
B 血栓调节蛋白的各微区及各微区的主要功能（仿 Conway EM，2012）
CTLD：C-型植物凝集素样微区；EGF：表皮生长因子；PCI：蛋白 C 抑制因子；AT：抗凝血酶；HC Ⅱ：肝素辅助因子 Ⅱ；PF4：血小板因子 4；凝血酶结合在 EGF5-6 和硫酸软骨素（CS）；TABI：凝血酶活化的纤维蛋白溶解抑制因子
（该图全面概括了目前了解的 TM 的主要功能，欲详尽了解，请参阅参考文献 [14]）

棕榈酰化，有助于其结合脂筏，并促进 TF 二聚化，促使其处于隐蔽状态（encryption）。Ⅶa 因子与隐蔽的 TF 结合，但 Ⅹ 与 Ⅸ 因子不能结合于其上。因此处于静息状态的细胞，即使其表面有高水平的 TF 表达，也不会有高凝集活性。这是由于 TF-Ⅶa 复合物似乎被隐蔽。对在静息细胞上 TF-Ⅶ的这种状态的解释为：

（1）细胞将 PS "藏"于膜内叶，便限制了该复合物促凝集活性的表达，因为 TF-Ⅶa 的裂解活性需要带负电荷磷脂特别是 PS。

（2）在某些细胞中，TF-Ⅶa 复合物与脂筏结合，使酶活性受限。

（3）TF 的二聚物或寡聚物形式可能允许其与 Ⅶ/Ⅶa 因子结合，但可能拒绝与底物接触。

当细胞接受刺激（如 Ca^{2+} 浓度增高），PS 外翻，同时 TF 去隐蔽（decryption），并被释放到膜脂的液-晶相区。PS 外翻可能改变 TF 的构象。TF 胞外微区的 Lys165/Lys166 与 PS 带负电荷的头部发生静电相互作用，从而改变 TF 二聚体界面的构像，或其胞外微区相对于膜表面的取向。因此，PS 暴露和与 TF 结合使隐蔽的 TF-Ⅶa 变为蛋白分解酶。

血管损伤后，血管外细胞表面的 TF 暴露于血浆，与 Ⅶ/Ⅶa 特异性地高亲和力结合。溶液中自由的 Ⅶa 因子酶活性甚低，当其与膜表面 TF 结合后，Ⅶa 活性提高了百万倍。有些学者将细胞表面 TF-Ⅶa 复合物视为由两个亚单位组成的酶；Ⅶa 为催化亚单位，TF 为调节亚单位。通过限制性的酶解作用，TF-Ⅶa 活化Ⅸ与Ⅹ因子，启动血液凝集反应。

TF 除启动凝集反应外尚有多种生物学功能。敲除 TF 基因的小鼠，在其胚胎形成期死于广泛性的出血和卵黄囊血管形成异常，TF 低表达的小鼠寿命短，动物心肌有含铁血黄素沉积，并逐渐发展为心肌病。由此说明 TF 具有不可替代的生物学作用。TF 还促进血管平滑肌细胞增殖和迁移，促进胚胎血管发育。此外，TF 还具有发动信号转导的受体作用。TF 信号转导需要Ⅶa 因子的酶活性。TF-Ⅶa 依赖的信号转导调节多种细胞应答；包括基因转录和翻译、凋亡、细胞骨架重建等。

第二节　血液凝集反应

研究血液凝集的动力学过程，在离体情况下，曾采用过多种模式、如人工血浆模式，数学及计算机模拟等。经典的血液凝集系列反应假说来源于凝血酶原致活酶的动力学。认为凝血酶原致活酶是凝集反应的中心，是为血液凝集的基本模式。近年来，通过分子生物学研究及临床资料表明，凝集过程可分为启动相、扩展相，在扩展过程中同时出现抗凝集过程，最后进入终止相。

启动相始于血管损伤或由于化学物质、细胞因子或炎症过程等，引起血管内皮损伤或活化，使内皮下 TF 暴露／表达于血流。TF 暴露于血流启动的血液凝集是个阈限反应，以下详细介绍。

TF 与已存在于血液中的Ⅶa 因子结合，形成Ⅶa-TF 复合物（即外部 Ⅹ 因子致活酶，外部 Ⅹase）。该复合物以较低的速率活化酶原Ⅸ因子与Ⅹ因子，形成Ⅸa 与Ⅹa。所形成的有限浓度的Ⅹa，再活化凝血酶原，产生极微量的 α-凝血酶（约 10^{-12} mol/L）。所产生的 α-凝血酶，部分用来活化血小板，另一部分用来活化辅助因子Ⅴ与Ⅷ，分别形成Ⅴa 与Ⅷa。当浓度为 $10^{-15} \sim 10^{-12}$ mol/L 的Ⅶa、Ⅸa、Ⅹa 及Ⅺa 出现在血中，便进入了凝集的扩展相。在全血中，在扩展相到来时血凝块开始形成。Ⅷa 因子与其相伴的丝氨酸蛋白酶Ⅸa，在血小板、内皮细胞和其他细胞提供的膜表面，组成内部 X 因子致活酶（内部 Xase），以高于 Ⅶa-TF 复合物 50～100 倍的速率产生 Xa 因子。Xa 与 Va 在膜表面组成凝血酶原致活酶复合物，是将凝血酶原活化为 α-凝血酶的主要酶复合物。所产生的 α-凝血酶通过活化 XI 因子进一步增加 α-凝血酶的自身生成，并使血小板和 V 与 Ⅷ 因子完全活化。α-凝血酶再分裂纤维蛋白原及 XIII 因子（本文对该因子不再做介绍），形成不溶解的交连纤维蛋白凝血块。若血管有损伤，便达到止血目的。因此，扩展相的特点是凝血酶原高速率地活化为 α-凝血酶，＞95% 的 α-凝血酶在扩展相生成，血小板完全被活化，以及血凝块形成。

在此需强调，在启动相，凝血酶原的活化不受外部 Xase 以外成分（如 Ⅷ 与 Ⅸ 因子）的影响。然而在扩展相，若无 Ⅷ 与 Ⅸ 因子参与，α-凝血酶生成大受抑制。

当凝集反应启动时，动力学的抑制反应同时被活化。由凝血酶原致活酶复合物生成的 α-凝血酶，直接与血管壁上的辅助因子 TM 结合，使蛋白 C 活化为 APC。APC 通过使 V/Va 与 Ⅷ/Ⅷa 裂解失活而减弱血液凝集反应。APC 直接裂解 Va，使之失活，V 因子与蛋白 S 辅助 APC 裂解 Ⅷa（见前述），从而 α-凝血酶的凝集活性大大减弱。凝集反应终止。

在血液凝集过程中，凝集反应可被血浆中各种抑制剂减弱。血浆中的抑制剂主要有抗凝血酶Ⅲ（AT）和组织因子途径抑制因子（tissue factor pathway inhibitor，TFPI）。AT 使丝氨酸蛋白酶失活。TFPI 在血中浓度甚低，但其功能十分重要（见后述）。启动相持续时间受 Ⅶa-TF 复合物浓度（在 TF 限定的情况下主要是 Ⅶa 浓度）的影响。启动相的下调因素是 TFPI。当凝集反应进入扩展相，Ⅶa-TF 复合物与 TFPI 对于凝血酶生成都不起很大作用。AT 及蛋白 C 在启动相并不干预小量凝血酶的生成，然而它们对于扩展相的凝血酶生成有明显抑制作用。在人工血浆模式系统中，无蛋白 C 存在时，控制扩展相的有限反应物是 Xa，然而若将蛋白 C 途径诸成分加入到反应系统中，α-凝血酶生成便取决于受 TM 调节的 Va。在血液凝集多重抑制剂存在的实验中，发现抑制剂之间有协同作用。例如当 TFPI 及 AT 同时存在时，α-凝血酶生成减少。因为 TFPI 直接抑制 Xa，并影响 Ⅶa-TF 复合物形成，因此以 Xa 依赖的方式减少 α-凝血酶产生。同样，TFPI 及蛋白 C 系统也有协同作用。由于血浆中抑制剂的协同作用，使得 α-凝血酶生成是个阈限过程，既不易受促凝集因素浓度的影响，也不易受某一种抑制剂浓度的影响。

因此，就目前所知，至少有 10 种血浆蛋白（凝血酶原、V、Ⅷ、Ⅶ、Ⅶa、Ⅸ、X、Ⅺ、Ⅻ因子与纤维蛋白原）和一种组织蛋白参与固态的血凝块形成，而抗凝过程至少由 4 种血浆蛋白（AT、蛋白 C、蛋白 S 与 TFPI）和一种结合在膜上的糖蛋白 TM 完成。α-凝血酶与 V 因子起促凝集与抗凝集双重作用。在体内，上述诸蛋白浓度不等，如 Ⅶa 与 Ⅷa 因子在 10^{-9} mol/L 水平，而凝血酶原、AT 及纤维蛋白原为 10^{-3} mol/L。此外，酶复合物中的每个成分也以不同浓度表达其活性，如内部 Xase 中的 Ⅷ 因子的循环浓度是 0.7nM，而酶原 Ⅸ因子则以 90nM 水平存在。

组织损伤后成纤维细胞增生，分泌胶原纤维是组织修复和纤维化的核心环节。α-凝血酶及 Xa 都能促进组织纤维化。据 Laurent GJ, Chambers RC 等（1993—2001）报道，α-凝血酶通过作用于成纤维细胞表面的蛋白酶活化的受体 1（PAR$_1$），使其自分泌 PDGF，促进细胞增殖及分泌胶原纤维，促进纤维化。Blanc-Brude OP 等（2005）发现，Xa 通过裂解人和小鼠成纤维细胞表面 PAR$_1$，上调成纤维细胞功能与细胞增殖。前面已叙述 α-凝血酶和 V 因子有凝集与抗凝集双重功能，近来发现 α-凝血酶及 Xa 能促进组织纤维化。这不但表明机体内蛋白质的多功能性，而且深刻地说明机体恢复损伤、自我调节机制是如此完备。组织损伤后出血，立即启动凝集机制，与此同时抗凝系统激活，防止过度凝集。止血后又启动了一套血栓稳定机制（从略），并且启动组织修复过程。然而必须进一步说明，由于参与凝集反应的蛋白酶刺激成纤维细胞功能，又导致许多器官病理性的纤维增生，如肺纤维化、肝纤维化等。

第三节　血液凝集与生物膜

凝集丝氨酸蛋白酶、辅助因子，与带负电荷磷脂表面相互作用，通过酶的限制性裂解，加速底物转变为有活性的凝集酶。如果没有带负电荷磷脂的膜表面，就不会在生理学限定的时间内显示凝集酶的活性。Morrissey JH 等（2008）认为，膜表面不仅是酶、辅助因子与底物的汇聚场所，而且起催化作用。如前所述，离开膜磷脂表面，凝集酶的催化速率低至千分之一以下。然而，凝集蛋白与膜中负电荷磷脂的相互作用，比我们所了解的要复杂。由第一章可知，生物膜不是均质的，各种特异的蛋白和脂在膜中结合成不同的微区，其中包括（但不限于）脂筏/膜窖。Glaser M 等（1987，1996）揭示，将 PC 与 PS 两种脂组成脂质体，在血浆浓度的 Ca^{2+} 存在时，PS 自发地聚集为膜微区。如果脂质体直径足够大，负电荷磷脂可旅经几个微米长距离的移动，最后融合成能用光学显微镜看到的膜微区。说明即使是在简单的人工膜中，膜的局部微环境也不同于膜的其他部分。因此，直至今日，我们对于凝集蛋白与膜脂的相互作用知之甚少。

早在 20 世纪 70 年代，便认识到凝集过程是膜依赖的，是带负电荷磷脂（尤其是 PS）依赖的，也是 Ca^{2+} 依赖的。

20 世纪 90 年代，学者们认识到血液凝集要素是在膜磷脂表面装备成几个酶复合物。在体情况下，磷脂表面由血管系统的细胞表面提供，包括受损伤的内皮细胞、血管外膜细胞、血小板和单核细胞等。当时许多学者在离体情况下，利用提纯的酶、辅助因子和脂质体，研究凝血酶原致活酶复合物的动力学。他们用 PC 与 PS 制成脂质体，发现在磷脂脂质体表面，Ⅴa 与Ⅹa 的 Ⅴa-Ⅹa 解离常数 Kd 为 1nmol/L，但在溶液中 Ⅴa 与Ⅹa 的 Kd 值为 800nmol/L。可近似地认为 Ⅴa 与Ⅹa 的亲和力在磷脂表面比在溶液中高 1000 倍。若先将Ⅴa 与Ⅹa 装在同一个脂质体上（Ⅴa-Ⅹa-脂）或先将 Ⅴa 与Ⅹa 分别装在不同的脂质体上，（Ⅴa-脂，Ⅹa-脂），然后再将 Ⅴa 或Ⅹa 拆离，在同一脂质体上拆离（Ⅴa-Ⅹa）的 Kd 值，要比在不同脂质体上将 Ⅴa 与Ⅹa 分别拆离 Kd 值小 $10×10^7 \sim 100×10^7$ 倍，（即前者的 Kd 相当于后者的 $10^{-9} \sim 10^{-8}$）说明由同一个脂质体表面将 Ⅴa-Ⅹa 拆离十分费力。

假若比较一下催化速率的变化，则更凸显装配在膜表面上的酶复合物对于血液凝集的重要性。例如外部Ⅹase（TF-Ⅶa），若无 TF、Ca^{2+} 与磷脂表面，Ⅶa 的催化速率近于零。加入 Ca^{2+} 与提供磷脂表面后，Ⅶa 的裂解活性略有增加。然而，只有当辅助因子 TF 也存在，使酶在膜表面装配成为一酶复合物时，对Ⅹ的裂解速率才能比Ⅶa 单独作用高 $2×10^7$ 倍。同样，在内部Ⅹase，凝血酶原致活酶与 α-凝血酶-TM 复合物中，酶的裂解速率要比相应的丝氨酸蛋白酶单独作用提高 $10^6 \sim 10^9$ 倍。Kalafatis M 等（2005）提出，在Ⅴa、带负电荷磷脂膜和 Ca^{2+} 存在的情况下，Ⅹa 将凝血酶原裂解为凝血酶的速率，比其单独作用速率加快 300 万倍。具体说来，膜表面装配的凝血酶原致活酶复合物，在 1min 内裂解产生的 α-凝血酶浓度，相当于Ⅹa 单独作用 6 个月。为什么凝集要素装配在膜表面催化速率高？血液凝集反应的局限对机体还有什么益处？目前对于第一个问题的回答是不完全的。当然，酶、辅助因子及酶原底物被"束缚"在膜表面，相对集中，且只能在二维系统上运动，有利于提高

α-凝血酶的产率。在血管破损处，反应产物被结合在膜表面，免得被血流冲散。血浆中许多抗凝因子的浓度都高于促凝集活性的酶，自由存在的丝氨酸蛋白酶，除Ⅶa因子外，都能被AT/肝素快速失活。因此，凝集酶复合物被"束缚"在膜表面有利于提高效率，快速止血。

Mann KG等认为，参与凝集的蛋白在膜磷脂表面装备成几个酶复合物。一个酶复合物的产物运至另一酶复合物中，并作为后者的底物。每一步骤的反应产物都在二维平面上移至下一个反应中心。血液凝集过程如同生产流水线一样按序进行。

综上所述，血管内皮细胞的完整性为防止血管内血液凝集提供了抗凝表面。当血管壁受损时，损伤部位为凝集活性的发源地。血液凝集涉及内皮及内皮下各种细胞。然而首先涉及的是循环中的血小板。血小板主要功能是参与血液凝集反应，因此又称为血栓细胞。血小板的生理激动剂是ADP、5-羟色胺、α-凝血酶、内皮下细胞外基质中的胶原等。静息状态的血小板呈表面光滑的圆盘形，暴露于激动剂后，伸伪足，呈棘球形。膜磷脂双叶不对称分布被破坏，PS暴露，为凝集反应提供了膜表面。20世纪80年代，Hemker等实验表明（表8-1），将纯磷脂制成脂质体，加入Ⅴa、Ⅹa因子与凝血酶原，即组成酶（Ⅹa）-辅助因子（Ⅴa）-底物（凝血酶原）的凝血酶原致活酶复合物。他们发现只有当带负电荷的PS存在，且PS含量达到10%时，组装在脂质体上的人工凝血酶原致活酶活性，才能与用血小板磷脂提取物组装的凝血酶原致活酶相当。其他离体实验也证明，只有在PS占10%～15%的混合磷脂表面，凝集蛋白酶复合物才表达最高活性。

表8-1 凝血酶原致活酶活性与磷脂（根据Hemker等，1983）

脂囊泡成分						凝血酶原致活酶活性
PS	PI	PC	PE	SM	Chol	nmol/L Ⅱa min^{-1}
-	-	50	30	20	25	34
-	3	47	30	20	25	374
10	3	37	30	20	25	1197
完整血小板						23
血小板磷脂提取物						1168
血小板超声处理						1176

脂质体和血小板磷脂浓度是1μmol/L，Ⅴa因子30nmol/L，Ⅹa因子15nmol/L

生物膜中除带负电荷磷脂外，还有其他磷脂，如血小板质膜成分包括PC、PE、PI、SM、PS、胆固醇等。不禁要问，其他磷脂的功能是什么？有些工作曾集中在PE对于凝集活性的影响。虽然PE在生理pH下是电中性的，但离体实验一致表明，在PC-PS脂质体中，若加入一定浓度的PE，可提高已装备好的酶-底物复合物的催化活性。当PS浓度较低时，PE提高催化活性的作用尤为明显。例如，在加入PE的脂质体中，PS浓度为5mol%时，催化Ⅹ因子活化的程度，可达到在不含PE的脂质体、PS浓度为25mol%时催化Ⅹ因子活化的程度（图8-6）。再如Falls LA等用PC、PS、PE组成脂质体，加入Ⅸa与Ⅷa因子、Ca^{2+}以及Ⅹ因子，组成内部Ⅹase。当脂质体中仅有PC与PS、且PS含量为20%时，测得活化Ⅹ因子的米氏常数（Km，即当参与反应的各底物的浓度均为饱和浓度时，从数字上看，该常数等于使反应速度达最高速度1/2时的底物浓度）与催化常数（Kcat，每秒转化1克分子底物的酶活性）。当PS含量<20%，加入20%或35%PE，比不加入时，活化Ⅹ因

子的 Km 降低与 Kcat 提高。PE 提高内部 χ ase 的 Kcat 值，是通过Ⅷa 因子调节的。PE 也通过促进内部 χ ase 的组装提高 χ a 产额。在 PS 浓度较低时，PE 降低Ⅸa 与磷脂/Ca^{2+} 或Ⅸa 与磷脂/Ca^{2+}-Ⅷa 复合物的表观解离常数，即增进Ⅸa 对磷脂/Ca^{2+} 或对磷脂/Ca^{2+}-Ⅷa 的亲和力。此外，在含 PE 的脂囊泡上，Ⅸa 与 χ 因子的解离常数也降低。Falls LA 等进一步证实，PE 对于内部 χ ase 装配的促进作用与该磷脂的头部与疏水长链都有关系。

PC 是膜中最多的磷脂成分，无凝集活性，但实验表明，它也有促进凝集复合物装配的作用。如Ⅶa-TF 复合物装配在仅含 PC 的脂质体上，也能起到催化 χ a 与Ⅸa 因子生成的作用。PC 对于活化蛋白 C 也起到类似的效果。PC 的这种作用，与其所携带的不饱和脂肪酸有关。但在生理条件下，PC 对于活化凝血酶原致活酶复合物及两个 χ ase 的作用不大。SM 的头部与 PC 相似，但对于复合物的装配起抑制作用。可能由于 SM 分子的体积大，使得膜平面宽度增加，以及脂肪酸链的饱和程度高，有碍于凝集蛋白穿透膜。

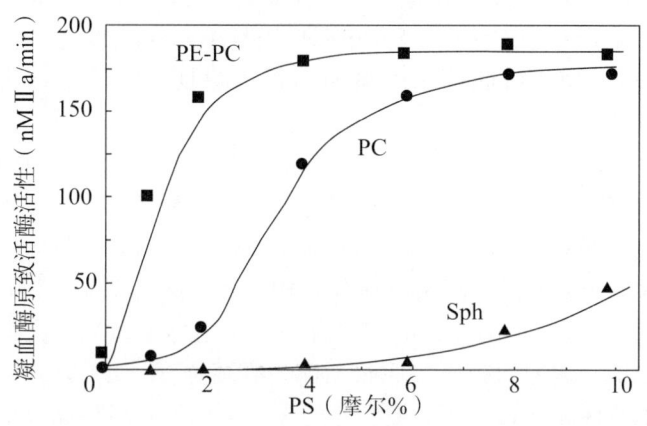

图 8-6 凝集活性与膜磷脂的关系（引自 Zwaal RFA 等，1998）

在 PC 囊泡、SM（Sph）囊泡以及 PC-PE（PE 为 30mol%）囊泡中，凝血酶原致活酶活性与于囊泡中所加入的 PS 浓度的关系

第四节 凝集复合物中蛋白质-蛋白质、蛋白质-磷脂之间相互作用

纵观 50 余年来对血液凝集的研究，对于凝集复合物的动力学有些了解。借助 X 射线衍射与核磁共振等波谱技术，对于凝集蛋白酶原及辅助因子晶体的三维结构也有很多报道。但是，对于各个复合物的结构与机能之间的关系、在复合物中蛋白质-蛋白质以及蛋白质-磷脂的相互作用方面，尚需进一步研究。

一、凝集复合物中蛋白质-蛋白质相互作用

由上述可知血液凝集是个十分复杂的过程，蛋白酶、酶原与辅助因子在膜表面相互作用，最终导致血管损伤处的血凝块形成。由于血液凝集和防止过度血液凝集的正常调节是通过活化 V 或使 Va 失活，以控制 Va-χ a 相互作用而实现，因此最初人们对于 χ a-Va 复合物（即凝血

酶原致活酶），比其他凝集复合物给予了更多关注，对该复合物的研究，积累的资料也较多。因此根据现有一些资料，以Xa-Va复合物为例。说明蛋白-蛋白间的相互作用。

前面提到Va由重链和轻链组成，当二价金属存在时，二者之间以共价键连接。在凝血酶原致活酶，Va因子既有Xa因子受体功能，又是Xa催化作用的辅助因子。Va对于凝血酶原活化为凝血酶的关键作用，与Va-Xa之间相互作用密切有关。Steen M等（2002）用对V因子定向糖化位点突变的方法，研究Xa-Va相互作用。他们将N-连接的糖化共有序列，引入某些被选定的位点，共探测13个不同位点。根据计算机模拟，这13个位点都位于Va因子A微区的表面。作者测定凝血酶原致活酶活性，检测被修饰过的Va与Xa直接结合，以判断被修饰过的Va与Xa是否相互作用。发现Va在残基467、511、652与683部位带有糖链的四个突变体，与Xa的结合减弱，但对凝血酶原亲和力不受影响。若在实验体系中加入衣霉素以抑制糖化作用，V突变体与Xa的相互作用恢复正常，表明上述四个V突变体对Xa亲和力减弱是由于加入糖基所致。因此说明，V因子氨基酸467、511、652与683残基周围部分，对于该辅助因子与Xa相互作用是重要的。

Gale AJ等（2007）用合成肽抑制凝血酶原致活酶复合物活性方法，证明Va氨基酸493~506是与Xa的结合部位。

Kalafatis M研究组（2001—2010）对于Va的活性部位进行不懈的研究。前面提到Va由重链和轻链组成，当二价金属存在时，二者之间以共价键连接。Va重链COOH-末端含有5个连续的酸性氨基酸簇：659~663，它们对于表达辅助因子活性至关重要。作者们用赖氨酸及丙氨酸置换这5个氨基酸，或将其删除，构建几个突变型V。将这几个突变型V分别与来源于血浆的Xa装配成凝血酶原致活酶复合物。与用野生型V装配的复合物比较，作者发现，用这几个突变型V装配的凝血酶原致活酶，在凝血酶原的Arg320与Arg271裂解迟缓，表明复合物凝集活性降低，然而突变型V与Xa的亲和力都未见改变。实验说明这酸性蛭素样的重链C-末端，序列659~663，调节凝血酶原致活酶复合物裂解凝血酶原的速率，但不参与辅助因子V与Xa相互作用。

二、EGF微区与蛋白质-蛋白质、蛋白质内部微区间相互作用

EGF是个由53个氨基酸组成的蛋白质，其中有3个二硫键。EGF以高亲和力结合于EGF受体，使其具有蛋白酪氨酸激酶活性。EGF来自一个大的膜内在蛋白（即EGF前体蛋白），后者含有8个EGF组件（module）。无论其前身，还是经过限制性酶切后，EGF都具有生物学活性。1962年提出EGF，10年后提出EGF的化学特征，但直到1987年，才用NMR确定其三维结构。一个EGF组件的功能，实际上是一个蛋白质的功能。如上所述，凝集蛋白与一个辅助因子（蛋白S）都含有EGF微区。遗憾的是对于EGF微区在这些蛋白质中的功能目前尚不能确切回答。根据现有资料，可能有以下几方面功能。

EGF微区调节蛋白质-蛋白质间相互作用。在TF-Ⅶa因子复合物中，Ⅶa因子的EGF组件调节它与其相应受体TF的相互作用，以增加Ⅶa活性。Ⅶ/Ⅶa因子与其受体TF相互作用，受一个结合表面调节，该结合表面有EGF组件、Gla微区的C-末端和丝氨酸蛋白酶微区的一部分。然而，70%的结合能来自Ⅶa因子N-末端的EGF组件和TF相互作用。

EGF组件有结合Ca^{2+}的功能。EGF组件结合Ca^{2+}后才能调节和稳定蛋白质-蛋白质间相互作用。抗蛋白C的单抗识别以Ca^{2+}-依赖方式存在的N-末端EGF组件。Ⅶ、Ⅸ、Ⅹ因子和蛋白C的功能依赖于结合Ca^{2+}的N-末端EGF组件。Ⅸ因子Ca^{2+}结合部位突变导致出现一个

机能有缺陷的分子（与B型血友病有关）。用NMR技术探测Ⅸ因子Gla-EGF片段的结构时，发现无Ca^{2+}时这两个微区彼此相对容易移动，而EGF组件结合Ca^{2+}时，便锁定了Gla微区相对于EGF组件的位置，即相当于表达Ⅹa因子活性的位置。因此，B型血友病患者Ⅸ因子的低生物学活性，可能由于在EGF组件内，结合Ca^{2+}的位点突变，以至不能使Gla微区确定位置，该分子也就不能以最宜方式与辅助因子和（或）生物膜相互作用。Ⅶ/Ⅶa因子与TF的相互作用，在很大程度上受其N-末端EGF组件，以及GLA微区C-末端的调节。结合了Ca^{2+}的Ⅶa因子EGF组件，对于稳定GLA微区相对于N-末端EGF组件的正确取向、以使其能与TF结合是重要的。然而TM分子中的6个EGF组件没有结合Ca^{2+}的功能。

GLA微区增加邻近的EGF组件对Ca^{2+}的亲和力，而EGF组件也影响GLA微区的性质。如分离的GLA微区对Ca^{2+}的亲和力，低于GLA微区与EGF组件结合后对Ca^{2+}的亲合力。EGF组件似乎作为GLA微区折叠的支架。缺乏GLA微区的Ⅹa因子的X射线结构，在相当于N-末端EGF组件部位未见衍射点，说明EGF组件位置不固定，一直在移动。然而在Ⅸ因子的X射线结构中，N-末端EGF组件的结构能被确定，可能是由于这两个微区以某种方式被稳定住了。

三、凝集蛋白酶原-磷脂间的相互作用

（一）凝集酶原N-末端GLA微区在蛋白质-磷脂间相互作用中的功能

凝集酶原在其N-末端都含有GLA微区。下面叙述GLA微区在蛋白质-磷脂间相互作用中的功能。当然，只有将GLA微区、Ca^{2+}以及带负电荷磷脂（PS）的膜表面放在一起研究，才能深入了解凝集蛋白与膜磷脂的结合。

维生素K依赖的蛋白酶原与膜结合依赖于GLA微区。对GLA微区的氨基酸组成和基本结构特点而言，在不同凝集因子之间高度保守。若将凝血酶原分子中的一部分或全部Gla去掉，该分子不再是凝血酶原致活酶复合物的底物，因去掉部分或全部Gla的凝血酶原，与磷脂的亲和力低至原来亲和力的千分之一以下。相反，若将蛋白C中的GLA微区换成Ⅶ因子的GLA微区，蛋白C与磷脂的结合功能仍然保留。说明GLA微区保证凝集因子特异地附着于带负电荷的磷脂膜表面，是与凝集酶无关的、由其本身结构决定的功能。

许多学者提出，GLA微区结合于磷脂需要Ca^{2+}，但并不清楚Ca^{2+}介导结合的机制。自20世纪70年代便开始探讨GLA微区、Ca^{2+}和磷脂膜表面之间的相互作用。最初自然地以为凝集酶与磷脂的结合可能是通过GLA微区上的丙二酸羧基与磷脂的磷酸"头部"之间的Ca^{2+}桥实现的。而后发现，GLA微区与磷脂的作用不受pH与离子强度改变、或表面电荷改变的影响，说明二价静电作用并不主要介导酶原与磷脂的结合。进而推测，GLA微区与磷脂相互作用，可能是通过Ca^{2+}与提供电子的基团形成螯合物达到的。提供电子的基团包括GLA微区中Gla残基和PS的磷酸根、胺和羧基。过多的Ca^{2+}并不干扰含GLA微区的凝集蛋白与磷脂相互作用，而EDTA却能迅速取消酶原与膜磷脂的结合，这一事实对于螯合物的推测是个有力的支持。Nelsestuen GL（1976）和Prendergast FG等（1977）揭示，凝血酶原和包含GLA微区的凝血酶原片段1（包括GLA微区，芳香族氨基酸组套和第一个环柄样结构微区）与金属结合时，有内在的荧光淬熄现象。说明该蛋白由于结合金属发生了构象改变。Borowski M等（1986）与Liebman HA等（1987，1993）分别发现，凝血酶原和Ⅸ因子与Ca^{2+}及其他二价金属结合时，GLA微区构象都有改变，但这些构象改变并不都能使蛋白与膜脂有相互作用，只有Ca^{2+}

（与 Sr^{2+}）诱导的构象改变，才能导致磷脂结合部位特异性地表达。Welsch DJ 等（1988）进一步提出，凝血酶原与 Ca^{2+} 相结合时，蛋白 N-末端的丙氨酸乙酰化受抑制，但与 Mg^{2+} 结合时无此现象出现。说明 Ca^{2+} 诱导的蛋白构象改变使 N-末端埋入蛋白内部，这种构象可能是诱导与磷脂结合的构象。在上述研究基础上，20 世纪 90 年代，学者们根据光散射、X 射线衍射、NMR 以及分子生物学突变等技术得到的资料，提出了 GLA 微区与磷脂相互作用的几种模式。例如，Freedman SJ 等（1995，1996）、Soriano-Garcia M 等（1989，1992）、Christiansen WT 等（1995）、Sunnerhagen M 等（1995）将 GLA 微区结合与不结合 Ca^{2+} 的三维结构比较，揭示凝血酶原与 Ca^{2+} 结合时，N-末端丙氨酸（IX 因子为酪氨酸）与距 N-末端 20 个残基之远的、不暴露于表面的三个 Gla 残基以氢键结合，形成一个"环（loop）"。Ca^{2+} 诱导的"环"的形成，便将三个疏水氨基酸形成的"片（patch）"暴露在蛋白表面。该"片"插入脂双层髓心，有助于 Ca^{2+} 介导的带负电荷磷脂与不埋于蛋白内部的 Gla 残基之间的配位结合。因此，暴露在蛋白表面的三个疏水氨基酸的"片"可能是该蛋白与磷脂结合的关键。Nelsestuen GL 等（1999）提出，GLA 微区 N-末端形成一个疏水的环（ω-环），是该 ω-环和 Lys32 与膜相互作用。而 Falls FA 等（2001）和 Mizuno H 等（2001）分别认为，是环的脊部（keel）Phe 4、Leu 5 和 Leu 8 进入膜内。Huang M 等（2003）根据牛凝血酶原 GLA 微区的 X 射线衍射和 NMR 解析资料，认为带电荷的侧链和 Ca^{2+} 与单个溶血 PS 分子有相互作用。Christiansen WT 等（1995）和 Freedman SJ 等（1996）将 IX 因子 GLA 微区中的 Leu 6 或 Phe 9 置换为对光敏感的 p-苯甲酰苯丙氨酸，在辐射时则导致该蛋白与脂质体交联，证明 GLA 微区的 NH_2 末端，特别是疏水"片"中的 Leu 6 和 Phe 9 与磷脂双层结合。由于遗传性基因突变导致 IX 因子 N-末端的异常裂解，虽其 Gla 含量正常，但该蛋白与磷脂膜结合大大减弱。Wojcik EGC 等（1997）认为，是由于在这种突变的 IX 因子中，Ca^{2+} 不能诱导"环"形成，故将疏水"片"暴露。McCallum CD 等（1996）计算人 VIIa 与 TF 结合时，其蛋白酶活性部位与膜平面相距约 760nm。Waters EK 等（2006）用荧光共振能量转移测定结果与之非常接近，为 760 ± 30nm。Colina CM（2006）根据他们的模式推算为 750 ± 18nm。按 Nelsestuen GL 等（1999）提出的 GLA 微区 ω-环的脊部和 Lys32 "着陆"于膜的模式，距离则大大缩短，约为 520nm。然而若根据 Falls 等、Grant 等、Huang 等和 Mizuno 等人的模式，蛋白酶活性部位与膜平面相距则为 900nm。不同研究组用不同研究方法提出的模式十分相似，但得出的酶活性部位与膜平面距离的数据却相差甚远。

（二）活化的 VII 因子 VIIa 与膜磷脂相互作用模式的提出

Tajkhorshid E 研究组（2008）用分子动力学模拟（molecular dynamics simulation）研究 VIIa 的 GLA 微区与带负电荷磷脂相互作用的特异性和作用机制。他们用以研究 GLA 结合的二油酸磷脂酰丝氨酸（DOPS）双层模式，由溶于 14 851 个水分子的、和被 288 个 Na^+ 离子中和的 288 个 DOPS 分子组成。在实验所用条件下，双层在 10 纳秒内平衡。双层面积固定在 970×970nm^2，每个 DOPS 脂分子平均所占面积为 653nm^2。根据 DOPS 双层原子密度分布，作者们提出，在 140 纳秒期间，GLA 微区不仅是与磷脂头部结合，且进入双层疏水区。Ca^{2+} 完全浸入到磷酸根深度，像三明治一样夹在蛋白和相邻的膜表面之间（见彩图 8-7）。与以往的一切模式不同，Tajkhorshid 等所用的分子动力学模拟，能在原子水平上提供 GLA 微区与膜结合的机制。根据分子动力学模拟，他们认为 GLA 微区 ω-环埋入膜内直到乙酰链的深度，而不是到磷脂头部为止。GLA 微区 ω-环的中部，有 5 个并列的 Ca^{2+} 平行于膜平面，Ca^{2+}-7 和 Ca^{2+}-9 略高于这 5 个 Ca^{2+}。在与膜的结合中，Ca^{2+} 有两种截然不同的作用：结构作用和膜锚功能。由于 10 个 Gla 残基的存在，使 GLA 微区有很强的负电性。

其中 9 个 Gla 残基靠近膜。因此带负电荷的 GLA 微区与带负电荷的磷脂之间相互作用要靠结合的 Ca^{2+} 介导。如彩图 8-7 所示，左侧的 Ca^{2+}-7、Ca^{2+}-8 与 3 个 DOPS 接触，右侧的 Ca^{2+}-3、Ca^{2+}-4 和 Ca^{2+}-9 与其他 3 个 DOPS 分子相互作用。这些 Ca^{2+} 起着膜锚作用，帮助 GLA 微区稳定地停留在膜表面。两个内部 Ca^{2+}（Ca^{2+}-5 和 Ca^{2+}-6）不与磷脂头部结合。GLA 微区之所以能稳定地停留在膜表面并保持其与膜结合的构象，是由于其内部的 4 个 Ca^{2+}——Ca^{2+}-3、Ca^{2+}-4、Ca^{2+}-5 和 Ca^{2+}-6 的作用。一旦移除这些 Ca^{2+}，螺旋区和 ω-环之间的连接消失，ω-环柔顺易动，GLA 微区的疏水突出部分完全伸展暴露了。这与 Sunnerhagen M 等（1995）对于 Ca^{2+} 存在或不存在时，GLA 微区结构的 NMR 分析结果一致。因此，根据 Tajkhorshid 等的分子动力学模拟，Ca^{2+} 的另一功能是支撑 GLA 微区构象，维持 GLA 微区结构的稳定性。由于分子动力学模拟能够检测到原子间的相互作用，Tajkhorshid 等提出，根据 GLA 微区上的 7 个正电荷残基（Arg 9、Arg 15、Lys18、Arg 28、Lys 32、Arg 36 和 Lys 38）相对于双层表面的位置和取向，推测它们有可能与 DOPS 直接作用，也就是存在蛋白与膜脂的直接作用。这种直接作用有助于维持凝集蛋白与磷脂结合的稳定性。在该分子动力学模拟基础上，Tajkhorshid 等构建了 Ⅶa／TF 复合物的模式。根据该模式，他们测算由膜脂平面到 Ⅶa 活性部位距离为 792 ± 11nm，接近于 Waters 等用荧光共振能量转移测定的结果。

第五节　血液凝集异常与疾病

由于凝集蛋白异常导致的血液凝集异常有两大类：血栓性疾患与出血性疾患。下面对这两类血液凝集异常给予扼要地介绍。

一、血栓性疾患

（一）静脉血栓形成

静脉血栓发病率在西方世界平均为 0.1％，在老年人群中发病率较高。其病理学涉及遗传及后天获得两个方面的因素。大部分后天获得性静脉血栓发病持续时间短，如在怀孕、术后及较长时间禁动引起静脉血栓形成就是如此。但是遗传性血栓危险因素伴随患者终生。一般情况下，血栓形成似乎是遗传性与获得性两种因素结合、而由后天因素诱发所致。

许多导致血栓形成的因素都涉及凝集反应及抗凝集反应失衡。主要的抗凝作用来自蛋白 C 系统。在 20％～40％ 的静脉血栓形成患者中，最普遍的遗传因素见于 Ⅴ 因子基因的点突变（G1691A），其后果是产生 APC 抵抗表型。Ⅴa 因子被 APC 裂解失活，其中一个裂解部位是在 Arg506。如果 Ⅴ 分子出现 Arg506→Glu 置换（V^{LEIDEN}，V^{R506Q}），则丧失 APC 在 Ⅴ／Ⅴa 上三个裂解部位中的一个。研究指出，与正常 Ⅴa 相比，V^{LEIDEN} 失活延迟，因此 Ⅴ 出现 Arg506→Glu 置换的个体有血栓形成倾向。突变的 Ⅴ 因子（V^{LEIDEN}）具有促凝集活性。它以双重机制损害了抗凝集蛋白 C 系统，第一个机制是阻碍 APC 对突变的 Ⅴa 裂解；其次是突变的 Ⅴ 因子影响 APC 对 Ⅷa 的裂解，因为 Ⅴ 因子的抗凝集活性是由 Arg506 裂解介导的。据统计报道，60％ 载有 V^{LEIDEN} 的个体出现深部静脉血栓。然而，分析来自不同患者 V^{R506Q} 被 APC 失活的结果揭示，患者 Ⅴ 因子除 V^{R506Q} 外，可能还存在影响对 APC 裂解敏感的其他基因突变，后者增加深部静脉血栓形成的易感性。因此，这种天然的抗凝机制缺陷，成为血栓形成的一个危险因素。30万年前，现在的高加索地区人群中便存在 V^{LEIDEN} 突变。发病率在欧洲由北向南递减。在欧洲国家及美国发病率最高，亚洲甚低。在杂合子状态，血栓形成的危险性增加 5 倍，而纯合子则达 50 倍左右。由于 V^{LEIDEN} 突变的妇女分娩时出血倾向下降，这种突变在人类繁衍中的持续不衰可能缘于此。V^{LEIDEN} 突变不是动脉血栓的危险因素。

凝血酶原基因 3′非翻译区的基因单突变（G20210A），是第二种常见的遗传性的血栓形成危险因素，占静脉血栓形成患者的 6%～8%。与 V^{LEIDEN} 突变相似的是，凝血酶原的这种突变，见于带有高加索血统的、2% 的健康人群中。该突变并不影响凝血酶原功能，但在血浆中有凝血酶原轻度增加现象。遗传性蛋白 C 缺乏患者，在其新生儿阶段便有严重的微血管血栓形成（爆发性紫癜）。蛋白 C 缺乏的杂合子，其静脉血栓形成危险因素增加 5 倍（于 2007 年，美国批准来自人血浆的浓缩蛋白 C 用于预防和治疗遗传性重度蛋白 C 缺乏症患者爆发性紫癜和静脉血栓形成）。蛋白 S 或 α_1-抗胰蛋白酶缺陷的杂合子是 1%～3% 静脉血栓患者的危险因素。在遗传性疾病中，这些基因缺陷并不常见（蛋白 C、蛋白 S 缺乏占人口的 1/300，而 α_1-抗胰蛋白酶缺乏仅占人口的 1/2000）。单基因缺陷的个体，在临床上出现血栓形成的症状很少见。然而，若是多个遗传性或获得性血栓形成危险因素同时出现在同一个体上，便有血栓形成的危险。因此，目前认为血栓形成是多遗传因素/多因素的疾病。

除基因缺陷外，血液动力学变化也是血栓形成的一个重要因素。例如，血液黏度增加，血流淤滞是深部静脉血栓形成的一个危险因素。Schmid D 等（2007）实验证实，单核细胞表面存在 ATP 敏感的 K 通道，该通道能增强 Ca^{2+} 依赖的细胞信号转导，以及能增加 TF 依赖的促凝集活性和 PS 暴露。血流淤滞时氧供给不足，能量降低，引起单核细胞表面 ATP 敏感的 K 通道开放，促进钙内流及促进 TF 表达，尤其在有炎症的情况下，细菌毒素 LPS 进一步促进 TF 表达。Schmid 等认为，这就是血流淤滞时单核细胞能促进深部血栓形成的一个原因。

（二）动脉粥样硬化与血栓形成

因各种原因引起动脉内膜损伤，暴露出内膜下组织，使 TF 与血流中的 Ⅶ/Ⅶa 结合，启动血液凝集反应。因此在内膜损伤局部，血栓形成。动脉粥样硬化症患者往往血脂增高，血黏度增大。特别是伴有高胆固醇血症时，不仅血液黏稠，而且血细胞质膜胆固醇含量增高。Liu ML 等（2007）发现，富含胆固醇的人 THP-1 单核细胞本身、或结合 LPS 后，释放富含胆固醇的微囊泡，而且其中有些表达 TF。其促凝集活性比正常单核细胞释放的微囊泡增高 10 倍。富含胆固醇的人单核细胞衍生的巨噬细胞，也释放表达 TF 的、富含胆固醇的微囊泡，也具有较高的促凝集活性。作者深入研究发现，富含胆固醇的单核细胞开始有 PS 暴露，然后有些细胞中出现 DNA 断裂。Caspase 抑制剂可防止胆固醇诱导的凋亡与微囊泡释放。因此 Liu 等认为，富含胆固醇的人单核/巨噬细胞，至少通过细胞凋亡途径释放富含具有高生物活性的、PS 暴露的微囊泡，这可能是在高胆固醇血症时，诱发动脉血栓形成的一个重要原因。Lopez-Vilchez I 等（2007）发现，血小板表面的开放管道系统可捕集与并入富含 TF 的微囊泡。如果微囊泡还带有其他抗原（如 CD14 和 CD45），则被血小板摄入的速度更快。作者认为这可能是血栓形成后不断增长的一个原因。有学者发现，在兔动脉粥样硬化斑块上存在 TF，促进血栓形成。TF 在动脉粥样斑块高表达，主要是由于在巨噬/泡沫细胞表面高表达 TF，TF 在平滑肌细胞表面含量不高。斑块含有高活性的 TF，后者在斑块破裂时诱发血栓形成。这是动脉粥样硬化症患者斑块破裂后血栓再度形成的原因之一。此外，人血浆和尿液中有低浓度的 TF 抗原活性，而动脉粥样硬化症等患者血中游离的 TF 抗原活性高。血中的 TF 似乎以Ⅶ因子依赖的方式参与血栓增长。这些发现导致出现一个新观点，即 TF 不仅作为血液凝集的启动者，而且血中的 TF 能并入增长的血栓，促进血栓增长。因此，有些医生建议用 TF-Ⅶa 抑制剂来减轻动脉粥样斑块血栓形成的活性，如 TFPI、Ⅶa 活性部位的抑制剂、抗 TF 或抗Ⅶa 的单克隆抗体、重组线虫抗凝蛋白 C2（rNAPc2）等。上述抑制剂都已在动物模型上显示出抗血栓功能。2007 年，rNAPc2 进入临床试验阶段，对于急性冠心病患者已显示良好的效果。诸多学者认为，针对凝血启动部位阻断，不但对抗血栓取得显效，而且能减少其他抗凝剂引起的出血副作用。

二、出血性疾患

凝集蛋白异常可引起各种出血性疾患。常见的凝集蛋白异常为血友病。血友病分三型：血友病 A、血友病 B 和血友病 C。血友病 A 型是由于缺乏Ⅷ因子功能；血友病 B 型是因缺乏Ⅸ因子功能。血友病 A 与 B 型患者都不能形成内部 Xase。在启动相生成的小量 Xa 因子不能支持凝集扩展相的发展，因此这两种血友病患者均无大量 α-凝血酶产生，即使血管有微小损伤，也会出血不止。血友病 C 型是由于缺乏Ⅺ因子功能。Ⅺ因子在正常血液凝集反应中仅起一种附带的作用。在血液凝集人工血浆模式或在全血模式中，如果 TF 浓度甚高，Ⅺ因子少或缺如，对 α-凝血酶生成、血小板活化及凝血块形成几乎无影响。这是由于 α-凝血酶活化Ⅺ因子缓慢，Ⅺa 因子蓄积的过程长的缘故。此外，还有其他多种遗传性的出血性疾患，虽然不常见，但也威胁患者生命。如 Sajid R 等（2010）报道，在巴基斯坦拉合尔血液病中心有 923 例患者，在随访的 408 例病人中，遗传性的出血性疾患除血友病 A 及血友病 B 外，还包括Ⅶ因子缺乏、Ⅴ因子缺乏、Ⅹ因子缺乏、血纤维蛋白原异常、无纤维蛋白原血症、Ⅷ因子缺乏和血小板功能异常。最近报道，由于血液中出现抗Ⅷ因子抗体，导致严重的，甚至是危及生命的出血，病死率极高，称作获得性血友病。但获得性血友病发病率极低，仅 1~4 例/年·百万人。

第六节 血液凝集与炎症

20 世纪 90 年代，医学家们开始认识到凝集反应与炎症反应伴随发生。最近认识到凝集与炎症是两个同时活化的过程，也是两个相互调节的重要防御系统。在很多途径上，炎症活化凝集反应，血液凝集调节炎症活性。蛋白酶活化的受体（protease activated receptors，PARs）的发现，揭示了凝集与炎症相互调节的机制。

一、生理状态下的抗凝集与抗炎症

在生理情况下，抗凝系统处于活化状态，以防止血管内皮表面发生血凝集。首先血管内皮对于维持抗凝状态起关键作用。血液凝集系统主要包含 3 个抗凝蛋白：组织因子途径抑制因子（TFPI）、抗凝血酶Ⅲ（AT）、蛋白 C/APC（及蛋白 C/APC 途径）。

（一）TFPI

TFPI 是丝氨酸蛋白酶抑制剂，由血管内皮细胞分泌。目前认为 TFPI 是凝集系列反应最有力的抑制剂。TFPI 能牢固地与 TF/Ⅶa 和 Xa 结合而形成一个四元复合物，抑制 TF/

Ⅶa复合物将Ⅸ与Ⅹ活化为Ⅸa与Ⅹa。TFPI通过糖胺聚糖附着在血管内皮上，因此能在内皮表面充分发挥其抑制TF-Ⅶa-Ⅹ的功能。

（二）AT

AT是一个属于丝氨酸蛋白酶抑制剂家族的单链糖蛋白。与Ⅹa形成一个稳定的无活性的复合物，也能不可逆地中和Ⅻa、Ⅺa和Ⅸa，在反应过程中需要肝素参与。抗凝血酶缺乏将导致大范围静脉血栓形成，说明该抑制剂对于调节凝集活性的重要作用。在狒狒脓毒血症模型，给予AT能抑制促凝集活性应答和高炎症反应，并降低死亡率。人类试验表明，AT能以剂量依赖性地减弱TF诱导的凝集活性，以及降低IL-6生成。除抗凝集作用外，AT还有直接抗炎症功能。例如，在人静脉内皮细胞，AT增加前列环素生成。由于AT诱导肝内前列环素水平增高，可减轻大鼠肝缺血后再灌注损伤。AT也减少白细胞募集到血管内皮。

（三）蛋白C/APC

血浆中蛋白C浓度为70nM（4μg/ml），半寿期为约8h。蛋白C结合到血管内皮表面的EPCR，被结合在TM的α-凝血酶活化为APC。APC在健康人的循环血中浓度约2ng/ml（或<40 pM），半寿期20min。蛋白C/APC途径，对于维持血液凝集和宿主防御系统之间平衡的调节，起着多重作用。蛋白C/APC途径活化后，不仅抗凝集，而且还有抗炎症和细胞保护功能。蛋白C/APC途径包括调节蛋白C裂解活性的蛋白，以及抑制蛋白C活性的蛋白。前者有蛋白S、EPCR、α-凝血酶-TM复合物和PARs。后者为APC的抑制因子（蛋白C抑制因子、α_1-抗胰蛋白酶和α_2-巨球蛋白）。对于蛋白C/APC的抗凝集作用，前面已有叙述，下面重点介绍蛋白C/APC的抗炎症及细胞保护作用。

1. APC途径的抗炎症作用，以及细胞保护、维持血管结构健康与完整的功能

（1）APC的抗炎症作用

如前所述，凝集与炎症是两个同时活化过程，而TF便是凝集与炎症的连接者。APC通过其抗凝集作用间接抑制炎症过程。在白细胞，APC以EPCR-依赖的机制，直接降低炎症反应。

①APC与α-凝血酶：凝集途径的促炎症效应主要经α-凝血酶介导。α-凝血酶是为PAR-1与PAR-4的最佳激动剂，α-凝血酶活化PAR-1诱导趋化因子和各种黏附分子表达。APC通过抑制Ⅴa及Ⅷa活性，间接降低α-凝血酶的促炎症作用。纤维蛋白原及纤维蛋白增加促炎症细胞因子［如TNF-α、IL-1β和单核细胞趋化蛋白-1（MCP-1）］表达，促使中性粒细胞聚集在血管内皮。APC通过抑制PAR-1介导的促纤维蛋白分解作用也有助于减轻炎症反应。

②APC与炎症细胞因子：APC通过干预细胞促炎症细胞因子生成直接行使抗炎症效应。APC通过阻断NF-κB转位入核，抑制LPS-诱导的TNF-α生成。除下调促炎症细胞因子外，APC还上调抗炎症介质。如在加入LPS的单核细胞，APC通过PAR-1和p38 MAPK途径的信号转导，导致IL-10上调。IL-10不仅中和促炎症因子活性，而且通过抑制单核细胞表达TF有抗凝集作用。APC下调趋化因子（如MCP-1）、细胞间黏附因子1和c-Rel（核因子κB家族在人类冠脉内皮细胞的一个成员）的表达。

③APC与白细胞迁移：中性粒细胞释出嗜天青颗粒中所含的弹力蛋白酶、髓过氧化物酶等酶蛋白，以及产生的活性氧和NO应答炎症刺激。在不可控制的炎症如脓毒败血症的情况下，许多嗜中性细胞在血管内皮界面和内皮下组织活化，产生大量蛋白酶和活性氧，导致

微循环障碍和组织损伤。整合素促进白细胞黏附于细胞外基质或其他细胞，APC能结合中性粒细胞表面的整合素，阻碍白细胞黏附，因而减轻白细胞的促炎症作用。

(2) APC途径的细胞保护、维持血管结构健康与完整的功能

①APC的抗凋亡作用：APC通过内部信号途径（涉及肿瘤抑制蛋白p-53和Bcl-2家族蛋白），以及凋亡途径活化的启动者caspase-8介导的外部信号途径，行使其抗凋亡效应。细胞及整体实验证明，APC的抗凋亡活性需要蛋白C的酶活性部位及其受体EPCR与PAR-1。APC下调各种凋亡标志，如DNA降解、caspase-3活化，以及磷脂酰丝氨酸移位到质膜外叶。APC对培养的内皮细胞有明显的抗凋亡作用。用小鼠脑缺血模型证明，APC阻断p-53介导的内皮细胞凋亡，保护神经元。通过调节凋亡途径（包括Bcl-同源蛋白、凋亡蛋白抑制因子等），APC抑制星形孢菌素诱导的内皮细胞凋亡。将APC给予内皮细胞，细胞的基因表达倾向于抗炎症与抗凋亡途径；即抑制与凋亡相关的基因（如钙网蛋白），下调促炎症信号途径的基因，上调抗凋亡的存活蛋白和人Bcl-2同源蛋白A1。

②APC介导加固内皮屏障的作用：APC通过EPCR-依赖的PAR-1活化，保护内皮屏障。Schuepbach RA等（2009）用培养的内皮细胞与整体动物证明，APC能明显降低内毒素血症小鼠的血管通透性，具有保护内皮完整和巩固内皮屏障的功能。APC通过抑制α-凝血酶和调节胞内信号转导这两个不同的途径，调节血管内皮和白细胞功能，起着血管内皮与白细胞界面间调节者的作用。APC也能通过结合到EPCR、裂解PAR-1，并将鞘氨醇转变为1-磷酸-鞘氨醇（后者通过相应受体），稳定细胞骨架和降低细胞通透性，从而达到APC的增强内皮屏障作用。

2. 蛋白C/APC途径的调节因素

如前所述，许多分子调节蛋白C/APC途径。下面着重介绍EPCR、α-凝血酶-TM复合物和PARs。

EPCR是蛋白C系统执行抗炎症和抗凋亡功能的核心分子。EPCR$^{-/-}$小鼠在胚胎期10.5天以前死亡，足以说明EPCR对于生命的重要意义。临床研究揭示，带有EPCR缺陷的杂合子易患血栓性疾病。EPCR是跨膜蛋白，在结构上EPCR与主要组织相容性Ⅰ型/CD1家族成员非常相似，其序列也与该家族有20%相同。EPCR含有两个α-螺旋、8条β-折片，构成一个结合磷脂的沟槽。CD1家族的一切分子都涉及免疫/炎症反应。CD1家族的分子都结合糖脂，并都将糖脂抗原呈递给T细胞，诱发保护机体、抗击微生物侵袭的免疫学反应。如同CD1家族成员，EPCR在其"呈递抗原"的沟槽结合磷脂。使得该受体能与蛋白C的Gla微区结合。用低剂量大肠埃希菌感染狒狒的实验表明，若阻断蛋白C/APC与EPCR结合，则炎症加剧（IL-6水平增高），凝集活性增强。

EPCR也存在血浆中。正常人血浆中的EPCR浓度约为100ng/ml。

如前所述，血管内皮表面的TM不仅是个重要的抗凝集蛋白，也有抗炎症作用。TM的植物凝集素微区具有抗炎症活性，有下调NF-κB及MAP激酶途径的作用。该微区还通过ICAM-1依赖的和ICAM-1不依赖的途径，以及通过抑制胞外信号调节激酶ERK$_{1/2}$活化，干预中性粒细胞黏附于血管内皮。α-凝血酶-TM复合物不仅活化蛋白C，也激活α-凝血酶活化的纤维蛋白溶解抑制因子（TAFI）。TAFI是个羧基肽酶原，活化为TAFIa后，通过移除纤维蛋白原C-末端赖氨酸残基、抑制纤维蛋白溶解，从而削弱纤溶酶原有效地转变为纤溶酶。TAFIa通过移除过敏毒素（anaphylatoxin）C3a，特别是C5a分子羧基末端的精氨酸，行使过敏毒素抑制剂的功能。由于过敏毒素诱导炎症反应，因

此 TAFIa 使过敏毒素失活，也是一个重要的抗炎症机制。此外 TAFIa 还使促炎症因子缓激肽和骨桥蛋白失活。

二、凝集反应与炎症

(一) 炎症活化凝集反应

炎症活化凝集反应依赖三个主要机制：炎症细胞因子诱导 TF 表达、炎症抑制纤维蛋白溶解作用，以及炎症诱导蛋白 C 系统下调。下面分别叙述。

1. 炎症细胞因子诱导 TF 表达

炎症上调 TF 在内皮细胞、单核/巨噬细胞和树突状细胞合成。例如，在低浓度的内毒素血症志愿者，其单核细胞 TF rnRNA 水平增高 100 倍以上。因此，在炎症状态下，TF 表达增强，凝集反应活化。此与下面几个因素有关：首先，炎症细胞因子 IL-1、IL-2 和-6、TNF-α 等均可诱导 TF 表达。阻断 TF 可防止脓毒性休克动物 α-凝血酶增高，所涉及的细胞因子主要是 IL-6，因阻断 IL-6 则完全抑制脓毒血症动物 α-凝血酶形成。但若阻断 TNF-α 不影响脓毒血症诱导的 α-凝血酶形成。其次，在炎症过程中，血管内皮完整性丧失，原表达于血管外膜的 TF 暴露于血流，易于诱发凝集反应。在炎症扩展阶段，血中出现脂微囊，脂微囊携带大量 TF，不但脂微囊本身构成促凝集表面。而且可与其他细胞融合，进一步提供促凝集表面。Aras O 等（2004）报道，内毒素血症患者血中脂微囊 TF 含量为正常人的 800%。因此，有些脓毒血症患者合并弥散性血管内凝血（Disseminated intravascular coagulation，DIC，即在微小血管及毛细血管内，弥散性地出现许多微小的血凝块）或微血管血栓形成，并伴有出血。重度感染合并 DIC 的患者病情危重。一方面血管内高凝状态，另一方面凝集因子消耗殆尽。TF 是 DIC 的主要驱动者。动物模型实验表明，TF-Ⅶa 抑制剂可抑制脓毒败血症合并 DIC，也能免除因注入致死剂量的细菌引起的动物死亡。为了阻击脓毒血症及挽救患者生命，学者们建议施用以 TF-Ⅶa 复合物为标靶、或能与 TF/Ⅶa 因子起反应的抑制剂。Wolberg AS 等（2009）提出，在内毒素血症患者，血中 TF 阳性的脂微囊含量，可作为预测是否发生 DIC 的标志。

> 脂微囊亦称微粒（microparticles），其直径 0.1~2μ。来自内皮细胞、血小板、白细胞和红细胞的质膜。脂微囊能将承载的抗原和受体，转移到非脂微囊起源的各种细胞。PS 与 TF 都暴露在循环中的脂微囊表面，因此为 Ⅹa、α-凝血酶生成提供适宜条件。此外，脂微囊通过调节内皮细胞 NO 和前列环素生成，同时也刺激血管内皮释放炎症细胞因子和生成 TF，并刺激单核细胞趋化活性与附着于血管内皮，影响血管机能和炎症反应。在重度炎症、急性冠状动脉疾病、缺血性脑卒中、糖尿病、高血压及肺动脉高压、高脂血症等情况下，循环血中脂微囊含量增高。

此外，炎症的发展推进促凝集活性还与血小板、白细胞和血管内皮相互作用有关。在炎症过程中，由于内毒素的刺激，某些促炎症介质〔如血小板活化因子（platelet activating factor，PAF），特别是 α-凝血酶本身〕的作用，促使血小板活化。一旦血小板活化，血小板、粒细胞以及单核细胞便以 P-选择素依赖的途径相互作用，进一步刺激单核细胞 TF 表达。

2. 炎症抑制纤维蛋白溶解作用

炎症-凝集反应与纤维蛋白溶解密切相关。在炎症过程中，纤维蛋白溶解活化因子〔组织型纤溶酶原活化因子（tPA）、尿激酶纤溶酶原活化因子（uPA）〕大量释放。uPA 与其在白细胞表面的尿激酶纤溶酶原活化因子受体（uPAR）相互作用，激活胞外基质降解酶（弹性蛋白酶、纤溶酶和金属蛋白酶），促进白细胞的迁移能力。另一方面，促炎症细胞因子刺激内皮长时间地分泌纤溶酶原活化因子抑制因子（PAI），导致纤维蛋白由循环中排出受阻。虽然纤维蛋白移除受阻可能加重脓毒败血症时的器官损伤，但这种炎症诱导的抑制纤维蛋白溶解，可能是机体的一种防御功能。在 uPA/uPAR 作用下，巨噬细胞功能的快速增强，与受损组织被纤维蛋白封闭同步发生，可能对机体有利。例如，对于敲除 uPAR 的小鼠而言，在细菌性肺炎状态下，嗜中性粒细胞不能聚集到肺。另一方面，在内毒素作恶的状态下，缺乏纤溶酶原活化因子的小鼠，有大量纤维蛋白聚集在各种器官；而 PAI-敲除动物则非如此。

3. 炎症状态下蛋白 C 系统下调

在炎症、特别是在重度炎症情况下，蛋白 C/APC 不但生成减少，而且大量被损伤与被消耗。严重感染（如在脓毒败血症情况下）时，细胞因子诱导白细胞活性增高，血管内皮结构及功能受损，金属蛋白酶活化，血管内皮 EPCR 与 TM 明显下调。EPCR 由血管内皮释放。Du D 等（2007）揭示，肿瘤坏死因子-α 转化酶/ADAM17（TACE）将 EPCR 胞外部分酶解，使 EPCR 游离到血浆。血浆中高浓度的 EPCR，不但与膜表面的 EPCR 竞争与蛋白 C 结合，降低了蛋白 C 的活化速率，而且通过阻断 APC 与带负电荷磷脂表面相互作用，也抑制了 APC 的抗凝集活性。由于在脓毒败血症，特别是在脓毒性休克时，浓度及活性已明显降低的蛋白 C 一直被耗损，因而进一步资助 DIC 和微血栓发展。在用注入大肠埃希菌引起狒狒毒血症的动物模型中，加入抑制蛋白 C 的单抗，或加入封闭蛋白 C 与 EPCR 结合的单抗，使脓毒败血症恶化。从而说明蛋白 C 系统的抗凝集及抗炎症作用，对于抗击脓毒败血症的重要性。由此引用用蛋白 C 治疗脓毒败血症的设想。Bernard GR 等（2001）曾用重组活化的人蛋白 C（rhAPC）大规模治疗脓毒败血症，得到了肯定的结果，病死率和器官衰竭发生大大降低。相对于接受安慰剂的患者而言，接受 rhAPC 治疗的患者血浆 IL-6 下降，其死亡相对风险降低 19.4%。尔后几个研究组对数千名脓毒败血症患者的实验治疗，都肯定 APC 的疗效。然而有些接受治疗的患者出现出血倾向。Schuepbach 等（2009）认为，APC 对脓毒败血症患者的治疗作用不止是抗 DIC，通过裂解 PAR1 资助保护血管屏障功能可能也是一个重要方面（见后）。

此外，脓毒败血症时活化的白细胞释放的氧化剂使 TM 活性明显下降，其弹性蛋白酶快速降解血管内皮表面的 TM，并将其释放入血。由于可溶性的 TM 缺乏硫酸软骨素及 EPCR 的辅助作用，其活性大大降低，阻碍蛋白 C 活化为 APC，使机体抗炎症与抗凝集能力下降。

脓毒败血症时肝功能受损，不但血浆蛋白 C 水平下降，而且 AT 合成减少。活化的白细胞分泌弹性蛋白酶使 AT 降解，以及不断产生的 α-凝血酶对 AT 的消耗，使 AT 含量及功能明显下降。在重度感染情况下，促炎症细胞因子降低内皮合成糖胺聚糖。而 TFPI 通过糖胺聚糖附着在内皮上。因此重度炎症也损害 TFPI 功能。Yun TH 等（2009）揭示，TFPI 是革兰阴性细菌蛋白酶 omptins 的适宜底物。在重度炎症状态下，TFPI 的抗凝剂功能明显降低。

（二）凝集活化炎症反应

α-凝血酶促进炎症反应是多方面的。α-凝血酶不仅促进血小板生成更多的 α-凝血酶，而且增进血管内皮细胞合成 NOS，上调黏附因子表达，促进血小板活化因子合成，促进 IL-6 和 IL-8 生成；α-凝血酶对于单核细胞和嗜中性粒细胞有趋化活性，以及增加 IL-1β 和 TNF-α 诱导的嗜中性粒细胞的趋化作用；α-凝血酶促进单核/巨噬细胞释放 IL-8 及促进细胞因子诱导的中性粒细胞趋化因子（CINC）生成；α-凝血酶诱导肥大细胞脱颗粒；α-

凝血酶还促进各种细胞（淋巴细胞、成纤维细胞、巨噬细胞、血管系膜细胞等）的有丝分裂活性等。α-凝血酶的许多促进炎症效应是通过受体 PARs 介导的。

除 α-凝血酶外，Ⅹa、Ⅶa 等也直接介导炎症反应。在炎症环境下Ⅹa 能由与内部Ⅹase、外部Ⅹase 无关的机制活化。Ⅹ可结合在表达于单核细胞表面的 CD11b/CD18（MAC-1），单核细胞通过分泌组织蛋白酶 G 裂解Ⅹ产生Ⅹa。在感染时，Ⅹa 也能被入侵的病原体活化，像巨细胞病毒和单纯疱疹病毒 1 与 2 型都能提供适宜的磷脂表面，以Ⅶ依赖的、组织因子不依赖的方式促进Ⅹa 生成。某些细菌的蛋白酶（如 Porphyromonas gingivalis 的 gingipain-Rs）能裂解和直接活化Ⅹ而启动凝集反应。Ⅹa 调节促炎症因子应答。例如在大鼠系膜增殖性肾小球肾炎模型，给予选择性的Ⅹa 抑制剂 DⅩ9065，可减小肾小球直径，减少肾小球细胞总数和减少巨噬细胞增援。由于Ⅹa 在 α-凝血酶生成过程中起核心作用，因此在体情况下难以区分是Ⅹa 直接活化、还是通过 α-凝血酶起作用。用大肠埃希菌引起致死性的脓毒败血症动物模型证实，给予组织因子途径抑制因子（TFPI）能明显降低动物死亡率，而用凝血酶原致活酶复合物抑制剂却达不到相应效果。说明Ⅹa 直接介导炎症反应。再有，将重组Ⅶa 给予志愿者，其血浆 IL-6 和 IL-8 浓度增高 3~4 倍。与相应野生型动物对比，TF 低表达的小鼠在内毒素血症时 IL-6 水平低，存活率高。Van der Poll T 等（2008）提出，在重度感染和脓毒血症情况下，可能多个凝集复合物活化，促进炎症反应。Petaja J（2011）做出结论：TF/Ⅶa 复合物、TF/Ⅶa/Ⅹa 复合物、Ⅹa、α-凝血酶、纤维蛋白都涉及炎症-细胞应答。

（三）蛋白酶活化的受体

蛋白酶活化的受体（protease activatel receptor，PARs）是凝集蛋白与抗凝集蛋白，执行促进凝集/促进炎症与抗凝集/抗炎症，抗凋亡及细胞保护功能的共同受体，也是血浆、血细胞和血管之间的连接枢纽。

α-凝血酶与Ⅹa 活化 PARs 导致促炎症反应，而 APC 也通过 PARs 发挥其抗炎症、抗凋亡及细胞保护功能。这足以说明 PARs 对于凝集/炎症、抗炎症及细胞保护功能的重要性。

PARs 于 1991 年在揭示 α-凝血酶诱发血小板聚集时发现。目前已知 PARs 表达于单核细胞、内皮细胞、血小板、成纤维细胞和平滑肌细胞等。PARs 属于 G-蛋白偶联的 7 跨膜段受体家族，有四个成员：PAR-1~4。在不同细胞 PARs 亚型的相对表达不同。PAR-1、-2 和 -4 表达于内皮细胞；PAR-1、-3 和 -4 表达于血小板。PAR-1、-3 和 -4 是 α-凝血酶受体，PAR-2 被 TF/Ⅶa、TF/Ⅶa/Ⅹa 和Ⅹa 活化。

PARs 被凝集蛋白酶以独特的机制活化：首先蛋白酶在受体 N-末端的特定部位进行限制性裂解，裂解后暴露出新的氨基末端成为该受体的配体，使该受体活化，启动下游信号转导。α-凝血酶是 PAR-1 非常有效的活化剂。α-凝血酶结合在受体 PAR-1 N-末端的水蛭样微区，促进对该受体的裂解。α-凝血酶和Ⅹa 对 PAR-1 裂解导致促炎症、增加血管通透性应答；然而生理学水平的 PC 同样活化 PAR-1，诱导出抗炎症、保存血管内皮完整性应答，其效应与 α-凝血酶完全相反。PAR-1 是个饶有兴趣的双功能受体，是激起炎症的 α-凝血酶受体，又是诱导抗炎症反应的 APC/EPCR 复合物的受体。同一受体 PAR-1 被两种激动剂激活后，引出两种相反的生物学效应，如何解释？

Riewald M 等（2005—2009）实验表明，APC 抗炎症、保护内皮屏障功能通过 PAR-1、由鞘氨醇激酶-1 和 1-磷酸鞘氨醇受体的活性介导；McLaughlin JN 等（2005）提出不同的 PAR-1 激动剂选择性地活化不同的 G 蛋白途径，导致不同的应答反应；PAR-1 被 α-

凝血酶裂解后，通过 Gq 和（或）G12/13 启动炎症效应的信号转导，而该受体被蛋白 C/APC 活化则与 Gi 蛋白偶联，启动保护性的信号转导。Bae JS 等（2007，2008）证明，TM、EPCR 与 PAR-1 共居于内皮细胞膜窖，PAR-1 和 EPCR 在膜窖中与 Cav-1 连接。当蛋白 C/APC 结合到膜窖中的 EPCR，导致 EPCR 脱离 Cav-1。Cav-1 便与 PAR-1 结合。Bae 等还揭示，如果在膜窖 EPCR 被蛋白 C 占据，α-凝血酶，即使其浓度低，也能活化 Gi，诱导与 APC 相似的保护效应。在 Rezaie AR（2010）的综述文章中，总结诸学者的研究结果，将 PAR-1 被 APC 和凝血酶活化机制绘制为图（图 8-8）。

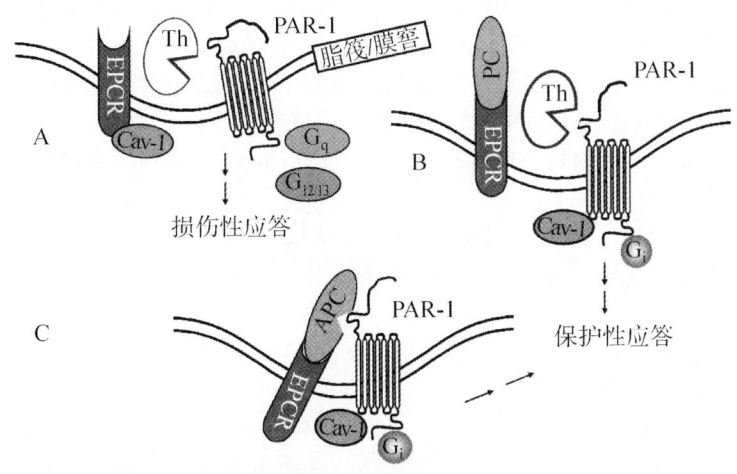

图 8-8 当 EPCR 未结合配体，或结合蛋白 C 的情况下，PAR-1 被 APC 和 α-凝血酶活化示意图（Rezaie AR 教授惠赠，2010）

A. EPCR 未结合配体时与内皮细胞膜窖中 Cav-1 结合。凝血酶（Th）裂解 PAR-1，通过与 Gq 和（或）G12/13 偶联，诱发损伤性应答。

B. 在结合蛋白 C 的情况下，EPCR 脱离 Cav-1，PAR-1 与 Gi 偶联，凝血酶（Th）裂解 PAR-1 后转向 PAR-1 的保护性信号转导。

C. APC 与 EPCR 结合后，启动保护性的信号转导。

按逻辑，抑制 α-凝血酶生成途径应该减弱炎症反应，然而并非如此。肝素、Ⅹa 抑制剂和 TFPI 都是好抗凝剂，但是它们没有抗炎症作用。只有蛋白 C 途径和 AT 具有明显的抗炎症功能。PC-EPCR-APC 不仅具有抗炎症、抗凋亡及保护内皮屏障功能，PC/APC 还显示出与抗凝集无关的细胞保护功能。近年来多家实验室证明，APC 对于脊髓损伤、脑损伤和脑卒中、肾损伤、肺疾患、类风湿关节炎等动物模型都有明显的保护组织、减轻损伤和促进恢复作用。因此提示 PC/APC 是个具有细胞保护功能的可期待药物。

主要参考文献

[1] Kalafatis M, Swords NA, Rand MD, et al. Membrane-dependent reaction in blood coagulation: role of the vitamin K—dependent enzyme complexes. Biochm Biophy Acta, 1994, 1227: 113-129.

[2] Esmon CT. Regulation of blood coagulation. Biochm Biophy Acta, 2000, 1477: 349-360.

[3] Mann KG, Brummel-Ziedins K, Orfero T, et al. Models of blood coagulation. Blood Cells Mol Dis, 2006, 36: 108-117.

[4] Kalafatis M. Coagulation factor V: a plethora of anticoagulant molecules. Curr Opin Hematol, 2005, 12: 141-148.

[5] Morrissey JH, Pureza V, Davis-Harrison RL, et al. Blood clotting reactions on nanoscale phospholipid bilayers. Thromb Research, 2008, 122 (Suppl 1): S23-S26.

[6] Bae JS, Yang L, Rezaie AR. Lipid raft localization regulates the cleavage specificity of protease activated receptor 1 in endothelial cells. J Thromb Haemost, 2008, 6: 954-961.

[7] Krupiczojc MA, Scotton CJ, Chambers RC. Coagulation signalling following tissue injury: Focus on the role of factor Xa. Inter J Biochem Cell Biol, 2008, 40: 1228-1237.

[8] Chi Ki Ngo J, Huang MD, Roth DA, et al. Crystal structure of human factor VIII: implications for the formation of the factor IXa-factor VIIIa complex. Structure, 2008, 16: 597-606.

[9] Ohkubo YZ, Tajkhorshid E. Distinct structural and adhesive roles of Ca^{2+} in membrane binding of blood coagulation factors. Structure, 2008, 16: 72-81.

[10] Dahlbäck B, Villoutreix BO. The anticoagulant protein C pathway. FEBS Letters, 2005, 79: 3310-3316.

[11] Adams TE, Hockin MF, Mann KG, et al. The crystal structure of activated protein C-inactivated bovine factor Va: Implications for cofactor function. Proc Natl Acad Sci USA, 2004, 101: 8918-8923.

[12] Bach RR. Tissue factor incryption Arterioscler Thromb Vasc Biol, 2006, 26: 456-461.

[13] Monroe DM, Key NS. The tissue factor-factor VIIa complex: procoagulant activity, regulation, and multitasking. J Thromb Haemost, 2007, 5: 1097-1105.

[14] Conway EM. Thrombomodulin and its role in inflammation. Semin Immunopathol, 2012, 34: 107-125.

[15] Bae JS, Yang L, Manithody C, et al. The ligand occupancy of endothelial protein C receptor switches the protease-activated receptor 1-dependent signaling specificity of thrombin from a permeability-enhancing to a barrier-protective response in endothelial cells. Blood, 2007, 110: 3909-3916.

[16] Sarangi PP, Lee H, Kim M. Activated protein C action in inflammation. Br J Haematol, 2010, 148: 817-338.

[17] Rezaie AR. Regulation of the protein C anticoagulant and anti-inflammatory pathways. Curr Med Chem, 2010, 17: 2059-2069.

[18] Griffin JH, Zlokovic BV, Mosnier LO. Protein C anticoagulant and cytoprotective pathways. Int J Hematol, 2012, 95: 333-345.

[19] Petaja J. Inflammation and coagulation. An overview Thromb Research, 2011, 127 (Suppl): S34-S37.

第九章 生物膜研究单分子技术

第一节 单分子技术概述

DNA双螺旋结构的发现是划时代的。它告诉人们：生命的遗传是由分子——DNA双螺旋分子精确操控的。它还告诉人们：对生命现象的准确理解，必须从与生命活动相关的各类分子出发，阐明其工作机制。此后人们逐渐认识了各类形形色色生命活动的执行者和参与者——分子，对各类分子的工作机制也有所了解，如酶蛋白的催化机制、基因的调控过程等。

20世纪生物医学研究取得了辉煌成就，无论是遗传学、细胞学、生理学，还是生物化学、免疫学、药理学、病理学等生命科学及其分支，对生命现象的认识，几乎都可以从分子水平得以诠释。但是，有关这些分子工作情况的信息，绝大部分都来自于许多分子的统计学，即所谓之"分子水平"，乃是大量分子在检测时间内集体贡献的最终结果，是诸多分子的平均行为（或次第行为）的最终结果，而非某个分子的实际行为，也不能反映出分子间状态的差异。然而，一切生命活动都是无数个单个分子（或分子复合物）分别行使功能的加合。例如，接受刺激后的受体，衔接蛋白、酶蛋白、效应分子等依次被活化，分别执行功能，最后产生生物学效应。我们往往检测的是受体活化后的生物学效应，而非参与反应的每个分子的行为状态。如若深入了解生命现象，需要了解单个分子的行为特征。因此单分子研究应运而生，目的就是要发现生命活动中个别分子的真实活动过程，发掘那些被大量分子集体行为所淹没的、往往是非常重要的分子的个性、特殊性，从而阐明生命现象，以及过程的确切机制。并以此为依据，发现"有病的"分子，对其进行修饰和改造，为医学服务。因此，单分子研究是分子生物医学更深入发展的必然趋势，是21世纪生命科学的前沿之一。

生命科学领域的单分子研究历史近20年。近几年得到快速发展，其研究文章呈指数增长。若按这种趋势发展，相信在未来的20年内，在生物医学研究领域，几乎每篇研究工作都将涉及单分子研究的数据。

单分子研究的必要条件是，生命单元的基本功能主要取决于单个分子的精确工作；单分子研究的充分条件是，各种涉及力、光等弱信号的信息收集和处理技术得以实现和不断完善。与测量分子集合体整体性质的传统方法（如光散射、光偏振、黏滞性等）相比，单分子研究的独特优势是单分子技术具有直接、准确、实时等优点。广义而言，单分子技术和方法可以分为两大类：一是基于光学信号的荧光成像和光谱学，包括离体和在体（即或细胞内）两种；二是基于力学信号的操作和检测，包括光阱、磁阱、原子力显微镜和纳米孔等。就研究对象及性质而言，单分子技术是指在单分子水平上对生物大分子的行为（包括构象变化、相互作用、相互识别等）进行实时、动态检测，以及在此基础上的调控等，是纳米技术和分子生物医学和分子生物物理学的自然延伸和必然趋势。下面具体说明。

一、单分子扫描探针技术

当前，单分子研究得以蓬勃发展，除了揭示科学问题的本质需要之外，其重要支撑是实现单分子研究的必要技术得到了创新、完善和满足。单分子研究技术需要考虑以下几个因素：

（1）研究对象限定在单个分子的小范围。

（2）能够观察单分子在生物环境中活动的分子动态行为。

目前能够满足单分子研究需求的技术大体可以分为两类：即扫描探针技术（Scanning Probe Techniques）与光学技术，以及两者的结合。

扫描探针技术主要包括：

1. 扫描隧道显微术（Scanning Tunneling Microscopy，STM）。

2. 原子力显微术（Atomic Force Microscopy，AFM）　AFM 的应用较广，它利用一个纳米探针在样品表面扫描成像，或与样品接触检测样品表面和探针之间的极微弱的原子间相互作用力。由于探针尖端及扫描范围都在纳米（nm）量级，因而可以研究单个分子的行为。

二、单分子光学技术简介

与常规的光学显微镜和光谱技术相比，适应于单分子研究的光学技术要求更高。首先光源的光斑（或光束）必须足够小，以达到激发范围小到一个或几个分子；其次，必须克服由于光波波长（一般在几百纳米）的衍射限制，使其能观察到几十甚至几个纳米大小的对象；再次，必须尽可能降低背景荧光以提高信/噪比。由于单分子的信号本身非常弱，所以在单分子研究中使用的信号检测器，需要采用高量子产率的探测器，如电荷耦合探测器（Charge‐Coupled Detector，CCD）或雪崩光二极管探测器（Avalanche Photodiode Detector，APD）等。由此出现了如下适用于单分子研究的光学技术：

（1）全内反射荧光显微术（Total Internal Reflection Fluorescence Microscopy，TIRFM）。

（2）扫描近场光学显微术（Scanning Near‐field Optical Microscopy，SNOM）。

（3）共聚焦激光扫描显微术（Confocal Laser Scanning Microscopy，CLSM）。

（4）单粒子跟踪术及单染料跟踪术（Single Particle Tracking and Single Dye Tracking，SPT 与 SDT）。

光钳（optical tweezer）则是利用光产生的压力，从而可以人为操纵分子的技术。

在单分子研究的实际工作中，有时根据研究内容的需要将不同技术结合起来，如 AFM / Tweezer、SNOM / Confocal 等。同时，为满足各种不同类型的研究课题的需要，新的技术方法还在不断发展。如单分子显微术（Single‐molecule spectroscopy）和单分子荧光共振能量转移技术（Single‐molecule Fluorescence Resonance Energy Transfer，Single‐molecule FRET）等也应时而生。

由于单分子研究所涉及的技术与方法学的复杂性，已超出本书内容范围，相信不久的将来，单分子研究的许多技术将被普及和简化，许多应用者亦没有必要掌握其诸多技术细节，因此本章仅介绍荧光共振能量转移、原子力显微镜、全内反射荧光显微术等的技术原理。

第二节 单分子常用技术原理概述

一、荧光共振能量转移

光谱技术是生物-医学等领域中应用最普遍的技术手段,尤其是荧光光谱技术,在单分子研究的导引下,它直接或间接地将人们引领到生物-医学的微观世界。在此重点介绍荧光光谱学中近年来发展较快、应用较广的一种技术——荧光共振能量转移(FRET),它广泛应用于研究生物大分子相互作用,如:受体-配体的相互作用、受体二聚化等。FRET方法的特点是灵敏度和分辨率高,适用于研究活细胞和固定细胞内的各类分子,并能清晰成像,最直观地提供分子相互作用的定位和定量信息,因而受到广泛重视。此外,它可以和许多其他技术结合(如显微镜、流式细胞计、共聚焦显微镜、稳态和瞬态荧光光谱等),在生理条件即活细胞状态下,从各种角度和各种层次,选择性地研究和分析分子间的相互作用。FRET方法的一个便利之处是可以从商业上得到各种荧光探剂,用其标记各种所要研究的无荧光特性的分子,因而大大地开阔了研究途径。基于 FRET 高空间分辨率等诸多优点,使其在研究单个细胞、分子相互作用中,成为一个非常优秀的工具,甚至在药物研制中,FRET 技术已被应用于筛选药物。

(一)荧光、荧光光谱的基本概念

室温下,分子中的外层电子一般处于电子的基态 S_0(electronic ground state)能级(图 9-1a)。吸收能量(光能)以后,在飞(femto,10^{-15},毫微微)秒时间内,可以被激发到第一电子激发态 S1 的任意振动能级。被激发的分子,在皮(pico-,10^{-12},微微)秒内,丢失部分能量回到第一电子激发态的最低振动能级。处于激发态的分子不稳定,通过发射光子的辐射跃迁形式释放能量,即发射荧光,从 S1 的最低振动能级回到 S_0 的各振动能级。由于从 S1 的各振动能级回到 S_0 的最低振动能级是以非辐射过程消失能量,所以发射出的荧光(从 S1 的最低振动能→S_0 的各振动能级)总是比吸收的光能能量低。也就是说发射的荧光光谱总是向激发光谱能量较低的方向移动,即荧光光谱的峰位向激发光谱的长波方向移动。至于吸收或激发时之所以形成一光谱,主要是由于分子不只是吸收单一波长的光,而是对一定波长范围的光都有吸收,但它对不同波长的光吸收概率是不一样的,因此,会形成一光谱;同样,吸收了光的分子从 S1 回到 S_0 的各振动能级概率也不同,因而发射的荧光也是一个光谱即荧光光谱(图 9-1b)。在一定温度下,分子处于不同状态的分布是不均匀的,且需满足波尔兹曼(Boltzmann)分布,即分布在某一能级状态的概率最大,因此,荧光的吸收光谱和发射光谱都有谱峰的出现。

荧光效率与分子的结构有关。并非一切分子都能发荧光,某些分子吸收光能以后,以非辐射的形式如碰撞丢失激发能,因而这些分子不发荧光。因此,分子的荧光以及荧光效率与物质本身的结构有关。通常是具有刚性、平面结构的分子,其荧光效率高。

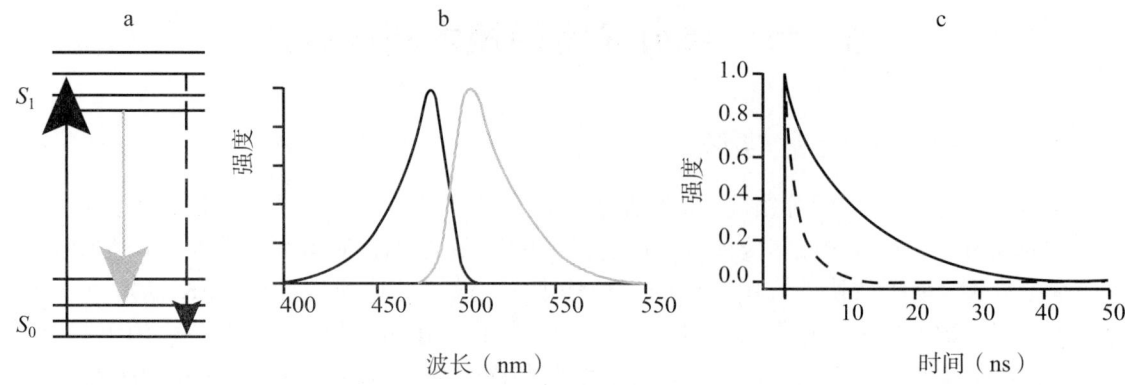

图 9-1 (a) 激发与发射图中三条线至左至右为吸收、发射和无辐射跃迁；
(b) 激发光谱（左）与发射光谱（右）；(c) 荧光衰减曲线

(引自：贺师鹏等主编. 受体研究技术. 第 2 版. 北京：北京大学医学出版社，2011.)

从荧光强度衰减曲线（图 9-1c）可以看出，此曲线符合指数衰减规律，即荧光强度 I 的衰减随时间呈现指数衰减规律。

$$I_t = I_{\tau_0} \cdot e^{-t/\tau} \quad \text{I}$$

式中：I（t_0）为 t=0 时的荧光强度，It 为 t 时间的荧光强度，τ 为荧光寿命，当 t=τ 时，$I_t = I_{\tau_0} * e^{-1}$，所以，荧光寿命的定义是用光脉冲激发荧光物质以后，荧光强度为 $\frac{1}{e}I_{t_0}$ 所需要的时间。τ 时间的长短和物质本身的性质有关，也决定于其周围环境。配体与受体结合时可观察到这种情况。τ 与 K_f（发光速率常数）呈反比关系，即 $K_f = 1/\tau$，K_f 越大，则 τ 越小，如图 9-1c 荧光衰减曲线，实线衰减慢，发光速率常数小 τ 大，虚线衰减快，发光速率常数大，τ 小。一般物质的 τ 常为纳（10^{-9}）秒数量级，因而测量 τ 时所用的光脉冲时间必须短于纳（nano-，10^{-9}，毫微）秒。因此在测量 τ 时只能用光脉冲，所用仪器为瞬态荧光光谱仪。一般荧光光谱仪用氙灯产生荧光，发出的荧光是稳定的，所以普通所用的荧光光谱仪不能测量 τ。

（二）荧光共振能量转移技术的基本概念与理论

当两个荧光分子相距在 1~10nm 之间，只激发其中的一个荧光分子（记为 D）时，另一个荧光分子（记为 A）往往会发出荧光。这是因为荧光分子 D 吸收激发光能量而处于激发态 D*，激发态 D* 分子通过偶极-偶极耦合作用将其能量以非辐射方式传递给位于其 1~10nm 附近的荧光分子 A，而使荧光分子 A 受激发而发出荧光（荧光分子 A 发出的荧光称敏化荧光）。这一过程称为荧光共振能量转移（fluorescence resonance energy transfer，FRET）。称提供能量的荧光分子 D 为供体（Donor，D），接受能量的荧光分子 A 为接受体（Acceptor，A）。

Förster 详细研究了以上现象，他认为这是由于频率相同的两个电偶极子产生了共振，因而提出了能量共振转移理论，Förster 还指出发生荧光共振能量转移 FRET，必须具备 3 个条件：

1. D、A 都能发荧光。
2. D 的发射光谱和 A 的激发（或吸收）光谱必须有部分重叠（图 9-2）。
3. D 和 A 之间的距离必须小于 10nm。

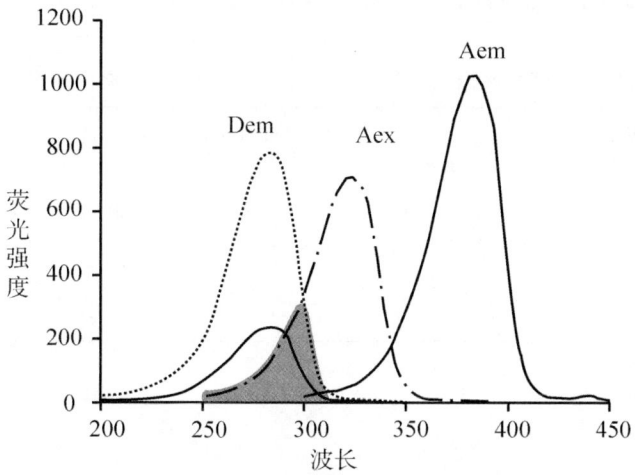

图 9-2 供体（D）的发射光谱和接受体（A）的激发（或吸收）光谱部分重叠

Dem 供体的发射光谱，Aex 接受体的激发光谱，Aem 接受体的发射光谱

荧光共振能量转移包含以下两种重要机制：

(1) 单线（重）态之间的能量转移：供体单重态与接受体单重态之间的共振能量转移。该机制最早由 Förster 阐明，因此被称为 Förster 共振能量转移（Förster Resonance Energy Transfer），由于其缩写也是 FRET，且 Förster 共振能量转移是荧光共振能量转移的主要机制，故这两个概念易被混淆。

(2) 三线（重）态之间的能量转移：供体三重态与接受体单重态之间的共振能量转移，其机制被称为德克斯特（Dexter）电子传递机制，其有效范围在 1.0~1.5nm。就发生概率而言，1~10nm 距离中 Förster 共振能量转移是主要途径，因此，FRET 其含义多是用"Förster 共振能量转移"代替了"荧光共振能量转移"。

根据 Förster 理论，供体（D）与接受体（A）之间能量转移的效率 E 不仅与二者之间的距离有关，而且跟供体发射谱与接受体激发谱的重叠程度有关，可以用如下关系表示：

$$E = \frac{R_0^6}{R^6 + R_0^6}$$

式中：R_0 为临界距离（critical distance），即供体（D）与接受体（A）之间能量转移效率 E 为 50% 时，二者之间的距离。

在实际测量中，通过测量接受体是否存在时（即有无辐射能量转移时）体系的荧光强度（I_D、I_{DA}），而得到能量转移效率 E，即：

$$E = 1 - \frac{I_{DA}}{I_D}$$

因此也容易得到：

$$R^6 = R_0^6 \frac{I_{DA}}{I_D}$$

由实验测得 I_{DA}、I_D，再由文献资料查得 R_0，便可计算得 R 值。这种用荧光共振能量转移方法测量两个基团之间的距离，称光谱尺（Spectroscopic ruler）。在功能研究中，常用来测量接受体、配体之间的距离，配体与接受体相互作用过程中的平衡常数以及受体二聚化等问题（表 9-1）。

表 9-1 荧光共振能量转移常用荧光对（D 与 A）之间的 R_0 值

供能者（Donor）	受能者（Acceptor）	R_0（nm）
色氨酸（tryptophan）	丹酰氯（dansyl）	210
荧光素（fluorescein）	四甲基罗丹明（tetramethylrhodamine）	490～550
四甲基罗丹明（TMR）	德克萨斯红（texas red）	520
花青染料（Cy3）	花青染料（Cy5）	690[a]
		830[b]

[a] 溶液状态　　[b] 与蛋白质偶联

（三）荧光蛋白

顾名思义，荧光蛋白是一种可以发出荧光的蛋白质。利用荧光蛋白可以从事蛋白质组学研究，以及蛋白在细胞内的示踪等。特别是在癌症研究过程中，由于荧光蛋白的发现使得科学家们能够观测到肿瘤细胞的具体活动，如肿瘤细胞的成长、入侵、转移和新生等。下面简述荧光蛋白的发展简史。

1955 年，美国海洋生物学家达文波特与尼可首次发现水母可以发出绿光。1961 年，在普林斯顿大学工作的下村修及其同事，从一种自行发光的维多利亚水母（Aequorea Victoria）中分离并纯化出发光蛋白——绿色荧光蛋白（Green Fluorescent Protein，GFP）。研究表明：GFP 荧光原理主要是在分子氧存在时，蛋白质分子内甘氨酸的酰胺基，对临近丝氨酸的羧基进行亲核攻击形成咪唑基，致使临位酪氨酸的 α-2β 键发生脱氢反应。其后，导致芳香团与咪唑基结合。因此，GFP 分子中就形成荧光生色团——对羧基苯甲酸唑环酮。

1994 年，美国哥伦比亚大学的马丁·查尔菲（Martin Chalfie），通过基因工程技术将 GFP 蛋白"标"于秀丽隐杆线虫（一种通身透明、身躯纤细的线虫），使该小昆虫的细胞有了颜色。美籍华裔科学家钱永健对 GFP 进行了分子改造，制备了该荧光蛋白的突变株，使荧光波长覆盖人类视觉整个范围，因此可对多种靶蛋白同时印上各种颜色的蛋白质标签（protein tagging）。目前世界上使用的能发各种颜色荧光的蛋白，大多出自钱永健实验室。基于三位科学家（下村修、马丁·查尔菲和钱永健——三人共同荣获 2008 年诺贝尔化学奖）的工作基础，荧光蛋白的应用被推广和发展。

为了看到生物活体皮下更深层的状况，俄罗斯科学院的 Chudakov D 培育出穿透性极强的深红色荧光蛋白。即使该荧光蛋白位于小动物体内深处，其发出的光也可以穿透生物机体被外界看到，这使生物学家能够更方便地监视生物机体的发病和康复过程，而不用侵入式地进行研究。

研究人员用特殊处理的荧光蛋白植入老鼠的脑细胞，这些荧光蛋白能够"点亮"神经元，从而使研究人员能够研究大脑是如何处理信息的。该技术被命名为脑彩虹（brainbow）。脑彩虹的产生让神经科学家们第一次有机会从内部研究活体大脑，理解大脑的运作，了解神经回路是如何加工信息的。

荧光蛋白通常需用紫外线照射激发才能发出荧光，这就限制了荧光蛋白应用于涉及生物过程的所有组织。再进一步说明，荧光是物质受激后的光发射过程，因此，光激发是荧光发射的前提。荧光成像依赖于外源性的光照射，因此不宜于应用对光依赖的生物学过程（如光合作用和视觉的感光作用等）研究。此外，用荧光显微镜进行活细胞荧光成像时，外源性光照射较高的功率密度可能改变细胞行为或损伤细胞。然而，化学发光则无需外部光照，只是通过局部的一个化学反应，便产生一个可看到的光信号。虽然天然的荧光素酶（如海肾荧光素酶，renilla luciferase，RLuc）量子产额不高，亮度不足以提供高分辨的活细胞（或生物体）成像，可是在发光生物海肾（sea pansy *Renilla reniformis*），结合在 RLuc 上的发光底物，有效地将激发能通过（分子间）FRET，转移给绿色荧光蛋白，从而使发射的光子数量增加了 6 倍。根据上述现象，Saito K 等（2012）将 RLuc 基因突变，找出其中一个发光强度大的突变株，将后者与黄色荧光蛋白融合、经生物发光共振能量转移（Bioluminescence Resonance Energy Transfer，BRET），发光强度明显增强。Saito 等将这种高效率的、优异的嵌合蛋白称之为纳米灯笼（nano-lantern）。他们将稳定表达纳米灯笼的结肠腺癌细胞种植到裸鼠皮下，一天后，可检测到 10^3 个表达纳米灯笼的细胞。Saito 等提出，这种融合蛋白不仅使活细胞内结构成像，而且能从自由运动的小鼠体内检测出肿瘤。因此有助于对肿瘤及抗肿瘤药物的研究。

目前，科学家们仍在继续围绕荧光蛋白开展研究，相信在荧光蛋白的帮助下，人类对生命的认知将更上一层楼。

二、原子力显微术

(一) 扫描隧道显微镜

原子力显微镜是在扫描隧道显微镜的基础上发展起来的，因此，有必要首先对扫描隧道显微镜的工作原理做简单介绍。

概括地说，1981 年问世的扫描隧道显微镜（Scanning Tunnel Microscope，STM）的原理，是利用量子隧道效应（quantum tunneling）产生隧道电流，从而探测物质表面的形貌。其分辨率可达原子水平，即观察到原子级的图像。其发明者 Binning G 及 Rohrer H 于 1986 年荣获诺贝尔物理学奖。

金属内部存在大量"自由"电子，这些"自由"电子在金属内部的能量分布集中于费米能级附近，而在金属边界上则存在一个能量比费米能级高的势垒。因此，从经典物理学来看，金属内部的"自由"电子，不能"跃过"边界势垒，从而不可能从金属内部逸出到外部。另外，根据量子力学原理，金属中的自由电子还具有波动性，这种电子波在向金属边界传播而遇到表面势垒时，会有一部分透射。也就是说，在这些能量低于表面势垒的电子中，会有部分电子能够穿透金属表面势垒，形成金属表面上的"电子云"，好像有一个隧道，故名隧道效应，量子隧道效应或势垒贯穿。可见，宏观上的确定性在微观上往往就具有不确定性。虽然在通常情况下，隧道效应并不影响经典的宏观效应，因为概率极小，但在某些特定的条件下宏观的隧道效应也会出现。所以，当两种金属靠得很近时（几个纳米以下），两种金属的电子云将互相渗透。当加上适当的电压时，即使两种金属并未"真正"接触，也会有电流由一种金属流向另一种金属，该电流称为隧道电流（或称隧道电阻）。隧道电流对于隧道间隙的变化非常敏感，因隧道增宽而明显减小，能灵敏地检测到 0.01nm 隧道间隙的变化。

显然，原子有一定大小，相互堆砌的原子之间存在一定的空间或空穴，而由此形成的物体表面，一定存在隧道电流。因此可以根据隧道电流的变化，探测物体表面的形貌（即物体表面起伏仅相差 0.01nm 的高度变化）。如果用一根很尖的金属探针（如钨针），以距离物体表面十分之几纳米的高度，在宏观上光滑的表面进行二维平面扫描时，象征隧道间隙变化的物体表面原子的高度变化（0.01nm）就可通过隧道电流反映出来。利用一台与扫描探针同步的记录仪，将隧道电流的变化记录下来，即可得到分辨率为百分之几纳米的STM图像，从而得到物体的表面的结构信息。

（二）原子力显微镜概述

发明扫描隧道显微镜的Binnig与斯坦福大学的Quate CF，以及瑞士苏黎世高等工程大学（ETH）的Gerber C博士合作，发明了原子力显微镜（AFM）。其目的是为了对非导体也可采用类似扫描探针显微术的方法进行研究。由于AFM既可以观察导体，也可以观察非导体，从而弥补了扫描隧道显微术的不足。AFM与STM最大的差别在于并非利用电子隧道效应，而是检测原子之间的接触，检测原子键合，范德瓦尔力或卡西米尔效应等来呈现样品表面的特性。显然，由于Binnig的参与，AFM与STM在技术上有继承和发扬的痕迹，但二者最大的差别在于前者并非利用电子隧道效应，而是利用原子之间接触的各种力的作用，来呈现样品的表面特性。这是一种样品无需导电的扫描探针型显微术。

原子力显微镜借助于对微弱力极端敏感的微悬臂（cantilever），通过曲率半径极小的纳米探针，检测样品表面和探针之间的极微弱的原子间相互作用力，来研究物质的表面结构及性质。微悬臂一端固定，另一端纳米探针的微小针尖接近样品，并与样品相互作用。作用力将使得微悬臂发生形变或运动状态发生变化，该变化被微悬臂背面反射，再经过光放大到光电检测器，便可精确测定微悬臂的微小变形，从而以纳米级分辨率获得表面形貌及结构信息。下面简述原子力显微镜的核心构件。

1. 微悬臂

原子力显微镜的根本目的是要检测极微弱的力，即原子与原子之间的范德瓦尔力。而这种极微弱力的力学效应（如该力所引起的位移）自然也是极其微量的。所以AFM必须解决以下两个问题：（1）对极微弱力的灵敏检测；（2）对极微弱力的力学效应的灵敏检测。第一个问题的解决，是通过带有纳米级的曲率半径（或简称针尖半径，tip radius）的纳米探针的微悬臂，以检测原子间极微弱力的变化量；第二个问题的解决，是通过在微悬臂上设置光学反馈系统，以便将这种力学效应进行线性放大（或称保真放量），从而实现对极微弱力的力学效应的灵敏检测。目前有各种规格（如各种长度、宽度、弹性系数，以及不同针尖形状）的商用微悬臂，可以依照样品的特性，以及操作模式的不同而进行选择。由此可见，微悬臂构成了AFM对于极微弱力的检测部分。

2. 探针及其针尖半径

可以想象，为了探测极微弱的原子间相互作用力，就需要所用的探针对极微弱的作用力非常敏感，或者说，所用探针的大小应该在原子尺度范围，即探针针尖的半径应该非常小，现在一般能够做到针尖半径小于10nm。实际上，即使探针的针尖半径如此之小，还是由众多原子堆成的小山（图9-3）。

在AFM系统中，针尖与样品表面原子之间的极微弱相互作用力——排斥力，会使得微悬臂在垂直于样品表面的方向起伏运动。由微悬臂所构建的光学反馈系统，能够将微悬臂的这种起伏运动的空间位移经线性放大，由检测器精确记录。换言之，在整个系统中，检测激光光斑位置的变化，得到对应样品表面形貌变化的信息。这样就构成了AFM的位置检测部分。

3. 反馈系统

由于检测器中的激光光斑位置偏移量对应样品表面形貌的变化，因此，可以基于不同样

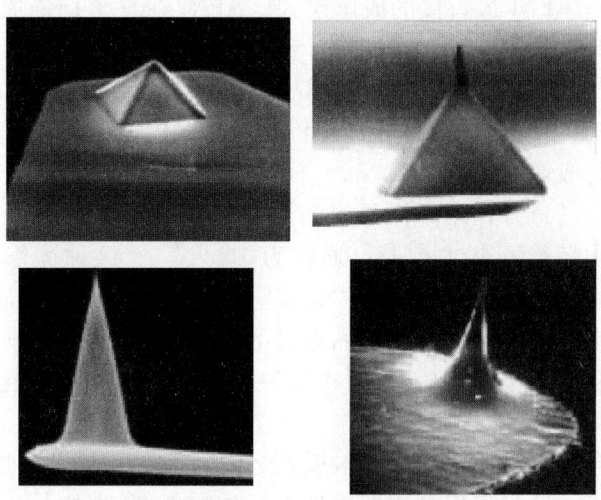

图 9-3 原子力显微镜的探针针尖

品的表面特点和检测要求，通过调节反馈模式（例如：保持样品与针尖合适的作用力或距离），从而改变 AFM 的工作模式。

原子力显微镜便是结合以上三个部分来将样品的表面特性呈现出来的。总之，在 AFM 系统中，使用微小悬臂来探测针尖与样品之间的交互作用，这作用力会使微悬臂摆动，再利用激光将光照射在微悬臂的末端，当出现摆动时，会使反射光的位置改变而造成偏移量，此时激光检测器会记录此偏移量，也会把此时的信号给反馈系统，以利于系统做适当的调整，最后再将样品的表面特性以影像的方式呈现出来。

（三）原子力显微镜优缺点

相对于 STM，AFM 具有许多优点。（1）不同于电子显微镜只能提供二维图像，AFM 提供真正的三维表面图。（2）AFM 不需要对样品做任何特殊处理，如镀铜或碳，这种处理对样品会造成不可逆性的伤害。（3）电子显微镜需要在高电压及高真空条件下运行，AFM 在常压下甚至在液体环境下都可以良好工作，因此可用来研究宏观的生物分子，甚至活的生物组织。

但是，与扫描电子显微镜相比，AFM 的缺点在于成像范围太小，速度慢，受探头的影响太大。

原子力显微镜是继 STM 后，发展起来的一种具有原子级高分辨率的新型仪器，在大气和液体环境下，对各种材料和样品都可进行纳米范围的物理性质（包括形貌）探测，或者直接进行纳米操纵。现已广泛应用于半导体、纳米功能材料、生物、化工、食品、医药学和各种纳米相关学科的实验研究领域中，成为纳米科学研究的基本工具。AFM 与 STM 相比，由于能观测非导电样品，因此具有更为广泛的适用性。当前在科学研究和工业界广泛使用的扫描力显微镜，其基础就是 AFM。

（四）原子力显微镜工作模式

根据针尖与样品之间作用力的形式不同将 AFM 的工作模式分为以下 3 种操作模式：接触模式（contact mode）、非接触模式（non-contact mode）和敲击模式（tapping mode）。下面分别叙述。

(1) 接触模式：是 AFM 最直接的成像模式。AFM 在整个扫描成像过程之中，探针针尖始终与样品表面保持"亲密"接触，探针针尖与样品表面的相互作用力是排斥力，力的大小范围在 $10^{-10} \sim 10^{-6}$ N。因此，当 AFM 在样品表面扫描时，悬臂施加在针尖上的力，有可能破坏样品的表面结构，显然，如果样品表面"柔软"而不能承受这样的力，便不宜选用接触模式对样品表面进行成像。

(2) 非接触模式：是悬臂在距离样品表面上方 5~10nm 的距离处振荡。这时，样品与针尖之间的相互作用由范德瓦尔力控制，通常为 10^{-12} N。这种操作模式不会损坏样品表面，针尖也不会被污染，特别适合于研究"柔软"物体的表面。然而，这种操作模式在室温及大气环境下进行是十分困难的。因为样品表面不可避免地会积聚薄薄的一层水，这薄水层在样品与针尖之间搭起了微小的"桥"，便将针尖与样品表面吸在一起，从而增加尖端对样品表面的压力。

(3) 敲击模式：介于接触模式和非接触模式之间，是一个杂化的概念。悬臂在样品表面上方以其共振频率振荡，针尖仅仅是周期性地短暂地接触/敲击样品表面。这就意味着针尖接触样品时所产生的侧向力被明显地减小了。因此当检测"柔嫩"的样品时，AFM 的敲击模式是最好的选择之一。一旦 AFM 开始对样品进行成像扫描，装置随即将有关数据输入系统，如表面粗糙度、平均高度、峰谷与峰顶之间的最大距离等。因此可对各种类型的物体表面做分析。同时，AFM 还可以完成力的测量工作，可通过测量悬臂的弯曲程度，确定针尖与样品之间作用力的大小。

若比较三种模式的优缺点，可作如下分析：

(1) 接触模式扫描速度快，是唯一能够获得"原子分辨率"图像的手段。若在垂直方向有明显变化的质硬样品，则更适于用接触模式扫描成像。接触模式的缺点是横向力图像质量较差。在空气中，因为样品表面吸附液层的毛细作用，使针尖与样品之间的黏着力增大。横向力与黏着力的合力导致图像空间分辨率降低，而且由于针尖刮擦样品会损坏软质样品（如生物样品、聚合体等）。

(2) 非接触模式没有力作用于样品表面。但由于针尖与样品分离，横向分辨率低。为了避免接触吸附层而导致针尖胶黏，其扫描速度低于敲击模式和接触模式。通常仅用于非常怕水的样品。吸附液层必须薄，如果太厚，针尖会陷入液层，引起反馈不稳，刮擦样品。由于上述缺点，非接触模式的使用受限。

(3) 敲击模式很好地消除了横向力的影响。降低了吸附液层引起的力造成的干扰，图像分辨率高，适于观测软、易碎或胶黏性样品，不会损伤其表面。但比接触模式的扫描速度慢。

除以上所述三种常见的三种工作模式外，原子力显微镜还可以进行下面的工作，如：横向力显微镜、曲线测量、纳米加工等。

（五）原子力显微镜对检测样品的要求

原子力显微镜研究的样品可以是有机固体、聚合物以及生物大分子等。样品的载体选择范围很大，包括云母片、玻璃片、石墨、抛光硅片、二氧化硅和某些生物膜等，其中最常用的是新剥离的云母片，主要原因是表面非常平整，容易处理，而且与生物组织不产生任何反应。

样品及样品台的厚度最大为 10mm。如果样品过重，有时会影响扫描头（scanner）的动作，因此不能放过重的样品。样品的大小以不大于样品台的大小（直径 20mm）为大致的标准。随着科学技术的发展，生命科学开始走向量化的方向。因为 AFM 的工作范围很宽，可以在自然状态（空气或液体）下对生物医学样品直接进行成像，分辨率也很高。因此，AFM已成为研究生物医学样品和生物大分子的重要工具之一。AFM应用主要包括三个方面：细胞的表面形态观测；生物大分子的结构及其他性质的观测研究；生物大分子之间作用力（力谱曲线）的观测。

第三节 单分子在生物膜研究中应用的举例

总体来讲，单分子研究漫步了如下历程：从对单个分子整体行为的简单观察（单分子的定位、示踪成像、取向和旋转）到对单分子的操纵；从单分子的整体性质到具体的作用机制（如对生物膜中蛋白质分子跨膜的研究），以及功能位点的构象变化。单分子研究已从静态转入动态，从溶液转入脂环境及细胞。可预见，生物膜的单分子研究将是单分子研究领域的核心课题。下面举例说明。

一、受体激活、二聚化及跨膜信号转导

单分子技术对于研究细胞信号转导能够提供直接、全新的信息，揭示这一发生于生物膜上的、最重要与最常见的生命活动全过程。细胞外的信号分子与膜上受体结合后，将信号传入胞内。激光全内反射荧光显微术（TIRFM）与电荷耦合探测器（CCD）相结合是研究这一过程最常用的方法。TIRFM利用全反射时的瞬逝波（evanescent waves），激发深度达150nm这一薄层内的分子（即只激发少数的分子）。该技术方法能满足减小本底、提高信/噪比的要求，并能清晰地示踪被标记的单个分子，观察分子的二聚化（或多聚化）。

Sako Y等（2000）采用荧光标记表皮生长因子（EGF），在全内反射荧光显微镜下可观察到分布于细胞表面的单分子荧光信号。两个光斑移动并相互靠近，荧光强度增强，表明EGF受体形成二聚体。Sako等还采用单分子FRET技术，将花青荧光染料Cy3、Cy5分别标记EGF。当EGF形成二聚体时，则发生荧光共振能量转移。研究显示：当Cy3-EGF的荧光强度减弱的同时，Cy5-EGF的荧光强度在增强，以此表明EGFR的二聚化。

细胞内Ca^{2+}应答必须依赖于EGF受体的二聚化，即在EGF受体二聚化之后胞内Ca^{2+}浓度增高。Sako等揭示，加入Cy3-EGF后，经40～60s，加有标记的双分子Cy3-EGF组分的信号增加，而单个Cy3-EGF分子的信号减弱，提示EGF受体二聚化形成。加入EGF1min后，细胞内Ca^{2+}浓度开始增高。这与EGF受体信号转导发生在受体二聚化之后的理论相符。

二、示踪病毒颗粒跨膜感染过程

病毒依仗宿主细胞自身机制复制、传播，并再度侵染宿主细胞。长期以来，人们不了解病毒感染机制和精确过程，因此对病毒感染非常恐惧。病毒感染是一个复杂的多步骤过程，其中跨越宿主细胞质膜并进入细胞，是病毒感染的重要环节。实时、活细胞成像技术和单颗粒追踪处理技术的综合利用，是追踪单个病毒的行径、探讨病毒与细胞作用、特别是揭示病毒跨膜机制，以及认识病毒完成对宿主细胞感染全过程的重要手段。当然，也可借此技术研究如何阻断与遏制病毒侵入细胞，以及抗病毒治疗等。

Bräuchle课题组Seisenberger等人2001年首次成功地跟踪并记录了单个病毒进入正常活细胞的过程。他们首先选择较安全的腺相关病毒（Adeno-Associated Virus，AAV），并

用单一荧光分子将病毒标记（被染色的单个分子尺寸仅为病毒的 1/25，因此不会影响病毒功能的发挥），然后采用单粒子跟踪技术进行观测。Seisenberger 等使用 10～1000 个 AAV，揭示病毒侵入 HeLa 细胞的过程（彩图 9-4）。他们观测到如下现象：

（1）当病毒接触到宿主细胞表面时运动速度慢下来，然后病毒数次"撞击"宿主细胞质膜，如同病毒在不断按门铃。多数情况下宿主细胞不应答。经过数次"撞击"后，只有 13% 的病毒通过细胞质膜进入宿主细胞。

（2）病毒一旦进入细胞，有 50% 的概率达到细胞核。这一过程发生的速度比以前想象的要快得多，即只需 15min（而不是 2 h）病毒便达到胞核。病毒如此快速侵入胞核，科学家们猜测病毒可能是"聪明"地利用了细胞内的某些"运输管道"。

（3）进入细胞的病毒颗粒，约 1/3 沿规定好的途径定向移动，而另一些则在胞内的局部区域做缓慢的移动，可能是因为遇到障碍或被吸附住了。部分病毒的运动轨迹依赖于微管。Seisenberger 等提出，这是由于在驱动蛋白或动力蛋白等运动蛋白的推动下，病毒沿着微管"轨道"运动的结果。Seisenberger 等认为，胞质内的微管聚集到细胞核通道，然后套进核膜中，使病毒能够被具有转运功能的蛋白主动运输入核。病毒在核内的运动与在胞质内运动相似。大约 1/3 的病毒颗粒沿着规定好的途径定向移动。Seisenberger 等认为，病毒在胞质内自由扩散、以及突然开始沿着规定好的途径以恒定速度向核区运动，是值得关注的现象。

该发现提示科学家们研究抗病毒药物作用机制时，需观察抗病毒药物和病毒相互作用的过程，确定在哪个阶段药物发生作用，哪种药物阻止病毒进入细胞最为有效等，以研发与筛选出更有效的抗病毒药物。此外，跟踪病毒活动的单分子技术也将会提高基因治疗的效果。在基因治疗的情况下，基于不断改善病毒跟踪技术，找出适宜的病毒，可利用这些病毒用作"梭子"，使其传递某种 DNA，将后者带入细胞。

三、跨膜片段解析——外力剥离膜蛋白跨膜片段过程的力谱分析

具有多跨膜段的膜蛋白在生命活动中起着非常重要的作用。AFM、单分子力谱法，以其独特的优越性，在生物大分子相互作用的研究中发挥着重要作用。用原子力显微术研究多跨膜段膜蛋白，除具有原子级的高空间分辨率（横向分辨率可达 0.1nm，纵向分辨率可达 0.01nm）外，尚有以下优点：（1）良好的生物时效性，样品制备简单，能在接近生理的条件下（如溶液中）操作；（2）直接观察及操纵单个分子。因此，原子力显微术对生物样品进行高分辨成像，已为生物学领域研究的必要技术手段。在结构生物学、生物物理学、分子细胞生物学等诸多领域已被广泛应用。尤其是应用于生物大分子相互作用的研究，AFM 是一种探测单分子力学性质（包括长度和张力）的最合适的力谱仪，它能在亚纳米（$< 10^{-9}$）或皮（10^{-12}）牛顿水平，测量单分子的长度和张力——生物大分子间的非共价作用力。一般情况下，单对生物大分子间的非共价作用力为几十到几百皮牛顿。

Oesterhelt F 等用 AFM 直接观察及操纵单个膜蛋白分子。例如，嗜盐菌光驱动的质子泵蛋白 BR（七跨膜段蛋白，彩图 9-5 A，B）与磷脂组成的所谓"紫膜"，在 AFM 下呈现出排列整齐的三聚体（彩图 9-5 C 上）。用 AFM 的针尖与膜蛋白接触并逐渐提起针尖，可将单个 BR 分子完全拉出膜外，并在膜上留下一个空洞（彩图 9-5 C 下）。整个拉的过程显示出力的变化过程，形成力谱（force spectrum）。力谱是研究蛋白质解折叠的重要手段之一，在此不予赘述。

总之，单分子研究方兴未艾。无论是技术或研究课题都有待深入发展，而且它的广阔前

景是可预期的。单分子研究不仅能应用于大分子、人工膜与生物膜,而且已经扩大到了活细胞。这就为了解细胞内单个分子进行的各种过程创造了条件,也为干扰这些过程提供新思路。

主要参考文献

[1] Sako Y, Minoguchi S, Yanagida T. Single-molecule imaging of EGFR signalling on the surface of living cells. Nature Cell Boil, 2000, 2: 168-172.

[2] Seisenberger G, Ried MU, Endress T, et al. Real-time single-molecule imaging of the infection pathway of an adeno-associated virus. Science, 2001, 294: 1929-1932.

[3] Oesterhelt F, Oesterhelt D, Pfeiffer M, et al. Unfolding pathways of individual bacteriorhodopsins. Science, 2000, 288: 143-146.

[4] Zhuang X, Bartley LE, Babcock HP, et al. A single-molecule study of RNA catalysis and folding. Science, 2000, 288: 2048-2051.

[5] Ishijima A, Yanagida T. Single molecule nanobioscience. Trends Biochem Sci, 2001, 26: 438-444.

[6] Chudakov DM, Matz MV, Lukyanov S, et al. Fluorescent proteins and their applications in imaging living cells and tissues. Physiol Rev, 2010, 90: 1103-1163.

[7] Saito K, Chang YF, Horikawa K, et al. Luminescent proteins for high-speed single-cell and whole-body imaging. Natuere Comunications, 2012, 3: 1-9.

附 录

英中对照词汇

A

activated cofactor factor Ⅴ (Ⅴa)　活化的Ⅴ因子
activated cofactor factor Ⅷ (Ⅷa)　活化的Ⅷ因子
adult respiratory distress syndrome (ARDS)
　成年人呼吸窘迫综合征
alcoholic myopathy　醇性肌病
alcoholic liver disease (ALD)　醇性肝病
alcohol　乙醇
　或 ethanol (EtOH)　乙醇
alcohol dehydrogenase (ADH)　乙醇脱氢酶
　或 ethanol dehydrogenase, 乙醇脱氢酶
aldehyde dehydrogenase (ALDH)　乙醛脱氢酶
aldehyde　乙醛
adenylate cyclase (AC)　腺苷酸环化酶
alkoxy radical (R·O)　烷氧基
alkylperoxy redical (R-O·O)　烷过氧基
Aizheimer's disease (AD)　阿尔茨海默病
aminophopholipid translocase (APTL) 或 flippase
　氨基磷脂移位酶
γ-aminobutyric acid (GABA) receptor
　γ-氨基丁酸受体
amphitropic protein　双向性蛋白
adenine nucleotide translocator (ANT)
　腺苷酸转运蛋白
antithrombin-Ⅲ (AT-Ⅲ)　抗凝血酶-Ⅲ
arachidonic acid (AA, 20:4)　花生四烯酸
ascorbic acid　抗坏血酸（维生素 C）
ATP-binding cassette (ABC), 或 floppase
　含有 ATP-结合序列的跨膜运输蛋白
atomic force microscopy (AFM)　原子力显微术
autotaxin (ATX)　分泌型磷脂酶 D

B

bioactive lipid　生物活性脂

boundary lipid 或 annular lipid　界面脂或圈脂

C

caloric restriction (CR)　热量限制
carbohydrate recognition domain (CRD)
　碳水化合物识别微区
γ-carboxyglutamic acid (Gla) -rich domain (GLA domain)　（富含）γ-羧基谷氨酸残基的微区（GLA 微区）
cardiolipin (CL)　心磷脂
caveolae　膜窖
caveolin (Cav, 包括 Cav 1, Cav 2, Cav 3)
　膜窖蛋白（包括膜窖蛋白 1, 2, 3）
caveolin-scaffolding domain　膜窖蛋白的支架微区
catalase (CAT)　过氧化氢酶
ceramide, 神经酰氨
ceramidase (CDase)　神经酰胺酶
cerebroside　脑苷脂
cholesterol　胆固醇
cholera toxin　霍乱毒素
chronic progressive external opthalmoplegia (CPEO)　慢性进行性外眼肌麻痹
clonal expansion of mt DNA mutation
　单一品系扩展的 mt DNA 突变
(vitamin K-dependent) coagulation zymogen (factor Ⅶ, factor Ⅸ, factor Ⅹ, protein C)　（维生素 K 依赖的）凝集酶原（Ⅶ因子，Ⅸ因子，Ⅹ因子，蛋白 C）
或 coagulation factor [factor Ⅶ, factor Ⅸ, factor Ⅹ (Ⅶ, Ⅸ, Ⅹ)]　凝集因子（Ⅶ因子，Ⅸ因子，Ⅹ因子）
coagulation cofactor Ⅴ　凝集辅助Ⅴ因子，(Ⅴ)
coagulation cofactor Ⅷ　凝集辅助Ⅷ因子，(Ⅷ)
collagen-like lectins (collectins)　类胶原凝集素
cytochrome b558　细胞色素 b558

cytochrome C oxidase (COX)　细胞色素 C 氧化酶
cytochrome P450 2E1 (CYP 2E1)
　　细胞色素 P450 2E1
cyclooxygenase (COX)　环加氧酶

D

denitrosylation　去亚硝基化
dipalmitoylphosphatidyl choline（或 1，2-dipalmi-toyl- sn-glycero-3-phosphocholine）（DPPC 或 di-16：0-PC），二棕榈酸磷脂酰胆碱
docosahexenoic acid（DHA，22：6）
　　二十二碳六烯酸
dual-colour total internal reflection fluorescence microscopy (TIRFM)　双色全内反射荧光显微术

E

eicosapentanoic acid（EPA，20：5）
　　二十碳五烯酸
electron leak　电子漏
endothelial protein C receptor (EPCR)
　　（血管）内皮蛋白 C 受体
epidermal growth factor (EGF) module
　　上皮生长因子组件
epoxygenase (EOX)　环氧加氧酶
epoxycholesterol (EC)　环氧胆固醇
　　(α, β-EC)　α, β-环氧胆固醇

F

Fenton's reaction　Fenton 反应
ferritin　铁蛋白
fish oil　鱼油
fluorescence resonance energy transfer (FRET)
　　荧光共振能量转移
free radical　自由基

G

G-protein coupled receptor (GPCR)
　　G-蛋白偶联受体
ganglioside（GM，包括 GM1、GM2、GM3 等）
　　神经节苷脂
gel state　凝胶相
ghost　血影
glycosyl phosphatidyl inositol (GPI) - linked protein　糖基磷脂酰肌醇连接蛋白
glutathione oxidized (GSSG)　氧化型谷胱甘肽
glutathione peroxydase (GPx)
　　谷胱甘肽过氧化物酶
glutathione reductase (GSH-Rx 或 GR)
　　谷胱甘肽还原酶
glycolipid　糖脂
glycosylsphingolipid 或 glycosphingolipid　鞘糖脂
green fluorescent protein (GFP)　绿色荧光蛋白

H

heme oxygenase　血红素加氧酶
heteroplasmy　异质（异型）性
Homoplasmy　同质（同型）性
hydrogen peroxide (H_2O_2)　过氧化氢
Huntington's disease (HD)　亨廷顿病
hydroxyl radical (·OH)　羟自由基
hydroxylcholesterol　羟胆固醇
　　(7α-OH)　7α-羟胆固醇
　　(7β-OH)　7β-羟胆固醇
　　(3β, 5α-diol)　3, 5-双羟胆固醇
　　3β, 5α, 6β- (3-triol)　三羟胆固醇
　　(25-OH)　25-羟胆固醇
　　(20-OH)　20-羟胆固醇
4-hydroxy-trans-2-nonenal（HNE 或 4- HNE）
　　4-羟-反式-2-壬烯醛

I

integral protein 或 intrinsic protein　内在蛋白
insulin reseptor　胰岛素受体

K

Kearns-Sayre Syndrome　KSS 综合征
Ketocholesterol　酮胆固醇
　　7-ketocholesterol (7-keto)　7-酮胆固醇

L

lactoferrin　乳运铁蛋白
lamellar body　片层体
large-conductance Ca^{2+}-activated K^+ channel (BK-ca)　大电导、钙激活的 K 通道
Leber's hereditary optic neuropathy (LHON)
　　利伯遗传性视神经病
Leigh's disease　赖氏病

leucotriene （LTB） 白三烯
leukodystrophy 脑白质营养不良
linolenic acid 亚麻酸
linoleic acid 亚油酸
lipid bilayer 脂双层
lipidome 脂组
lipidomics 脂组学
lipid peroxidation 脂质过氧化
lipid raft 脂筏
lipid polymorphism 脂的多形性
lipooxygenase （LOX） 脂加氧酶
liposome 脂质体
lipoxin 脂素
liquid crystalline state 液晶相（态）
lysophosphatidyl choline （LPC） 溶血磷脂酰胆碱，
lysophospholipid （LPL 或 lyso PL） 溶血磷脂，
lysophosphatidic acid （LPA） 溶血磷脂酸

M

malondialdehyde（MDA） 丙二醛
mannose binding lectin（MBL） 甘露糖结合凝集素
membrane (lipid) fluidity 膜（脂）流动性
micelle 或 vesicle （脂）微囊
mitochondrial DNA deletion syndrome （MDS） 线粒体 DNA 删除综合征
mitochondrial neuro-gastro-intestinal encephalomyopathy （MNGIE） 线粒体消化道神经性脑肌病
mitochondrial potential （ΔΨm 或 ΔΨ） 线粒体（膜）电位
mitochondrial DNA polymerase gamma （POLG） 线粒体 DNA 聚合酶 γ
molecular dynamics simulation 分子动力学模拟
5-methyl-β-cyclodextrin （Mβ-CD） 甲基-β-环化糊精
multidrug resistance protein 抗多药蛋白
multidrug resistance associated protein 抗多药有关蛋白
myeloperoxidase 髓过氧化物酶
myonuclear apoptosis 肌核凋亡

N

NADPH oxidase（NOX） NADPH 氧化酶

N-methyl-D-aspartate （NMDA） receptor N-甲基-D-天冬氨酸受体
nitrosylation 亚硝基化
nitrosative stress 亚硝基应激
S-nitrosothiol S-亚硝基硫醇
nitric oxide （NO·） 一氧化氮
(endothelial-, neuronal -, inducible-) nitric oxide synthase (eNOS, nNOS, iNOS), （内皮，神经元，可诱导的）一氧化氮合成酶
nonboundary lipid 或 nonannular lipid 非界面脂或非圈脂
nuclear respiratory factors （NRF） 核呼吸因子

O

oleic acid （18:1） 油酸（十八碳一烯酸）
oxidative stress 氧化应激
oxygen free radical 氧自由基
oxysterol 或 cholesterol oxide （ch-ox） 氧化型胆固醇

P

$P66^{Shc}$ （由人或小鼠）Shc 基因座编码的、分子量为 66×10^3 的蛋白质
palmitic acid 棕榈酸
palmitoleic acid （16:1） 棕榈油酸（十六碳一烯酸）
1-palmitoyl-2-oleoyl-sn-glycerophosphocholine （或 palmitoyl-oleoyl-PC）（POPC 或 16:0/18:1-PC），1 棕榈酸 2 油酸甘油磷酸胆碱（或棕榈酸-油酸磷脂酰胆碱）
paraoxonase （PON） 对氧磷酶
Parkinson's disease （PD） 帕金森病
mitochondrial permeability transition pore （MPTP） 线粒体通透转换孔
peroxiredoxin （Prx） 过氧氧还蛋白
peroxynitrite （ONOO⁻） 过氧亚硝基
peroxide ion 过氧离子
peripheral protein 外周蛋白
phase separation 相分离
phase transition 相变
phospholipase （PL） 磷脂酶
（PLA，PLB，PLC，PLD） 磷脂酶 A，B，C，D
phospholipids 磷脂

phosphatidic acid（PA） 磷脂酸
phosphatidylcholine（PC） 磷脂酰胆碱
phosphatidylethanolamine（PE） 磷脂酰乙醇胺
phosphatidylserine（PS） 磷脂酰丝氨酸
phosphatidylglycerol（PG） 磷脂酰甘油
phosphatidylinositol（PI） 磷脂酰肌醇
phosphoglycerid 甘油磷脂（或磷酸甘油酯）
phospholipid scramblase（PLS 或 PLSCR） 磷脂爬行酶
plasma membrane 质膜
plasmalogen 缩醛磷脂
platelet derived growth factor receptor（PDGFR） 血小板衍生生长因子受体
protectin 保护因子
protein C（PC） 蛋白 C
    activated protein C（APC） 活化的蛋白 C
protein S 蛋白 S
protease activated receptor （PAR） 蛋白酶活化的受体
proteasome 蛋白酶体
protein lipidation 蛋白质脂化
    N-myristoylation N-豆蔻酰化
    S-palmitoylation S-棕榈酰化
    isoprenylation 异戊烯化
    farnesylation 法呢酰化
    geranylgeranylation 牻牛儿基牻牛儿酰化
protein tagging 蛋白质标签
proteome 蛋白质组
proteomics 蛋白质组学
prothrombin 或 factor Ⅱ（Ⅱ） 凝血酶原（或Ⅱ因子）
prothrombinase 凝血酶原致活酶
pulmonary collectin 肺胶原凝集素
polyunsaturated fatty acid（PUFA） 多不饱和脂肪酸
    PUFA n-6（ω-6）、PUFA n-3（ω-3）、PUFA n-9（ω-9），n-6 族（ω-6），n-3 族（ω-3），n-9 族（ω-9） 多不饱和脂肪酸

Q

Quantum tunneling，量子隧道效应

R

reactive oxygen species（ROS） 活性氧
reactive nitrogen (oxide) species（RNS） 活性氮
reactive carbonyl species（RCS） 活性羰基物质
reduced glutathione（GSH） 还原型谷胱甘肽
resolvin 缓解素
respiratory burst 呼吸爆发

S

sarcopenia 肌弱症
sarcolemma 肌膜
sarcoplasm 肌质
sarcoplasmic reticulum（SR） 肌质网
scanning tunneling microscopy（STM） 扫描隧道显微术
scavenger receptor（SR） 清除剂受体
Sell hypothesis （脂筏的）壳假说
senescence 或 aging 衰老
serine protease 丝氨酸蛋白酶
single quantum dot tracking 单量子点追踪
spectroscopic ruler 光谱尺
spectrin 膜收缩蛋白
sphingosine 鞘氨醇
sphingosine-1-phosphate（S1P） 1-磷酸鞘氨醇（鞘氨醇-1-磷酸）
sphingosine kinase（SK） 鞘氨醇激酶
sphingomyelin（SM） （神经）鞘磷脂
sphingomyelinase（SMase） 鞘磷脂酶
    (nSMase) 中性鞘磷脂酶
    (aSMase) 酸性鞘磷脂酶
(pulmonary) surfactant （肺泡）表面活性剂
(pulmonary) surface active material（SAM） （肺泡）表面活性物质
(pulmonary) surfactant associated proteins A，B，C，D（SP-A，SP-B，SP-C，SP-D） （肺泡）表面活性剂结合蛋白 A，B，C，D
superoxide anion radical（·O_2^-） 超氧阴离子
superoxide dismutase（SOD） 超氧化物歧化酶
    manganese-superoxide dismutase（Mn-SOD） 锰超氧化物歧化酶
    Cu，Zn-superoxide dismutase（Cu，Zn-SOD） 铜-锌超氧化物歧化酶

T

tert-butylhydroperoxide（t-BuOOH） 叔-丁氢过氧化物
thioredoxin（Trx） 硫氧还蛋白

tissue factor (TF)　组织因子
tissue factor pathway inhibitor (TFPI)
　组织因子途径抑制因子
α-tocopherol　α-生育酚
thrombomodulin (TM)　血栓调节蛋白
thromboxane A2 (TXA$_2$)　血栓素 A$_2$
trans unsaturated fatty acid (TFA)
　反式不饱和脂肪酸
transferrin　运铁蛋白
tubular myelin　管髓体
tubulopathy　肾小管病

U

ubiquinone (coenzyme Q)　泛醌（辅酶 Q）
uric acid　尿酸

W

Withdrawal　戒断

X

xanthine oxidase (XOD)　黄嘌呤氧化酶

中英对照词汇

A

阿尔茨海默病　Alzheimer's disease (AD)
γ-氨基丁酸受体　γ-aminobutyric acid (GABA) receptor
氨基磷脂　aminophospholipid
氨基磷脂移位酶　aminophopholipid translocase (APTL) 或 flippase

B

半胱氨酸蛋白分解酶　casepase
保护因子　protectin
白三烯　leucotriene (LTB)
表皮生长因子受体　epidermal growth factor receptor (EGFR)
表皮生长因子组件　epidermal growth factor (EGF) module
（肺泡）表面活性剂　(pulmonary) surfactant
（肺泡）表面活性剂结合蛋白 A，B，C，D　(pulmonary) surfactant associated proteins A，B，C，D (SP-A，SP-B，SP-C，SP-D)
（肺泡）表面活性物质　(pulmonary) surface active material (SAM)
（肺泡）表面张力　(pulmonary) surface tension
丙二醛　malondialdehyde (MDA)

C

超氧化物岐化酶　superoxide dismutase (SOD)
　锰超氧化物岐化酶　manganese-superoxide dismutase (Mn-SOD)
　铜-锌超氧化物岐化酶　Cu, Zn-superoxide dismutase (Cu, Zn-SOD)
超氧阴离子　superoxide anion radical
成年人呼吸窘迫综合征　adult respiratory distress syndrome (ARDS)
醇性肝病　alcoholic liver disease (ALD)
醇性肌病　alcoholic myopathy

D

大电导、钙激活的 K 通道　large-conductance Ca^{2+}-activated K^+ channel (BKca)
单量子点追踪　single quantum dot tracking
蛋白质脂化　protein lipidation
　N-豆蔻酰化　N-myristoylation
　S-棕榈酰化　S-palmitoylation
　异戊烯化　isoprenylation
　法呢酰化　farnesylation
　牻牛儿基牻牛儿酰化　geranylgeranylation
G-蛋白偶联受体　G-protein coupled receptor (GPCR)
蛋白 C　protein C (PC)
活化的蛋白 C　activated protein C (APC)
蛋白 S　protein S
蛋白酶活化的受体　protease activated receptor (PAR)
蛋白酶体　proteasome
蛋白质组　proteome
蛋白质组学　proteomics
蛋白质标签　protein tagging
胆固醇　cholesterol
单一品系扩展的 mt DNA 突变　clonal expansion of mt DNA mutation
电子漏　electron leak
多不饱和脂肪酸　polyunsaturated fatty acid (PUFA)
n-6 族（ω-6），n-3 族（ω-3），n-9 族（ω-9）多不饱和脂肪酸　PUFA n-6 (ω-6)，PUFA n-3 (ω-3)，PUFA n-9 (ω-9)
对氧磷酶　paraoxonase (PON)

E

二十碳五烯酸　eicosapentanoic acid (EPA, 20∶5)
二十二碳六烯酸　docosahexenoic acid (DHA, 22∶6)
二棕榈酸磷脂酰胆碱　dipalmitoylphosphatidyl choline（或 1, 2-dipalmitoyl-sn-glycero-3-phosphocholine）(DPPC 或 di-16∶0-PC)

F

反式不饱和脂肪酸　trans unsaturated fatty acid (TFA)
分子动力学模拟　molecular dynamics simulation
分泌型磷脂酶 D　autotaxin (ATX)

泛醌（辅酶Q） ubiquinone（coenzyme Q）
非界面脂（或非圈脂） nonboundary lipid（或 nonannular lipid）
肺胶原凝集素 pulmonary collectin
（凝集）辅助因子V因子，Ⅷ因子 （coagulation） cofactor factor V（V），cofactor factor Ⅷ（Ⅷ）
活化的V因子，Ⅷ因子 activated cofactor factor V（Va），cofactor factor Ⅷ（Ⅷa）

G

甘露糖结合凝集素 mannose binding lectin phosphoglyceride（MBL）
甘油磷脂（或磷酸甘油酯） phosphoglyceride
管髓体 tubular myelin
谷胱甘肽过氧化物酶 glutathione peroxydase（GPx）
谷胱甘肽还原酶 glutathione reductase（GSH-Rx 或 GR）
谷氧还蛋白 glutaredoxin
过氧氧还蛋白 peroxiredoxin（Prx）
过氧亚硝基 peroxynitrite（ONOO⁻）
过氧离子 peroxide ion
过氧化氢 hydrogen peroxide（H_2O_2）
过氧化氢酶 catalase（CAT）
光谱尺 spectroscopic ruler

H

核呼吸因子 nuclear respiratory factor（NRF）
花生四烯酸 arachidonic acid（AA，20∶4）
环加氧酶 cyclooxygenase（COX）
环氧加氧酶 epoxygenase（EOX）
还原型谷胱甘肽 reduced glutathione（GSH）
活性氧 reactive oxygen species（ROS）
活性氮 reactive nitrogen（oxide）species（RNS）
活性羰基物质 reactive carbonyl species（RCS）
霍乱毒素 cholera toxin
呼吸爆发 respiratory burst
黄嘌呤氧化酶 xanthine oxidase（XOD）
亨廷顿病 Huntington's disease（HD）
缓解素 resolvin
环氧胆固醇 epoxycholesterol（EC）
α，β-环氧胆固醇 （α，β-EC）

J

肌弱症 sarcopenia

肌膜 sarcolemma
肌质网 sarcoplasmic reticulum（SR）
肌核凋亡 myonuclear apoptosis
甲基-β-环化糊精 5-methyl-β-cyclodextrin（Mβ-CD）
N-甲基-D-天冬氨酸受体 N-methyl-D-aspartate（NMDA）receptor
界面脂（或圈脂） boundary lipid（或 annular lipid）
戒断 withdrawal

K

抗坏血酸（维生素C） ascorbic acid（vitamine C）
抗凝血酶-Ⅲ antithrombin-Ⅲ（AT-Ⅲ）
抗多药蛋白 multidrug resistance protein
抗多药有关蛋白 multidrug resistance associated protein
（含有ATP-结合序列的）跨膜运输蛋白 ATP-binding cassette（ABC），或 floppase

L

磷脂 phospholipid
磷脂酸 phosphatidic acid（PA）
磷脂酰胆碱 phosphatidylcholine（PC）
磷脂酰乙醇胺 phosphatidylethanolamine（PE）
磷脂酰丝氨酸 phosphatidylserine（PS）
磷脂酰甘油 phosphatidylglycerol（PG）
磷脂酰肌醇 phosphatidylinositol（PI）
磷脂爬行酶 phospholipid scramblase（PLS 或 PLSCR）
磷脂酶 phospholipase（PL）
磷脂酶A，B，C，D （PLA，PLB，PLC，PLD）
利伯遗传性视神经病 Leber's hereditary optic neuropathy（LHON）
类胶原凝集素 collagen-like lectin（collectin）
赖氏病 Leigh's disease
硫氧还蛋白 thioredoxin（Trx）
绿色荧光蛋白 green fluorescent protein（GFP）

M

慢性进行性外眼肌麻痹 chronic progressive external opthalmoplegia（CPEO）
膜（脂）流动性 membrane（lipid）fluidity
膜窖 caveolae
膜窖蛋白 caveolin（Cav，包括Cav 1，Cav 2，Cav 3）

膜窖蛋白的支架微区　caveolin-scaffolding domain
膜收缩蛋白　spectrin

N

脑白质营养不良　leukodystrophy
脑苷脂　cerebroside
内在蛋白　integral protein 或 intrinsic protein
（血管）内皮蛋白 C 受体　［endothelial protein C receptor（EPCR）］
尿酸　uric acid
凝胶相　gel state
凝血酶原　prothrombin，factor Ⅱ（Ⅱ因子或Ⅱ）
α-凝血酶　α- thrombin，活化的Ⅱ因子（Ⅱa）
凝血酶原致活酶（复合物）　prothrombinase
（维生素 K 依赖的）凝集酶原（包括Ⅱ因子，Ⅶ因子，Ⅸ因子，Ⅹ因子，蛋白 C）　vitamin K-dependent coagulation zymogen［factor Ⅱ，factor Ⅶ，factor Ⅸ，factor Ⅹ，protein C（Ⅱ，Ⅶ，Ⅸ，Ⅹ，PC）］
或：
凝集因子Ⅱ因子，Ⅶ因子，Ⅸ因子，Ⅹ因子　coagulation factor Ⅱ，factor Ⅶ，factor Ⅸ，factor Ⅹ（Ⅱ，Ⅶ，Ⅸ，Ⅹ）
凝集辅助因子Ⅴ因子，Ⅷ因子　coagulation cofactor factor Ⅴ（Ⅴ），cofactor factor Ⅷ（Ⅷ）

P

帕金森病　Parkinson's disease（PD）
片层体　lamellar body

Q

（脂筏的）壳假说　Sell hypothesis
羟自由基　hydroxyl radical（·OH）
羟胆固醇　hydroxylcholesterol
　7α-羟胆固醇　（7α-OH）
　7β-羟胆固醇　（7β-OH）
　3，5-双羟胆固醇　（3β，5α-diol）
　3β，5α，6β-三羟胆固醇　（3-triol）
　25-羟胆固醇　（25-OH）
　20-羟胆固醇　（20-OH）
4-羟-反式-2-壬烯醛　4-hydroxy-trans-2-nonenal（HNE 或 4-HNE）
鞘氨醇　sphingosine
鞘氨醇激酶　sphingosine kinase（SK）
1-磷酸鞘氨醇（鞘氨醇-1-磷酸）　sphingosine-1-phosphate（S1P）
（神经）鞘磷脂　sphingomyelin（SM）
鞘糖脂　glycosylsphingolipid 或 glycosphingolipid
鞘磷脂酶　sphingomyelinase（SMase）
　中性鞘磷脂酶　（nSMase）
　酸性鞘磷脂酶　（aSMase）
去亚硝基化　denitrosylation
清除剂受体　scavenger receptor（SR）

R

乳运铁蛋白　1actoferrin
溶血磷脂酰胆碱　lysophosphatidyl choline（LPC）
溶血磷脂　lysophospholipid（LPL 或 lyso PL）
溶血磷脂酸　lysophosphatidic acid（LPA）
热量限制　caloric restriction（CR）

S

扫描隧道显微术　scanning tunneling microscopy（STM）
丝氨酸蛋白酶　serine protease
缩醛磷脂　plasmalogen
髓过氧化物酶　myeloperoxidase
神经酰氨　ceramide
神经酰胺酶　ceramidase（CDase）
神经节苷脂　ganglioside（GM，包括 GM1，GM2 GM3 等）
生物活性脂　bioactive lipid
α-生育酚　α-tocopherol
双向性蛋白　amphitropic protein
受体酪氨酸激酶　receptor tyrosine kinase（RTK）
受磷蛋白　phospholamban
肾小管病　tubulopathy
衰老　senescence 或 aging
双色全内反射荧光显微术　dual-colour total internal reflection fluorescence microscopy（TIRFM）
叔-丁氢过氧化物　tert-butylhydroperoxide（t-BuOOH）

T

碳水化合物识别微区　carbohydrate recognition domain（CRD）
糖脂　glycolipid
糖基磷脂酰肌醇连接蛋白　glycosyl phosphatidyl inositol（GPI）- linked protein
铁蛋白　ferritin

酮胆固醇　ketocholesterol
7-酮胆固醇　7-ketocholesterol（7-keto），
同质（同型）性　homoplasmy
（线粒体）通透转换孔　（mitochondrial）permeability transition pore［（M）PTP］

W

烷氧基　alkoxy radical（R-·O）
烷过氧基　alkylperoxy radical（R-O·O）
外周蛋白　peripheral protein
（脂）微囊　micelle 或 vesicle

X

心磷脂　cardiolipin（CL）
相变　phase transition
相分离　phase separation
腺苷酸环化酶　adenylate cyclase（AC）
线粒体 DNA 删除综合征　mitochondrial DNA deletion syndrome（MDS）
线粒体消化道神经性脑肌病　mitochondrial neuro-gastro-intestinal encephalomyopathy（MNGIE）
线粒体（膜）电位　mitochondrial potential（ΔΨm 或 ΔΨ）
线粒体 DNA　mitochondrial DNA（mtDNA）
线粒体 DNA 聚合酶 γ　mitochondrial DNA polymerase gamma（POLG）
腺苷酸转运蛋白　adenine nucleotide translocator（ANT）
细胞色素 b558　cytochrome b558
细胞色素 P450 2E1　cytochrome P450 2E1（CYP 2E1）
细胞因子　cytokine
炎症细胞因子　inflammatory cytokine
血栓素 A_2　thromboxane A2（TXA_2）
血小板衍生生长因子受体　platelet derived growth factor receptor（PDGFR）
血红素加氧酶　heme oxygenase
血栓调节蛋白　thrombomodulin（TM）
血影　ghost

Y

氧自由基　oxygen free radical
氧化型谷胱甘肽　glutathione oxidized（GSSG）
氧化应激　oxidative stress
氧化型胆固醇　oxysterol 或 cholesterol oxide（ch-ox）
（内皮，神经元，可诱导的）一氧化氮合成酶　（endothelial-, neuronal -, inducible-) nitric oxide synthase（eNOS, nNOS, iNOS）
一氧化氮　nitric oxide（NO·）
乙醇　alcohol, ethanol（EtOH）
乙醛　aldehyde
乙醇脱氢酶　ethanol dehydrogenase 或 alcohol dehydrogenase（ADH）
乙醛脱氢酶　aldehyde dehydrogenase（ALDH）
亚硝基化　nitrosylation
亚硝基应激　nitrosative stress
S-亚硝基硫醇　S-nitrosothiol
亚麻酸　linolenic acid
亚油酸　linoleic acid
荧光共振能量转移　fluorescence resonance energy transfer（FRET）
胰岛素受体　insulin reseptor
异质（异型）性　heteroplasmy
原子力显微术　atomic force microscopy（AFM）
液晶相　liquid crystalline state
液序相　liquid order（Lo）state
油酸（十八碳一烯酸）　oleic acid（18∶1）
运铁蛋白　transferrin
鱼油　fish oil

Z

自由基　free radical
质膜　plasma membrane
脂质体　liposome
脂的多形性　lipid polymorphism
脂双层　lipid bilayer
脂加氧酶　lipooxygenase（LOX）
脂组　lipidome
脂组学　lipidomies
脂素　lipoxin
脂筏　lipid raft
脂质过氧化　lipid peroxidation
棕榈酸　palmitic acid
棕榈油酸（十六碳一烯酸）palmitoleic acid（16∶1）
1 棕榈酸，2 油酸甘油磷酸胆碱　1-palmitoyl-2-oleoyl-sn-glycerophosphocholine（或 palmitoyl-oleoyl-PC）（POPC 或 16∶0/18∶1-PC）
组织因子　tissue factor（TF）
组织因子途径抑制因子　tissue factor pathway inhibitor（TFPI）